U1070761

国家执业药师资格考试卓越速通宝典

药学综合知识与技能

2017

国家执业药师资格考试命题研究委员会　编写

科 学 出 版 社
北 京

内 容 简 介

本书参照执业药师资格考试最新考试大纲和教材，精选教材重点知识，力求全面覆盖考点，依据命题规律精编试题。本书分为考点提炼、真题再现、强化练习、模拟测试四大模块。考点提炼精炼书本内容，减少复习压力，有效利用备考时间；真题再现部分“以点带题”，将考点与真题一一对应，帮助考生熟悉命题形式；强化练习则是“以题带点”，用精心编写的练习题强化考点，学以致用；模拟测试为每个章节末的模拟试题，用以检验学习的效果。经过多轮多层次的训练，帮助考生强化应试能力，提高应试技巧，顺利通过国家执业药师资格考试。

本书是执业药师资格考试应试人员的复习备考用书。

图书在版编目（CIP）数据

药学综合知识与技能：2017/国家执业药师资格考试命题研究委员会编写.—北京：科学出版社，2017.4

国家执业药师资格考试卓越速通宝典

ISBN 978-7-03-052479-9

Ⅰ. ①药… Ⅱ. ①国… Ⅲ. ①药物学–资格考试–自学参考资料 Ⅳ. ①R9

中国版本图书馆 CIP 数据核字(2017)第 069815 号

责任编辑：王 颖 / 责任校对：蒋 萍

责任印制：吴兆东 / 封面设计：范 唯

科 学 出 版 社 出版

北京东黄城根北街 16 号

邮政编码：100717

http://www.sciencep.com

涿州市般润文化传播有限公司 印刷

科学出版社发行 各地新华书店经销

*

2017 年 4 月第 一 版 开本：787×1092 1/16

2024 年 1 月第三次印刷 印张：19 1/4

字数：580 000

定价：76.00 元

（如有印装质量问题，我社负责调换）

前　言

根据国务院印发的《“十三五”国家药品安全规划》中对未来执业药师队伍的要求可知，到 2020 年，执业药师服务水平要显著提高。每万人口执业药师数须超过 4 人，所有零售药店主要管理者必须具备执业药师资格、营业时有执业药师指导合理用药。不难看出，国家对执业药师队伍的培养日益重视，执业资格证书行业前景不容小觑。然而，参加药师考试的考生，不可谓专业不精，知识不全，但面对考试，总显得束手无策，屡屡失败。如何破解学与考脱节的困境呢？药学相关知识厚重而渊博，全面而精深，执业药师资格考试，有规律、有重点、有方向，两者并不矛盾，只是需要打通知识与考试的通道。

“国家执业药师资格考试卓越速通宝典”应运而生。本丛书是一套由全国知名执业药师资格考试考前培训学校“环球卓越”策划，众多一线辅导专家倾情加盟，联袂为众多志在考取执业药师资格的考生量身定做的应试辅导丛书。本丛书参照最新考试大纲和教材，精选教材重点知识，力求全面覆盖考点，并结合历年考试的具体情况和新版大纲的修订内容精编部分试题，帮助考生全面掌握知识点，提高应试答题技巧，顺利通过国家执业药师资格考试。

本丛书特点如下：

一、名师执笔，实用性强

编写本丛书的作者常年活跃在教学一线，精研教材，深谙大纲，丛书内容是他们多年辅导经验的提炼和结晶，实用性非常强，专为执业药师考生定制。

二、体例独特，一书多用

本丛书体例为考点提炼、真题再现、强化练习、模拟测试。考点提炼是将原有的大篇幅的书本内容，提炼为精炼的考点，减小复习压力，更有效地利用备考时间；真题再现，则针对每个考点，将最近几年真题中相应的命题挑选出来与之对应，帮助考生熟悉命题形式；强化练习则是一点一题，用一组相关的练习题强化一个考点，学以致用；模拟测试为每个章节精心编写一套模拟试题，用以检验学习的效果。本丛书内容总结性和针对性很强，经过多轮多层次的训练，考生的应试能力得以大幅提升。

三、超值服务，锦上添花

文字内容有限，为了让考生全方位提升应试能力，本书随书附赠分册专属名师网络课堂，让读者结合图书，聆听名师的倾心讲解。轻轻一扫封面二维码，便可将本书变成行走的有声课堂。此外，更有海量资料赠送，真正物超所值。

为了保证编写质量，我们参考了诸多国内外文献，但并未一一注明。我们也引用了部分已出版过的试题和练习，因篇幅所限，也未能一一讲明出处。在此，我们谨对有关作者一并表示感谢。

书中可能还有些遗漏，敬请同行和广大读者指出，待再版时纠正。

国家执业药师资格考试命题研究委员会

2017 年 1 月

前 言

目　录

科 目 概 述

科目特点

药学综合知识与技能，共计有 20 个章节组成。每个章节相对独立，可依据分值高低来进行复习的次序。本科目，内容较多，考点较散，且有大量需要记忆的内容，在复习时，要总结记忆方法，反复记忆；对于各系统的常见疾病，在理解疾病的基础上，理解记忆，同时要注意与药学专业知识二的联系性，多用联系记忆。

章节	内容	分数
第一章	执业药师与药学服务	1～2 分
第二章	药品调剂和药品管理	12～17 分
第三章	用药教育与咨询	14～15 分
第四章	用药安全	16～20 分
第五章	药品的临床评价方法与应用	3～4 分
第六章	药物治疗基础知识	0～1 分
第七章	常用医学检查指标的解读	5～6 分
第八章	常见病症的自我药疗	13～18 分
第九章	呼吸系统常见疾病	8～9 分
第十章	心血管系统常见疾病	14 分
第十一章	神经系统常见疾病	3～6 分
第十二章	消化系统常见疾病	2 分
第十三章	内分泌及代谢性疾病	6～7 分
第十四章	泌尿系统常见疾病	1 分
第十五章	血液系统疾病	1～2 分
第十六章	恶性肿瘤	2 分
第十七章	常见骨关节疾病	1 分
第十八章	病毒性疾病	1～2 分
第十九章	妇科疾病与计划生育	1～2 分
第二十章	中毒解救	3 分
合计		120 分

科目复习指导

【第一阶段】复习时间 60 天

复习内容：

第二章　药品调剂与药品管理

第三章　用药教育与咨询

第四章　用药安全

第八章　常见病症的自我药疗

第十章　心血管系统常见疾病

第十一章　神经系统常见疾病

第十三章　内分泌及代谢性疾病

解读：第四章用药安全占分比最高，其次是第三章用药教育与咨询占分比也较多，应把这两章作为首要复习的章节；第二章药品调剂和药品管理占分也较多，重点在处方审核部分，这部分内容多，知识点涉及面广，较难得分，也要重点复习；第八章常见病症的自我药疗，占分比高，涉及常见病症较多，但容易理解，复习时把握重点药物，较易得分；第十章心血管系统常见疾病涉及 6 种常见的心血管系统疾病，重点集中在常见病病的药物治疗及用药注意事项，该章应以理解为主，在理解常见疾病的发病机理基础上，把握重点，也较易得分；第十一章神经系统常见疾病和第十三章内分泌及代谢性疾病，占分比较第二、三、四、十章少，但也都有 6 分左右的分值，重点内容也是常见疾病的药物治疗及用药注意事项，在理解基础上，较易得分，如果时间较紧迫，前面涉及重点章节掌握不够牢固，这两章也可以放到第二阶段复习。

【第二阶段】复习时间 30 天

复习内容：

第一章　执业药师与药学服务

第五章　药品的临床评价方法与应用

第六章　药物治疗基础知识

第九章　呼吸系统常见疾病

第十二章　消化系统常见疾病

第十四章　泌尿系统常见疾病

第十五章　血液系统疾病

第十六章　恶性肿瘤

第十七章　常见骨关节疾病

第十八章　病毒性疾病

第十九章　妇科疾病与计划生育

第二十章　中毒解救

解读：本阶段复习的章节，分值占比相对不高，章节虽多，但每章涉及常见疾病较少，涉及疾病也相对容易理解，考点分布集中，复习时注意出分点较高的小节内容，在理解基础上，把握药物治疗及用药注意事项。

【第三阶段】复习时间 30 天

复习内容：大量做复习题，进行模拟测验，检测自己的盲点，难点，进行考前的最后突击。

第一章　执业药师与药学服务

章 节 概 述

本章节内容主要介绍执业药师进行药学服务时，应具备的基本要求及能力要求，同时也介绍药学服务的具体内容。依据历年考试分析来看，本章节占分值大约为 1～2 分。考点主要分布在第二节药学服务的能力要求。

章节	内容	分值
第一节	药学服务的基本要求	0
第二节	药学服务的能力要求	1～2 分
第三节	药学服务的内容	0
合计		1～2 分

药学服务的能力要求

考点一　药学服务的能力要求

1. 职业道德
2. 专业知识
   - 药学专业知识
   - 医学专业知识
3. 专业技能
   - 调剂技能
   - 咨询与用药教育技能
   - 药品管理技能
   - 药物警戒技能
   - 沟通技能
   - 药历书写技能
     - 基本要求：姓名、性别、年龄、体重或体重指数、出生年月、病案号或病区病床号、医保和费用支付情况、生活习和联系方式
     - 病历摘要：既往病史、体格检查、临床诊断、非药物治疗情况、既往用药史、药物过敏史、主要实验室检查数据、出院或转归
     - 用药记录：药品名称、规格、剂量、给药途径、起始时间、停药时间、联合用药、进食与嗜好、药品不良反应与解救措施
     - 用药评价：用药问题与指导、药学干预内容、药物监测数据、药物治疗建设意见、结果评价
   - 投诉与应对能力
   - 自主学习的能力

【真 题 再 现】

1. 书写药历是药师进行规范化药学服务的一项工作，下列内容一般不作为药历内容的是（2015 年，A 型题，1 题）

A. 患者样本信息　　B. 用药评价

C. 临床诊断要点　　D. 用药记录

E. 患者知情同意书

答案： 1. E

解析： 中国药学会医院药学专业委员会推荐国内的药历格式：基本情况+病历摘要+用药记录

+用药评价。

2. 药师进行药学服务应具备的专业技能包括（2016年，X型题，111题）

A. 患者教育技能 B. 沟通技能

C. 疾病诊断技能 D. 药历书写技能

E. 药物警戒技能

答案：2. ABDE

解析：药师进行药学服务应具备的专业技能包括：调剂技能、咨询与用药教育技能、药品管理技能、药物警戒技能、沟通技能、药历书写技能、投诉与应对能力、自主学习的能力。

【单 元 测 试】

最佳选择题

1. 有关药学服务的“基本要素”，以下说法最正确的是

A. 为公众服务 B. 提供药学专业知识

C. “与药物有关”的服务

D. 提供药物信息和知识

E. 以提供信息和知识的形式服务

2. 对从事药学服务的药师的“职业道德”的要求中，最重要的是

A. 尊重患者隐私 B. 遵循和社会伦理规范

C. 有良好的人文道德素养

D. 尽力为患者提供专业、真实、准确的信息

E. 以对药品质量负责、保证用药安全有效为基本准则

3. 以下所列项目中，不是“药历”的格式和内容的是

A. 患者病历 B. 患者基本情况

C. 患者用药记录 D. 患者用药结果评价

E. 药师对药物治疗的建设性意见

4. 在药师应该具备的诸项专业技能中，作为药师的最基本工作的是

A. 处方审核 B. 处方调剂 C. 处方点评

D. 药品警戒技能 E. 治疗药物监测

5. 从事药学服务的药师应具备沟通能力。此项要求的重要性不是

A. 可杜绝投诉事件

B. 可提高公众对药师的认知度

C. 可使患者获得有关用药指导

D. 是药师实施药学服务的基础

E. 是建立、维持并增进药师与患者的专业性关系的途径

6. “能对患者给出建议、提供用药的说明及宣教”的技能是

A. 沟通技能 B. 药品警戒技能

C. 药历书写技能 D. 自主学习能力

E. 咨询与用药教育技能

7. 药师最基本的技能是

A. 调剂技能 B. 沟通技能 C. 自主学习能力

D. 药品管理技能 E. 投诉应对技能

8. 以“保证贮存和发出的药品质量合格”为职责的技能是

A. 调剂技能 B. 沟通技能

C. 自主学习能力 D. 药品管理技能

E. 投诉应对技能

多项选择题

1. 从事药学服务的药师的能力要求是

A. 职业道德 B. 专业知识 C. 人文知识

D. 书写技能 E. 专业技能

2. “药历”的作用和意义是

A. 便于药师应对患者及家属的投诉

B. 是开展个体化药物治疗的重要依据

C. 是药师进行规范化药学服务的具体体现

D. 是保证患者用药安全、有效、经济的重要措施

E. 是药师发现、分析、解决用药有关问题的技术档案

3. 面对患者，药师应该掌握的沟通的技巧包括

A. 避免使用专业术语

B. 尽量提供更多的信息

C. 使用开放式的提问方式

D. 认真聆听、注意语言的表达

E. 注意观察对方的表情变化，从中判断其对问题的理解和接受程度

4. 在国内推荐的药历模式中，“用药记录”应该包括的内容有

A. 联合用药 B. 进食与嗜好

C. 药品价格及所属医保类别

D. 药品不良反应与解救措施

E. 药品名称、规格、剂量、给药途径、起始时间、停药时间

5. 对从事药学服务的药师的“职业道德”的要求有

A. 遵循和社会伦理规范

B. 有良好的交流沟通能力

C. 有良好的人文道德素养

D. 尽力为患者提供专业、真实、准确的信息

E. 以对药品质量负责、保证用药安全有效为基本准则

答案：

最佳选择题 1. C 2. E 3. A 4. B 5.A 6. E 7. A 8. D

多项选择题 1.ABE 2.BCE 3.ACDE 4. ABDE 5. ACDE

第二章　药品调剂和药品管理

章节概述

本章节的内容包括药品调剂和药品管理的相关知识，依据历年的考试分析来看，本章节占用的分值比为 14 分左右，占整个科目的 10%的分值比例。

本章节共计分为 5 个小节，分值主要分布在第二节处方审核、第四节药品管理和供应以及第五节药学计算中。因此，在复习时应重点掌握以上 3 节内容。在 2015 年本章第一节和第三节没有分值分布，2016 年在第三节处方调配中有 1 分的分值分布。可以看出，考查范围在扩大。所以在复习时，除了掌握重点章节，也要注意知识点的全面掌握。

章节	内容	分值
第一节	处方	0
第二节	处方的审核	5～9 分
第三节	处方调配	0～1 分
第四节	药品的管理和供应	3～5 分
第五节	药学计算	3 分
总计		12～17 分

第一节　处　方

- 处方
  - 处方的种类和结构
    - 处方的概念和意义
    - 处方的结构
    - 处方的种类
      - 法定处方
      - 医师处方——处方颜色
  - 处方调剂操作规程
    - 处方审核
    - 药品调配——四查十对
    - 发药及用药交代与指导

第二节　处方的审核

- 处方审核
  - 处方合法性审核
    - 处方规则 处方书写的基本要求
    - 药品通用名
    - 药品分类及通用的药名词干(-地平、-伐他汀)
    - 处方缩写词 im-肌内注射
  - 用药适宜性审核
    - 处方用药与病症诊断的相符性
    - 剂量、作法和疗程的正确性
    - 选用剂型与给药途径的合理性
    - 是否有重复用药现象
    - 对规定必须做皮试的药品、处方
    - 医师是否注明过敏试验及结果判定
    - 是否有潜在临床意义药物相互作用和配伍禁忌
  - 审核结果
    - 对审核结果的判读
    - 对审核结果的处理

考点一　处方书写的基本要求

处方书写的基本要求是：

（1）处方记载的患者一般情况、临床诊断应清晰、完整，并与病历记载相一致。

（2）每张处方只限于一名患者的用药。

（3）处方字迹应当清楚，不得涂改。如有修改，必须在修改处签名并注明修改日期。

（4）医师开具处方应当使用经国务院食品药品监督管理部门批准并公布的药品通用名称、复方制剂药品名称。医疗机构或者医师、药师不得自行编制药品缩写名称或者使用代号；书写药品名称、剂量、规格、用法、用量要准确规范，药品用法可以用规范的中文、英文、拉丁文或者缩写体书写，但不得使用“遵医嘱”、“自用”等含糊不清字句等。

（5）年龄必须写实足年龄，新生儿、婴幼儿写日、月龄，必要时注明体重。西药、中成药可以分别开具处方，也可以开具一张处方。中药饮片应单独开具处方。

（6）化学药、中成药处方，每一种药品须另起一行。每张处方不得超过5种药品。

（7）一般应按照药品说明书中的常用剂量使用，特殊情况超剂量使用时，应注明原因并再次签名。

（8）为便于药学专业技术人员审核处方，医师开具处方时，除特殊情况外必须注明临床诊断。

（9）开具处方后的空白处应画一斜线，以示处方完毕。

（10）处方医师的签名式样和专用签章必须与在药学部门留样备查的式样一致，不得任意改动，否则应重新登记留样备案。

（11）药品剂量与数量一样用阿拉伯数字书写。剂量应当使用法定剂量单位：重量以克（g）、毫克（mg）、微克（μg）、纳克（ng）、皮克（pg）、为单位；容量以升（L）、毫升（ml）、微升（μl）、为单位，有些国际单位（IU）、单位（U）计算，片剂、丸剂、胶囊剂、散剂与颗粒剂分别以片、丸、粒、袋为单位；溶液剂以支、瓶为单位；软膏及乳膏以支、盒为单位；注射剂以支、瓶为单位，应注明含量；中药饮片以剂为单位。

（12）处方一般不得超过7日用量；急诊处方一般不得超过3日用量；对于某些慢性病、老年病或特殊情况，处方用量可适当延长，但医师必须注明理由。

【真 题 再 现】

处方书写的基本要求是（2013年，X型题，122题）

A. 每张处方仅限于一名患者用药

B. 药品名称书写应当使用药品的商品名

C. 中药饮片应当单独开具处方

D. 每张西药处方不得超过5种药品

E. 非特殊情况无须注明临床诊断

答案：ACD

解析：处方书写的基本要求：每张处方只限于一名患者的用药；医师开具处方应当使用经国务院食品药品监督管理部门批准并公布的药品通用名称、复方制剂药品名称；化学药、中成药处方，每一种药品须另起一行。每张处方不得超过5种药品；医师开具处方时，除特殊情况外必须注明临床诊断；中药饮片应单独开具处方。

【强 化 练 习】

最佳选择题

1. 以下所列处方书写的各项要求中，最正确的是

A. 每张处方不得超过5种药品

B. 每张处方不得合开中西药品

C. 每张处方不得超过3日用量

D. 处方中不得使用药品缩写名称

E. 每张处方不得限于一名患者用药

2. 下列有关“书写处方药品用量”的各项要求中，最正确的是

A. 按照药品说明书用量

B. 以阿拉伯数字书写药品剂量

C. 以罗马数字书写药品剂量

D. 书写药品用量必须使用统一单位

E. 超剂量用药不能超过药品说明书中的用量

3. 依据规定，医师必须单独开具处方的药物是

A. 中成药　B. 化学药品　C. 生物制剂

D. 中药饮片　　　E. 中药注射剂

4. 依据临床诊断，医师开具的一张处方中不可以是

A. 西药　　B. 中成药　　C. 中药饮片

D. 西药和中成药　E. 中成药和中药饮片

5. 为便于药师审核处方，医师开具处方时，除特殊情况外必须注明的是

A. 患者身高　B. 患者嗜好　C. 临床诊断

D. 患者婚姻状况　E. 患者家庭住址

多项选择题

1. 以下有关处方书写的要求中，正确的是

A. 每张处方只限一类药品

B. 每一种药品须另起一行

C. 处方一般不得超过 7 日用量

D. 每张处方不得超过 5 种药品

E. 每张处方只限于一名患者的用药

2. 医师处方中，正确表示剂量的国际单位制是

A. 以 3 级计量单位表示

B. 以 5 级计量单位表示

C. 以特定的单位或国际单位表示

D. 容量以升等 3 级计量单位表示

E. 质量以千克等 5 级计量单位表示

3. 以下所列一些处方的正文内容中，书写正确的是

A.　Inj. NaCl 500ml

B. 甘草片 20 片，板蓝根 100g

C. 氯霉素滴眼剂 10ml O.U.p.r.n.

D. 扑热息痛片 0.3g，20 片，遵医嘱

E. 李××，男，24 天，急性肺炎，……

4. 书写处方，必须使用用阿拉伯数字的项目是

A. 药品数量　B. 药品剂量　C. 用药时间

D. 药品用法　E. 用药疗程

答案：

最佳选择题　1. A　2. B　3. D　4. E　5. C

多项选择题　1. CDE　2. CDE　3. CE　4. AB

考点二　处方缩写词

服药次数	
q.o.d.	隔日 1 次
q.d.	每天
b.i.d.	每日 2 次
t.i.d.	每日 3 次

续表

服药次数	
q.i.d.	每日 4 次
q.h	每小时
q.4h	每 4 小时
q.n	每晚
q.s	适量
p.r.n.	必要时
s.t.	立即（statim）
a.c.	餐前
p.c.	餐后

剂型	
Aq	水剂
Cap	胶囊
Inj.	注射剂
Liq	液体
Mist	合剂
Sol.	溶液
Tab	片剂
ung.	软膏剂
NS	生理盐水

给药途径	
H.	皮下的
im.	肌内注射
iv.	静注
iv.gtt.	静滴
p.o.	口服
O.D.	右眼
O.S.	左眼
O.L.	左眼
O.U.	双眼

【真 题 再 现】

（1～3）

医师书写处方时经常使用外文缩写，医师在指导用药时需要准确掌握和解释（2016 年，B 型题，41～43 题）

A. 右眼　　B. 左眼　　C. 适量

D. 立即　　E. 双眼

1. OD.是

2. OS.是
3. OU.是
答案： 1. A　2. B　3. E
解析： 考查处方中的常用缩写。OD 右眼，OS 左眼，OU 双眼。
（4～6）
A. Ac　B. pc　C. po　D. qn　E. prn
4. 处方中“餐后给药”的外文缩写是
5. 处方中“餐前给药”的外文缩写是
6. 处方中“必要时”的外文缩写是
（2015 年，B 型题，41～43 题）
答案： 4. A　5. B　6. E
解析： 考查处方中的常用缩写。ac-餐前，pc-餐后，po-口服，qn-每晚，prn-必要时。

【强 化 练 习】

最佳选择题
1. 以下是处方中常见的外文缩写，其含义是“每晚”的是
A. q.d　B. q.h　C. q.n　D. q.s　E. p.o.
2. 处方中常见外文缩写“Sig.”，其含义是
A. 立即　B. 溶液　C. 必要时
D. 软膏剂　E. 标明用法
3. 下列常见的外文缩写，其含义是“立即”的是
A. Dos　B. Sol　C. St　D. SS　E. NS

配伍选择题
（1～3）
A. Dil.　B. Liq.　C. Mist.　D. Dos.　E. Ung.
1. “溶液”的规范书写是
2. “合剂”的规范书写是
3. “软膏剂”的规范书写是
（4～6）
A. q.d　B. q.h.　C. q.n.　D. q.o.d　E. q.i.d
4. 一日一次用药的外文规范缩写是
5. 隔日一次用药的外文规范缩写的是
6. 一日四次用药的外文规范缩写的是
答案：
最佳选择题　1. C　2. E　3. C
配伍选择题　1. B　2. C　3. E　4. A　5. D　6. E

用药适宜性审核

- 用药适宜性审核
  - 处方用药与病症诊断的相符性
    - 无适应证用药
    - 无正当理由超适应证用药
    - 不合理联合用药
    - 过度治疗用药
    - 有禁忌证用药
  - 剂量、用法、疗程的正确性
  - 选用剂型与给药途径的合理性
  - 是否有重复有药现象
    - 一药多用易混淆中文药名
    - 中成药中含有化学药成分
  - 对规定必须做皮试的药品处方医师是否注明过敏试验及结果判定
  - 是否有潜在临床意义的药物相互作用和配伍禁忌
    - 药物相互作用的含义
    - 对药效学的影响
    - 对药动学的影响
    - 药物理化配伍禁忌
    - 药理配伍禁忌
    - 化学药与中药的联合

考点三　处方用药与病证诊断的相符性

1. 无适应证用药

（1）流感（主要为病毒感染）、咳嗽（无感染诊断）——给予抗菌药。

（2）Ⅰ类手术切口（金葡菌）——三代头孢菌素。

2. 无正当理由超适应证用药

（1）坦洛新——降压。

（2）阿托伐他汀钙——补钙。

（3）黄体酮——输尿管结石。

3. 不合理联合用药

（1）病因未明。

（2）单一抗菌药已能控制的感染。

（3）大处方，盲目而无效果应用肿瘤辅助治疗药。

（4）一药多名，导致重复用药。

（5）联合应用毒性大的药物，药量未酌减。

肠炎、细菌感染性腹泻——小檗碱片（痢疾、大肠埃希菌轻度腹泻）、盐酸地芬酯片（急慢性功能性腹泻）、八面蒙脱石散剂（激惹性腹泻及化学刺激引起的腹泻）。

4. 过度治疗用药

（1）滥用抗菌药、糖皮质激素、人血白蛋白、二磷酸果糖、肿瘤辅助治疗药等。

例：食管癌——顺铂+氟尿嘧啶+（多柔比星+依托泊苷）——加多柔比星和依托泊苷不能明显提高疗效，反而会增加毒性。

（2）无治疗指征盲目补钙。

5. 过度治疗用药

（1）抗胆碱药+抗过敏药——伴有青光眼、良性前列腺增生症患者。

（2）盐酸伪麻黄碱——用于伴有严重高血压患者。

（3）脂肪乳——用于急性肝损伤、急性胰腺炎、脂质肾病、脑卒中、高脂血症患者。

（4）抗抑郁药司来吉兰——用于伴有尿潴留、前列腺增生的抑郁症患者。

【真 题 再 现】

清洁手术（Ⅰ类切口）预防性应用抗菌药物，可以选用（2014 年，A 型题，19 题）

A. 头孢唑林注射液　　B. 甲硝唑注射剂

C. 头孢噻肟注射剂　　D. 阿奇霉素注射剂

E. 头孢拉定片剂

答案：C

解析：清洁手术（Ⅰ类切口）预防性应用抗菌药物应为对金葡菌敏感的药物，常用敏感的抗生素有青霉素、阿莫西林、阿奇霉素、红霉素及克林霉素等。

【强 化 练 习】

最佳选择题

1. 以下使用抗菌药物的处方中，属于盲目联合用药的是

A. 轻度感染给予广谱或最新抗菌药

B. 无依据或凭经验应用广谱抗菌药

C. 2～3 种抗菌药物连用或超剂量、超范围应用

D. 在不了解抗菌药物的药动学参数等信息情况下用药

E. 对单一抗菌药物已能控制的感染应用 2～3 个抗菌药

2. 以下使用抗菌药物的处方中，属于过度治疗用药的是

A. 超范围应用抗菌药　B. 超剂量应用抗菌药

C. 治疗咳嗽给予抗菌药

D. 治疗流感给予抗菌药

E. 滥用抗菌药

3. 下列有关“无适应证用药”的叙述中，最恰当的是

A. 治疗感冒、咳嗽给予抗菌药

B. 二甲双胍用于非糖尿病患者减肥

C. 应用两种或两种以上一药多名的药物

D. 对单一抗菌药物已能控制的感染应用 2～3 个抗菌药

E. 在不了解抗菌药物的药动学参数等信息情况下用药

4. 下列有关“超适应证用药”的叙述中，最恰当的是

A. 联合应用毒性大的药物

B. 坦洛新用于降压

C. 应用两种或两种以上一药多名的药物

D. 滥用糖皮质激素、白蛋白、二磷酸果糖

E. 2～3 种抗菌药物连用或超剂量、超范围应用

5. 处方中开具“黄体酮用于排除输尿管结石”，应评判为

A. 无正当理由超适应证用药

B. 联合用药不适宜　　C. 有禁忌证用药

D. 过度治疗用药　　E. 无适应证用药

6. “食管癌患者，给予顺铂、氟尿嘧啶、多柔比星、依托泊苷治疗”，此处方应评定为

A. 有禁忌证用药　　B. 无适应证用药

C. 过度治疗用药

D. 联合用药不适宜

E. 无正当理由超适应证用药

7. 处方中“Ⅰ类手术切口应用第三代头孢菌素”应评判为

A. 过度治疗用药　　B. 无适应证用药

C. 有禁忌证用药　　D. 联合用药不适宜

E. 无正当理由超适应证用药

8. 以下评判为“过度治疗用药”的处方用药中，正确的是

A. 忽略病情和患者的基础疾病

B. 应用两种或两种以上一药多名的药物

C. 盲目而无效果地应用肿瘤辅助治疗药

D. 滥用糖皮质激素、白蛋白、二磷酸果糖

E. 肌注大观霉素治疗非淋球菌泌尿道感染

配伍选择题

A. 有禁忌证用药　　B. 无适应证用药

C. 过度治疗用药

D. 联合用药不适宜

E. 无正当理由超适应证用药

1. “小檗碱、盐酸地芬酯、八面体蒙脱石”用于细菌性腹泻，应评判为

2. 滥用人血白蛋白及肿瘤辅助治疗药，应评判为

3. Ⅰ类手术切口应用第三代头孢菌素，应评判为

4. 抗胆碱药或抗过敏药用于伴有青光眼患者，应评判为

综合分析题

处方用药须与临床诊断密切相符，医师开具的处方在病情与诊断栏中明确记录对患者的诊断。药师应审查处方用药与临床诊断的相符性，以加强合理用药的监控。

1. “坦洛新用于一位 65 岁女性高血压患者降压”的处方，应评判为

A. 无适应证用药　　B. 有禁忌证用药

C. 无正当理由超适应证用药

D. 无正当理由过度治疗用药

E. 联合用药不适宜且无明确指证

2. 一位患者咳嗽几日、无发热等症状；“给予阿奇霉素，口服”，此处方中应评判为

A. 过度治疗用药　　B. 无适应证用药

C. 有禁忌证用药　　D. 联合用药不适宜

E. 无正当理由超适应证用药

3. 下列处方用药中，应该评判为“禁忌证用药”的是

A. 福辛普利用于降压

B. 老年女性补钙给予阿托伐他汀钙

C. Ⅰ类手术切口应用第三代头孢菌素

D. 脂肪乳用于急性肝损伤、脂质肾病、脑卒中

E. 小檗碱片、八面体蒙脱石散用于细菌感染性腹泻

4. 以下评判为“过度治疗用药”的处方用药中，正确的是

A. 滥用糖皮质激素、白蛋白

B. 忽略药品说明书的提示用药

C. 病因未明而应用两种以上的药物

D. 美扑伪麻片用于伴有青光眼的感冒患者

E. 抗过敏药用于伴有良性前列腺增生症患者

答案：

最佳选择题　1. E　2. E　3. A　4. B　5. A　6. C　7. B　8. D

配伍选择题　1. D　2. C　3. B　4. A

综合分析题　1. C　2. B　3. D　4. A

考点四　对规定必须做皮试的药品处方医师是否注明过敏试验及结果判定

抗生素中青霉素和链霉素、碘对比剂、局麻药（普鲁卡因）、生物制品（酶、抗毒素、类毒素、血清、菌苗、疫苗）等药物在给药后极易引起过敏反应，在注射给药前进行皮试。（青链碘局生）

1.《中国药典临床用药须知》2010 年版规定必须做皮肤敏感试验

2. 在一些权威性较高的二次文献中，对部分常用药品也记载应做皮肤敏感试验，表 2-1 仅供参考

表 2-1 《中华人民共和国药典临床用药须知》中规定必须做皮肤敏感试验的常用药物药液浓度给药方法

药物名称	皮试药液浓度（ml）	给药方法与剂量
细胞色素 C 注射剂	0.3mg（皮内），5mg（滴眼）	皮内 0.03～0.05ml；划痕 1 滴；滴眼 1 滴
降纤酶注射剂	0.1BU	皮内 0.1ml
门冬酰胺酶注射剂	20U	皮内 0.02ml
青霉素钾注射剂	500U	皮内 0.1ml
青霉素钠注射剂	500U	皮内 0.1ml
青霉素 V 钾片	500U	皮内 0.1ml
普鲁卡因青霉素注射剂-青霉素	500U	皮内 0.1ml
普鲁卡因青霉素注射剂-普鲁卡因	2.5mg	皮内 0.1ml
苄星青霉素注射剂	500U	皮内 0.1ml
抑肽酶注射剂	2500kU	静注 1ml
胸腺素注射剂	25μg	皮内 0.1ml
白喉抗毒素注射剂	50～400U（稀释 20 倍）	皮内 0.1ml
破伤风抗毒素注射剂	75U（稀释 20 倍）	皮内 0.1ml
多价气性坏疽抗毒素注射剂	250U（稀释 20 倍）	皮内 0.1ml
抗蛇毒血清注射剂	50～200U（稀释 20 倍）	皮内 0.1ml
抗炭疽血清注射剂	稀释 20 倍	皮内 0.1ml
抗狂犬病毒血清注射剂	20U（稀释 20 倍）	皮内 0.1ml
肉毒抗毒素注射剂	稀释 10 倍	皮内 0.05ml
玻璃酸酶注射剂	150U	皮内 0.02ml
α-糜蛋白酶注射剂	500μg	皮内 0.1ml
鱼肝油酸钠注射剂	1mg	皮内 0.1～0.2ml

表 2-2 应做皮肤敏感试验的部分常用药品药液浓度与给药方案

药物名称	皮试药液浓度（ml）	给药方法与剂量
链霉素注射剂	1mg	皮内 0.1ml
头孢菌素类注射剂	300μg 或 500μg	皮内 0.1ml
甲氧西林钠注射剂	250μg	皮内 0.1ml
氯唑西林钠注射剂	250μg	皮内 0.1ml
苯唑西林钠注射剂	500μg	皮内 0.1ml
萘夫西林钠注射剂	250μg	皮内 0.1ml
氨氯西林钠注射剂	250μg	皮内 0.1ml
药物名称	皮试药液浓度（ml）	给药方法与剂量
氟氯西林钠注射剂	500μg	皮内 0.1ml
磷酸组胺注射剂	0.1mg	皮内 0.1ml
右旋糖酐注射剂	原液	皮内 0.1ml
维生素 B1 注射剂	5mg	皮内 0.1ml
普鲁卡因注射剂	2.5mg	皮内 0.1ml
促皮质素注射剂	1U	皮内 0.1ml
绒毛膜促性激素	500U	皮内 0.1ml
胰蛋白酶	0.5mg	皮内 0.1ml
药物名称	皮试药液浓度（ml）	给药方法与剂量

续表

药物名称	皮试药液浓度（ml）	给药方法与剂量
胸腺5肽	0.1mg	皮内 0.1ml
胸腺肽α1	6mg	皮内 0.05～0.1ml
甘露聚糖肽	2.5mg	皮内 0.1ml
蕲蛇酶	0.75U	皮内 0.1ml
鲑降钙素注射剂	10IU	皮内 0.1ml
天花粉蛋白	0.5μg	皮内 0.1ml
有机碘对比剂	30%溶液	静注 1ml；皮内 0.1ml

【真 题 再 现】

A. 左氧氟沙星片 B. 阿奇霉素片
C. 阿莫西林胶囊 D. 注射用头孢曲松钠
E. 阿米卡星注射液

1. 使用前应用青霉素进行皮试的药物是
2. 使用前应用原药进行皮试的药物是

（2015年，B型题，82～83题）

答案： 1. C 2. D

解析： 苯唑西林钠、氯唑西林钠、阿莫西林、羟苄西林钠、舒他西林、替卡西林-克拉维酸、哌拉西林-三唑巴坦、磺苄西林钠注射剂和青霉胺片剂等皮试药液浓度和剂量同青霉素。

【强 化 练 习】

最佳选择题

1. 《中国药典临床用药须知》规定必须做皮肤敏感试验的药品是
A. 天花粉蛋白 B. 链霉素注射剂
C. 苯唑西林注射剂
D. 注射用头孢菌素
E. 细胞色素C注射剂

2. 一些权威性较高的二次文献中，记载做皮肤敏感试验的药品是
A. 链霉素注射剂 B. 青霉素钠注射剂
C. 苯唑西林注射剂
D. 鱼肝油酸钠注射剂
E. 细胞色素C注射剂

3. 临床按规定做皮肤过敏试验时，皮内注射容量一般是
A. 0.01ml B. 0.02ml C. 0.05ml
D. 0.10ml E. 0.20ml

4. 一些权威性较高的二次文献中，记载做皮肤敏感试验的药品中，维生素B1注射剂的皮试药液的浓度是
A. 1mg/ml B. 2mg/ml C. 3mg/ml
D. 碳酸氢钠 5mg/ml
E. 次硝酸铋 10mg/ml

5. 青霉素钠注射液作为皮肤过敏试验的浓度是
A. 100U/ml B. 250U/ml C. 500U/ml
D. 750U/ml E. 1000U/ml

多项选择题

1. 一些权威性较高的二次文献中，记载有应该做皮肤敏感试验的药品是
A. 天花粉蛋白 B. 链霉素注射剂
C. 胸腺素注射剂 D. 注射用头孢菌素
E. 细胞色素C注射剂

2. 以下“需要做皮肤敏感试验”的药品中，源自一些权威性文献记载的是
A. 鲑鱼降钙素注射剂
B. 头孢菌素类注射剂
C. α-糜蛋白酶注射剂
D. 白喉抗毒素注射剂
E. 复合维生素B注射剂

3. 下列“应该做皮肤敏感试验”的药品中，源自《中国药典临床用药须知（2010 版）》的是
A. 天花粉蛋白 B. 玻璃酸酶注射剂
C. 右旋糖酐注射剂
D. 门冬酰胺酶注射剂
E. 普鲁卡因青霉素注射剂

4. 《中国药典临床用药须知》规定必须做皮肤敏感试验的药品是

A. 链霉素注射剂 B. 青霉素钠注射剂
C. 氨氯西林钠注射剂
D. 鱼肝油酸钠注射剂
E. 细胞色素 C 注射剂胸

答案：

最佳选择题 1. E 2. A 3. D 4. D 5. C

多项选择题 1. ABD 2. ABE 3. BDE 4. BDE

考点五 肝药酶诱导剂/抑制剂

药物代谢相互作用主要包括酶诱导相互作用和酶抑制相互作用。

肝药酶诱导剂，凡是能增强肝药酶活性的药物，称为肝药酶诱导剂。如苯巴比妥、苯妥英钠、卡马西平、地塞米松、胰岛素、灰酶素、利福平等。由肝药酶代谢的药物与肝药酶诱导剂合用时，药物代谢加快，因此剂量应适当增加。

肝药酶抑制剂，凡是抑制或减弱肝药酶活性的药物称为肝药酶抑制剂。如咪唑类抗真菌药、大环内酯类抗生素、异烟肼、西咪替丁等。被肝药酶代谢的药物与肝药酶抑制剂合用时，代谢减慢，剂量应酌减（表 2-3）。

表 2-3 常见肝酶的抑制剂、诱导剂和主要被其代谢的药品表

肝药酶	抑制剂	诱导剂	主要被代谢药品
CYP1A2	阿昔洛韦、胺碘酮、阿扎那韦、咖啡因、西咪替丁、环丙沙星、依诺沙星、法莫替丁、氟他胺、氟伏水利用、利多卡因、洛美沙星、美西律、吗氯贝胺、诺氟沙星、氧氟沙星、奋乃静、普罗帕酮、罗匹尼罗、他克林、噻氧匹定、妥卡尼、维拉帕米	卡马西平、埃索美拉唑、灰黄霉素、胰岛素、兰索拉唑、莫雷西嗪、奥美拉唑、利福平、利托那韦	阿米替林、氧丙嗪、氧米帕明、氧氯平、度洛西汀、氟奋乃静、氟伏沙明、丙米嗪、奋乃静、普罗帕酮、雷美替胺、硫利达嗪、替沃噻吨、三氟拉嗪、咖啡因、环苯扎林、达卡巴嗪、厄罗替尼、氟他胺、利多卡因、美西律、萘普生、昂丹司琼、R-华法林、普萘洛尔、罗哌卡因、他克林、茶碱、替扎尼定、佐米曲普坦、奥氮平
CYP3A4	胺碘酮、安普那韦、阿瑞匹坦、阿托那韦、西咪替丁、环丙沙星、克拉霉素、地尔硫䓬、多西环素、依诺沙星、红霉素、氟康唑、氟伏沙明、伊马替尼、茚地那韦、伊曲康唑、酮康唑、咪康唑、奈法唑酮、利托那韦、沙喹那韦、泰利霉素、维拉帕米、伏立康唑	阿瑞匹坦（长期）、巴比妥类、波生坦、卡马西平、依法韦仑、非尔氨酯、糖皮质激素、莫达非尼、奈韦拉平、奥卡西平、苯妥英钠、苯巴比妥、扑米酮、依曲韦林、利福平、圣-约翰草、吡格列酮、托吡酯（>200mg/d）	阿普唑仑、阿米替林、阿立哌唑、丁螺环酮、卡马西平、西酞普兰、氯米帕明、氧氮平、地西泮、艾司唑仑、左匹克隆、氟丁汀、氟哌啶醇、咪达唑仑、萘法唑酮、匹莫齐特、喹硫平、利培酮、舍曲林、曲唑酮、扎来普隆、苄普地尔、齐拉西酮、唑吡坦、丁丙诺 非、可卡因、芬太尼、氯胺酮、美沙酮、羟考酮、苯环利定、红霉素、罗红霉素、地红霉素、交沙霉素、克拉霉素、泰利霉素、酮康唑、氟康唑、咪康唑、伊曲康唑、卡马西平、乙琥胺、噻加宾、唑利沙胺、地洛他定、非索那定、氯雷他定、氟替卡松、沙美特罗、硝苯地平、尼群地平、尼莫地平、非洛地平、氨氯地平、左氨氯地平、拉西地平、乐卡地平、依拉地平、皮质激素类、去氧孕烯、炔雌醇、孕激素、长春新碱、阿瑞匹坦、埃索美拉唑、伊立替康、格拉司琼、那格列奈、奥美拉唑、吡格列酮、奎尼丁、西地那非、阿托伐他汀、普伐他汀、辛伐他汀、托特罗定

续表

肝药酶	抑制剂	诱导剂	主要被代谢药品
CYP2B6	氯吡格雷、依法韦仑、氟西汀、氟伏沙明、酮康唑、美金刚、奈非那韦、避孕药、帕罗西汀、利托那韦、噻替哌、噻氯匹定	洛吡那韦、利托那韦、苯巴比妥、苯妥英钠、利福平	安非他酮、环磷酰胺、依法韦仑、异环磷酰胺、氯胺酮、哌替啶、美沙酮、丙泊酚、舍曲林、司来吉兰、他莫昔芬、甲睾酮
CYP2C9	胺碘酮、阿那曲唑、西咪替丁、地拉韦啶、依法韦仑、非诺贝特、氟康唑、氟西汀、氟伏沙明、氟伐他汀、异烟肼、酮康唑、来氟米特、莫达非尼、舍曲林、磺胺甲噁唑、他莫昔芬、替尼泊苷、丙戊酸钠、伏立康唑、扎鲁司特、氟尿嘧啶、帕罗西汀、硝苯地平、尼卡地平	阿瑞匹坦（长期）、巴比妥类、波生坦、卡巴西平、利福平、地塞米松、利托那韦、圣-约翰草（长期）	氟西汀、舍曲林、丙戊酸钠、塞来昔布、双氯芬酸、氟比洛芬、布洛芬、吲哚美辛、氯诺昔康、萘普生、吡罗昔康、舒洛芬、替诺昔康、氧磺丙脲、格列吡嗪、格列美脲、格列本脲、那格列奈、罗格列酮、甲苯磺丁脲、波生坦、坎地沙坦、氟伐他汀、厄贝沙坦、氯沙坦、苯巴比妥、苯妥英钠、他莫昔芬、S-华法林、托塞米
CYP2C19	青蒿素、氯霉素、地拉韦啶、依法韦仑、埃索美拉唑、非尔氨酯、氟康唑、氟西汀、氟伏沙明、吲哚美辛、莫达非尼、奥美拉唑、口服避孕药、奥卡西平、噻氯匹定、伏立康唑、氟伐他汀、洛伐他汀、尼卡地平、扎鲁司特、丙戊酸钠、异烟肼、胺碘酮	银杏叶制剂、利福平、圣-约翰草、利托那韦、依法韦化、地塞米松	阿米替林、西酞普兰、氯米帕明、地西泮、艾斯西酞普兰、氟硝西泮、丙米嗪、氟西汀、吗氯贝胺、舍曲林、曲米帕明、美芬妥英、埃索美拉唑、兰索拉唑、奥美拉唑、泮托拉唑、雷贝拉唑、卡立普多、环磷酰胺、异环磷酰胺、奈非那韦、氯胍、R-华法林、普萘洛尔、甲苯磺丁脲、伏立康唑、伊曲韦林、苯妥英钠、地西泮、多塞平、美沙酮、奋乃静、雷尼替丁、他莫昔芬
CYP2D6	胺碘酮、阿米替林、安非他酮、塞来昔布、氯苯那敏、氯丙嗪、西咪替丁、西酞普兰、氯米帕明、地昔帕明、苯海拉明、多塞平、度洛西汀、氟哌啶醇、羟嗪、丙咪嗪、美沙酮、甲氧氯普胺、吗氯贝胺、帕罗西汀、普罗帕酮、奎尼丁、奎宁、利托那韦、舍曲林、特比萘芬、硫利达嗪、噻氯匹定	利福平、苯妥英钠、苯巴比妥、卡马西平	苯丙胺、阿米替林、阿立哌唑、托莫西汀、苯扎托品、氯丙嗪、氯米帕明、地昔帕明、多虑平、杜洛西汀、氟西汀、氟伏沙明、氟哌啶醇、丙咪嗪、去甲替林、帕罗西汀、奋乃静、利培酮、舍曲林、硫利达嗪、文拉法辛、氯苯那敏、羟嗪、卡维地洛、美托洛尔、普萘洛尔、噻马洛尔、可待因、氢可酮、羟考酮、曲马多、多拉司琼、多柔比星、恩卡尼、甲氧氯普胺、美西律、普罗帕酮、雷尼替丁、他莫昔芬、托特罗定、托烷司琼、珠氯噻醇、右美沙芬、文拉法辛

【真 题 再 现】

下列药物属于肝药酶诱导剂的是（2015 年，A 型题，4 题）

A. 环丙沙星　B. 胺碘酮　C. 氟康唑

D. 卡马西平　E. 西咪替丁

答案：D

解析：属于肝药酶诱导剂的药品有：卡马西平、苯妥英钠、利福平等。肝药酶抑制剂的药品：环丙沙星、西咪替丁、胺碘酮、氟康唑、咪唑类抗真菌药。

【强 化 练 习】

最佳选择题

1. 下列药物中，具有肝药酶诱导作用的是

A. 异烟肼　B. 利福平　C. 咪康唑

D. 克林霉素　E. 环丙沙星

2. 下述药物中，具有肝药酶抑制作用的是

A. 奥美拉唑 B. 卡马西平 C. 西咪替丁
D. 苯巴比妥 E. 苯妥英钠
3. 下列具有肝药酶诱导作用的药物中，所诱导的酶系类型最多的是
A. 利福平 B. 卡马西平 C. 苯妥英钠
D. 苯巴比妥 E. 地塞米松

配伍选择题

A. 利福平 B. 胺碘酮 C. 地塞米松
D. 卡马西平 E. 西咪替丁
1. 能抑制肝药酶 CYPIA2，CYP3A4，CYP2D6 的是
2. 能诱导肝药酶 CYPIA2，CYP3A4，CYP2D6 的是
3. 对肝药酶 CYPIA2，CYP3A4，CYP2C19，CYP2D6 都有诱导作用的是

多项选择题

1. 下列药物中，属于酶诱导剂的是
A. 利福平 B. 异烟肼 C. 苯巴比妥
D. 苯妥英钠 E. 环丙沙星
2. 下列药物中，属于酶抑制剂的是
A. 红霉素 B. 胺碘酮 C. 地塞米松
D. 伊曲康唑 E. 卡马西平

答案：

最佳选择题 1. B 2. C 3. A
配伍选择题 1. E 2. D 3. A
多项选择题 1. ACD 2. ABD

考点六 药物相互作用对药效学的影响

1. 作用相加或增加疗效

磺胺甲噁唑+甲氧苄啶——协同杀菌。

硫酸阿托品+胆碱酯酶复活剂（解磷定、氯磷定）——减少阿托品的用量和不良反应。

普萘洛尔+美西律对室性早搏和室性心动过速——协同作用。

亚胺培南+西司他丁钠——后者为肾肽酶抑制剂，保护前者在肾脏的代谢，保证药物的有效性。

阿莫西林+克拉维酸钾——后者为 β-内酰胺酶抑制剂，使青霉素、头孢菌素免受开环破坏。

左旋多巴+苄丝肼或卡比多巴——苄丝肼或卡比多巴氨基酸类脱羧酶抑制剂，抑制外周左旋多巴脱羧转化为多巴胺，提高左旋多巴血药浓度。

铁剂+维生素 C——后者作为还原剂，可便铁转化为二价铁，促进铁被人体吸收。

2. 减少药品不良反应

阿托品与吗啡——减轻后者的平滑肌痉挛。

普萘洛尔与硝酸酯类——抗心绞痛的协同作用并抵消或减少各自不良反应。

普萘洛尔与硝苯地平——提高抗高血压疗效。

3. 敏感化作用

排钾利尿剂+强心苷——前者可使血钾浓度提高，使心脏对强心苷敏感化，引发心律失常。

利血平或胍乙啶+拟肾上腺素药——导致肾上腺素受体发生类似去神经性超敏感现象，使拟肾上腺素药的升压作用增强。

4. 拮抗作用

（1）竞争性拮抗：氢氯噻嗪类拮抗甲苯磺丁脲的降糖作用（促进胰岛 β 细胞释放胰岛素）。

纳洛酮、纳屈酮（吗啡拮抗剂）——阿片类药——阿片 μ 受体产生特异性结合，亲和力大于吗啡和阿片类药，可用于吗啡中毒的解救。

（2）非竞争性拮抗：发生在不同作用部位或受体，且拮抗现象不被药物的剂量加大所影响。

5. 增加毒性或药品不良反应

肝素+阿司匹林等非甾体抗炎药、右旋糖苷、双嘧达莫——增加出血的危险。

氢溴酸山莨菪碱+哌替啶——增加毒性。

甲氧氯普胺+吩噻嗪类抗精神病药——加重锥体外系反应。

氨基糖苷类抗生素+依他尼酸、呋塞米、万古霉素——耳毒性和肾毒性。

【真 题 再 现】

在处方适宜性审核时，应特别注意是否有潜在临床意义的相互作用和配伍禁忌。下列药物合用会有不良相互作用的是（2015 年，A 型题，3 题）
A. 阿莫西林和克拉维酸钾
B. 头孢哌酮和舒巴坦

C. 苄丝肼和左旋多巴
D. 甲氧氯普胺和氯丙嗪
E. 亚胺培南和西司他丁钠
答案：D
解析：增加疗效的组合：阿莫西林和克拉维酸钾、头孢哌酮和舒巴坦、苄丝肼和左旋多巴、亚胺培南和西司他丁钠。增加毒性和不良反应的组合：甲氧氯普胺和氯丙嗪（锥体外系反应加重）。

【强 化 练 习】

最佳选择题

1. 以下联合用药中，依据“作用相加或增加疗效”机制的是
A. 阿托品联用吗啡　B. 阿托品朕用氯磷定
C. 阿托品联用普萘洛尔
D. 普萘洛尔联用硝苯地平
E. 普萘洛尔联用硝酸酯类
2. 以下联合用药中，属于“药理作用拮抗”的是
A. 肝素钠联用阿司匹林
B. 庆大霉素联用呋塞米
C. 青蒿素联用乙胺嘧啶
D. 硫酸亚铁联用维生素 C
E. 甲苯磺丁脲联用氢氯噻嗪
3. 相互作用使药物吸收增加的联合用药是
A. 阿托品联用吗啡　B. 铁剂联用维生素 C
C. 阿托品联用普萘洛尔
D. 硝苯地平联用普萘洛尔
E. 普萘洛尔联用硝酸酯类
4. 相互作用使不良反应减少的联合用药是
A. 阿托品联用吗啡　B. 阿托品联用氯磷定
C. 苄丝肼联用左旋多巴
D. 普萘洛尔联用美西律
E. 亚胺培南联用西司他丁
5. 以下联合用药中，属于“药理作用拮抗”的是
A. 肝素钠联用阿司匹林
B. 庆大霉素联用呋塞米
C. 青蒿素联用乙胺嘧啶
D. 硫酸亚铁联用维生素 C
E. 甲苯磺丁脲联用氢氯噻嗪
6. 相互作用延缓或降低抗药性的联合用药是
A. 阿托品联用氯磷定
B. 青蒿素联用乙胺嘧啶
C. 阿托品联用普萘洛尔
D. 普萘洛尔联用硝苯地平
E. 甲苯磺丁脲联用氢氯噻嗪

配伍选择题

（1～4）
A. 阿托品联用吗啡镇痛
B. 应用利血平或胍乙啶产生升压作用
C. 纳洛酮或纳屈酮用于解救吗啡中毒
D. 青蒿素联用乙胺嘧啶、磺胺多辛延缓抗药性
E. 普萘洛尔协同美西律用于室性早搏和心动过速
1. 协同作用的配伍用药如
2. 拮抗作用的配伍用药如
3. 敏感化作用的配伍用药如
4. 减少不良反应的配伍用药如
（5～7）
A. 协同作用　B. 拮抗作用　C. 敏感化作用
D. 减少不良反应　E. 增加毒性或 ADR
5. 普萘洛尔联用硝苯地平抗高血压
6. 氯噻嗪减弱甲苯磺丁脲的降糖作用
7. 排钾利尿药使心脏对强心苷感受性增强
（8～10）
A. 硫酸阿托品联用吗啡
B. 磷霉素联用其他抗菌药物
C. 头孢哌酮/舒巴坦复方制剂
D. 普萘洛尔联用硝苯地平降血压
E. 磺胺甲噁唑与甲氧苄啶复方制剂
8. 保护药品免受破坏的联合用药是
9. 延缓或降低抗药性的联合用药是
10. 作用不同的靶点的联合用药是

综合分析题

药物相互作用是双向的，既可能产生对患者有益的结果，使疗效协同或毒性降低，也可能产生对患者有害的结果，使疗效降低和毒性增强，有时会带来严重后果，甚至危及生命。
1. 以下联合用药的事例中，药物相互作用致使毒性增加的是
A. 阿托品联用吗啡　B. 铁剂联用维生素 C
C. 山莨菪碱联用哌替啶

D. 阿托品联用普萘洛尔
E. 普萘洛尔联用硝酸酯类
2. 纳洛酮或纳屈酮能够用于解救吗啡中毒的机制是
A. 协同作用　B. 敏感化作用
C. 减少不良反应　D. 竞争性拮抗作用
E. 非竞争性拮抗作用
3. 心律失常患者同时服氢氯噻嗪与地高辛、出现心律失常的机制是
A. 竞争性拮抗作用　B. 致使毒性增加
C. 减少不良反应　D. 敏感化作用
E. 协同作用

多项选择题

1. 药物相互作用对临床药效学的影响主要表现在
A. 拮抗作用　B. 肝药酶活性改变
C. 肾小管排泌改变　D. 作用相加或增加疗效
E. 增加毒性或不良反应
2. 合用磺酰脲类降糖药，可能迅速降糖以致出现低血糖的药品是
A. 地西泮　B. 阿司匹林　C. 依他尼酸
D. 水合氯醛　E. 卡那霉素

答案：

最佳选择题　1. B　2. E　3. B　4. A　5. E　6. B
配伍选择题　1. D　2. C　3. B　4. A　5. D　6. B　7. C　8. C　9. B　10. E
综合分析题　1. C　2. D　3. D
多项选择题　1. ADE　2. BCD

考点七　中药与化学药物合用

1. 化学药与中成药联合应用的优势

（1）协同作用，增强疗效。
（2）降低药品的毒副作用和不良反应。
（3）减少剂量，缩短疗程。
（4）减少禁忌证，扩大适应证范围。
（5）西医和中医治法互相取长补短。

2. 中成药、化学药合用的基本原则

药简力专，取长补短，发挥独特疗效和各自优势。

3. 规避药物配伍禁忌

（1）舒肝丸（芍药——有解痉、镇痛作用）+甲氧氯普胺——相互降低药效。

（2）止咳定喘膏、麻杏石甘片、防风通圣丸（麻黄素）+利血平片——影响后者降压效果。

（3）蛇胆川贝液（苦杏仁苷）+吗啡、哌替啶、可待因——呼吸衰竭。

（4）益心丹、麝香保心丸、六神丸+普罗帕酮、奎尼丁——心脏骤停。

（5）虎骨酒、人参酒、舒筋活络酒+镇静药——加强中枢抑制。

（6）异烟肼+昆布（碘）——失去抗结核杆菌的功能。

（7）阿托品、咖啡因、氨茶碱+小活络丹、香连片、贝母枇杷糖浆（乌头、黄连、贝母）——中毒。

（8）地高辛+麻杏止咳片、通宣理肺丸、消咳宁片（麻黄碱）——心律失常。

（9）阿司匹林+风湿酒、国公酒、壮骨酒、骨刺消痛液——消化道出血。

（10）乳酶生+黄连上清丸（黄连素）——抑制乳酶生的活性，使之失去消化能力。

（11）碳酸氢钠、氢氧化铝、胃舒平、氨茶碱+山楂丸、保和丸、乌梅丸、五味子丸（含有酸性成分）——酸性成分与碱性化学药发生中和反应，降低疗效。

（12）胰酶、胃蛋白酶、多酶片+麻仁丸、解暑片、牛黄解毒片（含有大黄）——抑助胰酶、蛋白酶消化的作用。

（13）硫酸盐、硝酸盐、亚硝酸盐及亚铁盐类+含有雄黄的中成药——生成硫化砷酸盐沉淀，既防止西药的吸收又使中成药失去原有疗效，并有导致砷中毒的可能。

（14）乳酶生、培菲康等菌类制剂+金银花、连翘、黄芩、鱼腥草等中成药——后者可抑制前者活性。

（15）胰岛素、格列本脲等降糖药+含糖较多的中药及其制剂——影响药效。

【真 题 再 现】

1. 下列中药、化学药联合应用，不存在重复用药的是（2015 年，A 型题，2 题）
A. 新癀片+吲哚美辛胶囊
B. 曲克芦丁片+维生素 C 片

C. 脉君安片+氢氯噻嗪片
D. 消渴丸+格列本脲片
E. 珍菊降压片+氢氯噻嗪片

答案： 1. B

解析： 参见课本中表 2-4“常用含有化学成分的中成药品种表”，新癀片所含化学成分是吲哚美辛，脉君安含有氢氯噻嗪，消渴丸含格列本脲，珍菊降压片含盐酸可乐定和氢氯噻嗪，曲克芦丁片主要成分是曲克芦丁，曲克芦丁是芦丁制备的，而芦丁是从植物槐米（就是槐花，一种槐树的未开放的花蕾）中直接提取出来的。

患者，女，5 岁，体重 25kg。两天前受凉后发热，最高体温 38.9℃，并伴有鼻塞、咳嗽、喷嚏、流鼻涕等感冒症状。家长到药店购买酚麻美敏口服溶液、小儿氨酚黄那敏颗粒、对乙酰氨基酚混悬滴剂和盐酸麻黄碱滴鼻液。

2. 关于本病例患者用药教育的方法，错误的是（2016 年，C 型题，91 题）
A. 酚麻美敏口服液与对乙酰氨基酚混悬滴剂都含有对乙酰氨基酚，应避免重复用药
B. 酚麻美敏口服液与盐酸麻黄碱滴鼻液含有相同成分，应避免重复用药
C. 酚麻美敏口服液与小儿氨酚黄那敏颗粒含有相同成分氯苯那敏，应避免重复用药
D. 酚麻美敏口服液与小儿氨酚黄那敏颗粒含有相同成分对乙酰氨基酚，应避免重复用药
E. 小儿氨酚黄那敏颗粒与对乙酰氨基酚混悬滴剂含有相同成分，应避免重复用药

答案： 2. B

解析： 酚麻美敏包括：对乙酰氨基酚、伪麻黄碱、氢溴酸右美沙芬、氯苯那敏。

【强 化 练 习】

最佳选择题

1. 在中成药活胃胶囊、神曲胃痛片、陈香白露片、复方陈香味片、复方田七胃痛片中，所含有的共同组分是
A. 氧化镁　B. 碳酸镁　C. 氢氧化铝
D. 碳酸氢钠　E. 次硝酸铋

2. 以下治疗咳喘疾患的中成药中，不含有麻黄碱成分的是
A. 止咳定喘膏　B. 防风通圣丸
C. 通宣理肺丸　D. 蛇胆川贝液
E. 消咳宁片

3. 金羚感冒片、速克感冒片、强力感冒片中含有的共同化学药物是
A. 贝诺酯　B. 维生素 C　C. 阿司匹林
D. 乙酰水杨酸　E. 马来酸氯苯那敏

4. 降压避风片、脉君安片、珍菊降压片等降压中成药含有的共同化学药物是
A. 螺内酯　B. 缬沙坦　C. 氢氯噻嗪
D. 硝苯地平　E. 盐酸可乐定

配伍选择题

（1～3）
A. 乳酶生　B. 氨茶碱　C. 苯巴比妥
D. 氢氧化铝　E. 甲氧氯普胺
1. 舒肝丸不宜联用的是
2. 黄连上清丸不宜联用的是
3. 贝母枇杷糖浆不宜联用的是

（4～5）
A. 可待因　B. 地高辛　C. 苯巴比妥
D. 氢氧化铝　E. 复方利血平片
4. 蛇胆川贝液不宜联用的是
5. 舒筋活络酒不宜联用的是

多项选择题

1. 以下中成药中，含有麻黄碱成分的有
A. 止咳定喘膏　B. 防风通圣丸
C. 通宣理肺丸　D. 蛇胆川贝液
E. 消咳宁片

2. 下列中成药中，可能与氢氧化铝碳酸氢钠等碱性药物发生配伍禁忌的是
A. 香连片　B. 丹参片　C. 乌梅丸
D. 保和丸　E. 黄连上清丸

3. 以下常用抗感冒药中，以对乙酰氨基酚作为主要组分的有
A. 抗感灵片　B. 金羚感冒片　C. 速克感冒片
D. 强力感冒片　E. 复方小儿退热栓

4. 以下化学药与中成药联合应用中，疗效增强的是
A. 大蒜素联用链霉素提高后者血药浓度 2 倍
B. 甘草酸可降低链霉素对第Ⅷ对脑神经的毒害
C. 黄连、黄柏与四环素、呋喃唑酮合用治疗痢疾

D. 金银花能加强青霉素对耐药性金黄色葡萄球菌作用

E. 复方胃谷胺（丙谷胺与甘草、白芍、冰片）治疗消化性溃疡

5. 下列常用中成药中，不宜与苯巴比妥同服用的是

A. 虎骨酒　B. 舒筋活络酒　C. 散痰宁糖浆

D. 蛇胆川贝液　　E. 天一止咳糖浆

答案：

最佳选择题　1. D　2. D　3. E　4. C

配伍选择题　1. E　2. A　3. B　4. A　5. C

多项选择题　1. ABCE　2. BCD　3. ADE

4. ACDE　5. AB

考点八　对审核结果的判读

处方审核结果分为合理处方和不合理处方。

不合理处方包括：规范处方、用药不适宜处方及超常处方。

1. 有下列情况之一的，应当判定为不规范处方

（1）处方的前记、正文、后记内容缺项，书写不规范或者字迹难以辨认。

（2）医师签名、签章不规范或者与签名、签章的留样不一致。

（3）药师未对处方进行适宜性审核（处方后记的审核、调配、核对、发药栏目无审核调配药师及核对发药药师签名，或者单人值班调剂未执行双签名规定）。

（4）早产儿、新生儿、婴幼儿处方未写体重或日、月龄。

（5）化学药、中成药与中药饮片未分别开具处方。

（6）未使用药品规范名称开具处方。

（7）药品剂量、规格、数量、单位等书写不规范或不清楚。

（8）用法用量使用“遵医嘱”、“自用”等含糊不清字句。

（9）处方修改未签名并注明修改日期，或药品超剂量使用未注明原因以及未再次签名确认。

（10）开具处方未写明临床诊断或临床诊断写不全。

（11）单张门诊处方超过5种药品。

（12）无特殊情况下，门诊处方超过7日用量；急诊处方超过3日用量；慢性病、老年病或特殊情况，需要适当延长处方用量未注明理由。

（13）开具麻醉药品、精神药品、医疗用毒性药品、放射药品等特殊管理药品处方未执行国家有关规定（包括处方用纸颜色、用量、证明文件等）。

（14）医未按照抗菌药物临床应用管理规定开具抗菌药物处方。

为便于药学专业技术人员审核处方，医师开具处方时，除特殊情况外必须注明临床诊断。

（15）中药饮处处方药物未按照“君、臣、佐、使”的顺序排列，或未按要求标注药物调剂、煎煮等特殊要求。

2. 有下列情况之一的，应当判定为用药不适宜处方

（1）适应证不适宜。

（2）遴选的药品不适宜（某些适应证对了，但所选药物不是最优选择，可能忽略了潜在不良反应、患者个体情况等）。

（3）药品剂型或给药途径不适宜。

（4）无正当理由不首选国家基本药物。

（5）用法、用量不适宜。

（6）联合用药不适宜。

（7）重复给药。

（8）有配伍禁忌或者不良相互作用。

（9）其他用药不适宜情况。

3. 有下列情况之一的，应当判定为超常处方

（1）无适应证用药。

（2）无正当理由开具高价药。

（3）无正当理由超说明书用药。

（4）无正当理由为同一患者同时开具2种以上药理作用机制相同的药物。

【真题再现】

处方审核结果分为合理用药和不合理用药，下列情形为不合理用药的是（2015年，X型题，

112 题）
A. 无适应证用药
B. 无正当理由开高价药
C. 无正当理由超说明用药
D. 使用药品通用开具处方
E. 无正当理由为同一患者开具两种以上药理机制相同的药物
答案：ABCE
解析：不合理处方包括不规范处方、用药不适宜处方和超常处方，ABCE 均为超常处方。

【强 化 练 习】

最佳选择题

1. 以下叙述中，处方审核结果可判为不规范处方的是
A. 重复用药　B. 无适应证用药
C. 联合用药不适宜
D. 无正当理由开具高价药
E. 无特殊情况门诊处方超过 7 日用量
2. 处方审核后，告知处方医师，请其确认或者重新开具的处方属于
A. 不合格处方　　B. 不合法处方
C. 用药错误处方　D. 用药适宜处方
E. 用药不适宜处方
3. 药师审核处方后，应当告知处方医师，请其确认或者重新开具处方的是
A. 不合法处方　　　　B. 逾期失效处方
C. 用药错误处方　　　D. 用药不适宜处方
E. 严重不合理用药处方
4. 以下叙述中，处方审核结果可判为超常处方的是
A. 字迹难以辨认　B. 联合用药不适宜
C. 使用“遵医嘱”字句
D. 无正当理由超说明书用药
E. 中药饮片未单独开具处方
5. 审核后判为合理处方，应该
A. 拒绝调配处方　B. 调配处方并发药
C. 依照处方调配药品
D. 拒绝调配处方，依照有关规定报告
E. 拒绝调配处方，并联系医师进行干预

综合分析题

处方审核是处方调配中的重要环节，药师应确定处方内容正确无误方可进行药品调配。处方审核结果分为合理处方和不合理处方。不合理处方包括不规范处方、用药不适宜处方及超常处方。
1. 以下所列审查处方结果中，可判定为“不规范处方”的是
A. 有配伍禁忌　　B. 无适应证用药
C. 未使用药品规范名称
D. 用法、用量或联合用药不适宜
E. 无正当理由不首选国家基本药物
2. 以下叙述中，处方审核结果可判为“用药不适宜处方”的是
A. 重复用药　　　B. 无适应证用药
C. 联合用药不适宜
D. 无正当理由开具高价药
E. 无特殊情况门诊处方超过 7 日用量
3. 以下所列审查处方结果中，可判定为“用药不适宜处方”的是
A. 字迹难以辨认　B. 无适应证用药
C. 未使用药品规范名称
D. 临床诊断缺项或书写不全
E. 无正当理由不首选国家基本药物
4. 以下叙述中，处方审核结果可判为超常处方的是
A. 字迹难以辨认　B. 联合用药不适宜
C. 使用“遵医嘱”字句
D. 无正当理由超说明书用药
E. 中药饮片未单独开具处方

多项选择题

1. 处方审核结果分为合理处方和不合理处方。不合理处方包括
A. 超常处方　B. 差错处方　C. 非法定处方
D. 不规范处方　　E. 用药不适宜处方
2. 以下叙述中，处方审核结果可判为用药不适宜处方的是
A. 适应证不适宜　　　B. 有不良相互作用
C. 联合用药不适宜 D. 使用“遵医嘱”字句
E. 处方后记无审核、调配及核对发药药师签名
3. 以下叙述中，处方审核结果可判为不规范处方的是
A. 重复用药　　　B. 字迹难以辨认
C. 中药饮片未单独开具处方
D. 无特殊情况门诊处方超过 7 日用量

E. 剂量、规格、数量、单位等书写不清楚

答案:

最佳选择题 1. E 2. E 3. D 4. D 5. B

综合分析题 1. C 2. A 3. E 4. D

多项选择题 1. ADE 2. ABC 3. BCDE

第三节 处方调配

考点一 药品别名与通用名

《处方管理办法》规定医生为患者开处方必须使用药品通用名，药品通用名即中国药品通用名称（China Approved Drug Names，CADN），由国家药典委员会按照《药品通用名称命名原则》组织制定并报国家食品药品监督管理总局备案的药品的法定名称，是同一种成分或相同配方组成的药品在中国境内的通用名称，具有强制性和约束性。每一种药品只有一个通用名，因此，使用通用名可避免重复用药的情况。药品的别名多为习用的俗称。常用药品的通用名与别名见表 2-4。

表 2-4 常用药品通用名与别名

通用名	别名
普萘洛尔	心得安
阿替洛尔	胺酰心安
硝酸异山梨酯	消心痛
硝苯地平	心痛定
曲克芦丁	维脑路通
氢氧化铝	胃舒平
沙丁胺醇	舒喘灵
醋酸甲羟孕酮	安宫黄酮
甲氧氯普胺	胃复安（灭吐灵）
甲硝唑	灭滴灵
去甲肾上腺素	正肾素
肾上腺素	副肾素
消旋山莨菪碱	654-2
喷托维林	咳必清
诺氟沙星	氟哌酸
呋喃唑酮	痢特灵
洛贝林	山梗菜碱
尼可刹米	可拉明
吲哚美辛	消炎痛
吡罗昔康	炎痛喜康

续表

通用名	别名
复方氨基比林	安痛定
去痛片	索密痛
酚氨咖敏	扑感敏
利巴韦林	病毒唑
阿昔洛韦片	无环鸟苷片、克毒星
小檗碱	黄连素
异烟肼	雷米封
胞磷胆碱	胞二磷胆碱
罗痛定	颅痛定
苯海索	安坦
苯妥英钠	大伦丁
苯巴比妥钠	鲁米那
吡硫醇	脑复新
吡拉西坦	脑复康
维拉帕米	异博定
间羟胺	阿拉明
酚妥拉明	利其丁
桂利嗪	脑益嗪
去乙酰毛花苷	西地兰 D
普罗帕酮	心律平
美西律	慢心律
倍他司汀	培他啶
卡托普利	巯甲丙脯酸
复方甘草合剂	棕色合剂
复方愈创木酚磺酸钾	非那根合剂
碳酸氢钠	小苏打
西咪替丁	甲氰咪胍
干酵母	食母生
复方氢氧化铝	胃舒平
多潘立酮	吗丁啉
酚酞	果导
葡醛内酯	肝泰乐
氢氯噻嗪	双克、双氢克尿噻
呋塞米	速尿
螺内酯	安体舒通
缩宫素	催产素
肾上腺色综	安络血
氨甲苯酸	止血芳酸
酚磺乙胺	止血敏
亚硫酸氢钠甲萘醌	维生素 K_3
甲萘氢醌	维生素 K_4
利可君	利血生

续表

通用名	别名
双嘧达莫	潘生丁
异丙嗪	非那根
马来酸氯苯那敏	扑尔敏
地塞米松	氟米松
泼尼松龙	强的松龙
泼尼松	强的松
丙酸睾丸素	丙酸睾酮
甲基睾丸素	甲睾酮
己烯雌酚	乙底酚（求偶素）
格列本脲	优降糖
苯乙双胍	降糖灵
甲巯咪唑	他吧唑
丙基硫氧嘧啶	丙基硫氧嘧啶
多柔比星	阿霉素
表柔比星	表阿霉素
他莫昔芬	三苯氧胺
地芬尼多	眩晕停
维生素 C	抗坏血酸
氯化钠注射液	生理盐水（N.S）
葡萄糖注射液	G.S
葡萄糖氯化钠注射液	G.N.S
地西泮	安定
艾司唑仑	舒乐安定
氯硝西泮	氯硝安定
可待因	甲基吗啡
布桂嗪	强痛定
哌替啶	杜冷丁
汞溴红溶液	红药水
过氧化氢	双氧水
高锰酸钾粉	P.P 粉
乙酰唑胺	醋氮酰胺
阿米卡星	丁胺卡那霉素
苄星青霉素	长效青霉素
头孢噻吩	先锋 1 号
头孢噻啶	先锋 2 号
头孢氨苄	先锋 4 号
头孢唑林纳	先锋 5 号
头孢拉定	先锋 6 号
头孢羟氨苄	先锋 9 号
头孢哌酮	先必锋
复方磺胺甲噁唑	复方新若明（SMZ-CO）

续表

通用名	别名
维生素 AD 胶丸	鱼肝油丸
维生素 B2 片	核黄素
地芬尼多	眩晕停
氯已定	洗必泰

【真 题 再 现】

患者到药店购买“扑尔敏片”，药师应给予（2016 年，A 型题，1 题）

A. 氯苯那敏片　　B. 阿昔洛韦片
C. 更昔洛韦片　　D. 奥司他韦片
E. 苯海拉明片

答案：A

解析：氯苯那敏的商品名是扑尔敏，氯雷他定的商品名是息斯敏。

【强 化 练 习】

最佳选择题

1. 医生开具处方，必须使用药品的名称是
A. 药品商标名　　B. 药品习用名
C. 药品通用名　　D. 药品化学名
E. 药品俗名

2. 利巴韦林的通用名是
A. 克毒星　B. 病毒唑　C. 阿霉素
D. 无环鸟苷片　E. 丁胺卡那霉素

配伍选择题

（1～3）
A. 克毒星　B. 病毒唑　C. 阿霉素
D. 无环鸟苷片　E. 丁胺卡那霉素
1. 多柔比星的通用名是
2. 阿米卡星的通用名是
3. 利巴韦林的通用名是

（4～6）
A. 心得安　B. 心痛定　C. 安痛定
D. 消心痛　E. 强痛定
4. 硝苯地平的别名是
5. 普萘洛尔的别名是
6. 硝酸异山梨酯的别名是

答案：

最佳选择题　1. C　2. B

配伍选择题　1. C　2. E　3. B　4. B　5. A　6. D

第四节 药品的管理和供应

考点一 药品贮存与保管

1. 合适的贮存要求

（1）一般情况下，多数药品贮藏温度在2℃以上时，温度越低，对保管越有利。

（2）对怕热药品，可根据具体情况，分别存放于“阴凉处”、“凉暗处”或“冷处”。

室温：10～30℃。

阴凉处：不超过20℃。

凉暗处：不超过20℃，遮光。

冷处：2～10℃。

2. 药品的贮存与保管

（1）易受光线影响而变质的药品

保管方法：需要遮光保存，应放在阴凉干燥、阳光不易直射的地方。

易受光线影响而变质的药品：

生物制品：肝素、核糖核酸、抑肽酶注射剂、泛癸利酮片（辅酶 Q_{10}）等。

维生素、辅酶、氨基酸：维生素C、维生素K、维生素 B_1、维生素 B_2、维生素 B_6、维生素E、维生素 B_{12} 片剂及注射剂，复方水溶性维生素、辅酶 Q_{10}、赖氨酸、谷氨酸钠注射液等。

平喘药：氨茶碱及茶碱制剂。

糖皮质激素：氢化可的松、醋酸可的松、地塞米松注射液。

抗结核药：对氨基水杨酸钠、异烟肼片及注射剂、利福平片。

促凝血药：酚磺乙胺、卡巴克络注射液、卡络磺钠。

抗贫血药：硫酸亚铁片、甲钴胺制剂。

抗休克药：多巴胺、肾上腺素注射剂。

利尿药：呋塞米、布美他尼片剂及注射剂、氢氯噻嗪片、吲哒帕胺片、乙酰唑胺片。

镇痛药：哌替啶、复方氨基比林片剂及注射剂、布洛芬胶囊。

心血管系统用药：硝普钠、硝酸甘油、单硝酸异山梨酸、盐酸胺碘酮、噻氯匹定片及胶囊、奥扎格雷。

消毒防腐药：过氧化氢溶液（双氧水）、乳酸依沙吖啶溶液（利凡诺）、呋喃西林溶液、聚维酮碘溶液（碘伏）、碘酊、磺胺嘧啶银乳膏。

滴眼剂：普罗碘胺、水杨酸毒扁豆碱、毛果芸香碱、利巴韦林、硫酸阿托品、丁卡因、利福平。

（2）易受湿度影响而变质药品

保管方法：易引湿的药品可用玻璃瓶子软木塞塞紧、蜡封、外加螺旋盖盖紧。对易挥发的药品，应密封，置于阴凉干燥处。控制药库内的湿度，以保持相对湿度在35%～75%，可设置除湿机、排风扇或通风器，可辅用吸湿剂如石灰、木炭，有条件者，尤其在雨季节，更要采取有效的防霉措施。

不能受潮的常用药品：

抗生素：注射剂氨苄西林及氨苄西林胶囊、注射用普鲁卡因青霉素、注射用阿洛西林钠、头孢米诺钠、注射用乳糖酸红霉素、琥乙红霉素、罗红霉素片及胶囊、制霉菌素。

维生素：维生素 B_1 片、维生素 B_6 片、维生素C片及泡腾片、复合维生素B片、鱼肝油丸、复方氨基酸片或胶囊、多种维生素和微量元素片。

消化系统用药：胰酶片、淀粉酶片、胃蛋白酶片及散剂、含糖胃蛋白酶散、多酶片、酵母片、硫糖铝片、双八面蒙脱石散、胃膜素、颠茄片、聚乙二醇电解质散剂。

抗贫血药：硫酸亚铁片、乳酸亚铁片、葡萄糖酸亚铁片、多糖铁丸、富马酸亚铁片。

电解质及微量元素：氯化钾片、氯化铵片、碘化钾片、复方碳酸氢钠片、口服补液盐。

镇咳祛痰平喘药：复方甘草片、苯丙哌林片、神速尔可定片、异丙肾上腺素片、氨茶碱片、多索茶碱片。

降糖药：阿卡波糖片。

解热镇痛药：阿司匹林片、卡巴匹林钙散。

镇静及抗癫痫药：溴化钾片、苯妥英钠片。

消毒防腐药：含碘喉片、西地碘片、氯己定片。

含水溶性基质的栓剂：甘油栓、克霉唑栓、氯己定栓。

另外，含有结晶水药物，常因露置在干燥

的空气中，逐渐失去其所含 结晶水的一部分或全部，以致本身变成不透明的结晶或粉末。风化后的药品，其化学性质一般并未改变，但在使用剂量难以掌握。如阿托品等，可能因超过用量而造成事故。易风化的药品有阿托品、可待因、硫酸镁等。

（3）易受温度影响而变质药品

保管方法：对不耐高温药品，可根据其不同性质要求，分别存放于“阴凉处”“凉暗处”“冷处”；对挥发性大的药品如浓氨溶液、乙醚等，在温度高时容器内压力大，不应剧烈震动。开启前应充分降温，以免药液（尤其是氨溶液）冲出造成伤害事故。

1）需在阴凉处（不超过 20℃）贮存的药品

抗感染药物：头孢拉定、头孢呋辛钠（国产）、头孢曲松钠、奈替米星注射液、克拉霉素片、诺氟沙星、利福平片及胶囊、左氧氟沙星片及注射剂、替硝唑注射液、阿昔洛韦片及胶囊。

钙通道阻滞剂：维拉帕米片及注射剂。

解痉药：硫酸阿托品注射液。

其他：溶菌酶、复方脑蛋白水解物片。

2）需在凉暗处（遮光，且不超 20℃）贮存的药品

抗菌药物：头孢他啶（国产）、头孢哌酮舒巴坦（国产）、头孢克洛片及胶囊、头孢氨苄片及胶囊、注射用青霉素、青霉素 V 钾（国产）、注射用哌拉西林钠、美洛西林钠、头孢唑林钠、硫酸庆大霉素注射液、硫酸妥布霉素注射液、硫酸阿米卡星注射液、乙酰螺旋霉素片。

消化系统用药：托烷司琼注射剂、硫普罗宁片及注射液、曲匹布通片，熊去氧胆酸片、鹅去氧胆酸片、胶体酒石酸铋、枸橼酸铋钾颗粒、硫糖铝混悬液。

止咳药：复方甘草合剂等。

维生素：维生素 AD 制剂。

酶类制剂：胰蛋白酶、糜蛋白酶、玻璃酸酶、辅酶 A、三磷酸腺苷注射液、乳酶生。

氨基酸制剂：复方氨基酸注射剂。

眼科用药：硝酸毛果芸香碱滴眼液

其他：曲克芦丁注射液、肝素钠注射液。

3）需要在冷处（冰箱冷藏，2～10℃）贮存的常用药品

胰岛素制剂：胰岛素、胰岛素笔芯、低精蛋白胰岛素、珠蛋白锌胰岛素、精蛋白锌胰岛素（含锌胰岛素）、重组人胰岛素、中性胰岛素。

人血液制品：胎盘球蛋白、人血丙种球蛋白、乙型肝炎免疫球蛋白、破伤风免疫球蛋白、人纤维蛋白原注射剂。

抗毒素、抗血清：精制破伤风抗毒素、精制白喉抗毒素、精制肉毒抗毒素、精制气性坏疽抗毒素、精制抗炭疽血清、精制抗蛇毒血清、精制抗狂犬病血清、旧结核菌素。

生物制品：促肝细胞生长素、促红细胞生长素、重组人干扰素 α-2b 制剂、重组人血管内皮抑制素注射液。

维生素：降钙素（密盖息）鼻喷雾剂。

子宫收缩及引产药：缩宫素、麦角新碱、地诺前列酮、脑垂体后叶素注射剂。

抗凝血药：尿激酶、凝血酶、链激酶、巴曲酶、降纤酶注射剂。

促凝血药：奥曲肽注射液、生长抑素（国产）。

微生态制剂：双歧三联活菌胶囊等。

抗心绞痛药：亚硝酸异戊酯吸入剂。

4）不宜冷冻的常用药品

胰岛素制剂：胰岛素、胰岛素笔芯、低精蛋白胰岛素、珠蛋白锌胰岛素、精蛋白锌胰岛素注射剂。

人血液制品：人血白蛋白、胎盘球蛋白、人免疫球蛋白、人血丙种球蛋白、乙型肝炎免疫球蛋白、破伤风免疫球蛋白、人纤维蛋白原注射剂。

输液剂：甘露醇、羟乙基淀粉氯化钠注射液。

乳剂：脂肪乳、前列地尔注射液、康莱特注射液等。

活菌剂：双歧三联活菌制剂等。

局部麻醉药：罗哌卡因、丙泊酚注射剂。

其他：亚砷酸注射液、西妥昔单抗注射液等。

5）不宜振摇的药品：重组人促红细胞生成素注射剂。

【真 题 再 现】

1. 药库接受了一批药品，其中需要在冷处贮存的是（2016年，A型题，2题）

A. 西地碘片　B. 硫普罗宁片
C. 双岐三联活菌胶囊
D. 乳酶生片　E. 托烷司琼注射液

答案： 1. C

解析： 通常情况下活菌都是需要冷处贮存的，含碘的药物都需要遮光保存等。托烷司琼注射液也需要遮光、密闭保存。硫普罗宁要遮光，密闭，在阴凉处（不超过20℃）保存。乳酶生是干燥的活菌只需要阴暗、干燥保存即可。

2. 下列药品宜冷处贮藏但不应冷冻的是（2015年，A型题，5题）

A. 氯化钠注射液　B. 双歧三联活菌制剂
C. 卡前列甲酯栓剂　D. 甘露醇注射剂
E. 葡萄糖注射液

答案： 2. B

解析： 活菌制剂在高温环境中容易失活，需要在低温环境中保存，但是不宜冷冻，冷冻也会失效。

【强 化 练 习】

最佳选择题

1. 对多数药品而言，贮藏环境与药品保管的关系是

A. 在0℃以下时，温度越低，对保管越有利
B. 在2℃以上时，温度越低，对保管越有利
C. 在8℃以上时，温度越低，对保管越有利
D. 在10℃以上时，温度越低，对保管越有利
E. 在20℃以上时，温度越低，对保管越有利

2. 最容易受湿度影响而变质的药品是

A. 滴眼剂　B. 水溶性基质栓
C. 胰岛素制剂　D. 肝素等生物制品
E. 降钙素鼻喷雾剂

3. 最容易受温度影响而变质的药品是

A. 外用消毒防腐药溶液　B. 注射用抗生素
C. 抗生素胶囊剂　D. 维生素注射剂
E. 人血液制品

4. 下列药品中，最容易吸湿的是

A. 乙醇　B. 甘油　C. 硫酸钠
D. 维生素D　E. 鱼肝油乳

5. 依据规定，药库内的湿度是

A. 药库内的湿度为35%～55%
B. 药库内的湿度为35%～60%
C. 药库内的湿度为35%～65%
D. 药库内的湿度为35%～70%
E. 药库内的湿度为35%～75%

6. 目前，保管“容易受温度影响而变质药品”最有效的措施是

A. 乙醚等开启前应充分降温
B. 门、窗粘贴黑纸、悬挂黑布帘
C. 易挥发的药品密封，不应剧烈震动
D. 玻璃瓶用软木塞塞紧、蜡封、外加螺旋盖盖紧
E. 根据其性质，分别存放于“阴凉处”“凉暗处”或“冷处”

配伍选择题

A. 胃蛋白酶　B. 牛痘菌苗
C. 阿扑吗啡　D. 青霉素类
E. 硫酸钠

1. 容易水解的药物是
2. 容易氧化的药物是
3. 容易引湿的药物是

多项选择题

1. 保管“容易受湿度影响而变质药品”应该采取的措施是

A. 设置除湿机、排风扇
B. 辅用吸湿剂如石灰、木炭
C. 控制药库湿度35%～75%
D. 控制药库温度不超过25℃
E. 雾天、雨天或室外湿度高时紧闭门窗

2. 通常，保管“容易受日光影响而变质药品”的措施是

A. 遮光保存　B. 控制药库温度不超过20℃
C. 放在阴凉干燥、阳光不易直射到处
D. 门、窗粘贴黑纸、悬挂黑布帘
E. 采用棕色瓶或用黑色纸包裹的玻璃器包装

3. 下列药品中，极易氧化变质的常用药品有

A. 吗啡　B. 氯丙嗪　C. 青霉素
D. 维生素C　E. 肾上腺素

4. 下列药品中，极易风化的常用药品有

A. 碳酸镁　B. 硫酸镁　C. 硫酸钠
D. 硫酸可待因　E. 硫酸阿托品

答案：
最佳选择题 1. B 2. B 3. E 4. B 5. E 6. E
配伍选择题 1. D 2. C 3. E
多项选择题 1. ABCE 2. ACDE 3. ABDE 4. BCDE

考点二 需要特殊注意药品的管理和使用

1. 我国高警示药品推荐目录 2015 版（表 2-5）

表 2-5 我国高警示药品推荐目录 2015 版（按汉语拼音字母排序）

编号	药品种类（未加备注的系美国 ISMP 高警示药品目录）	备注
1	100ml 或更大体积的灭菌注射用水（供注射、吸入、或冲洗用）	
2	茶碱类药物（静脉途径）	新遴选入
3	肠外营养制剂	
4	非肠道和口服化疗药	
5	腹膜和血液透析液	
6	高渗葡萄糖注射液（20%或以上）	
7	抗心律失常药，静脉注射（如胺碘酮、利多卡因）	
8	抗血栓药（包括抗凝药物、Xa 因子拮抗剂、直接凝血酶抑制剂和血小板糖蛋白Ⅱb/Ⅲa 受体阻断剂）	
9	口服降糖药	
10	氯化钠注射液（高渗，浓度＞0.9%）	
11	麻醉药，普通、吸入或静脉用（如丙泊酚）	
12	强心药，静脉注射（如米力农）	
13	神经-肌肉阻断剂（如琥珀酰胆碱、罗库溴铵、维库溴铵）	
14	肾上腺素受体激动药，静脉注射（如肾上腺素）	
15	肾上腺素受体拮抗药，静脉注射（如普萘洛尔）	
16	小儿用口服中度镇静药（如水合氯醛）	
17	心脏停搏液	
18	胰岛素，皮下或静脉注射	
19	硬膜外或鞘内注射药	
20	对育龄人群有生殖毒性的药品（如阿维 A 胶囊、异维 A 酸片等）	新遴选入
21	造影剂，静脉注射	
22	镇痛药/阿片类药物，静脉注射，经皮及口服（包括液体浓缩物，速释和缓制剂）	
23	脂质体的药物（如两性霉素 B 脂质体）和传统的同类药物（如两性霉素 B 去氧胆酸盐）	
24	中度镇静药，静脉注射（如咪达唑仑）	

续表

编号	名称 药品种类（未加备注的系美国 ISMP 高警示药品目录）	备注
1	阿片酊	
2	阿托品注射液（规格 5mg/ml）	新遴选入
3	高锰酸钾外用制剂	新遴选入
4	加压素，静脉注射或骨内注射	
5	甲氨蝶呤（口服，非肿瘤用途）	
6	硫酸镁注射液	
7	浓氯化钾注射液	
8	凝血酶冻干粉	新遴选入
9	肾上腺素，皮下注射	
10	缩宫素，静脉注射	
11	硝普钠注射液	
12	依前列醇，静脉注射	
13	异丙嗪，静脉注射	
14	注射用三氧化二砷	新遴选入

2. 麻醉药品和精神药品的管理

（1）麻醉药品和一类精神药品管理：《麻醉药品和精神药品管理条例》中规定麻醉药品和第一类精神药品不得零售。

1）"印鉴卡"的管理：药学部应指派专人依据"印鉴卡"的申办规定，负责向卫生行政主管部门申办、换发"印鉴卡"，申报用药计划及变更手续；按期报送药品购用情况统计报表。批准核发的"印鉴卡"由专人保管。

2）专用保险柜和"基数卡"的管理：药库及各调剂部门贮存麻醉药品、一类精神药品必须使用专用保险柜，专人负责。

3）药品采购与验收药库。

4）药品的储存和保管：麻醉药品、第一类精神药品储存各环节应当指定专人负责，全部贮存于专用库内，库房钥匙由指定人员保管。贮药保险柜双人双锁负责。

5）药品的领发。

6）调剂部门的药品使用管理：实行"五专管理"即专用处方，专用账册，专册登记，专柜加锁，专人负责。

（2）二类精神药品管理：处方调剂管理：二类精神药品每张处方不超过7日常用量。处方应当留存两年备查。

【真 题 再 现】

1. 高警示药品一旦使用不当可对人体造成严重伤害甚至死亡。下列注射剂中，属于高警示药品的有（2016年，X型题，113题）

A. 50%葡萄糖注射液　B. 胰岛素注射液

C. 10%氯化钾注射液

D. 阿托品注射液（5mg/ml）

E. 地塞米松注射液

答案：1. ABCD

解析：本题中属于高警示药品的有：50%葡萄糖注射液、胰岛素注射液、阿托品注射液（5mg/ml）。

2. 医疗调剂部门行专用处方，专用账册，专用登记、专柜加锁、专人负责管理的药品有（2015年，X型题，113题）

A. 麻醉药物　B. 第一类精神药品

C. 第二类精神药品　D. 贵重药品

E. 高危药品

答案：2. AB

解析：麻醉药品和第一类精神药品管理要实行"五专管理"，即专用处方，专用账册，专用登记、专柜加锁、专人负责。

【强 化 练 习】

最佳选择题

1. 重组人促红素是需要特殊贮存的药品，特殊条件是

A. 遮光　B. 密闭　C. 低温

D. 15℃以上　E. 不宜振摇

2. 原料血浆包装、贮存、运输的温度应控制在

A. –4℃以下　B. –10℃以下

C. –15℃以下　D. –20℃以下

E. –25℃以下

配伍选择题

（1～3）

A. 乙醚　B. 卡前列甲酯栓

C. 重组人促红素　D. 降钙鼻喷雾剂

E. 乙型肝炎免疫球蛋白

1. 不可震荡的是

2. 不应剧烈震动、开启前应充分降温的是

3. 须在冷处贮存，不能冷冻的是

（4～6）

A. 药品风化失去结晶水

B. 紫外线加速药品的氧化

C. 药品吸收空气中的水分引湿

D. 药品吸收二氧化碳发生碳酸化

E. 药品放置处温度过高会很快失效

4. 肾上腺素置日光下迅速变色是由于

5. 夏季应用脊髓灰质炎疫苗效果较差，原因是

6. 硫酸钠放置时间越长其质量变化越大，原因是

答案：

最佳选择题　1. E　2. D

配伍选择题　1. C　2. A　3. E　4. B　5. A　6. D

第五节　药　学　计　算

考点一　肠外营养的能量配比计算及浓度计算

1. 浓度的计算

（1）百分浓度

1）重量比重量百分浓度：系指 100g 溶液中所含溶质的克数，以符号%（g/g）表示。

百分浓度=溶质重量 g/溶液重量 g×100%

2）重量比体积百分浓度：系指 100ml 溶液中所含溶质的克数，以符号%（g/ml）表示。

百分浓度=溶质重量 g/溶液体积 ml×100%

3）体积比体积百分浓度：系指 100ml 溶液中所含溶液的毫升数，以符号%（ml/ml）表示。

百分浓度=溶质体积 ml/溶液体积 ml×100%

（2）高浓度向低浓度稀释：$C_{浓}\times V_{浓}=C_{稀}\times V_{稀}$

例题：若需用 70%乙醇 1000ml，现有 95%乙醇，应如何配制？

即：配制 70%乙醇 1000ml，需取 95%乙醇 736.8ml，加水稀释至 1000ml。

（3）两种浓度混和的换算

可应用交叉计算法：

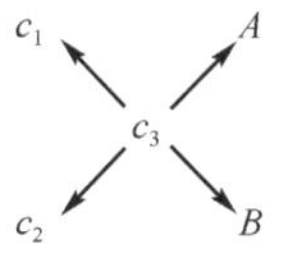

c_1 为浓溶液浓度；c_2 为稀溶液浓度；c_3 为混合溶液浓度；A 为浓溶液体积；B 为稀溶液体积。其中 $A=c_3-c_2$，$B=c_1-c_3$。交叉公式表示：浓度 C_1、体积 A 的浓溶液与浓度 c_2、体积 B 的稀溶液混合后，可得浓度为 c_3 的溶液，其体积为 $A+B$。

例题：治疗需用 10%葡萄糖注射液 1000ml，现仅有 50%和 5%浓度的葡萄糖注射液，问如何配制？

设：需 50%葡萄糖注射液 χml，则需 5%葡萄糖注射液（1000－χ）ml。

得公式：50%χ+ 5% ×（1000－χ）=10%×1000

计算得：χ=111ml（1000-111）ml=889ml

即：配制 10%葡萄糖注射液 1000ml 需取 50%葡萄糖注射液 111ml，5%葡萄糖注射液 889ml。

（4）等渗浓度的计算：正常人血浆总渗透浓度为 298mmol/L。

等渗溶液：渗透浓度在 280～310mmol/L。

低渗溶液：渗透浓度小于 280mmol/L。

高渗溶液：渗透浓度大于 310mmol/L。

1）冰点降低数据法：一般情况下，血浆或泪液的冰点值为–0.52℃，根据物理化学原理，任何溶液其冰点降到–0.52℃，即与血浆或泪液等渗。

A. 已知某药的 1%溶液的冰点下降值（b），配置该药等渗溶液，配制等渗溶液所需药量可按下式计算：$W=0.52\times V/(100\times b)$。

其中，V 为需配制等渗溶液的体积（ml），b 为该药的 1%冰点下降值（已知），W 为所需加入的药量（g）。

B. 当某药溶液是低渗时，需要加入其他药物（如 NaCl）调节为等渗，所需药量（NaCl）可按下式计算：$W=(0.52-b\times C)\times V/(100\times b')$

其中，W 为需添加的其他药物的量（g），b 为主药的 1%冰点下降值，C 为主药百分浓度，V 为所配制溶液的体积（ml），b'为所添加药物的 1%冰点下降值。

例题：配置 1%盐酸地卡因注射液 100mL 等渗溶液，需要加入多少氯化钠多少克？

即：将 1%盐酸地卡因注射液 100mL 调配成等渗溶液，需要加入 0.711g 氯化钠。

2）氯化钠等渗当量法：指与 1g 的药物成等渗的氯化钠质量。

如硼酸的氯化钠等渗当量为 0.47，即 1g 硼酸与 0.47g 氯化钠可产生相等的渗透压。

某药物的 E 值是常数，即：已知数。

A. 配置一种等渗溶液，所需该药物的质量 $W=0.9\%\times V/E$

其中，W 为配制等渗溶液所需加入的药量（g），V 为所配制溶液的体积（ml），E 为 1g 药物的氯化钠等渗当量。

B. 等渗调节剂的用量可用以下公式计算：$W=(0.9-C\times E)\times(V/100)$

W 为配制等渗溶液需加入的氯化钠的量（g），V 为溶液的体积（ml），E 为 1g 药物的氯化钠等渗当量，C 为溶液中药物的百分浓度。

例：配置 1%盐酸地卡因注射液 500mL 等渗溶液，需要加入多少氯化钠？（已知盐酸地卡因的氯化钠等渗当量为 E=0.21）。

解：$W=(0.9-C\times E)\times(V/100)$

$=(0.9-1\times0.21)\times(500/100)$

$=3.45$g。

即：将 1%盐酸地卡因注射液 500ml 调配成等渗溶液，需要加入 3.45g 氯化钠。

2. 肠外营养的能量配比计算

（1）葡萄糖、脂肪、氨基酸与热量：1g 葡萄糖提供 4kcal 热量，1g 脂肪提供 9kcal 热量，1g 氮提供 4kcal 热量，但是氨基酸转化成蛋白质时不提供能量。

（2）糖、脂肪、氨基酸配比：非蛋白质热量（NPC）在肠外营养中最佳的能量来源应是由糖和脂肪所组成的双能源系统，蛋白质（氨基酸）不是主要的供能物质，而是人体合成蛋白质及其他生物活性物质（抗体、激素、酶类）的生要底物，是维持生命的基本物质。

1）热氮比：热量和氮之比一般为 150 kcal：1gN，当创伤应激严重时，应增加氮的供给，甚至可将热氮比调整为 100kcal：1gN，以满足代谢支持的需要。

2）糖脂比：葡萄糖和脂肪作为提供能量的主要物质。一般情况下，70%的 NPC 由葡萄糖提供，而 30%由脂肪乳剂提供。当创伤等应激时，血糖浓度增高，机体对糖利用下降，而脂肪廓清加快，可适当增加脂肪乳剂的供给而相对减少葡萄糖的用量，两者可提供能量各占 50%。

【真 题 再 现】

（1～2）

A. 200kcal　B. 450kcal　C. 700kcal

D. 1150kcal　E. 1550kcal

患者手术后，给予肠外营养液 10%GS 500ml，50%GS 250ml，20%脂肪乳 250ml，8.5%复方氨基酸 750ml，水溶性维生素 10ml，脂溶性维生素 10ml，微量元素 10ml，10%氯化钠注射液 40ml，10%氯化钠注射液 30ml。

1. 营养液中葡萄糖提供的能量
2. 营养液中脂肪提供的能量是

（2016 年，B 型题，47～48 题）

答案：1. C　2. B

解析：GS 为葡萄糖，该患者为 10%GS 500ml 和 50%GS 250ml。加一起为 10%×500+50%×250=175g，肠外营养的能量配比计算：1g 葡萄糖提供 4 kcal 热量，因此为 175×4=700kcal；脂肪：20%×250ml=50g，1g 脂肪提供 9 kcal 热量，因此为 50×9=450kcal。

（3～4）

A. 1kcal　B. 2kcal　C. 3kcal

D. 4kcal　E. 9kcal

3. 1g 葡萄糖可提供的热量是
4. 1g 脂肪可提供的热量是

（2015 年，B 型题，47～48 题）

答案：3. D　4. E

解析：肠外营养的能量配比计算：1g 葡萄糖提供 4kcal 热量，1g 脂肪提供 9kcal 热量。

5. 高警示药品一旦使用不当可对人体造成严重伤害甚至死亡。下列注射剂中，属于高警示药品的有（2016 年，X 型题，113 题）

A. 50%葡萄糖注射液　B. 胰岛素注射液

C. 10%氯化钾注射液

D. 阿托品注射液（5mg/ml）

E. 地塞米松注射液

答案：5. ABCD

解析：本题属于高警示药品有：50%葡萄糖注射液、胰岛素注射液、10%氯化钾注射液、阿托品注射液（5mg/ml）。

【强 化 练 习】

配伍选择题

A. NPC7：3　B. NPC5：5

C. 150kcal：1Gn　D. 100kcal：1gN

E. 24～32kcal/kg.cl

1. 一般给予肠外营养的热氮比为
2. 一般由葡萄糖与脂肪提供 NPC 的比例是
3. 当创伤应激严重时，给予肠外营养的热氮比调整为

4. 当创伤应激严重时，由葡萄糖与脂肪提供NPC的比例是

答案：

配伍选择题　1. C　2. A　3. D　4. B

【单 元 测 试】

最佳选择题

1. 以下联合用药中，依据“作用相加或增加疗效”机制的是
A. 阿托品联用吗啡　B. 阿托品联用氯磷定
C. 阿托品联用普萘洛尔
D. 普萘洛尔联用硝苯地平
E. 普萘洛尔联用硝酸酯类

2. 最容易受光线影响而变质的药品是
A. 注射用抗生素　B. 抗生素胶囊剂
C. 氨基酸注射剂　D. 胰岛素制剂
E. 亚硝酸异戊酯吸入剂

3. 对一般药品而言，安全贮存的环境可以是
A. 室温 20℃　B. 室温 25℃
C. 室温（10～30℃）　D. 室温（20～30℃）
E. 室温（0～30℃）

4. 下列具有肝药酶抑制作用的药物中，所诱导的酶系类型最多的是
A. 异烟肼　B. 利福平　C. 咪康唑
D. 胺碘酮　E. 环丙沙星

5. 头孢菌素注射剂作为皮肤过敏试验的浓度是
A. 100μg/ml　B. 250μg/ml　C. 500μg/ml
D. 750μg/ml　E. 1000μg/ml

6. 下列处方用药中，应该评判为“禁忌证用药”的是
A. 坦洛新用于降压
B. 治疗感冒、咳嗽给予抗菌药
C. 应用两种或两种以上一药多名的药物
D. 脂肪乳用于急性肝损伤、脂质肾病、脑卒中
E. 对单一抗菌药已能控制的感染应用 2～3 个抗菌药

7. 以下临床用药中，药物相互作用主要影响药动学的是
A. 铁剂联用维生素 C 增加铁吸收
B. 青蒿素联用乙胺嘧啶提高抗疟效果
C. 阿莫西林-克拉维酸钾片抗菌作用增强
D. 普萘洛尔联用硝苯地平提高抗高血压效果
E. 丙磺舒竞争青霉素自肾小管排泄、延长青霉素半衰期

8. 下列处方中常见的外文缩写，其含义是“每晚用药”的是
A. qd.　B. qn.　C. qh　D. qs.　E. qod.

9. 医师开写处方遇特殊情况需要超剂量使用时，应当
A. 详细说明　B. 分别开方　C. 注明原因
D. 再次签章　E. 注明原因并再次签名

10. 下列因素中，不归属影响药品质量的环境因素的是
A. 日光　B. 空气　C. 库房温度
D. 药品包装材料　E. 包装车间湿度

11. 纳洛酮或纳屈酮用于解救吗啡中毒的机制是
A. 协同作用　B. 敏感化作用
C. 减少不良反应　D. 竞争性拮抗作用
E. 非竞争性拮抗作用

12. 苄丝肼-左旋多巴复方制剂组方的机制是
A. 竞争性拮抗　B. 促进机体的利用
C. 作用不同的靶点　D. 延缓或降低抗药性
E. 保护药品免收破坏

13. 以下临床用药中，药物相互作用主要是药效学的影响是
A. 四环素同服硫酸亚铁减效
B. 利福平同服异烟肼致肝毒性增加
C. 维生素 C 与多潘立酮同服吸收减少
D. 氯噻嗪减弱甲苯磺丁脲的降糖作用
E. 阿司匹林使同服甲苯磺丁脲效果增强

14. 下列处方用药应该评判为“无适应证用药”的是
A. 病因未明用药
B. 忽略药品说明书提示用药
C. 感冒咳嗽无感染给予阿奇霉素
D. 应用两种或两种以上一药多名的药物
E. 对单一抗菌药已能控制的感染应用 2～3 个抗菌药

15. 以下所列审查处方结果中，可判定为“不规范处方”的是
A. 重复给药　B. 有配伍禁忌
C. 未使用药品规范名称

D. 用法、用量或联合用药不适宜
E. 无正当理由不首选国家基本药物

16. 以下临床用药的事例中，由于药物相互作用影响药物分布的是
A. 抗酸药合用四环素类
B. 磺胺类药与青霉素合用
C. 阿司匹林合用格列美脲
D. 同服甲氧氯普胺或丙胺太林
E. 苯巴比妥或西咪替丁合用普伐他汀

17. 以下对各类处方的描述中，不正确的是
A. 普通处方印刷用纸为白色，右上角无标注
B. 二类精神药品处方印刷用纸为白色，右上角标注“精二”
C. 儿科处方印刷用纸颜色为淡绿色、右上角标注“儿科”
D. 麻醉药品处方印刷用纸颜色为淡红色、右上角标注“麻醉”
E. 急诊处方印刷用纸颜色为淡黄色、右上角标注“急诊”

18. 治疗轻症、慢性疾病用药持久，最适宜选用的给药途径是
A. 口服给药 B. 吸入给药 C. 舌下含服
D. 直肠给药 E. 皮下注射

19. 药物相互作用使毒性增加的事例是
A. 阿托品联用吗啡
B. 铁剂联用维生素 C
C. 阿托品联用普萘洛尔
D. 山莨菪碱联用哌替啶
E. 普萘洛尔联用硝酸酯类

20. 以下“准备调配处方标签”事宜中，最重要的是
A. 用法用量规范 B. 语言通俗易懂
C. 不能只依赖药品说明书
D. 依据患者情况加贴个体化用药方法
E. 需特殊保存条件的药品加贴醒目标签

21. 下列医药卫生技术人员中，不具备处方审核资质的是
A. 药士 B. 药师 C. 执业药师
D. 主管药师 E. 主任药师

22. 有关“书写处方药品剂量与数量”的叙述中，最正确的是
A. 按照药品说明书 B. 以阿拉伯数字书写
C. 以罗马数字书写药品用量
D. 不能超过药品说明书中的用量
E. 书写药品用量必须使用统一单位

23. 以下项目与内容中，属于完整的处方的是
A. 医院名称、就诊科室和就诊日期
B. 处方前记、处方正文和处方后记
C. 患者姓名、性别、年龄和临床诊断
D. 医师、配方人、核对人与发药人
E. 药品名称、剂型、规格、数量和用法

24. 治疗皮肤疾病，最适宜选用的给药途径是
A. 口服给药 B. 吸入给药 C. 局部给药
D. 直肠给药 E. 皮下注射

25. 以下所述“处方调配规范四查”中，不正确的是
A. 查处方 B. 查药品 C. 查适应证
D. 查配伍禁忌 E. 查用药合理性

26. 氢氯噻嗪与地高辛同服出现心律失常的机制是
A. 协同作用 B. 敏感化作用
C. 减少不良反应 D. 竞争性拮抗作用
E. 非竞争性拮抗作用

27. 一般情况下，每张处方中开具的西药和中成药的总数目最多为
A. 2 种 B. 3 种 C. 4 种 D. 5 种 E. 6 种

28. 以下叙述中，处方审核结果可判为超常处方的是
A. 中药饮片未单独开具处方
B. 字迹难以辨认
C. 无正当理由超说明书用药
D. 联合用药不适宜
E. 使用“遵医嘱”字句

29. 依据“处方”的涵义及其重要意义，属于处方的其他医疗文书是
A. 临床诊断书 B. 药品出库单
C. 病区领药单 D. 病区用药医嘱单
E. 患者化验报告单

30. 重症、急救治疗时，要求药物迅速起效，最适宜选用的给药途径是
A. 吸入给药 B. 静脉滴注 C. 喷雾给药
D. 腔道给药 E. 静脉注射

配伍选择题

（1～3）

A. 肝素钠联用阿司匹林

B. 普萘洛尔联用硝酸酯类

C. 山莨菪碱联用盐酸哌替啶

D. 氨基糖苷类抗生素联用依他尼酸

E. 甲氧氯普胺联用吩噻嗪类抗精神病药

1. 增加出血危险的配伍用药是
2. 加重锥体外系反应的配伍用药是
3. 增加肾毒性和耳毒性的配伍用药是

（4～6）

A. 协同作用　B. 促进机体的利用

C. 作用不同的靶点

D. 延缓或降低抗药性

E. 保护药品免受破坏

4. 铁剂联用维生素 C
5. 青蒿素联用乙胺嘧啶抗疟
6. 阿莫西林-克拉维酸钾片抗菌

（7～12）

A. 淡橙色　B. 淡绿色　C. 淡红色

D. 淡黄色　E. 白色

7. 第一类精神药品处方印刷用纸是
8. 第二类精神药品处方印刷用纸是
9. 麻醉药品处方印刷用纸是
10. 急诊处方印刷用纸是
11. 儿科处方印刷用纸是
12. 门诊普通处方印刷用纸是

（13～16）

A. im　B. H　C. iv　D. iv gtt　E. po

13. 口服给药的外文缩写是
14. 肌内注射给药的外文缩写是
15. 静脉注射给药的外文缩写是
16. 静脉滴注给药的外文缩写是

（17～18）

A. 不规范处方　B. 不适宜处方

C. 超常处方　D. 普通处方

E. 麻醉药品处方

17. 未使用药品规范名称开具药品的处方是
18. 药物之间有配伍禁忌的处方属于

（19～20）

A. 普奈洛尔片　B. 阿替洛尔片

C. 硝酸异山利酯片　D. 硝苯地平片

D. 普罗帕酮片

19. 患者到药店购买“消心痛片”，药师应给予
20. 患者到药店购买“心得安片”，药师应给予

多项选择题

1. 处方书写基本要求

A. 每张处方仅限于一名患者用药

B. 药品名称书写应当使用药品的商品名

C. 中药饮片应当单独开具处方

D. 每张西药处方不得查过 5 种药品

E. 非特殊情况无须注明临床诊断

2. 以下不合理用药的事例中，应评判为“无正当理由超适应证用药”的是

A. 口服坦洛新用于降压

B. 无治疗指征盲目补钙

C. 阿托伐他汀钙用于补钙

D. 滥用白蛋白、二磷酸果糖

E. 诊断为输尿管结石，给予黄体酮

3. 以下临床用药中，属于“联合用药不适宜”的是

A. 病因未明用药

B. 忽略病情和患者的基础疾病用药

C. 单一抗菌药已能控制的感染联合用药

D. 大处方，盲目而无效果应用肿瘤辅助治疗药

E. “小檗碱、盐酸地芬酯、八面体蒙脱石”用于细菌性腹泻

4. 以下临床用药中，属于“有禁忌证用药”的是

A. 忽略药品说明书的提示

B. 治疗流感给予抗菌药物

C. 抗过敏药给予良性前列腺增生症患者

D. 抗抑郁药司来吉兰用于伴有尿潴留患者

E. 脂肪静脉乳用于急性肝损伤、脑卒中患者

5. 以下不合理用药的事例中，应评判为“过度治疗用药”的是

A. 滥用糖皮质激素

B. 无治疗指征盲目补钙

C. 阿托伐他汀钙用于补钙

D. “小檗碱、盐酸地芬酯、八面体蒙脱石”用于细菌性腹泻

E. “顺铂、氟尿嘧啶、多柔比星、依托泊苷”用于一食管癌患者

6. 药师应当对处方用药适宜性进行审核，审核内容包括
A. 处方用药与临床诊断的相符性
B. 剂量、用法和疗程的正确性
C. 选用剂型与给药途径的合理性
D. 是否有药物不良相互作用和配伍禁忌
E. 是否注明必须做皮试的药品的过敏试验及结果的判定
7. 以下药品中，系《中国药典临床用药须知》2010 年版规定必须做皮肤敏感试验的是
A. 天花蛋白粉　B. 链霉素注射剂
C. 青霉素钠注射剂　D. 苯唑西林注射剂
E. 注射用头孢菌素
8. 以下药物相互作用，可能主要影响临床药效学的是
A. 敏感化作用　B. 保护药品不受破坏
C. 减少彼此的不良反应
D. 药物血浆蛋白结合率改变
E. 作用不同的靶位，产生协同作用
9. 药物相互作用对临床药效学的影响主要表现在
A. 拮抗作用　B. 肝药酶活性改变
C. 肾小管排泌改变
D. 作用相加或增加疗效
E. 增加毒性或不良反应
10. 下列化学药与中成药联合应用中，降低药品的毒副作用的是
A. 甘草与氢化可的松协同抗炎、抗变态反应
B. 甘草酸可降低链霉素对第Ⅷ对脑神经的毒害
C. 白芨、海螵蛸粉制成片剂，可用于治疗消化道肿瘤
D. 甘草与呋喃唑酮合用治疗肾盂肾炎可防止其胃肠道反应
E. 应用石麦汤 30～60 剂，氯氮平治疗精神病流涎消失率为 82.7%
11. 下列中成药中，可能与氢氧化铝、碳酸氢钠等碱性药物发生配伍禁忌的是
A. 香连片　B. 丹参片　C. 乌梅丸
D. 保和丸　E. 黄连上清丸
12. 在中成药神曲胃痛片、复方陈香味片中，所含有的共同的组分是
A. 氧化镁　B. 碳酸镁　C. 氢氧化铝
D. 碳酸氢钠　E. 次硝酸铋
13. 在中成药陈香白露片、复方田七胃痛片中，所含有的共同组分是
A. 氧化镁　B. 碳酸镁　C. 氢氧化铝
D. 碳酸氢钠　E. 次硝酸铋
14. 以下叙述中，处方审核结果可判为超常处方的是
A. 无适应证用药
B. 无正当理由开具高价药
C. 无正当理由超说明书用药
D. 未按照抗菌药物临床应用管理规定开具抗菌药物
E. 无正当理由为同一患者同时开具 2 种以上药理作用机制相同药物
15. 药师审核用药适宜性后，拒绝调剂，及时告知处方医师，并按照有关规定报告的处方是
A. 不合法处方　B. 逾期失效处方
C. 用药错误处方　D. 用药不适宜处方
E. 严重不合理用药处方
16. 下列药品中，应该避光制备、贮存的是
A. 异丙嗪　B. 左旋多巴　C. 水杨酸钠
D. 头孢菌素　E. 磺胺嘧啶钠

答案：

最佳选择题　1. B　2. C　3. C　4. D　5. C　6. D　7. E　8. B　9. E　10. D　11. D　12. E　13. D　14. C　15. C　16. C　17. D　18. A　19. D　20. D　21. A　22. B　23. B　24. C　25. C　26. B　27. D　28. C　29. D　30. B

配伍选择题　1. A　2. E　3. D　4. B　5. D　6. E　7. C　8. E　9. C　10. D　11. B　12. E　13. E　14. A　15. C　16. D　17. A　18. B　19. C　20. A

多项选择题　1. ACD　2. ACE　3. ACDE　4. CDE　5. ABE　6. ABCE　7. BC　8. ABCE　9. ADE　10. BCDE　11. CD　12. CD　13. AD　14. ABCE　15. CE　16. ABCE

第三章　用药教育与咨询

章节概述

本章节的内容包括用药教育与咨询的相关知识，依据历年的考试分析来看，本章节占用的分值比为 14 分左右，占整个科目的 12% 的分值比例。

本章节共计分为 3 个小节，分值主要分布在第一节药物信息咨询服务、第二节用药指导中。因此，在复习时应重点掌握以上两节内容。在 2015 年本章第三节没有分值分布，2016 年在第三节疾病管理与健康教育中有 2 分的分值分布。可以看出，考查范围在扩大。所以在复习时，除了掌握重点章节，也要注意知识点的全面掌握。

章节	内容	分值
第一节	药物信息咨询与服务	5～6 分
第二节	用药指导	7～9 分
第三节	疾病管理与健康教育	0～2 分
总分		14～15 分

第一节　药物信息咨询与服务

- 药物信息咨询与服务
  - 药品说明书
  - 临床常用资料
    - 常用中外文药学专著及期刊
    - 常用药学数据库及网站
    - 治疗指南
  - 如何判断文献的真实可靠性
    - 三级信息的特点评价
    - 二级信息的特点评价
    - 一级信息的特点评价
    - 互联网信息特点评价
- 咨询服务方法
- 药物信息的管理
- 用药咨询
  - 患者用药咨询
  - 医师用药咨询
    - 提高药物治疗效果
      - 新药信息
      - 合理用药信息
      - 治疗药物监测
    - 降低药物治疗风险
      - 药品不良反应
      - 禁忌证
      - 药物相互作用
  - 护士用药咨询
    - 药物的适宜溶剂
      - 不宜选用氯化钠注射液溶解
      - 不宜选用葡萄糖注射液溶解
    - 药物的稀释溶剂
    - 药物的滴注速度
    - 药物的配伍禁忌
  - 公众用药咨询
  - 药品辅料、包材、用药装置方面的咨询

考点一 临床常用的资料（期刊、网站）

1. 药品说明书

2. 常用中外文药学专著和期刊

（1）药物综合信息

1）《中国国家处方集》:

处方集采取“以病带药”的方式，以优先使用基本药物为药物选用原则，充分结合各专业临床经验和国际共识，就临床上常见的20个医学系统的199种常见疾病的药物治疗方案提出了选药原则（首选、次选和备选）和用药指导（不良反应、注意事项、重要提示、禁忌证和药物相互作用）。

2）《国家基本药物处方集》。

3）《中华人民共和国药典临床用药须知》（2010年版）的特点：该书由国家药典委员会组织编写，分为化学药和生物制品卷以及中药饮片卷、中药成方制剂卷，是《中华人民共和国药典》配套丛书之一。

4）《新编药物学》。

5）《马丁代尔药物大典》。

6）《美国医院处方集服务：药物信息》。

（2）药品不良反应

1）《药品不良反应》：本书内容包括临床常用药品所致药品不良反应（ADR）、药品不良事件（ADE）和药源性疾病的临床表现和防治。

2）《梅氏药物副作用》。

（3）配伍禁忌和稳定性

1）《最新450种中西药物注射剂配伍禁忌应用检索表》。

2）《注射药物手册》由美国卫生系统药师协会出版，该书也常被称为《Trissel 注射药物手册》，书中提供各种药物配伍和稳定性资料，这些信息主要以表格形式列出，便于迅速查阅，书中还包括给药途径以及药物规格等内容。

（4）药物相互作用

1）《药物相互作用的分析与处理》。讲述已被确认有临床意义的药物相互作用的机制和处理意见。

2）《Stockle 药物相互作用》。

（5）妊娠期和哺乳期用药：《妊娠期和哺乳期用药》。

（6）药理学与药物治疗学

1）《治疗学的药理学基础》有许多药物的药动学和药效学信息，其特点是将药理学的原理与临床实践紧密结合。

2）《药物治疗学：病理生理学的方法》按照疾病分类编写，对疾病的病理生理学、流行病学和治疗方法等诸多内容都有详细的阐述。

（7）药品标准

1）《中华人民共和国药典》2015年版：分四部出版，一部为中药，二部为化学药，三部为生物制品，四部为总则。内容主要包括凡例、标准正文等。

2）《美国药典》（USP）。

3）《英国药典》（BP）。

3. 常用药学数据库及网站

医药文献数据库如下：

（1）国家科技图书文献中心网络资源。

（2）中国医院数字图书馆。

（3）万方数据资源系统。

（4）Pubmed/Medline 数据库。

（5）Embase 数据库。

【真 题 再 现】

A. 《新编药物学》
B. 《药物治疗学》
C. 《中华人民共和国药典》
D. 《药物流行病学》
E. 《注射药物手册》

药师在提供药物信息咨询用药时常需查阅各种资料。除药品说明书之外，还可查询多种常用药物信息资料（2015年，B型题，49～51题）

1. 查询药物质量检验标准可首选的书籍是
2. 查询输液剂的配伍禁忌可首选的书籍是
3. 查询妊娠及哺乳期用药可首选的书籍是

答案：1. C 2. E 3. B

解析：《中华人民共和国药典》2015 版分四部出版，一部为中药，二部为化学药，三部为生物制品，四部为总则，内容主要包括凡例、标准正文等。《注射药物手册》由美国卫生系统药师协会出版，书中提供各种药物配伍和稳定性资料。《药物治疗学》对疾病的病理生理学、流行病学和治疗方法等都有详细的阐述。

【强 化 练 习】

最佳选择题

1. 《中国国家处方集》有别于其他药学综合信息的是

A. 覆盖临床常见的近 200 种疾患

B. 采取“以病带药”的方式编排

C. 分为中药卷、化学药品与生物制品卷

D. 以优先使用基本药物为药物治疗方案提出选药原则

E. 是国家规范处方行为和指导临床合理用药的法规性和专业性指导文件

2. 设置专供患者阅读的《顾客药物信息详解》的药学综合信息是

A. 《药物信息手册》

B. 《医师案头参考》

C. 《药物事实与比较》

D. 《马丁代尔药物大典》

E. 《美国药典药物信息》

3. 欲了解更多的药品不良反应信息，可优先查阅的药学文献是

A. 新编药物学

B. 中国国家处方集

C. 梅氏药物副作用

D. 马丁代尔药物大典

E. 中华人民共和国药典

4. 下列药物信息源中，国家食品药品监督管理总局网站是

A. http：//www.cmt.com.cn

B. http：//www.nstl.gov.cn

C. http：//www.CFDA.gov.cn

D. http：//www.wanfangdata.com.cn

E. http：//www.ncbi.nlmnih.gov/pubmed

配伍选择题

A. 《中国国家处方集》

B. 《药物事实与比较》

C. 《美国药典药物信息》

D. 《马丁代尔药物大典》

E. 《美国医院处方集服务处：药物信息》

1. 设置专供患者阅读的《顾客药物信息详解》的是

2. 收录 22000 多种处方药和 6000 多种 OTC 药物的是

3. 收录药物 4 万多个、每年更新一次的是

综合分析题

在现代社会，药学信息的收集已不困难，但很容易出现信息量大但杂乱无章和重复的现象。药师必须通过专业的药学信息检索，对众多良莠不齐的药物信息进行客观、合理的分析评价，去伪存真，挑出有专业证据的高质量信息，指导临床合理用药。

1. 在临床用药实践中，使用最为广泛的药物信息源是

A. 一级信息源　　B. 二级信息源

C. 三级信息源　　D. 四级信息源

E. 五级信息源

2. 以下三级信息源药物信息中，应用最多、最广泛的是

A. 医学信息　　B. 药品标准

C. 药物相互作用　　D. 药品不良反应

E. 药物综合信息

3. 在“药物综合信息类”三级信息源中，世界最著名的大型药物参考工具书是

A. 医师案头参考

B. 药物事实与比较

C. 马丁代尔药物大典

D. 美国药典药物信息

E. Stockley 药物相互作用

4. 在中国，具有“规范处方行为和指导合理用药的法规性和专业性文件”属性的药物信息源是

A. 新编药物学

B. 药物不良反应

C. 中国国家处方集

D. 国家基本药物处方集

E. 中华人民共和国药典

答案：

最佳选择题 1. E 2. E 3. D 4. C
配伍选择题 1. C 2. B 3. E
综合分析题 1. C 2. E 3. C 4. C

考点二 护士用药咨询

药物的适宜溶剂

（1）不宜选用氯化钠注射液溶解的药品：普拉睾酮——浑浊；洛铂——降解；两性霉素B——析出沉淀；红霉素——溶液出现白色浑浊或结块；哌库溴铵——降低疗效；氟罗沙星——出现结晶。

降解减效——洛铂、哌库溴铵。

（2）不宜选用葡萄糖注射液溶解的药品：青霉素——β-内酰胺环裂解而失效；头孢菌素（大多数为弱酸强碱盐）——产生沉淀或浑浊；苯妥英钠（弱酸强碱盐）——析出苯妥英沉淀；阿昔洛韦（弱酸强碱盐）——析出沉淀；瑞替普酶——效价降低；依托泊苷、替尼泊替、奈达铂等——析出细微沉淀。

【真 题 再 现】

1. 细菌性脑膜炎患者应用万古霉素治疗，快速大剂量静脉滴清后可能会产生（2016 年，A 型题，4 题）
A. 胰岛素样自体免疫综合征
B. 灰婴综合征 C. 药源性流感样综合征
D. 手足综合征 E. 红人综合征

答案：1. E

解析：万古霉素不宜肌内注射或直接静脉注射，滴注速度过快可致由组胺引起的非免疫性与剂量相关反应（出现红人综合征）

（2～4）
A. 0.9%氯化钠注射液
B. 5%葡萄糖注射液
C. 50%葡萄糖注射液
D. 复方氯化钠注射液
E. 低分子右旋糖酐注射液
2. 静脉滴注两性霉素 B 的适宜溶媒是
3. 静脉滴注阿昔洛韦的适宜溶媒是
4. 静脉滴注青霉素的适宜溶媒是
（2015 年，B 型题，52～54 题）

答案：2. B 3. A 4. A

解析：两性霉素 B 不可用氯化钠注射液溶解，可析出沉淀，因析出沉淀，只能用 5%葡萄糖注射液溶解。
阿昔洛韦属于弱酸强碱盐，与酸性的葡萄糖注射液直接配伍可产生沉淀，易先用注射用水溶解。
青霉素结构中有 β 内酰胺环，在酸性葡萄糖溶液中容易裂解，宜选用 0.9%氯化钠注射液作为溶媒。

（5～6）
A. 头孢唑林钠与 0.9%氯化钠注射液
B. 头孢曲松与复方氯化钠注射液
C. 胰岛素与 0.9%氯化钠注射液
D. 青霉素与 5%葡萄糖注射液
E. 维生素 C 与氯化钠注射液
5. 两种药物配伍容易形成白色沉淀的是
6. 两种药物配伍之后效价降低的是
（2016 年，B 型题，49～50 题）

答案：5. B 6. D

解析：不宜与 0.9%NaCl 配药的是两性霉素 B、胺碘酮、喹诺酮类（与 Cl 形成沉淀）等。不宜与 5%葡萄糖配药的是青霉素类（药物稳定性减低）、布美他尼、氨力农、博来霉素、伊曲康唑等。

7. 部分注射药物性质不稳定，遇光易变色，在滴注过程中必须避光的有（2016 年，X 型题，114 题）
A. 尼莫地平注射液
B. 注射用硝普钠
C. 氟康唑注射液
D. 注射用头孢曲松
E. 氧氟沙星注射液

答案：7. ABE

解析：在滴注过程中必须避光的有尼莫地平注射液/注射用硝普钠/氧氟沙星注射液等。

【强 化 练 习】

最佳选择题

1. 药师在接受护士咨询时，应重点关注的内容是
A. 药品经济学知识
B. 药物制剂的等效性
C. 药品的生产厂商和批号
D. 注射剂的配制和滴注速度等
E. 药品在人体内的药动学参数

2. 不宜选用氯化钠注射液溶解的药品是
A. 氟罗沙星 B. 头孢菌素
C. 苯妥英钠 D. 阿昔洛韦
E. 瑞替普酶
3. 氯化钾注射液正确的给药方法是
A. 直接静脉注射
B. 稀释后静脉滴注
C. 直接肌肉注射
D. 小壶冲入给药
E. 鞘内注射
4. 静脉滴注氯化钾注射液的适宜浓度是
A. 0.1%～0.2% B. 0.1%～0.3%
C. 0.2%～0.4% D. 0.2%～0.5%
E. 0.3%～0.5%
5. 与头孢曲松钠注射液混合可产生肉眼难以观测到白色细微沉淀的注射液是
A. 氯化钠注射液
B. 葡萄糖注射液
C. 氯化钾注射液
D. 乳酸钠林格注射液
E. 葡萄糖氯化钠注射液
6. 静脉滴注给予两性霉素 B，滴注时间应该控制的时间是
A. 0.5 小时以上 B. 1 小时以上
C. 2 小时以上 D. 4 小时以上
E. 6 小时以上

配伍选择题

A. 苯妥英钠 B. 红霉素
C. 氯化钾 D. 青霉素
E. 洛铂
1. 切勿直接静脉注射的是
2. 在氯化钠注射液促进降解的是
3. 在葡萄糖注射液中极易裂解的是
4. 在氯化钠注射液中可形成胶状不溶物是

多项选择题

1. 护士向药师咨询的内容一般包括
A. 药品配伍禁忌
B. 药品稀释容积
C. 药品质量标准
D. 药品的适宜溶媒
E. 药品静脉滴注速度
2. 不宜选用氯化钠注射液溶解的药品是
A. 洛铂 B. 青霉素
C. 红霉素 D. 普拉睾酮
E. 两性霉素 B

答案：

最佳选择题 1. D 2. A 3. B 4. C 5. D 6. E
配伍选择题 1. C 2. E 3. D 4. B
多项选择题 1. ABDE 2. ACDE

考点三 医师用药咨询

1. 提高药物治疗效果的咨询内容

（1）新药信息。

（2）合理用药信息。

（3）治疗药物监测（TDM）信息：地高辛、茶碱、氨基糖苷类抗生素、抗癫痫药——免疫抑制剂（环孢素、吗替麦考酚酯）。

2. 降低药物治疗风险的咨询内容

（1）药品不良反应（ADR）：阿昔洛韦——急性肾衰竭、肾功能异常及肾小管损害。

利巴韦林：致畸、致癌、溶血性贫血。

人促红素：纯红细胞再生障碍性贫血。

肝素：血小板减少症（HIT），继而出现血栓并发症。

头孢类：抑制肠道正常菌群，减少维生素 K 的产生，具有潜在的致出血风险。

（2）禁忌证：加替沙星：对糖尿病患者可能增加患者出现低血糖或高血糖症状的隐患，并影响肾功能，糖尿病患者禁用；

坦洛新：是高选择性肾上腺素能 α_1 受体阻断剂，主要用于治疗前列腺增生，不能作为抗高血压药应用。

急性胰腺炎伴脂质肾病或肿瘤患者不能静滴脂肪乳，可导致脂肪代谢严重紊乱，甚至死亡。

（3）药物相互作用：氟喹诺酮类药（沙星类），尤其是培氟沙星等可致急性跟腱炎症、跟腱断裂，约半数为双侧，如联合应用糖皮质激素更为危险。

抗抑郁药氟西汀、帕罗西汀若与单胺氧化酶抑制剂（包括呋喃唑酮、异烟肼、异卡波肼、吗氯贝胺、帕吉林、司来吉兰等）合用，易引起 5-羟色胺综合征。

他汀类药物与抑制细胞色素 P450 酶的药

品（环孢素、依曲康唑、酮康唑、克拉霉素、罗红霉素、奈法唑酮等）合用，可显著增高他汀类药物的血浆水平，易致横纹肌溶解症。他汀类药物尤其不宜与吉非贝齐、烟酸（也可导致横纹肌溶解）合用，可能出现致死性横纹肌溶解症。

【真 题 再 现】

A. 叶酸　　B. 苄丝肼
C. 克拉维酸钾　　D. 奥美拉唑
E. 维生素 C

1. 与硫酸亚铁合用，可减少铁吸收的是
2. 与左旋多巴合用，可提高疗效的是
3. 与阿莫西林配伍，可提高治疗的是

（2016 年，B 型题，44～46 题）

答案： 1. D　2. B　3. C

解析： 奥美拉唑抑制药效的药物有硫酸亚铁片、地高辛、酮康唑，有强化药效作用的是华法林、卡马西平、甲氨蝶呤。苄丝肼类似卡比多巴，外周多巴脱羧酶抑制剂。克拉维酸钾常与青霉素类药物联合应用以克服微生物产 β-内酰胺酶而引起的耐药性，提高疗效。

【强 化 练 习】

最佳选择题

1. 药师应告知医师“合理用药信息”的事例是
A. 他汀类药合用吉非贝齐或烟酸致横纹肌溶解症
B. 培氟沙星引起跟腱炎、合用糖皮质激素可致跟腱断裂
C. 长时间、大剂量应用头孢菌素类引起牙龈出血、手术创面渗血等反应
D. 氟西汀或帕罗西汀与异烟肼等单胺氧化酶抑制剂合用引起 5-羟色胺综合征
E. 治疗剂量的他汀类药与环孢素、酮康唑等 CYP3A4 抑制剂合用显著增高血浆水平

2. 药师应告知医师“血药浓度监测是提高治疗效果的重要措施”的事例是
A. 替加色罗存在心绞痛
B. 利巴韦林致畸与肿瘤
C. 阿昔洛韦致急性肾衰竭
D. 地高辛用于肾功不全者须监测血药浓度
E. 含钆造影剂用于肾功不全者致肾源性纤维化和皮肤纤维化

3. 在有关与药物使用的内容中，属于医师用药咨询的主要内容是
A. 合理用药信息
B. 注射剂配制溶媒、浓度
C. 用药后预计起效时间、维持时间及疗效
D. 首次剂量、维持剂量以及每日用药次数、间隔与疗效
E. 所用的药品近期发现不良反应或药品说明书有相关修改

4. 可增加患者出现高血糖症或低血糖症隐患的药品是
A. 培氟沙星　　B. 拉氧头孢
C. 利巴韦林　　D. 加替沙星
E. 尼美舒利

配伍选择题

A. 禁忌证
B. 药物相互作用
C. 药品不良反应
D. 合理用药信息
E. 治疗药物监测

1. 告知“肾移植患者应用环孢素应经常测定其血浆浓度”属于
2. 告知“培氟沙星合用糖皮质激素出现跟腱断裂”属于
3. 告知“培高利特致心脏瓣膜病风险已经撤市”属于

多项选择题

长期应用、可与维生素 K 竞争性结合谷氨酸-F-羟化酶，导致出血的药品是
A. 利巴韦林　　B. 头孢美唑
C. 拉氧头孢　　D. 人促红素
E. 头孢米诺

答案：
最佳选择题　1. C　2. D　3. A　4. D
配伍选择题　1. E　2. A　3. C
多项选择题　BCE

第二节　用 药 指 导

- 用药指导
  - 部分药品服用的适宜时间
    - 清晨
    - 餐前
    - 餐中
    - 餐后
    - 睡前
  - 剂型的正确使用
    - 滴丸
    - 泡腾片
    - 舌下片、咀嚼片
    - 软膏剂、乳膏剂
    - 含漱剂等
  - 服用药品的特殊提示
    - 饮水对药物疗效的影响
      - 宜多饮水的药物
      - 限制饮水的药物
      - 不宜用热水送服的药物
    - 饮食与吸烟对药品疗效的影响
      - 饮酒
        - 降低疗效
        - 增加不良反应
      - 饮茶
      - 咖啡
      - 食醋
      - 食盐
      - 脂肪或蛋白质
      - 吸烟
      - 葡萄柚汁

考点一　部分药品服用的适宜时间

服用时间	药品类别	药品名称	注释
清晨	糖皮质激素	泼尼松、泼尼松龙、地塞米松	减少对下丘脑-垂体-肾上腺皮质系统的反馈作用而避免导致肾上腺皮质功能下降
	抗高血压药	氨氯地平、ACE、AT1	有效控制血压
	抗抑郁药	氟西汀、帕罗西汀瑞波西汀、氟伏沙明	焦虑、猜疑等症状，常表现为晨重晚轻
	利尿剂	呋塞米、螺内酯	避免夜间排尿次数过多
	泻药	硫酸镁	盐类泻药可迅速在肠道内发挥作用
餐前	胃黏膜保护药	磷酸铝、复方三硅酸镁、复方铝酸铋	形成保护膜
	促胃动药	甲氧氯普胺、多潘立酮、西沙必利	促进胃肠蠕动、帮助消化

续表

服用时间	药品类别	药品名称	注释
餐前	降糖药	氯磺丙脲、格列本脲、格列齐特、格列吡嗪、格列喹酮、罗格列酮	焦虑、猜疑等症状，常表现为晨重晚轻
	钙、磷调节药	阿仑膦酸钠、丙氨膦酸二钠、氯屈膦酸钠	便于吸收，避免对食管和胃的刺激
	抗菌药	头孢拉定、头孢克洛、氨苄西林、阿莫西林、利福平	进食延缓药物吸收
	收敛药	鞣酸蛋白	遇碱性小肠液而分解出鞣酸，起止泻作用
	广谱抗线虫药	伊维菌素	餐前 1h 服用可增强疗效
餐中	降糖药	二甲双胍、阿卡波糖（与第一口饭同服）、格列美脲	减少胃的刺激
	助消化药	酵母、胰酶、淀粉酶	发挥酶的助消化作用，避免被胃酸破坏
	非甾体抗炎药	①舒林酸 ②吡罗昔康、依索昔康、美洛昔康、奥沙普嗪	焦虑、猜疑等症状，常表现为晨重晚轻
	肝胆辅助用药	熊去氧胆酸	于早、晚餐进服用，可减少胆汁、胆固醇的分泌，利于结石中胆固醇的溶解
	抗血小板	噻氯匹定	提高生物利用度
	减肥药	奥利司他	进餐进服用可减少脂肪的吸收率
	分子靶向抗肿瘤药	伊马替尼	减少对消化道刺激
	抗结核药	乙胺丁醇、对氨基水杨酸	减少胃刺激
餐后	非甾体抗炎药	阿司匹林、双氯芬酸、吲哚美辛	减少胃的刺激
	维生素	维生素 B_1 和维生素 B_2	利于吸收
	H_2 受体阻断药	西咪替丁、雷尼替丁、法莫替丁	增强作用
睡前	催眠药	-唑仑、-泮、-比妥、水合氯醛	安然入睡
	平喘药	沙丁胺醇、二羟丙茶碱	哮喘多在凌晨发作
	调节血脂药	洛伐他汀、普伐他汀、辛伐他汀、氟伐他汀、瑞舒伐他汀、阿托伐他汀	肝脏合成胆固醇多在夜间

续表

服用时间	药品类别	药品名称	注释
睡前	抗过敏药	苯海拉明、异丙嗪、氯苯那敏、特非那定、赛庚啶、酮替芬	服后易出现嗜睡、困乏，睡前服用安全
	钙剂	碳酸钙	减少食物对钙的吸收，人血钙水平在后半夜及清晨最低
	缓泻剂	比沙可啶、液状石蜡	服药后12小时排便，于次日晨起泻下
	H_2受体阻断药	西米替丁	对基础胃酸分泌抑制较好，睡前服用可用于消化性溃疡争性期或病理性高分泌状态

【真题再现】

1. 应在餐前服用的药物是（2016年，A型题，5题）

A. 氨茶碱片　　B. 吡罗昔康片
C. 呋塞米片　　D. 胶体果胶铋胶囊
E. 头孢呋辛酯片

答案：1. D

解析：餐前一般服用消化道动力药、抗溃疡药、降糖药等。

A. 辛伐他汀　B. 双磷酸盐　C. 苯妥英钠
D. 硫酸亚铁　E. 硫酸铝

2. 在指导合理用药时，应交代宜在睡前服用的药物是（2016年，B型题，51题）

答案：2. A

解析：他汀降低胆固醇，胆固醇在夜间合成增多，所以一般睡前服用他汀类药物。

（3～5）

A. 清晨　B. 餐前　C. 餐中
D. 餐后　E. 睡前

3. 格列齐特片的适宜服药时间是
4. 阿卡波糖片的适宜服药时间是
5. 比沙可啶片的适宜服药时间是

（2015年，B型题，55～57题）

答案：3. B　4. C　5. E

解析：格列齐特餐前服用疗效好，血浆达峰浓度时间比餐中服用提前。阿卡波糖与第一口饭同服，可以减少对胃肠道的刺激和不良反应。比沙可啶属于缓泻药，睡前服用，服后约12小时排便，于次日晨起泻下。

【强化练习】

最佳选择题

1. 下列“给药时间是依据生物钟规律而设定”的叙述中，最正确的是

A. 清晨服用驱虫药
B. 睡前服用血脂调节药
C. 餐前服用氢氧化铝凝胶
D. 餐后服用非甾体抗炎药
E. 早、晚餐餐中服用熊脱氧胆酸

2. 以下所列药品中，进餐时服用可减少脂肪吸收的药品是

A. 苯扎贝特　B. 吉非贝齐　C. 阿昔莫司
D. 奥利司他　E. 非诺贝特

3. 为了充分附着胃黏膜形成屏障，应餐前服用的是

A. 维生素C　B. 二甲双胍　C. 多潘立酮
D. 普伐他汀　E. 米索前列醇

配伍选择题

（1～4）

A. 复方铝酸铋片　　B. 二甲双胍
C. 甲氧氯普胺片　　D. 瑞舒伐他汀
E. 维生素C

1. 餐中服用、减少胃肠道刺激
2. 睡前服用、抑制肝脏合成胆固醇的药物是
3. 餐前服用、充分附着于胃壁黏膜
4. 餐前服用、促进胃排空

（5～7）

A. 清晨　B. 餐前　C. 餐中
D. 餐后　E. 睡前

5. 利尿剂呋塞米适宜给药时间是
6. 美洛昔康药适宜给药时间是
7. 普伐他汀适宜给药时间是

（8～11）

A. 泼尼松龙　　B. 奥司利他
C. 氟伐他汀　　D. 多潘立酮
E. 吲哚美辛

8. 清晨服用
9. 睡前服用
10. 餐中服用
11. 餐前服用

综合分析题

若空腹服药，则胃排空快，药物在短时间内进入十二指肠与小肠；餐后服用可延缓胃排空，使药物在胃中较充分地吸收，且能够减少或避免药物对胃黏膜的刺激。因此，一般药品适宜餐后服用。

1. 非甾体抗炎药双氯芬酸适宜的服药时间是
A. 清晨服用　B. 餐前服用　C. 餐中服用
D. 餐后服用　E. 睡前服用
2. 为了减少胃黏膜刺激，二甲双胍适宜服用时间的是
A. 清晨服用　B. 餐前服用　C. 餐中服用
D. 餐后服用　E. 睡前服用
3. 为了充分附着胃黏膜形成屏障，应餐前服用的是
A. 维生素C　B. 阿卡波糖　C. 西咪替丁
D. 普伐他汀　E. 米索前列醇
4. 为了快速显效与减少干扰，阿莫西林等抗生素服用的时间是
A. 清晨服用　B. 餐前服用　C. 餐中服用
D. 餐后服用　E. 睡前服用

答案：

最佳选择题　1. B　2. D　3. E
配伍选择题　1. B　2. D　3. A　4. C　5. A　6. C　7. E　8. A　9. C　10. B　11. D
综合分析题　1. D　2. C　3. E　4. B

考点二　剂型的正确使用

1. 泡腾片　严禁直接服用或口含。

2. 舌下片剂　服药后至少30分钟不饮水进食。

3. 含漱剂　含漱后不要马上饮水、进食，以保持口腔药物浓度。

4. 滴眼剂和眼膏剂　白天用滴眼剂，临睡前用眼膏剂。同时用两种药液宜间隔10分钟。

5. 阴道栓、直肠栓　给药后1～2小时不排尿排便。

6. 缓、控释剂　整片或丸服。

7. 透皮贴剂　涂药前、将皮肤清洗、擦干。避开皮肤破损处。选择不进行剧烈运动的部位。

【真 题 再 现】

1. 直接吞服可能导致患者窒息的剂型是（2016年，A型题，7题）
A. 分散片　B. 滴丸剂　C. 肠溶片
D. 舌下片　E. 泡腾片

答案：1. E

解析：泡腾片遇水产生大量气体，大量气体容易导致使人窒息。

患者，男，50岁，诊断为高血压、冠心病。医师处方，氨氯地平片 10mg，po，qd；美托洛尔缓释片 47.5mg，po，qd；贝那普利片 20mg，po，qd；阿司匹林肠溶片 100mg，po，qd；辛伐他汀片 40mg，po，qd。

2. 药师对该患者的用药指导，错误的是（2016年，C型题，100题）
A. 氨氯地平片可用于早上服用
B. 阿司匹林肠溶片必须晚上，餐后服用
C. 若需减量，美托洛尔缓释片可掰开服用
D. 阿司匹林肠溶片应整片服用，不能嚼碎
E. 长期使用美托洛尔缓释片不能自行突然停药，须在医师、药师的指导下逐渐减少剂量

答案：2. C

解析：缓释片一般不能掰开使用。

患者，男，50岁，高血压病史3年，期间先后使用硝苯地平片和硝苯地平控释片控制血压，近日出差曾饮酒和饮用多种饮料，出现血压搏动情况。

3. 关于本例患者对硝苯地平和硝苯地平控释片的用法，正确的是（2015年，C型题，91题）

A. 控释片比普通片含剂量高，不易嚼碎服用，不然会导致低血压
B. 控释片与普通片含量相同，可以固定时间，间替换服用
C. 控释片一般一日三次给药，与普通片给药次数相同
D. 控释片比普通片起效快，作用时间长
E. 控释片比普通片起效慢，血浆峰浓度高，容易发生注意力不集中，记忆力减退、四肢麻木、夜尿增多、心悸、胸闷、乏力等。

答案： 3. A

解析： 硝苯地平每日剂量 10～30mg，分服次数 2～3 次，控释片每日剂量 30～60mg，服 1 次。控释制剂应整片或整丸吞服，严禁嚼碎服用。

【强 化 练 习】

最佳选择题

1. 以下服用舌下片的注意事项中，错误的是
A. 给药宜迅速、把药片放于舌下
B. 含服时间一般控制在 5 分钟左右
C. 含后 30 分钟内不宜吃东西或饮水
D. 不要咀嚼或吞咽药物、不宜多说话
E. 用舌头在嘴中移动药片可以加速其溶解

2. 下列剂型中，严禁直接服用或口含的是
A. 肠溶片　B. 缓释片　C. 泡腾片
D. 舌下片　E. 咀嚼片

配伍选择题

A. 严禁直接口服　B. 禁用于红肿部位
C. 一般应整片吞服　D. 使用后不宜马上饮水
E. 保持舌下含服至少 5 分钟，仰卧姿势约 20 分钟

1. 含漱剂
2. 缓控释制剂
3. 透皮贴剂
4. 泡腾片剂

多项选择题

1. “连续用药 3 天症状未缓解，应向执业医师咨询或及时去医院就诊”的剂型是
A. 滴耳剂　B. 滴眼剂　C. 滴鼻剂
D. 眼膏剂　E. 鼻用喷雾剂

2. 应用滴眼剂的注意事项包括
A. 先滴右眼后滴左眼，以免用错药
B. 若同时使用 2 种药液，宜间隔 10min
C. 一次滴 1～2 滴，滴后轻轻闭眼 1～2min
D. 滴药时应距眼睑 2～3cm，勿使滴管口触及眼睑或睫毛
E. 不宜多次打开使用，连续应用 1 个月不应再用，即使药液外观无异常

答案：

最佳选择题　1. E　2. C

配伍选择题　1. D　2. C　3. B　4. A

多项选择题　1. AC　2. BCDE

考点三　服用药品的特殊提示（饮水、饮酒等影响）

1. 饮水对药品疗效的影响

（1）宜多喝水的药物：脱水倾向、结晶结石。

1）平喘药：茶碱类（氨茶碱、胆茶碱等）有利尿作用——易致脱水。

2）利胆药：促进胆汁分泌、易引起胆汁的过度分泌和腹泻——多喝水避免腹泻导致的脱水。

3）蛋白酶抑制剂：抗艾滋病用药的安普那韦、雷托那韦等可形成尿道结石或肾结石——大量饮水，避免结石。

4）双磷酸盐：双磷酸盐（骨吸收抑制剂、治疗骨质疏松）对食管有刺激性，易导致食管炎、粪便潜血。

5）抗痛风药：排尿酸药（丙磺舒、苯溴马隆、别嘌醇）—— 应大量饮水，防止尿酸在排出过程中在泌尿道沉积形成结石；同时应碱化尿液（加服碳酸氢钠），提高尿酸结晶的溶解度。

6）抗尿结石药（排石汤、排石冲剂）——大量饮水，防止尿盐沉淀于尿道。

7）电解质（口服补液盐）：缓解口渴感、防止尿道沉淀。

8）磺胺药：主要由肾排泄，在尿液中可形成结晶性沉淀——应大量饮水，同时应碱化尿液，防止结晶。（同抗痛风药）。

9）氨基糖苷类抗生素（卡那霉素、庆大霉素、链霉素等）——尿液中浓度高，对肾小

管损伤大，大量饮水，加快药物排泄，同时应碱化尿液。

10）氟喹诺酮类药物——多饮水，防止肾损伤。

（2）限制饮水的药物

1）某些治疗胃病的药物苦味健胃药不要加水冲淡。通过苦味刺激舌部味觉感受器及末梢神经，促进唾液和胃液分泌。

胃黏膜保护剂如硫糖铝、果胶秘等。服药后在胃中形成保护膜，服药后 1h 不喝水，避免冲掉保护层。需要直接嚼碎吞服的胃药。防止破坏形成的保护膜。

2）止咳药如止咳糖浆、甘草合剂等。黏稠药物会黏附在发炎的咽喉部而发挥作用，避免将药物冲掉。

3）预防心绞痛发作的药物如硝酸甘油片、麝香保心丸等——应舌下含服，由舌下静脉吸收，不可咽下，不需用水送服。

4）抗利尿药如加压素、去氨加压素——限制饮水，否则可能会引起水潴留或低钠血症及其并发症。

（3）不宜用热水送服的药物（酶、维生素、疫苗、活性菌）。

1）助消化药含消化酶的药物——70℃以上即失效。

2）维生素类：维生素 B_1、维生素 B_2、维生素 C 性质不稳定——受热后易被破坏而失效。

3）活疫苗 小儿麻痹症糖丸等——应用凉开水送服，避免引起疫苗失活。

4）含活性菌类药物如乳酶生、整肠生等——遇热会引起活性菌被破坏。

2. 饮食与吸烟对药品疗效的影响

（1）饮酒

1）降低疗效的实例：

A. 抑制抗痛风药别嘌醇的抑制尿酸生成作用。

B. 抗癫痫药苯妥英钠（加速代谢、药效减弱），卡马西平（降低耐受性）。

C. 抗高血压药利血平、复方利血平、复方双肼屈嗪。

D .使维生素 B_1、维生素 B_2、盐酸、地高辛、甲地高辛的吸收明显减少。

E. 平喘药茶碱缓释片（使缓释剂溶解，缩短药效时间）。

2）增加不良反应发生几率的实例（6 例）

A. “双硫仑样反应”（乙醛蓄积综合征）：抗生素头孢曲松、头孢哌酮，抗精神病药氯丙嗪，甲硝唑、替硝唑，呋喃唑酮（尤其敏感）。

B. 可增强镇静药、催眠药、抗抑郁药、抗精神病药对中枢神经的抑制作用出现嗜睡、昏迷：苯巴比妥、左匹克隆、地西泮等。

C. 加重非甾体抗炎药（阿司匹林、吲哚美辛）对胃肠黏膜的刺激。

D. 口服降糖药（苯乙双胍、格列苯脲、格列喹酮、甲苯磺丁脲）时禁忌饮酒，可降低血糖水平，加重对中枢神经的抑制，易出现昏迷、休克、低血糖症状。

E. 增加化疗药（氟尿嘧啶、甲氨蝶呤等）的肝毒性、神经毒性。

F. 具有肝药酶抑制作用，加速利福平的肝损害。

（2）饮茶、咖啡、食醋、食盐、脂肪或蛋白质、吸烟、葡萄柚汁：茶叶中含有大量的鞣酸、咖啡因、儿茶酚、茶碱。食醋的成分为醋酸，浓度约为 5%，pH 在 4.0 以下。食盐为氯化钠烟草中含有许多有害物质，如烟碱、煤焦油、环芳香烃、一氧化碳等。

茶	鞣酸	铁剂、钙剂、铋剂、铝剂	沉淀、影响吸收
		酶类和益生菌	失去活性
		四环素、大环内酯类	抗菌减弱、增加不良反应
		麻黄碱、阿托品、可待因、奎宁	含有生物碱、结合发生沉淀
	咖啡因	催眠药	拮抗
	茶碱	抗心律失常、阿司匹林	抑制茶碱代谢、恶心呕吐

续表

咖啡	中枢镇静药、催眠药	拮抗作用，失眠、高血压者不宜长期饮用
	钙剂	结合作用，长期大量饮用容易缺钙
	胃溃疡治疗药	刺激胃液和胃酸的分泌
食醋	碱性药 （碳酸钙、氢氧化铝、红霉素）	中和反应，使药物失效
	磺胺药	酸性尿，容易在尿道中形成结晶
	氨基糖苷类抗生素	减弱活性、加重毒性
	抗痛风药	胃肠刺激；酸性尿，不利尿酸排泄
食盐	肾炎、风湿心脏病、高血压治疗药	可诱发高钠血症。严格限一日 6g 以下
脂肪	铁剂（硫酸亚铁）	抑制胃酸的分泌，减少铁的吸收
	灰黄霉素、脂溶性维生素	延缓胃排空，促胆汁分泌，增加吸收
蛋白质	左旋多巴	蛋白质在肠内产生大量氨基酸，阻碍左旋多巴吸收
	肾上腺皮质激素类	加速蛋白质分解，宜吃高蛋白食物
	异烟肼	鱼类蛋白分解产物酪胺体内积聚，致中毒
吸烟	地西泮、氯氮䓬、西咪替丁	疗效降低，多环芳香烃类增加肝酶活性
	维生素 C	被破坏
	呋塞米、氨茶碱	降低呋塞米利尿作用；增加氨茶碱排泄
	麻醉药、镇痛药、镇静药和催眠药	敏感性降低
	胰岛素	促使儿茶酚胺释放，减少吸收
葡萄柚汁	钙通道阻滞剂（维拉帕米、地平类）、免疫抑制剂（环孢素）、他汀类降脂药、镇静催眠药（三唑仑、地西泮）	生物利用度增加

【真 题 再 现】

1. 患者，男，54 岁，患有高血压、糖尿病和牙周炎，服用氢氯噻嗪、氨氯地平、二甲双胍、阿卡波糖和甲硝唑。该患者后日中暑后服用藿香正气水（含有乙醇），出现面部潮红、头痛、眩晕等症状。引起的该症状的药物配伍是（2016 年，A 型题，6 题）

A. 氢氯噻嗪和藿香正气水
B. 氨氯地平和藿香正气水
C. 二甲双胍和藿香正气水
D. 阿卡波糖和藿香正气水
E. 甲硝唑和藿香正气水

答案：1. E

解析：抗生素与藿香正气水合用导致双硫仑样反应。

A. 辛伐他汀　B. 双磷酸盐　C. 苯妥英钠
D. 硫酸亚铁　E. 硫酸铝

2. 在指导合理用药时，应交代服药后限制饮水的药物是（2016 年，B 型题，52 题）

答案：2. E

解析：硫酸铝是胃黏膜保护剂，服药后黏附在胃内壁上，如果大量饮水，导致黏附在胃壁上的药物减少或被稀释。

3. 应告知患者服药后宜多饮水的药物有（2016年，X型题，115题）
A. 熊去氧胆酸　B. 阿仑膦酸钠
C. 苯溴马隆　D. 复方磺胺甲噁唑
E. 甘草合剂
答案： 3. ABCD
解析： 甘草合剂是口服糖浆剂，服用后最好在作用部位停留一段时间，不建议立即饮水或者大量饮水。
（4～6）
A. 阿仑膦酸钠　B. 去氨加压素
C. 硫酸亚铁　D. 阿莫西林
E. 辛伐他汀
4. 服药后应保持上身直立的药物是
5. 饮茶可减少其吸收的药物是
6. 与葡萄柚汁同服可能升高血药浓度的药物是
（2015年，B型题，58～60题）
答案： 4. A　5. C　6. E
解析： 阿伦磷酸钠注意事项：空腹用水送服，服药后保持直立，不进食大于等于30min。茶叶中含有大量的鞣酸、咖啡因、茶碱、儿茶酚，其中鞣酸能与多种金属离子如铁结合而发生沉淀，从而影响药物的吸收。葡萄柚汁主要影响CYP3A4代谢，同时可抑制CYP3A4的活性因此很多通过 CYP3A4 代谢的药物与葡萄柚汁同服会引起生物利用度升高。他汀类药物为无活性的前药，需经CYP3A4代谢而产生活性，从而使血药浓度升高。

患者，男，50岁，高血压病史4年，期间先后使用硝苯地平片和硝苯地平控释片控制血压，近日出差曾饮酒和饮用多种饮料，出现血压搏动情况。

7. 该患者下列生活行为中，可能会导致硝苯地平血浆浓度升高的是（2015年，C型题，92题）
A. 饮酒　B. 喝茶　C. 喝咖啡
D. 吸烟　E. 饮用葡萄柚汁
答案： 7. E
解析： 葡萄柚汁会抑制CYP3A4的活性，二氢吡啶类钙通道阻滞剂中，与硝苯地平有明显的相互作用。

【强 化 练 习】

最佳选择题

1. 应用蛋白酶抑制剂（雷托那韦、奈非那韦）后需要多饮水的主要机制是
A. 患者伴血容量较低
B. 减小用药部位刺激性
C. 加快排泄，减小肾毒性
D. 防止形成尿道结石或肾结石
E. 缓解利尿、胆汁过度分泌和腹泻等副作用
2. 在日常饮食因素中，对药物疗效影响最大的是
A. 盐　B. 醋　C. 茶　D. 糖　E. 酒
3. 服药后或同时饮酒可致使药效学增强的药物是
A. 别嘌醇　B. 地西泮　C. 利血平
D. 苯妥英钠　E. 卡马西平
4. 喝茶可降低多价金属离子、生物碱、苷类、胃蛋白酶、四环素类等药物的疗效，其机制主要是它们结合茶中的
A. 茶碱　B. 鞣酸　C. 咖啡因
D. 蛋白质　E. 黏多糖
5. 以下药品服用后，不宜大量饮水的是
A. 二羟丙茶碱　B. 硫糖铝
C. 磺胺异噁唑　D. 阿仑膦酸盐
E. 普鲁卡因胺

配伍选择题

（1～3）
A. 利血平　B. 卡马西平　C. 苯妥英钠
D. 抗痛风药（别嘌醇）
E. 维生素 B_1、维生素 B_2
1. 饮酒可使吸收明显减少的药物是
2. 饮酒可使代谢加快、药效减弱的药物是
3. 饮酒可导致患者的耐受性降低的药物是
（4～6）
A. 甲硝唑　B. 地西泮　C. 阿司匹林
D. 口服降糖药
E. 氟尿嘧啶、甲氨蝶呤等抗肿瘤药
4. 饮酒可导致胃溃疡或出血发生率增加的药物是
5. 饮酒抑制乙醛脱氢酶，以致使呈现“双硫仑样反应”的药物是

6. 饮酒干扰胆碱的合成、可致使肝毒性、神经毒性增加的药物是

（7～9）

A. 不饮酒　B. 少食盐　C. 少食醋

D. 不吸烟　E. 适当多食脂肪类

7. 服用脂溶性维生素时宜

8. 应用抗生素头孢哌酮时宜

9. 应用麻醉药利多卡因时宜

多项选择题

服药期间摄入蛋白质的量与种类可能影响其药效学的药物

A. 异烟肼　B. 华法林　C. 左旋多巴

D. 维生素类　E. 糖皮质激素

答案：

最佳选择题　1. D　2. D　3. B　4. B　5. B

配伍选择题　1. E　2. C　3. B　4. C　5. A　6. E　7. E　8. A　9. D

多项选择题　ABCE

第三节　疾病管理与健康教育

考点一　人体健康常用参数

（1）体重指数（BMI）=体重（kg）/身高²（m^2）：中国人 BMI＜18.5 为体重过低，BMI18.5～23.9 为体重正常，BMI24～27.9 为超重，BMI≥28 为肥胖。

（2）肥胖的腰围标准：男性＞90cm，女性＞85cm。另外，应用腰臀比反映腹部内脏脂肪的堆积。

（3）正常血压＜140/90mmHg

（4）血脂水平：胆固醇LDL-C＜3.1mmol/L，甘油三酯＜150mg/dl 或 1.7mmol/L。

【真 题 再 现】

患者，男，身 180cm.体重 90kg，腰围 100cm，其中体重指数（BMI）是（2016 年，A 型题，8 题）

A. 18.0　B. 20.0　C. 27.8

D. 30.2　E. 34.2

答案： C

解析： 体质指数（BMI）=体重（kg）÷身高（m）的平方。

【强 化 练 习】

最佳选择题

1. 人体健康参数：体重指数（BMI）正常区间是

A. 18.0～22.0　B. 18.0～23.0

C. 18.5～23.0　D. 18.5～23.9

E. 23.9～27.9

2. 人体健康参数：血脂水平正常值（区间）是

A. LDL-C＜2.7mmol/L，甘油三酯＜1.5mmol/L

B. LDL-C＜2.9mmol/L，甘油三酯＜1.6mmol/L

C. LDL-C＜3.1mmol/L，甘油三酯＜1.6mmol/L

D. LDL-C＜3.1mmol/L，甘油三酯＜1.7mmol/L

E. LDL-C＜3.3mmol/L，甘油三酯＜1.7mmol/L

3. 人体健康参数：肥胖的腰围标准是

A. 男性＞85cm，女性＞80cm

B. 男性＞90cm，女性＞80cm

C. 男性＞90cm，女性＞85cm

D. 男性＞95cm，女性＞85cm

E. 男性＞95cm，女性＞90cm

答案：

最佳选择题　1. D　2. D　3. C

【单 元 测 试】

最佳选择题

1. 收录 22000 多种处方药和 6000 多种 OTC 药物的药学综合信息是

A. 《马丁代尔药物大典》

B. 《药物事实与比较》

C. 《医师案头参考》

D. 《药物信息手册》

E. 《新编药物学》

2. 不宜选用葡萄糖注射液溶解的药品是

A. 洛铂　B. 红霉素　C. 氟罗沙星

D. 哌库溴胺　E. 头孢菌素

3. 应用氯化钾注射液必须切记的注意事项是

A. 一般静脉滴注氯化钾溶液不宜超过 0.1%

B. 不宜鞘内注射/小壶冲入给药

C. 不宜稀释后静脉滴注

D. 不宜直接肌内注射

E. 禁止直接静脉注射

4. 在适宜餐前服用的药物中，不是期望药物迅速转运到肠道中的是
A. 降糖药　B. 抗生素　C. 鞣酸蛋白
D. 双膦酸盐　E. 氢氧化铝等胃黏膜保护药
5. 饮用含葡萄柚汁的饮料可能影响一些药物的药动学的机制是
A. 抑制 CYPIA2　B. 抑制 CYP3A4
C. 抑制 CYP2C9　D. 诱导 CYP3A4
E. 诱导 CYP2C
6. 服用甲硝唑、头孢曲松、氯丙嗪等应禁酒主要原因是
A. 易出现低血糖症状
B. 加重胃肠黏膜的刺激
C. 乙醇增强镇静药作用
D. 干扰胆碱的合成而增加神经毒性
E. 干扰乙醇氧化过程（抑制乙醛脱氢酶）
7. 由国家药典委员会组织编写的是
A. 《中国药典临床用药须知》
B. 《国家基本药物处方集》
C. 《中国国家处方集》
D. 《医师案头参考》
E.《新编药物学》
8. 服药时，应该限制饮水的药品是
A. 硝酸甘油　B. 苯溴马隆
C. 口服补液盐　D. 阿仑膦酸盐
E. 熊去氧胆酸
9. 应用雷托那韦等蛋白酶抑制剂后，需要多饮水的主要机制是
A. 患者伴血容量较低
B. 减小用药部位刺激性
C. 加快排泄，减小肾毒性
D. 防止形成尿道结石或肾结石
E. 缓解利尿、胆汁过度分泌和腹泻等副作用
10. 在“应用软膏剂和乳膏剂的注意事项”中，不正确的是
A. 涂敷前将皮肤清洗干净
B. 不宜涂敷于口腔、眼结膜
C. 一般不要涂敷破损、溃烂、渗出的部位
D. 涂敷后封包以增加药物的吸收、提高疗效
E. 涂布部位有烧灼或瘙痒、发红、肿胀、出疹等反应，应立即停药并将药物洗除
11. 疾病预防和控制中心（www.cda.gov.cn）收载的主要内容是
A. 有关感染性疾病的预防信息
B. 国内外医学新闻、最科研动态
C. 卫生事业发展的总体规划和战略
D. 综合药学信息，药学服务
E. 世界卫生、重大疾病的防治等
12. 一级信息源资料的最突出的特点是
A. 提供的信息最新
B. 内容广泛、使用方便
C. 提供的信息丰富、详实
D. 查阅时需要利用所提供参考文献去验证
E. 有的还能提供疾病与药物治疗的基本知识
13. 依据生物钟规律，适宜清晨服药的是
A. 平喘药　B. 抗过敏药　C. 抗忧郁药
D. 调节血脂药　E. 长效 β 受体阻断剂
14. 不宜选用葡萄糖注射液溶解的药品是
A. 氟罗沙星　B. 头孢菌素　C. 洛铂
D. 哌库溴胺　E. 红霉素
15. 吸烟可能减弱一些药物的药效学的作用的机制是
A. 抑制 CYP2D6、CYP3A4
B. 抑制 CYP2C9、CYP2C19
C. 诱导 CYP2C9、CYP2C19
D. 抑制 CYPIA1、CYPIA2
E. 诱导 CYPIA1、CYPIA2
16. 在日常饮食因素中，对药物疗效影响最大的是
A. 食盐　B. 食醋　C. 食糖
D. 茶　E. 酒
17. 由国家基本药物临床应用指南和处方集编委会主编的是
A. 《中国药典临床用药须知》
B. 《国家基本药物处方集》
C. 《中国国家处方集》
D. 《医师案头参考》
E. 《新编药物学》
18. 多晒太阳、防跌倒，最适合于
A. 糖尿病　B. 高血压　C. 骨质疏松
D. 焦虑障碍　E. 消化性溃疡
19. 二甲双胍的最佳服用时间是
A. 餐前　B. 清晨空腹　C. 餐中
D. 餐后　E. 睡前

20. 服用含有盐酸伪麻黄碱的抗感冒药后，可导致的不良反应是
A. 蛋白尿　B. 血压升高　C. 栓塞
D. 胃出血　E. 低血糖
21. 增加患者出现高血糖或低血糖症隐患的药品是
A. 头孢哌酮　B. 拉氧头孢　C. 利巴韦林
D. 加替沙星　E. 尼美舒利
22. 与烟酸合用可能引起横纹肌溶解症的是
A. 卡那霉素　B. 万古霉素　C. 辛伐他汀
D. 吲哚美辛　E. 秋水仙碱
23. 可导致心脏停搏，切忌直接静脉注射的药物是
A. 尼可刹米　B. 甲氧氯普胺　C. 氯化钠
D. 头孢曲松钙　E. 氯化钾
24. 药师在接受护士咨询时，应重点关注的内容是
A. 药品经济学知识　B. 药物制剂的等效性
C. 药品的生产厂商和批号
D. 药品在人体内的药动学参数
E. 注射剂的配制、溶媒、浓度和滴注速度
25. 在治疗痛风时，应用排尿酸药的过程中应多饮水，一日尿量宜保持在
A. 500ml 以上　B. 1000ml 以上
C. 1500ml 以上　D. 2000ml 以上
E. 2500ml 以上
26. 抽烟可降低呋塞米的利尿作用，其主要原因是烟草中含有
A. 醛类成分　B. 烟碱　C. 焦烟
D. 咖啡因　E. 氢氰酸
27. 服药时应限制饮水的药品是
A. 熊去氧胆酸　B. 苯溴马隆
C. 口服补液盐　D. 阿仑膦酸钠
E. 硫糖铝
28. 适用于夜间服用的药物是
A. 他汀类　B. 利尿药　C. 氨基糖苷类
D. 糖皮质激素　E. 维生素 B_2
29. 维生素 B_2 的特定吸收部位在小肠上部，故其最适宜服用的时间是
A. 清晨　B. 餐前　C. 餐中
D. 餐后　E. 睡前
30. 脂溶性维生素 A 宜餐后服用的原理是
A. 减少被胃酸破坏
B. 餐后胃酸分泌增多有利于吸收
C. 利用油脂增加其溶解
D. 延长在胃肠道中的滞留时间
E. 使其快速地通过胃肠道
31. 下列有关剂型的使用不正确的是
A. 滴丸剂多用于病情危重者，如冠心病、心绞痛等
B. 滴丸剂在保存中不宜受热
C. 泡腾片剂可迅速崩解和释放药物
D. 泡腾片剂宜用凉开水或温水浸泡，待完全溶解或气泡完全消失后再引用
E. 泡腾片剂可以直接服用或口含
32. 用药期间禁止饮酒否则可出现面部潮红、头痛、眩晕等“双硫仑反应”的药品是
A. 青霉素钾　B. 克林霉素　C. 庆大霉素
D. 甲硝唑　E. 依替米星
33. 使尿液呈碱性，可增加抗菌活性，减轻肾毒性，食醋则会加重其毒性作用的是
A. 林可霉素类　B. 氨基糖苷类
C. 头孢菌素类　D. 大环内酯类
E. 碳青霉烯类
34. 溃疡或胃酸过多的人不宜饮用
A. 饮茶　B. 高盐饮食　C. 咖啡
D. 吸烟　E. 葡萄柚汁
35. 服药期间饮茶可引起疗效下降的药品是
A. 饮茶　B. 高盐饮食　C. 咖啡
D. 吸烟　E. 葡萄柚汁
36. 利血平和氢氯噻嗪合用
A. 产生有利的药物相互作用
B. 抑制乙醛脱氢酶
C. 造成听神经和肾功能不可逆性损害
D. 抑制氧化代谢反应
E. 抑制肾肽酶
37. 用药后 30 分钟内不宜进食或者饮水的剂型是
A. 咀嚼片　B. 舌下片　C. 泡腾片
D. 阴道栓　E. 控释片
38. 可迅速崩解和释放药物的制剂是
A. 滴丸剂　B. 泡腾片剂　C. 透皮贴剂
D. 膜剂　E. 缓控释制剂
39. 可以增加肝药酶的活性，加快对药物的代

谢速度的是

A. 酒中的乙醇　B. 茶叶中的鞣酸

C. 食醋中的醋酸　D. 食盐中的氯化钠

E. 烟中的烟碱

40. 服用抗生素头孢哌酮时宜

A. 不饮酒　B. 少食盐　C. 少食醋

D. 不吸烟　E. 适当多食脂肪类

配伍选择题

（1～4）

A. 一级信息源　B. 二级信息源

C. 三级信息源　D. 四级信息源

E. 互联网信息

1. "提供信息不全面，一般需同时使用几种检索工具"是指

2. "单一试验提供信息，其结果或结论有误将误导读者"是指

3. "有时需要利用所提供的参考文献去验证信息的正确性"是指

4. "方便获取许多药物信息，但是这些信息质量良莠不齐"是指

（5～8）

A. 抗菌药物的合理使用

B. 减肥、补钙、补充营养素

C. 不宜选用氯化钠注射液溶解的药品

D. 栓剂、气雾剂等外用剂型的正确使用方法

E. 一种药品有多种适应证或用药剂量范围较大

5. 护士用药咨询的内容是

6. 医师用药咨询的内容是

7. 患者用药咨询的内容是

8. 公众用药咨询的内容是

（9～11）

A. 维生素 C　B. 二甲双胍　C. 多潘立酮

D. 普伐他汀　E. 米索前列醇

9. 为了与生物钟同步，适宜于睡前服用的是

10. 为了减少胃黏膜刺激、适宜餐中服用的是

11. 为有助食物消化，应餐前服用的是

（12～14）

A. 咀嚼片　B. 舌下片　C. 含漱剂

D. 阴道栓剂　E. 鼻用喷雾剂

12. 一般含服 5 分钟左右；用药后 30 分钟内不宜吃东西或饮水的是

13. 不宜咽或吞下所用药品；用药后不宜马上吃食或饮水的是

14. 宜睡前应用，用药后 1～2 小时不应排尿的是

（15～17）

A. 膜剂　B. 泡腾片　C. 气雾剂

D. 阴道栓剂　E. 缓控释制剂

15. 其外文药名中带有 SR、ER、指明整片（丸）吞服，严禁嚼碎或击碎的是

16. 用前摇匀，尽量将痰液咳出、口内的食物咽下，含激素类制剂用后以温水漱口

17. 在夏季，用前宜其置入冰水或冰箱中 10～20 分钟；给药后 1～2 小时内尽量不排尿

（18～20）

A. 泼尼松　B. 硫酸亚铁　C. 格列本脲

D. 西咪替丁　E. 维生素 D

18. 服药期间饮茶可降低药效的是

19. 服药期间饮酒可引起低血糖反应的是

20. 进食高蛋白食物可减轻药品不良反应的是

多项选择题

1. 与头孢曲松钠注射液混合可产生肉眼难以观测到白色细微沉淀的注射液的是

A. 氯化钠注射液

B. 葡萄糖酸钙注射液

C. 复方氯化钠注射液

D. 乳酸钠林格注射液

E. 复方乳酸钠葡萄糖注射液

2. 不宜选用葡萄糖注射液溶解的药品是

A. 红霉素　B. 头孢菌素　C. 苯妥英钠

D. 阿昔洛韦　E. 依托泊苷

3. 连续应用 1 个月的药品不应再用的剂型是

A. 滴耳剂　B. 滴眼剂　C. 滴鼻剂

D. 眼膏剂　E. 乳膏剂

4. 遇光易变色、在滴注过程中药液必须避光的药品有

A. 硝普钠　B. 长春新碱　C. 尼莫地平

D. 培氟沙星　E. 放线菌素 D

5. 饮用含葡萄柚汁的饮料可能升高其生物利用度的药物有

A. 特非那定　B. 他汀类药　C. 非洛地平

D. 尼卡地平　E. 口服环孢素

6. 为避免尿中沉淀或结晶、可能形成尿道结石

或肾结石，服用后需要多饮水的药物有
A. 磺胺类药　　B. 抗痛风药
C. 抗尿结石药　　D. 蛋白酶抑制剂
E. 氨基糖苷类抗生素
7. 以下饮酒对用药的不良影响的叙述中，正确的是
A. 可破坏维生素 C
B. 阻碍左旋多巴的吸收
C. 降低别嘌醇抑制尿酸生成
D. 使茶碱缓释片失去缓释作用
E. 增强地西泮等对中枢神经的抑制作用
8. 下列适宜清晨服用的药物中，属于依据生物钟规律的是
A. 驱虫药　B. 盐类泻药　C. 抗忧郁药
D. 抗高血压药　　E. 肾上腺皮质激素类
9. 常用的中外文药学期刊有
A. 《中国药学杂志》　B. 《中国中药杂志》
C. 《梅氏药物副作用》
D. 《Pharmacotherapy》
E. 《AmericanJournalofHealth-SystemPharmacy》
10. 正确应用滴鼻剂的注意事项包括
A. 对准鼻孔，瓶壁不要接触到鼻黏膜
B. 不宜多次打开使用，连续应用 1 个月不应再用
C. 连续用药 3 天以上，症状未缓解应向执业医师咨询
D. 成人一次滴入 2～3 滴，1 日 3～4 次或间隔 4～6h 给药
E. 同时使用几种滴鼻剂时，先滴血管收缩剂，再滴入抗菌药物
11. 服用咀嚼片的注意事项有
A. 在口腔内的咀嚼时间宜充分
B. 咀嚼后可用少量温开水送服
C. 咀嚼时间一般控制在 5 分钟左右
D. 置药片于舌根部，贴近咽喉黏膜
E. 用于中和胃酸时，宜在餐后 1～2h 服用
12. 以下所列药品中，适宜清晨服用的是
A. 呋塞米　　B.　泼尼松龙　C. 比沙可啶
D. 帕罗西汀　E. 沙丁胺醇
13. 服用后，需要多饮水的药物是
A. 果胶铋　　B. 丙磺舒　　C. 硝酸甘油
D. 阿米卡星　E. 阿伦膦酸钠
14. 应用滴耳剂的注意事项包括
A. 连续应用 1 个月的药品不应再用
B. 一般一次滴入 5～10 滴，一日 2 次
C. 将滴耳剂用手捂热以使其接近体温
D. 耳聋或耳道不通、耳膜穿孔者不宜应用
E. 连续用药 3 天患耳仍然疼痛，应停止用药，及时去医院就诊
15. 服药期间摄入蛋白质的量与种类可能影响其药效学的药物
A. 异烟肼　　B. 华法林　　C. 左旋多巴
D. 维生素类　E. 糖皮质激素
16. 有关缓控释制剂的叙述正确的是
A. 所有的药物都可以制成缓控释制剂
B. 药物的外文药名中如带有 SR、ER 时，则属于缓控释制剂
C. 缓控释制剂一般应整片或整丸吞服
D. 缓控释制剂的服药时间宜固定
E. 缓控释制剂可以一日三次给药
17. 选择适宜的服药时间可以达到
A. 提高用药依从性　　B. 增强药物疗效
C. 减少或规避药品不良反应
D. 降低给药剂量和节约医药资源
E. 顺应人体生物节律的变化，充分调动人体内积极的免疫和抗病因素
18. 适于餐中服用的药品有
A. 维生素 B_2　B. 氢氯噻嗪　C. 二甲双胍
D. 吡罗昔康　E. 复方三硅酸镁
19. 下列属于医师用药咨询的内容是
A. 新药临床评价　B. 国内外的新药动态
C. 药物不良反应　D. 药物相互作用
E. 药物适宜溶剂
20. 下列哪些是用药咨询中护士通常咨询的问题
A. 新药信息　　　B. 注射药物用法
C. 注射药物溶媒　D. 配制体积、浓度
E. 注射药物滴速

答案：

最佳选择题　1. B　2. E　3. E　4. E　5. B　6. E　7. A　8. A　9. D　10. D　11. A　12. A　13. C　14. B　15. E　16. E　17. B　18. C　19. C　20. B　21. D　22. C　23. E　24. E　25. D　26. B　27. E　28. A　29. D　30. C　31. E　32. D　33. B

34. C　35. B　36. A　37. B　38. B　39. E
40. A

配伍选择题　1. B　2. A　3. C　4. E　5. E　6. A
7. D　8. B　9. D　10. B　11. C　12. B　13. C
14. D　15. E　16. C　17. D　18. B　19. C
20. A

多项选择题　1. BCDE　2. BCDE　3. BD
4. ABCDE　5. ABCE　6. ABCD　7. CDE
8. CDE　9. ABDE　10. ACDE　11. ABE
12. ABD　13. BDE　14. BCDE　15. ABCE
16. BCD　17. ABCDE　18. CD
19. ABCD　20. BCDE

第四章 用药安全

章节概述

本章节的内容包括用药安全的相关知识，依据历年的考试分析来看，本章节占用的分值比为 18 分左右，占整个科目的 15% 的分值比例。

本章节共计分为 6 个小节，分值主要分布在第二节药品不良反应、第三节药源性疾病、第四节用药错误及第六节特殊人群用药。因此，在复习时应重点掌握以上 4 节内容。本章节占分最高的是第六节特殊人群用药，其中妊娠期妇女用药考查相对较多。在复习时，要注意掌握重点章节，重点考点。

章节	内容	分值
第一节	药物警戒	0～1 分
第二节	药品不良反应	2～3 分
第三节	药源性疾病	3～4 分
第四节	用药错误	2～4 分
第五节	药品质量缺陷	0～1 分
第六节	特殊人群用药	7～8 分
合计		16～19 分

第一节 药物警戒

考点一 药物警戒的重要作用

1. 药品上市前风险评估 对未上市药品开展药物警戒可及时发现风险。如：某公司申报的中药六类复方制剂“仙牛健骨颗粒”。

2. 药品上市后风险评估 发生在 2001 年的“拜斯亭（西立伐他汀）”撤市事件，2003 年的万络（罗非昔布）事件，也是由于上市后风险评估发现大剂量服用万络者患心肌梗死和心脏猝死的危险增加了 3 倍，导致全球撤市。

3. 发现药品使用环节的问题 药品使用环节可能发生超适应证用药、超剂量用药、违反操作规程用药（给药间隔、给对未上市药品开展药物警戒可及时发现风药速度、溶解顺序等）及不合理联合用药等给患者和医生均带来一定风险

4. 发现和规避假、劣药品流入市场 如“亮菌甲素事件”。

【真 题 再 现】

下列不良事件中，属于假劣药事件的是（2016 年，A 型题，9 题）

A. 康泰克 PPA 事件

B. 万洛（罗非昔布）事件

C. 亮菌甲素事件

D. 拜斯亭（西立伐他汀）事件

E. 阿糖胞苷儿科事件

答案： C

解析： 亮菌甲素事件是典型假药事件。

【强 化 练 习】

最佳选择题

1. 药物警戒的意义不包括

A. 加强用药及所有医疗干预措施的安全性，优化患者的医疗质量

B. 改进用药安全，促进公众健康

C. 对药品使用的利弊、药品的有效性和风险性进行评价，促进合理用药

D. 促进对药品安全的理解、宣传教育和临床培训，推动与公众的有效交流

E. 制定和执行药品保管制度

2. 大规模研究试验显示，今年上市的环加氧酶-2 抑制剂中，因可导致心血管不良反应风险而退市的是

A. 塞来昔布 B. 罗非昔布 C. 吡罗昔康

D. 阿司匹林 E. 对乙酰氨基酚

3. 2012 年“阿糖胞苷儿科事件”是电子处方将阿糖腺苷（抗病毒药）错误输入音似药品阿糖胞苷（抗肿瘤药）导致严重后果案例；体现了药物警戒的作用包括

A. 发现药品质量问题

B. 药品上市前风险评估
C. 药品上市后风险评估
D. 发现与规避假、劣药流入市场
E. 发现药品使用环节的用药差错

4. 万络（罗非昔布）撤市是发现大剂量服用万络者患心肌梗死和心脏猝死的危险增加了 3 倍；此例体现了药物警戒的作用包括
A. 药品上市前风险评估
B. 药品上市后风险评估
C. 发现药品说明书问题
D. 发现与规避假、劣药流入市场
E. 发现药品使用环节的用药差错

多项选择题

1. 药物警戒信号来源包括
A. 主动监测　B. 被动监测
C. 重点药物监测　D. 病例随访、登记
E. 专业刊物的病例报道

2. 药物警戒的工作内容包括
A. 确定风险因素
B. 进行新药临床试验
C. 监测药品不良反应的动态
D. 对药物的风险/效益进行定量评估和分析
E. 早期发现未知（新的）严重不良反应和药物相互作用

答案：
最佳选择题　1. E　2. B　3. E　4. B
多项选择题　1. ABDE　2. ACDE

第二节　药品不良反应

考点一　药品不良反应因果关系评价

1. 评价标准

（1）用药时间与不良反应出现的时间有无合理的先后关系，即要有用药在前、不良反应在后的关系，出现反应的时间间隔要合理。报告时要注明用药时间和 ADR 出现时间。

（2）可疑 ADR 是否符合药物已知的 ADR 类型。

（3）所怀疑的 ADR 是否可用患者的病理状态、并用药、并用疗法的影响来解释。

（4）停药或减少剂量 ADR，尤其严重的反应，应停药或降低剂量后，可疑 ADR 是否减轻或消失。

（5）再次接触可疑药物是否再次出现同样反应。

2. 评价结果

（1）肯定：用药及反应发生时间顺序合理；停药以后反应停止，或迅速减轻或好转（根据机体免疫状态，某些 ADR 反应可出现在停药数天以后）；再次使用，反应再现，并可能明显加重（即激发试验阳性）；有文献资料佐证；排除原患疾病等其他混杂因素影响。

（2）很可能：无重复用药史，余同“肯定”，或虽然有合并用药，但基本可排除合并用药导致反应发生的可能性。

（3）可能：用药与反应发生时间关系密切，同时有文献资料佐证；但引发 ADR 的药品不止一种，或原患疾病病情进展因素不能除外。

（4）可能无关：ADR 与用药时间相关性不密切，反应表现与已知该药 ADR 不相吻合，原患疾病发展同样可能有类似的临床表现。

（5）待评价：报表内容填写不齐全，等待补充后再评价，或因果关系难以定论，缺乏文献资料佐证。

（6）无法评价：报表缺项太多，因果关系难以定论，资料又无法补充（表 4-1）。

表 4-1　药品不良反应因果关系评价表

	①	②	③	④	⑤
肯定	+	+	+	+	−
很可能	+	+	+	?	−
可能	+	±	±?	?	±?
可能无关	−	−	±?	?	±?
待评价	需要补充材料才能评价				
无法评价	评价的必须资料无法获得				

【真 题 再 现】

1. 患者因扁桃体炎给予头孢拉定治疗，服用 4 小时后，面部出现皮疹，无其他不适，停药后皮疹消失，排除其他疾病可能，该病例用药与不良反应因果关系评价结果是（2015 年，A 型题，7 题）

A. 肯定　　B. 很可能　　C. 可能

D. 可能无关　E. 无法评价

答案： 1. B

解析： 很可能：无重复用药史，余同“肯定”，或虽然有合并用药，但基本可排除合并用药导致反应发生的可能性。

（2～4）

药品不良反应（ADR）的机制的影响因素错综复杂，遇到可以 ADR 时，需要进行因果关系评价。

A. 肯定　　B. 很可能　　C. 可能

D. 可能无关　E. 无法评价

2. 患者，男，32 岁，因细菌性扁桃体炎口服阿莫西林胶囊，出现全身瘙痒。立即停药，无特殊治疗，患者症状逐渐好转，为再给阿莫西林胶囊治疗，该 ADR 的因果关系评价结果是

3. 患者，男，45 岁，因男性乙型肝炎给予干扰素治疗，治疗 1 个月后，患者出现脱发，停用干扰素后，脱发症状好转，再次给予干扰素治疗，患者再次出现脱发。该 ADR 的因果关系评价结果是

4. 患者，男，45 岁，因社区获得性肺炎入院，入院时 9 月 8 日查血常规提示：血小板（PLT）88×10^9/L，9 月 9 日开始给予左氧氟沙星抗感染治疗一周后肺炎治愈，9 月 11 日查血小板（PLT）90×10^9/L，9 月 20 日查血常规提示：血小板（PLT）92×10^9/L，患者既往血常规情况不详。该患者血小板减少与氧氟沙星的因果关系评价结果是

（2016 年，B 型题，59～61 题）

答案： 2. B　3. A　4. E

解析： ①肯定：用药及反应发生时间顺序合理；停药以后反应停止，或迅速减轻或好转（根据机体免疫状态，某些 ADR 反应可出现在停药数天以后）；再次使用，反应再现，并可能明显加重（即激发试验阳性）；有文献资料佐证；排除原患疾病等其他混杂因素影响。②很可能：无重复用药史，余同“肯定”，或虽然有合并用药，但基本可排除合并用药导致反应发生的可能性。③无法评价：报表缺项太多，因果关系难以定论，资料又无法补充。

5. 开展药品不良反应报告与检测的目标和意义有（2015 年，X 型题，115 题）

A. 减少 ADR 的危害　B. 促进药品的开发

C. 促进临床合理用药

D. 为医疗事故鉴定和诉讼提供证据

E. 弥补上市前的研究不足

答案： 5. ABCE

解析： 开展药品不良反应报告与检测的目标和意义：弥补上市前的研究不足、减少 ADR 的危害、促进新药的研制开发、促进临床合理用药。

【强化练习】

最佳选择题

1. 药品不良反应检测的目的和意义不包含

A. 弥补药品上市前研究的不足

B. 减少 ADR 的危害

C. 促进新药的研制开发

D. 促进临床合理用药

E. 药品上市后风险评估

2. 不良反应的评价结果有 6 级，即肯定、很可能、可能、可能无关、待评价、无法评价。以下情况可判定为肯定的是

A. ADR 与用药时间的相关性不密切

B. 反应表现与已知的该药 ADR 不相吻合

C. 所患疾病发展同样可能有类似的临床表现

D. 用药与反应发生时间关系密切，但引发 ADR 的药品不止一种

E. 用药及反应发生时间顺序合理，且停药以后反应停止，再次使用时反应再现

3. 应报告药品引起的严重、罕见或新的不良反应的是

A. 上市 5 年以内的药品

B. 国家重点监测的药品

C. 上市 5 年以上的药品

D. 上市 3 年以内的药品

E. 上市 3 年以上的药品

4. 我国药品不良反应报告原则为

A. 药品与不良反应的关系肯定后由医院呈报

B. 药品与不良反应的关系肯定后药品生产企业呈报

C. 药品与不良反应的关系肯定后药品经营企业呈报

D. 患者向医师报告
E. 可疑即报
5. 以下“ADR 因果关系评价肯定的依据”中，不正确的是
A. 有合理的时间关系
B. 撤药后不良反应症状消除
C. 再次使用再次出现同样反应
D. 有其他原因或混杂因素干扰
E. 有所有药物 ADR 的报道和评述

配伍选择题

A. 没有临床症状，无需治疗
B. 指轻微的反应或疾病，症状不发展，一般无须治疗
C. 指不良反应症状不明显，重要器官或系统功能有轻微损害
D. 指不良反应症状明显，重要器官或系统功能有中度损害
E. 指重要器官或系统功能有严重损害，缩短或危及生命
1. 轻度药品不良反应是指
2. 中度药品不良反应是指
3. 重度药品不良反应是指

多项选择题

应报告药品引起的所有可疑不良反应的是
A. 上市 5 年以内的药品
B. 国家重点监测的药品
C. 上市 5 年以上的药品
D. 上市 3 年以内的药品
E. 上市 3 年以上的药品

答案：

最佳选择题　1. E　2. E　3. C　4. E　5. D
配伍选择题　1. B　2. D　3. E
多项选择题　AB

第三节　药源性疾病

考点一　引起药源性疾病的因素

1. 患者的因素

（1）年龄因素：婴幼儿肝、肾功能较差。新生儿的灰婴综合征是由于新生儿肝酶发育不全，肾脏排泄功能较弱，氯霉素在体内蓄积所致。老年人容易发生药源性疾病是由于肝、肾功能降低导致药物的代谢清除率降低，使药物的半衰期延长。老年人应用普萘洛尔，因肝功能减退和血浆蛋白含量降低，可诱发头痛、眩晕、低血压等不良反应。

（2）性别因素。

（3）遗传因素：烟肼的代谢酶 N-乙酰转移酶，个体同差异很大。假胆碱酯酶有遗传性缺陷的患者，在用去极化型神经肌肉阻断剂琥珀胆碱时不能及时分解琥珀胆碱，用药后机体产生长时间的肌肉松弛，可产生呼吸暂停，甚至达数小时。

（4）基础疾病因素。

（5）过敏反应：过敏反应是一种抗原抗体的免疫反应，与药品的药理作用无关。

（6）不良生活方式：如饮酒、吸烟等不良习惯，可能对药源性疾病有影响。

2. 药物因素

（1）与药理作用有关的因素：不良反应、药物过量、毒性反应、继发反应、后遗效应、致癌作用、致畸作用、致突变作用均可能引起药源性疾病。

（2）药物相互作用因素

1）药物的配伍变化：溶解度小的药物在生产注射液时需使用增溶剂，如氢化可的松注射液用 50%乙醇做溶剂，当与其他注射剂混合时，由于乙醇被稀释，氢化可的松可析出不易察觉的沉淀，引起不良反应。

2）药动学的相互作用：①影响吸收；②影响分布；③影响代谢；④影响排泄。

3）药效学的相互作用：①改变组织或受体的敏感性一种药物可改变组织或受体对另一种药物的敏感性。例如，排钾利尿药可降低血钾浓度，增加心脏对强心苷的敏感性，两种药合用容易发生心律失常。②对受体以外部位的影响这种相互作用与受体无关。如麻醉性镇痛药、乙醇、抗组胺药、抗抑郁药、抗惊厥药可加强催眠药的作用。

（3）药物制剂因素

1）药品赋形剂、溶剂、稳定剂或染色剂等因素①胶囊中色素常可引起固定性药疹。②2006 年我国发生的“亮菌甲素”事件是由于用二甘醇代替丙二醇造成的。

2）药物副产物、分解产物所致的药源性疾病：①阿司匹林中的副产物，乙酰水杨酰水杨酸和乙酰水杨酸酐能引起哮喘、慢性荨麻疹等药源性疾病。②阿司匹林的制剂标准中，游离水杨酸的限度为＜0.05%。游离水杨酸发生腹痛。③散瞳药和缩瞳药，常会引起慢性滤泡性结膜炎，其原因为配制眼药过程中 pH 的改变影响了该药的稳定性。④从静脉注射用高纯度蔗糖及甜菜糖中，都可分离出多糖类化合物，其含量为 10～100μg/g，输注此种原料药制成的转化糖溶液。

3）污染物、异物所致的药源性疾病：①血液制品引起的艾滋病、乙型肝炎、丙型肝炎。②输液中颗粒物引起的药源性疾病主要有肺部异物肉芽肿。

4）药物的使用：用药剂量过大、疗程过长、滴速过快、用药途径错误、配伍不当、重复用药，忽视用药注意事项和禁忌证等。

例如：庆大霉素的神经肌肉阻滞作用与其血药浓度有关，帮中国药典规定该药用于肌内注射或静脉滴注，不得静脉注射，如果直接静脉注射则易引起呼吸抑制。

【真 题 再 现】

治疗类风湿关节炎时，必须提醒患者每周用药一次，避免用药过量造成再生障碍性贫血等药源性疾病药物是（2015 年，A 型题，8 题）

A. 来氟米特　　B. 泼尼松

C. 雷公藤多苷　　D. 白芍总苷

E. 甲氨蝶呤

答案：E

解析：选项中的药物只有甲氨蝶呤是每周用药一次，其余都是日服。

【强 化 练 习】

最佳选择题

1. 下列药源性疾病中，其诱因主要是“性别因素”的是

A. 口服避孕药致阿米替林清除率下降

B. 灰婴综合征是氯霉素在新生儿体内蓄积所致

C. 羟化酶缺乏者服用一半剂量的苯妥英钠呈现引起神经毒性

D. 老年人应用普萘洛尔可诱发头痛、眩晕、低血压等不良反应

E. 肾病患者清除减慢，服用呋喃妥因血药浓度升高，可引起周围神经炎

2. 治疗药源性疾病的方法如下，最先采用的是

A. 对症治疗　　B. 停用致病药物

C. 拮抗致病药物　　D. 调整治疗方案

E. 排出体内残留的致病药物

3. 下列引起药源性疾病的事例中，其影响因素主要是“药物制剂因素”的是

A. 输液中颗粒物引起肺部异物肉芽肿

B. 排钾利尿药增加心脏对强心苷的敏感性

C. 阿司匹林与华法林同服会增加出血风险

D. 以 50%乙醇、抗组胺药、抗抑郁药可增强催眠药的作用

E. 乙醇做溶剂的氢化可的松注射液极易呈现药物配伍变化

多项选择题

1. 引起药源性疾病的因素包括

A. 遗传因素　　B. 药物因素

C. 性别因素　　D. 年龄因素

E. 不良生活习惯

2. 下列药源性疾病中，其诱因主要是“病理因素”的是

A. 肾病患者清除减慢，服用呋喃妥因可引起周围神经炎

B. 假胆碱酯酶遗传性缺陷者应用琥珀胆碱产生呼吸暂停

C. 月经期服用常规剂量的避孕药和地西泮、药理效应增强

D. 肝硬化患者应用利多卡因，可引起严重中枢神经系统疾病

E. 老年人应用普萘洛尔可诱发头痛、眩晕、低血压等不良反应

3. 下列药源性疾病中，其诱因主要是“遗传因素”的是

A. 灰婴综合征是氯霉素在新生儿体内蓄积所致

B. 假胆碱酯酶遗传性缺陷者应用琥珀.胆碱产生呼吸暂停

C. 羟化酶缺乏者服用一半剂量的苯妥英钠呈现引起神经毒性

D. 老年人应用普萘洛尔可诱发头痛、眩晕、低血压等不良反应

E. 慢乙酰化者服异烟肼半衰期由为 45～110min 延长至 2～4.5h

4. 下列药源性疾病中，其诱因主要是“年龄因素”的是

A. 灰婴综合征是氯霉素在新生儿体内蓄积所致

B. 月经期服用常规剂量的避孕药和地西泮、药理效应增强

C. 肝硬化患者应用利多卡因，可引起严重中枢神经系统疾病

D. 老年人应用普萘洛尔可诱发头痛、眩晕、低血压等不良反应

E. 慢乙酰化者服异烟肼半衰期由为 45～110min 延长至 2～4.5h

5. 下列药源性疾病中，其诱因主要是“病理因素”的是

A. 肾病患者清除减慢，服用呋喃妥因可引起周围神经炎

B. 假胆碱酯酶遗传性缺陷者应用琥珀胆碱产生呼吸暂停

C. 月经期服用常规剂量的避孕药和地西泮、药理效应增强

D. 肝硬化患者应用利多卡因，可引起严重中枢神经系统疾病

E. 老年人应用普萘洛尔可诱发头痛、眩晕、低血压等不良反应

答案：

最佳选择题　1. A　2. B　3. A

多项选择题　1. ABCDE　2. AD　3. CBE　4. AD　5. AD

考点二　常见药源性疾病

1. 药源性胃肠道疾病

（1）导致消化道溃疡及出血：非甾体抗炎药、呋塞米、依他尼酸、利血平、吡喹酮、维生素 D。

（2）导致恶心呕吐：硫酸亚铁、抗酸药、丙戊酸钠、氨茶碱、抗肿瘤药（如氮芥、氟尿嘧啶、甲氨蝶呤等）。

（3）导致肠蠕动减慢甚至肠麻痹：抗胆碱药（阿托品、东莨菪碱）、抗精神病药（氯丙嗪、氯氮平）、抗抑郁症（丙咪嗪、阿米替林）、抗组胺药。

2. 药源性肝损害

（1）咪唑类抗真菌药：酮康唑、氟康唑、伊曲康唑灰黄霉素也有肝衰竭的报道。

（2）抗结核药：异烟肼、对氨基水杨酸、利福平、吡嗪酰胺等。

（3）HMG-CoA 还原酶抑制剂类药（他汀类血脂调节药：洛伐他汀、辛伐他汀、普伐他汀等）。

（4）血管紧张素Ⅱ受体阻断剂类：氯沙坦等。

（5）曲格列酮、比格列酮、罗格列酮（胰岛素增敏剂）。

3. 药源性肾损害

（1）磺胺药：磺胺甲基异恶唑、磺胺嘧啶等。

（2）氨基糖苷类：新霉素、庆大霉素、妥布霉素、链霉素等。

（3）抗病毒药物核苷类中的阿昔洛韦。

（4）非甾体抗炎药（还具有胃肠道损害作用）。

（5）血管收缩药（去甲肾上腺素、苯肾上腺素、甲氧胺等）。

（6）顺铂（目前应用最广的金属类抗肿瘤药）。

（7）含马兜铃酸的中药（青木香、关木通、广防己、朱砂莲等。国家食品药品监督管理局于 2004 年 8 月取消了青木香的药用标准）。

4. 药源性血液系统损害

（1）再生障碍性贫血：氯霉素、非甾体抗炎药（保泰松、吲哚美辛、阿司匹林、对乙酰氨基酚）、抗肿瘤药（环磷酰胺、甲氨蝶呤等）、甲亢治疗药（甲亢平）。

（2）溶血性贫血：磺胺类。

（3）粒细胞减少症：磺胺类、氯霉素、非甾体抗炎药（保泰松、吲哚美辛）。

（4）血小板减少症：抗肿瘤药。

（5）血小板减少性紫癜：利福平、阿苯达唑等。

1）氯霉素：再障、粒细胞减少。

2）磺胺类：溶血性贫血、粒细胞减少。

3）非甾体抗炎药：胃肠道损害、肾损害、再障、粒细胞减少。

5. 药源性神经系统疾病

（1）锥体外系反应：氯丙嗪及衍生物、利血平、甲基多巴、左旋多巴、甲氧氯普胺。

（2）癫痫发作：抗精神病（氯氮平等），抗抑郁药（丙米嗪等），抗心律失常药（利多卡因、美西律等），抗菌药（异烟肼、两性霉素 B 等），抗疟药（氯喹、乙胺嘧啶、奎宁）。

（3）听神经障碍：氨基糖苷类、抗疟药（氯喹、奎宁）、水杨酸类、依他尼酸等。

6. 药源性高血压

麻醉药（如普鲁卡因、利多卡因、丙泊酚等）可阻断迷走神经，兴奋交感神经，使血压升高。

阿片受体拮抗药（如纳洛酮等）致血压升高、心率加快、心律失常甚至肺水肿和心搏骤停。

酒精及含酒精制剂（如左卡尼汀口服溶液、氢化可的松注射液、藿香正气水等），咖啡因及含咖啡因药物（如复方氨酚烷胺胶囊、复方酚咖伪麻胶囊等），哌甲酯，苯丙胺等中枢神经系统兴奋药也可通过兴奋交感神经使血压升高。

钠注射液（如 0.9%氯化钠注射液、10%氯化钠注射液、乳酸钠林格注射液等），含钠抗感染药物（如青霉素钠、头孢呋辛钠等）和制酸剂（如碳酸氢钠等）等均可通过肾性水钠潴留引起高血压。

非甾体抗炎药可通过抑制环氧化酶活性，升高血压。

糖皮质激素可促进肾小管对钠的重吸收，而盐皮质激素可促进远端肾小管对钠的重吸收和钾的排泄，均可导致血压升高。

抗肿瘤药物（如紫杉醇、顺铂、舒尼替尼及贝伐珠单抗等）使血压升高。

通过收缩血管平滑肌，使血压升高的药物是：曲马多、芬太尼、萘甲唑啉、麻黄碱、伪麻黄碱、去氧肾上腺素等可、垂体后叶素、麦角碱、麦角新碱。

【真题再现】

（1～3）

A. 粒细胞减少症　　B. 消化性溃疡

C. 慢性肾衰竭　　D. 溶血性贫血

E. 呼吸抑制

1. 含有马兜铃酸的中药，可引起的典型药源性疾病是

2. 甲状腺功能亢进患者服用丙硫胺嘧啶，可引起的典型药源性疾病是

3. 快速静脉注射克林霉素，可引起的典型药源性疾病是

（2016 年，B 型题，53～55 题）

答案：1. C　2. A　3. E

解析：马兜铃是具有典型肾毒性的药物。丙硫氧嘧啶是内科长期用药的首选，但是长期使用导致粒细胞减少。林可霉素类，具有呼吸系统毒性和肾脏毒性。引起呼吸抑制和急性肾衰竭。

（4～6）

A. 胃肠道疾病　　B. 肌病

C. 神经系统疾病　　D. 血液系统疾病

E. 心血管系统疾病

4. 他汀类药物引起的典型药源性疾病是

5. 非甾体抗炎药引起的典型药源性疾病是

6. 氨基糖苷类药物引起的典型药源性疾病是

（2015 年，B 型题，61～63 题）

答案：4. B　5. A　6. C

解析：应用他汀类药物，少数患者出现腹痛、便秘、失眠、转氨酶升高、肌肉疼痛、血清肌酸激酶升高，较少数严重者横纹肌溶解而致严重肾衰竭。非甾体抗炎药常引起消化系统疾病。氨基糖苷类常引起听神经障碍。

【强化练习】

最佳选择题

1. “关木通事件”，关木通会导致严重的肾毒性，是因为

A. 其含有马兜铃酸　　B. 其含有刺五加

C. 其含有二甘醇　　D. 其含有甲氨蝶呤

E. 其含有苯丙素

2. 羟甲戊二酰辅酶 A 还原抑制剂（他汀类）所致的药源性损伤为

A. 胃肠道损害 B. 肝损害 C. 肾损害
D. 肺损害 E. 神经损害

3. 可能导致癫痫发作的药物是
A. 麻黄碱 B. 白消安 C. 利血平
D. 氟哌啶醇 E. 甲氧氯普胺

4. 可引起溶血性贫血的药物是
A. 氯丙嗪 B. 氯霉素 C. 地塞米松
D. 阿糖胞苷 E. 硫酸亚铁

5. 出血是肝素最常见的不良反应，对明显出血者选用的特异性拮抗药时
A. 氟马西尼 B. 鱼精蛋白
C. 地塞米松 D. 烯丙吗啡
E. 酚磺乙胺

6. 洛伐他汀、辛伐他汀、普伐他汀等他汀类所致的药源性损伤为
A. 胃肠道损害 B. 肝损害 C. 肾损害
D. 肺损害 E. 神经损害

配伍选择题

（1～2）
引起药源性肾病的药物
A. 直接肾毒性 B. 肾小管阻塞
C. 肾间质纤维化
D. 不可逆性肾小管坏死
E. 前列腺素合成障碍

1. 大剂量或连续使用顺铂可导致
2. 含马兜铃酸的中药可导致

（3～4）
A. 酮康唑 B. 阿米卡星 C. 氯化钾
D. 新霉素 E. 比沙可啶

3. 较易导致肾损伤的药品是
4. 较易导致中毒性肝炎、肝衰竭的药品是

多项选择题

1. 可引起锥体外系反应的药物有
A. 氯丙嗪 B. 甲基多巴 C. 左旋多巴
D. 氨基糖苷 E. 奎宁

2. 临床实践证明，可能引起再生障碍性贫血的药物包括
A. 甲氨蝶呤 B. 保泰松 C. 吲哚美辛
D. 卡比马唑 E. 环磷酰胺

3. 以下引起药源性肾病的药物中，具有直接肾毒性的是
A. 新霉素 B. 利福平 C. 阿米卡星
D. 庆大霉素 E. 妥布霉素

4. 由于产生结晶沉积而引起肾损害的药物是
A. 阿米卡星 B. 去甲肾上腺素
C. 磺胺甲恶唑 D. 顺铂
E. 阿昔洛韦

5. 可导致药源性肝损害的药物是
A. 氟康唑 B. 辛伐他汀 C. 利福平
D. 对乙酰氨基酚 E. 青霉素

答案：

最佳选择题 1. A 2. B 3. A 4. A 5. B 6. B
配伍选择题 1. D 2. C 3. D 4. A
多项选择题 1. ABC 2. ABCDE 3. ACDE 4. CE 5. ABCD

第四节 用药错误

考点一 用药错误的分级

A 级：客观环境或条件可能引发差错（差错隐患）。

B 级：发生差错但未发给患者，或已发给患者但未使用。

C 级：患者已使用，但未造成伤害。

D 级：患者已使用，需要监测差错对患者的后果，并根据后果判断是否需要采取措施预防和减少伤害。

E 级：差错造成患者暂时性伤害，需要采取预防措施。

F 级：差错对患者的伤害可导致患者住院或延长住院时间。

G 级：差错导致患者永久性伤害。

H 级：差错导致患者生命垂危，需要应用维持生命的措施。

I 级：差错导致患者死亡。

【真 题 再 现】

患者，女，1 岁 6 个月，因感冒发热到医院就诊，医生处方对乙酰氨基芬滴剂，药师误发成对乙酰氨基酚片，患者家属拿到药品后不知如何使用，帮询问药师，此时药师发现发错了药。针对该类型差错，有效的防范措施是（2016 年，A 型题，11 题）
A. 采用电子处方系统 B. 双人核对

C. 作用药片通用名
D. 采用两种方式核对患者身份
E. 交代药品贮存条件
答案： B
解析： 增加核对次数和人数，这样避免个人原因导致处方调配错误。

【强 化 练 习】

最佳选择题

1. “用药错误”A级（1级）的标准
A. 患者已使用，但未造成伤害
B. 客观环境或条件可能引发差错
C. 差错造成患者暂时性伤害，需要采取预防措施
D. 发生差错但未发给患者，或已发给患者但未使用
E. 患者已使用，需要监测差错对患者的后果，并根据后果判断是否需要采取措施预防和减少伤害
2. “用药错误”I级（9级）的标准
A. 差错导致患者死亡
B. 差错导致患者永久性伤害
C. 客观环境或条件可能引发差错
D. 发生差错但未发给患者，或已发给患者但未使用
E. 差错导致患者生命垂危，需要应用维持生命的措施
3. 分析以下用药错误的事例，属于“认知缺失”的是
A. 调剂工作过于繁忙
B. 新手值班以及计算机医嘱系统缺陷
C. 患者自行选购药品、误用假药、劣药
D. 医师非主观意愿的诊断错误、造成误诊误治
E. 医生或药师缺乏足够的时间和耐心教育患者如何用药
4. 美国国家用药错误报告及预防协调委员会（NCCMERP）制定的“用药错误”分级标准是
A. 分为6级　B. 分为7级　C. 分为8级
D. 分为9级　E. 分为10级

配伍选择题

美国国家用药错误报告及预防协调委员会制定的分级标准，即根据用药错误发生程度和发生后可能造成危害的程度，将用药错误分为A～I九级
A. A级　B. B级　C. C级
D. D级　E. E级
1. 客观环境或条件可能引发差错（差错隐患）的情况属于
2. 发生差错但未发给患者，或已发给患者但未使用的情况属于
3. 差错造成患者暂时性伤害，需要采取预防措施的情况属于

多项选择题

用药错误分九级。下列用药错误中造成患者危害的有
A. C级——患者已使用，但未造成伤害
B. F级——差错对患者的伤害可导致或延长患者住院
C. A级——客观环境或条件可能引发差错（差错隐患）
D. E级——差错造成患者暂时性伤害，需要采取预防措施
E. B级——发生差错但未发给患者，或已发给患者但未使用

答案：
最佳选择题　1. B　2. A　3. D　4. D
配伍选择题　1. A　2. B　3. E
多项选择题　BD

考点二　不同环节用药错误的防范措施

1. 开处方环节

2. 药品调配环节

（1）保持清新、整齐、干净和安静的环境。

（2）坚持核对，规范操作。

（3）保证足够的人力配备，减少因人员不足、忙乱无序而带来的调配差错。

3. 药师发药环节

（1）管理层面的防范措施：①保证足够的人力配备，减少因人员不足而带来的发药差错。②加强培训，不断提高每个药师的知识与技能水平。③建立符合工作实际的管理制度，加强检查与督导，通过绩效考核等管理措施，减少差错发生。

（2）技术层面的防范措施

1）良好的服务态度和服务语言。

2）交代药物的用量。

3）交代用药时间。

4）多药合用。

如多维乳酸菌（妈咪爱）、枯草杆菌-肠球菌二联活菌（美常安）、双歧杆菌-嗜酸乳杆菌-肠球菌三联活菌（培菲康）等活菌制剂不能和抗菌药物同服，因为抗菌药物能降低活菌活性，所以需间隔服用。

蒙脱石散剂具有吸附作用，可影响其他药物疗效，因此与其他口服药物也需间隔服用。

含金属离子药物如铝、铁、铋等因能与四环素、喹诺酮类药物螯合，影响药物的吸收，因此应间隔服用。

5）交代用药途径。

6）交代正确用药方法。

剂型	注意事项
胶囊剂	宜用温水送服，直接口服会使胶囊黏附在咽喉和食管壁上引起刺激、恶心等不适
包衣片	不宜在口中久含，以免包衣溶解影响其包衣目的，如掩盖药物味道、控制药物在一定部位释放等
泡腾片	宜溶解于温开水中后服用，如阿司匹林泡腾片、维生素C泡腾片
粉剂	不宜直接给患者服用，应溶解在水中服用，以免呛入气管
糖浆剂	糖浆剂可在口晒部黏膜表面形成一层保护膜，以便快速缓解呼吸道症状，服用时不宜立刻饮水，以免冲淡药物，降低药效

7）交代用药注意事项

A. 用药期间不饮酒（或含酒精的饮料），尤其当使用对中枢神经系统具有抑制作用的药物如催眠药地西泮、氯硝西泮、艾司唑仑等，抗抑郁药氟西汀、帕罗西汀、舍曲林等，更应禁止摄入酒精，以免加深中枢抑制。此外头孢哌酮、甲硝唑等药物能与酒精发生双硫仑反应，提示患者用药期间应避免酒精摄入。

B. 可能引起眩晕、倦怠、嗜睡、视物不清等不良反应的药物，如卡马西平、苯妥英钠、普萘洛尔、维拉帕米、氯苯那敏等。

C. 可在尿中结晶的药物，送服药物时要喝约250ml的水，服药后也要多喝水，保持高尿流量，如磺胺类、氟喹诺酮类药物。

D. 可引起体位性低血压的药物如特拉唑嗪、多沙唑嗪等，服用后，患者由卧而坐起，或由坐而站起等从低位向高位的转换动作时均应缓慢，动作不能突然。

E. 使用吸入性糖皮质激素的患者，提示患者吸入药物后应漱口，并将漱口水吐出。

F. 提示患者服用铋制剂后舌苔、大便可呈灰褐色；服用利福平后尿液、泪液可呈橙红色；服用吲哚美辛可使粪便呈绿色；服用铁剂的患者大便会呈褐色；服用维生素 B_2 小便呈黄色等。

8）指导患者正确应用特殊包装或特殊装置药品。

9）交代药品贮存条件与方法：人血白蛋白、人免疫球蛋白、重组人红细胞生成素等生物制剂及双歧杆菌、嗜酸乳杆菌、肠球菌三联活菌等活菌制剂，必须在冰箱2～8℃冷藏，随用随拿，以防药品变质失效；胰岛素注射剂，未开启包装时应置于2～8℃保存，开始使用后不要存放于冰箱中，可在室温下（不超过25℃）存放4周。

外用的栓剂如吲哚美辛栓、复方甲硝唑栓、复方莪术油栓等，平常应放置在凉暗处储存，如因温度变高而软化，可以将其放入冰箱冷藏室，待其定型后重新使用；米索前列醇遇热（30℃以上）或遇潮则分解，造成效价下降，应交代患者保存药品时避免受热受潮。

【真 题 再 现】

1. 药师在指导合理用药时应正确的交代给药途径和给药方法，下列交代的内容错误的是（2015年，A型题，9题）

A. 活菌制剂不能超过40℃的水送服

B. 肠溶片要整片吞服，不易咀嚼服用

C. 栓剂是外用制剂，不可口服

D. 泡腾片是可以溶解于温开水后服用，也可以作为咀嚼片服用

E. 骨架型缓释片服用后，会随粪便排除类似完整的药品制剂骨架，告知患者不用疑惑

答案： 1. D

解析： 口服泡腾片用温水或凉水浸泡，严禁直接服用或含服。

2. 服用后容易引起结晶尿，药师在指导用药时应告知患者多饮水的药物是（2016 年，B 型题，15 题）

A. 红霉素　B. 头孢呋辛　C. 磺胺甲噁唑

D. 阿奇霉素　E. 阿莫西林

答案： 2. C

解析： 磺胺类药物主要经肾排泄，在尿液中的浓度高，可形成结晶性沉淀，易发生尿路刺激和阻塞现象，出现结晶尿、血尿，尿痛和尿闭。在服用磺胺类药物后宜大量饮水，以尿液冲走结晶，也可加服碳酸氢钠以碱化尿液，促使结晶的溶解度提高，以减少析晶对尿道的伤害。

（3～5）

A. 维生素 B_6　B. 铝碳酸镁　C. 伏立康唑

D. 阿司匹林　E. 利福平

3. 与阿米卡星合用会影响其排泄导致急性肾损害的药物是

4. 与地西泮合用会影响其代谢导致镇静催眠作用增强的药物是

5. 与米诺环素合用会影响其吸收导致抗菌作用减弱的药物是

（2016 年，B 型题，56～58 题）

答案： 3. D　4. C　5. B

解析： 阿米卡星是全部经过肾脏代谢的药物，阿司匹林也大部分通过肾脏排出，所以两者合用增加肾脏毒性。地西泮与伏立康唑相互作用，不仅加强疗效，甚至会导致过度镇静。铝碳酸镁减低胃酸量，所以使用时要与其他药物有服药间隔时间。

【强 化 练 习】

配伍选择题

（1～4）

A. 交代药物的用量　B. 交代用药注意事项

C. 交代用药途径及用药方法

D. 交代药品贮存条件与方法

E. 交代多药合用服药的间隔时间

1. 对某些患者应教会正确量取内服液体制剂，是针对

2. 使用片、粒、袋、支等清晰易懂的计数单位，是针对

3. 提示“蒙脱石散剂具有吸附作用，与其他药物需间隔服用”，是针对

4. 提示“胰酶肠溶胶囊不宜嚼碎服用，以免药粉残留口腔内、发生溃疡”，是针对

（5～7）

A. 交代药物的用量　B. 交代用药注意事项

C. 交代药品贮存条件与方法

D. 交代用药途径及用药方法

E. 多药合用，交代服药间隔时间

5. 避免使用 g，mg，μg 等专业计量单位，是针对

6. 若药物说明书中没有明示则间隔为 2 小时，是针对

7. 提示首次取硝酸甘油片的患者“要随身携带、在心绞痛发作时含于舌下”，是针对

多项选择题

药师发药应该交代的药品贮存条件与方法有

A. 胰岛素应置于 2～8℃保存，随用随拿

B. 生物制剂及活菌制剂必须在冰箱 2～8℃冷藏

C. 药物都应保存在原始包装中，并不要将瓶外的标签撕掉

D. 米索前列醇避免受热受潮，遇热（30℃以上）或遇潮分解

E. 外用药品与内服药品分开摆放，并置于儿童不能拿到的地方

答案：

配伍选择题　1. A　2. A　3. E　4. C　5. A　6. E　7. D

多项选择题　BCDE

第五节　药品质量缺陷

（略）

第六节　特殊人群用药

考点一　妊娠妇女用药（妊娠期不同阶段胎儿的影响、药物妊娠毒性分级）

1. 药物对妊娠期不同阶段胎儿的影响

根据妊娠各阶段的特点，一般将妊娠分为 3 个

阶段：妊娠头 3 个月，即妊娠 12 周末之前称为妊娠早期；妊娠中期的 4 个月，即妊娠 13～27 周末，称妊娠中期；妊娠最后 3 个月，即妊娠 28 周之后，称妊娠晚期。妊娠早期是胚胎器官和脏器的分化时期，最易受外来药物的影响引起胎儿畸形。妊娠中期和妊娠晚期又称胎儿形成期，为胎儿发育的最后阶段，器官形成过程已经大体完成并继续发育，某些药物可导致胎儿发育异常。

2. 药物妊娠毒性分级

A 级：在有对照组的早期妊娠妇女中未显示对胎儿有危险（并在中、晚期妊娠中亦无危险的证据），可能对胎儿的伤害极小。如各种水溶性维生素、正常剂量的脂溶性维生素 A、D、枸橼酸钾、氯化钾等。

B 级：在动物生殖试验中并未显示对胎儿的危险，但无孕妇的对照组，或对动物生殖试验显示有副反应（轻不育为轻），但在早妇女的对照组中并不能肯定其不良反应（并在中、晚期妊娠亦无危险的证据）。如青霉素、阿莫西林、阿昔洛韦、氨苄西林舒巴坦、哌拉西林唑巴坦、苄星青霉素、多黏菌素 B、头孢呋辛、头孢克洛、头孢拉定、头孢派酮钠舒巴坦钠、头孢曲松钠、红霉素、克林霉素、美洛西林、美罗培南等抗菌药物，降糖药阿卡波糖、二家双胍、门冬胰岛素，解热镇痛药对乙酰氨基酚、消化系统用药法莫替丁、雷尼替定、泮托拉唑均属 B 级。

C 级：在动物的研究中证实对胎儿有不良反应（致畸或使胚胎致死或其他），但在妇女中无对照组或在妇女或队伍研究中无可以利用的资料，药物仅在权衡对胎儿的利大于弊时给予。如阿米卡行、氯霉素、咪康唑、万古霉素、去甲万古霉素、氧氟沙星、环丙沙星、莫系沙形、利奈唑胺等抗菌动物；更昔洛韦、奥司他韦等抗病毒吆五；格列吡嗪、洛格列酮、吡格列酮、瑞格列奈等降糖药；奥美拉唑、多潘立酮等消化系统用药；氨氯地平、比索洛尔、美托洛尔等降压药均属此类。

D 级：对人类胎儿的危险有肯定的证据，仅在对孕妇肯定有利时，放予应用（如生命垂危或疾病严重而无法应用较安全的药物或药物无效）。伏立康唑、妥布霉素、链霉素、甲咪唑、缬沙坦氨绿地平片、卡马西平属于 D 级，降压药卡托普利、一那普利、比索洛尔、美托洛尔在妊娠中晚期使用时亦属此类。

X 级：动物或人的研究中已证实可使胎儿异常，或基于人类的经验知其对胎儿有危险，对人或对两者均有害，而且该药物对孕妇的应用危险明显大于其益处。该药禁用于已妊娠或将妊娠的妇女。降脂药辛伐他汀、洛伐他汀、阿托伐他汀、氟伐他汀、瑞舒伐他汀；抗病毒药利巴韦林；激素类药物米非司酮、炔诺酮、缩宫素、非那雄胺、戈舍瑞林；以及沙利度胺、华法林、甲氨蝶呤、米索前列醇、前列腺素 E_1、碘甘油等均属此类。

【真 题 再 现】

1. 患者，女，35 岁，在不知怀孕的情况下服用诺氟沙星胶囊。经询问，获知其服药时间距末次月经时间是 20 天。该用药行为对胎儿可通造成的影响是（2016 年，A 型题，12 题）

A. 骨髓发育异常

B. 流产或发育成正常胚胎

C. 牙齿色素沉着　D. 腭裂　E. 耳聋

答案： 1. B

解析： 此时患者刚刚形成受精卵，服用诺氟沙星之后，要么导致流产，要么正常发育。

2. 妊娠期使用某些药物可能导致胎儿发育异常，其中最易受到药物影响，可能产生形态或者功能上异常而造成胎儿畸形的阶段是（2015 年，A 型题，10 题）

A. 妊娠 1～2 周　B. 妊娠 3～12 周

C. 妊娠 13～27 周　D. 妊娠 27～32 周

E. 妊娠 33～40 周

答案： 2. B

解析： ①妊娠早期：细胞增殖早期——受精后 18 天左右，此阶段几乎看不到药物的致畸作用；胚胎分化期——妊娠 3～12 周，可能产生形态或功能上的异常。②胎儿形成期：药物不良反应主要发生在牙齿、中枢神经系统和生殖系统。

（3～5）

美国食品药品监督管理局（FDA）根据药品对

胎儿的危害，将妊娠用药分为A、B、C、D、X五个级别。（2016年，B型题）

A. A级 B. B级 C. C级 D. D级 E. X级

3. 卡托普利属于

4. 利巴韦林属于

5. 头孢曲松属于

答案： 3. D 4.E 5.B

解析： D级：对人类胎儿的危险有肯定的证据，仅在对孕妇肯定有利时，给予应用（如生命垂危或疾病严重而无法应用较安全的药物或药物无效）。伏立康唑、妥布霉素、链霉素、甲咪唑、缬沙坦氨绿地平片、卡马西平属于D级，降压药卡托普利、一那普利、比索洛尔、美托洛尔在妊娠中晚期使用时亦属此类。

X级：动物或人的研究中已证实可使胎儿异常，或基于人类的经验知其对胎儿有危险，对人或对两者均有害，而且该药物对孕妇的应用危险明显大于其益处。该药禁用于已妊娠或将妊娠的妇女。降脂药辛伐他汀、洛伐他汀、阿托伐他汀、氟伐他汀、瑞舒伐他汀；抗病毒药利巴韦林；激素类药物米非司酮、炔诺酮、缩宫素、非那雄胺、戈舍瑞林；以及沙利度胺、华法林、甲氨蝶呤、米索前列醇、前列腺素E_1、碘甘油等均属此类。

B级：在动物生殖试验中并未显示对胎儿的危险，但无孕妇的对照组，或对动物生殖试验显示有副反应（轻不育为轻），但在早妇女的对照组中并不能肯定其不良反应（并在中、晚期妊娠亦无危险的证据）。如青霉素、阿莫西林、阿昔洛韦、氨苄西林舒巴坦、哌拉西林唑巴坦、苄星青霉素、多黏菌素B、头孢呋辛、头孢克洛、头孢拉定、头孢派酮钠舒巴坦钠、头孢曲松钠、红霉素、克林霉素、美洛西林、美罗培南等抗菌药物，降糖药阿卡波糖、二家双胍、门冬胰岛素，解热镇痛药对乙酰氨基酚、消化系统用药法莫替丁、雷尼替定、泮托拉唑均属B级。

（6～8）

A. 阿莫西林 B. 葡萄糖 C. 万古霉素

D. 沙利度胺 E. 卡马西平

根据药物对胎儿的危害，美国FDA讲妊娠用药分为A、B、C、D、X五个类别（2015年，B型题，64～66题）

6. 属于A级的药物是

7. 属于B级的药物是

8. 属于X级的药物是

答案： 6. D 7. E 8. B

解析： A级：在有对照组的早期妊娠妇女中未显示对胎儿有危险，可能对胎儿的伤害很小。

B级：在动物生殖实验中并未显示对胎儿的危险，但无孕妇的对照组，或对动物生殖实验显示有副反应（较不育为轻），但在早孕妇女的对照组中并不能肯定其不良反应，如青霉素、阿莫西林、阿昔洛韦等。

X级：动物或人的研究中已证实可使胎儿异常，或基于人类的经验知其对胎儿有危险，对人或两者均有害，而且该药物对孕妇的应用危险明显大于其益处。该药禁用与已妊娠或将妊娠的妇女。如他汀类、抗病毒药利巴韦林、激素类药物米非司酮、沙利度胺、华法林、甲氨蝶呤等。

阿莫西林：B级；葡萄糖：A级；万古霉素：C级；沙利度胺：X级；卡马西平：D级。

【强化练习】

最佳选择题

1. 以下药物中，妊娠妇女使用可能引起胎儿肢体、耳、内脏畸形的是

A. 沙立度胺 B. 甲氨蝶呤 C. 苯妥英钠

D. 辛伐他汀 E. 苯甲酸氮芥

2. 下列药品中，归属妊娠毒性药物A级的是

A. 氯化钾 B. 青霉素 C. 环丙沙星

D. 美托洛尔 E. 氨氯地平

3. 以下药物中，妊娠妇女使用可能引起胎儿泌尿生殖系统异常，指趾畸形的是

A. 苯妥英钠 B. 非那雄胺 C. 沙立度胺

D. 甲氨蝶呤 E. 苯甲酸氮芥

4. 以下药品中，归属妊娠毒性药物B级的是

A. 阿莫西林 B. 阿米卡星 C. 维生素C

D. 瑞格列奈 E. 格列吡嗪

5. 下列药品中，归属妊娠毒性药物D级的是

A. 泮托拉唑 B. 二甲双胍 C. 雷尼替丁

D. 卡马西平 E. 头孢拉定

配伍选择题

A. 胃肠活动减弱，使吸收减慢

B. 妊娠晚期血流动力学发生改变

C. 激素分泌改变，药物代谢也受影响

D. 血容量增加使血浆白蛋白浓度降低

E. 肾血流、肾小球滤过率和肌酐清除率均有增加，使药物经肾脏的消除加快

1. 苯妥英、地塞米松、地西泮在妊娠 26～29 周时游离药物达高峰，是由于

2. 氨苄西林、红霉素、庆大霉素等抗菌药物的血药浓度降低，是由于

3. 需要适当增加苯妥英、苯巴比妥的给药剂量，是由于

多项选择题

1. 以下药物中，属于妊娠危险性 X 级药物的是

A. 雌二醇　B. 华法林钠　C. 米非司酮

D. 利巴韦林　E. 阿昔洛韦

2. 妊娠 3～5 周用药对早期胎儿的影响有

A. 四环素可使骨生长障碍

B. 叶酸拮抗剂可导致颅面部畸形、腭裂等

C. 沙立度胺可引起胎儿肢体、耳、内脏畸形

D. 雌孕激素、雄激素可引起胎儿性发育异常

E. 氮芥类药可引起泌尿生殖系统异常，指趾畸形

3. 胎儿形成期用药对胎儿的影响有

A. 应用氯霉素可引起新生儿循环障碍和灰婴综合征

B. 牙、中枢神经系统或女性生殖系统发育迟缓和功能异常

C. 妊娠 5 个月后用四环素可使婴儿牙齿黄染，骨生长障碍

D. 服用镇静、止痛药可抑制胎儿神经的活动，甚至影响大脑发育

E. 致畸因素的作用强度及持续时间也可影响胎儿的生理功能和发育成长

答案：

最佳选择题　1. A　2. A　3. E　4. A　5. D

配伍选择题　1. D　2. E　3. C

多项选择题　1. ABCD　2. BCDE　3. BCDE

考点二　哺乳期妇女用药（常用药物对乳儿的影响）

1. 药物的乳汁分泌

（1）脂溶性高的药物易进入乳汁中（如地西泮）。

（2）酸性的药物不易进入乳汁（酸性：青霉素 G、磺胺）。

碱性的药物容易进入乳汁（碱性：红霉素）。

（3）游离性的药物进入乳汁中。

2. 哺乳期用对策

（1）权衡利弊用药。

（2）选用适当药物。

（3）关注婴儿乳汁摄取的药量。

（4）加强用药指导。

3. 常用药物对乳儿的影响

（1）抗菌药物：大环内酯类 100%分泌至乳汁。氨基糖苷类不详，可能具有潜在危害，不宜应用。

喹诺酮类对乳儿骨关节有潜在危害，不宜应用。

磺胺类尤其在新生儿黄疸时，可促使发生核黄疸。氯霉素在乳汁中的浓度为血清中的 1/2，有明显骨髓抑制作用，可引起灰婴综合征，故哺乳期禁用。

（2）激素类药物：口服避孕药因含雌/孕激素，可分泌至乳汁中，降低乳汁中吡哆醇含量，使乳儿出现易激惹、尖叫、惊厥等神经系统症状，男婴则出现乳房增大。哺乳期妇女避孕应采用宫内安放节育器的方法。

（3）抗甲状腺药：哺乳期妇女禁用同位素 ^{131}I 和 ^{125}I 治疗，因放射性同位素在乳汁中仍具有放射活性，尤其在新生儿肝肾功能尚不健全时更易受损。

（4）抗高血压药：血管紧张素转化酶抑制剂卡托普利可分泌至乳汁中，因含巯基，对乳儿骨髓有抑制作用，避免使用；依那普利对乳儿肾脏有影响，避免应用。

（5）降糖类药：格列喹酮等能分泌至乳汁中，引起新生儿黄疸，不宜应用。胰岛素对乳儿安全无害。

（6）抗肿瘤药：因具有抗 DNA 活性，并可抑制新生儿的造血功能，在治疗中妇女禁止哺乳。

【真 题 再 现】

1. 下列药物中服用后可在乳汁中分泌较多的是（2016 年，A 型题，13 题）
A. 青霉素 G　B. 头孢呋辛　C. 华法林
D. 地西泮　E. 氨苄西林
答案：1. D
解析：脂溶性高的药物易进入乳汁中（如地西泮）。
2. 易经乳汁分泌的药物的特征是（2015 年，A 型题，11 题）
A. 蛋白结合率高　B. 弱酸性
C. 脂溶性大　D. 分子量大　E. 极性强
答案：2. C
解析：药物的乳汁分泌：①脂溶性高的药物容易分布到乳汁中；②碱性药物如红霉素易于分布到乳汁中，而酸性药物如青霉素 G、磺胺类则不易进入到乳汁中；③蛋白结合率高的药物不容易分布到乳汁中。

【强 化 练 习】

配伍选择题
A. 解离度大　B. 呈弱碱性　C. 呈弱酸性
D. 在母体血浆中处于结合状态
E. 在脂肪与水中都有一定溶解度
1. 红霉素易于在乳汁中出现的机制是
2. 华法林不会在乳汁中出现的机制是
3. 青霉素较难在乳汁中出现的机制是
多项选择题
1. 以下对“可在乳汁中排泄的药物的特性”的叙述中，正确的是
A. 弱碱性　B. 弱酸性　C. 水溶性强
D. 脂溶性强　E. 蛋白结合率低
2. 常用药物对乳儿的影响有
A. 卡托普利含巯基，对乳儿骨髓有抑制作用
B. 格列喹酮等能分泌至乳汁中，引起新生儿黄疸
C. 抗肿瘤药具有抗 DNA 活性，并可抑制新生儿的造血功能
D. ^{131}I 和 ^{125}I 在乳汁中仍具有放射活性，新生儿肝肾功能不健全更易受损
E. 口服避孕药降低乳汁中吡哆醇含量，使乳儿出现易激惹、惊厥等神经系统症状
3. 以下药物中，哺乳妇女不应使用的消化系统药物是
A. 地芬诺酯　B. 西沙必利　C. 雷尼替丁
D. 雷贝拉唑　E. 米索前列醇
4. 常用抗菌药物对乳儿的影响有
A. 大环内酯类 100%分泌至乳汁
B. 喹诺酮类对乳儿骨关节有潜在危害
C. 氯霉素在乳汁中的浓度为血清中的 1/2，抑制骨髓作用明显
D. 头孢菌素类在乳汁中含量甚微，可是头孢匹罗、头孢吡肟例外
E. 磺胺类在乳汁中的浓度与血浆一致，在新生儿黄疸时可促使发生核黄疸
5. 以下药物中，哺乳妇女不应使用的循环系统药物是
A. 氨氯地平　B. 地尔硫䓬　C. 厄贝沙坦
D. 培哚普利　E. 他汀类降脂药
答案
配伍选择题　1. B　2. D　3. C
多项选择题　1. ADE　2. ABCDE　3. ABDE　4. ABCDE　5. BCDE

考点三　肝功能不全患者用药

1. 肝脏疾病对药物作用的影响

（1）肝功能不全时的药动学主要的改变是药物的吸收、体内分布及代谢清除。

1）一般情况，肝药酶活性降低、药物代谢减少、清除减慢，血浆蛋白结合率下降，游离型药物浓度增高，药效增强，不良反应增加。

2）特殊情况：代谢后方有活性的可待因、依那普利、环磷酰胺，活性代谢产物生成减少，药效下降。

3）肝功受损，药物剂量下调 20%～30%。

（2）肝功能损害时的药效学改变：慢性肝功能损害时，由于药代动力学发生改变，药物的药理效应可表现为增强（一般情况下药效增强）或减弱（代谢后方有活性者药效下降）。慢性肝病时，血浆白蛋白合成减少，药物的蛋

白结合率下降，游离血药浓度相对升高，不仅使其药理效应增强，也可能使不良反应的发生率相应增加。

2. 肝功能不全患者的给药方案调整

（1）肝功能的评估方法：肝脏的生理功能复杂，目前尚无用于评价肝脏消除药物能力并作为药物剂量调整依据的内源性指标。由于生化检查简单可行，临床常用生化指标评价肝功能损害，常用的指标有 ALT、AST、ALP 和 BIL。临床可以用 Child-Turcotte-Pugh（CTP）评分作为肝功能不全分级的评估系统，以腹水、脑病、营养状况、血清胆红素和血清白蛋白等 5 项指标为依据（表 4-2）。

表 4-2　CTP 的评分计分标准

项目	1 分	2 分	3 分
血清白清蛋白（g/L）	＞35	28～35	＜28
血清总胆红素（μmol/L）	＞34.2	34.2～51.3	＞51.3
凝血酶原时间（秒）	＜4	4～6	＞6
肝性脑病（级）	0	Ⅰ/Ⅱ	Ⅲ/Ⅳ
腹水	无	少量/中量	大量

注：5～6 分为 CTPA 级或轻度肝功能不全，7～9 分为 CTPB 级或中度肝功能不全，10～15 分为 CTPC 级或重度肝功能不全。

（2）肝功能不全患者用药原则

1）明确诊断，合理选药。

2）避免或减少使用对肝脏毒性大的药物。

3）注意药物相互作用，特别应避免与肝毒性的药物合用。

4）肝功能不全而肾功能正常的患者，可选用对肝毒性小，并且从肾脏排泄的药物。

5）初始剂量宜小，必要时进行 TDM，做到给药方案个体化。

6）定期监测肝功能，及时调整治疗方案。

（3）肝功能不全患者调整剂量的方法

1）根据生化指标调整剂量：见表 4-3。

2）根据 CTP 评分调整剂量：见表 4-4。

（4）肝病患者慎用的药物：见表 4-5。

（5）肝功能不全者给药方案调整（表 4-5）

1）由肝脏清除，但并无明显毒性反应的药物须谨慎使用，必要时减量给药（对肝脏无毒，正常用）。

2）要经肝或相当药量经肝清除，可致明显毒性反应的药物，这类药在有肝病时尽可能避免使用（对肝脏有毒，避免用）。

3）肝肾两种途径清除的药物在严重肝功能减退时血药浓度升高，加之此类病人常伴功能性肾功能不全，可使血药浓度更明显升高，故须减量应用（肝肾都不好，减量用）。

4）要经肾排泄的药物在肝功能障碍时，一般无须调整剂量。但这类药物中的肾毒性明显的药物，在用于严重肝功能减退者时，仍需谨慎或减量，以防肝肾综合征的发生（不经肝排泄，正常用）。

表 4-3　肝功能不全时基于生化检验结果进行剂量调整方法及部分药物

药物名称	剂量调整方法	药动学信息
尼美舒利	出现黄疸或 ALT 或 AST＞3ULN：停药	PB：99%，经肝代谢
胺苯吖啶	BIL＞34μmol/L：剂量减半	PB：97%，经葡萄糖酸苷结合反应代谢
比卡鲁胺	ALT 或 AST＞3ULN：禁用	PB：98%，经 CYP 酶代谢和葡萄糖酸苷结合反应代谢
柔红霉素	BIL 为 25～50μmol/L：剂量减半 BIL＞50μmol/L：剂量减半	主要经肝代谢，经胆汁（约 40%）和尿排泄
多西他赛	ALT 或 AST＞1.5ULN 或 ALP＞2.5ULN：剂量减 25%；ALT 或 AST＞3.5ULN 或 ALP＞6ULN：禁用	PB：95%，经 CYPA4 代谢，肝功能不全时清除率下降
来氟米特	ALT 升高为正常值的 2～3 倍：剂量减半如果继续升高或仍维持在 80～120U/L：停药	PB：99.3%，经肝代谢
去甲氧基柔红霉素	BIL 为 20～34μmol/L：剂量减半 BIL＞34μmol/L：禁用	PB：96%，有肝毒性
伊马替尼	ALT 或 AST＞5ULN 或 BIL＞3ULN：停药	PB：95%，经 CYP3A 代谢

续表

药物名称	剂量调整方法	药动学信息
长春碱	BIL＞51.3μmol/L：剂量减半	PB：高，主要经肝 CYP3A4 代谢为活性代谢产物
长春新碱	BIL＞51.3μmol/L：剂量减半	PB：高，经肝代谢，主要经胆汁排泄
伊立替康	BIL＞3ULN：禁用	PB：30%～68%，11%～25%，经肝代谢，25%经肾和胆汁排泄

表 4-4 根据 CTP 评分调整剂量的药物

药物	推荐剂量		
	CTP 评分 5～6 分	CTP 评分 7～9 分	CTP 评分 10～12 分
阿巴卡韦	NA	200mg bid	不建议使用
氨普那韦	450mg q12h	300mg q12h	
阿那格雷	NA	起始剂量 0.5mg/d	尚无资料，慎用
阿扎那韦	NA	每日 300mg	不建议使用
托莫西汀	NA	剂量减半	剂量减至 1/4
卡泊芬净	NA	念珠菌感染 35mg/d；侵袭性曲菌病：负荷剂量 70mg，维持剂量 50mg/d，	不建议使用
达非那新	NA	每日剂量不超过 7.5mg	不建议使用
埃索美拉唑	NA	NA	最大剂量 20mg/d
艾司佐匹克隆	NA	NA	起始剂量 1mg
呋山那韦	NA	700mg bid	不建议使用
加兰他敏	NA	不超过 16mg/d	不建议使用
来曲唑	NA	NA	2.5mg 隔日 1 次
氧氟沙星	NA	NA	最大剂量 400mg/d
昂丹司琼	NA	NA	不超过 8mg/d
毛果芸香碱	NA	起始剂量 5mg bid，如耐受可增加剂量	不建议使用
金刚乙胺	NA	NA	100mg/d
西地那非	NA	起始剂量 25mg	不建议使用
西罗莫司	减至正常剂量的 2/3	减至正常剂量的 2/3	减至正常剂量的 2/3
替加环素	NA		负荷剂量 100mg，维持剂量 25mg q12h
伐地那非	NA	起始剂量 5mg bid，最大剂量 10mg/次	不建议使用
文拉法辛	NA	剂量减半	减量至少 50%
伏立康唑	起始剂量为正常维持剂量的 1/2	维持剂量减少 1/2	不建议使用

表 4-5 肝病患者慎用的药物

损害类别	影响药物
代谢性肝损伤	异烟肼、氧丙嗪、三环类抗抑郁药，抗癫痫药、抗菌药、抗风湿药、抗甲状腺药、免疫抑制剂、口服避孕药、甲睾酮和其他蛋白同化激素、巴比妥类、甲基多巴等
急性实质性肝损伤	
剂量依赖性肝细胞坏死	对乙酰氨基酚、非甾体抗炎药
非剂量依赖性肝细胞坏死	异烟肼、对氨基水杨酸、氟烷、三环类抗抑郁药、单胺氧化酶抑制剂、抗癫痫药、肌松药、青霉素衍生物、抗真菌药、利尿药、美托洛尔、钙通道阻滞剂、奎尼丁、鹅去氧胆酸、可卡因

续表

损害类别	影响药物
药物引起的脂肪肝	
胆汁淤积性损害为主	异烟肼、甲氨蝶呤、苯妥英钠、丙戊酸钠、巴比妥、糖皮质激素、四环素、水杨酸类、环孢菌素、博沙坦、格列苯脲等
肝肉芽肿浸润	异烟肼、青霉素衍生物、磺胺药、抗癫痫药、阿司匹林、金盐、别嘌醇、保泰松、雷尼替丁、氯磺丙脲、氯丙嗪、奎尼丁、地尔硫（䓬）、丙吡胺、肼屈嗪等
慢性实质性肝损伤	
活动性慢性肝炎	甲基多巴、呋喃妥因、异烟肼、对乙酰氨基酚
慢性胆汁淤积	氯丙嗪、丙咪嗪、甲苯磺丁脲、红霉素、噻苯达唑、丙戊酸、非诺洛芬
肝纤维化和肝硬化	甲氨蝶呤、烟酸、维生素 A
肝磷脂和酒精肝炎样	环乙哌啶、胺碘酮
药物引起的胆管病变	
硬化性胆管炎	氟尿嘧啶
药物引起的肝血管病变	
布加综合征	口服避孕药、达卡巴嗪
静脉栓塞性疾病	硫唑嘌呤、噻苯达唑、硫鸟嘌呤、环磷酰胺、环孢素、多柔比星、丝裂霉素、卡莫司汀、雌激素、半胱氨酸
肝窦状隙损害，包括扩张、肝紫癜、周边窦状隙纤维化、非硬化性门脉高压、小节再生性增生、肝动脉和门静脉血栓	硫唑嘌呤、口服避孕药、雄激素、蛋白同化类固醇、维生素 A、甲氨蝶呤、巯嘌呤等
肝脏肿瘤	
良性肿瘤	口服避孕药、雄激素和蛋白同化激素
病灶性小节增生	口服避孕药
肝细胞癌	口服避孕药、雄激素和蛋白同化激素

【真 题 再 现】

A. 对乙酰氨基酚　B. 氯苯那敏
C. 伪麻黄碱　D. 布洛芬
E. 氨溴索

1. 服药期间饮酒，最容易出现肝损伤的药物是（2016 年，B 型题，72 题）

答案： 1. A

解析： 对乙酰氨基酚在肝脏的首过效应明显。酒中的乙醇成分，为肝药酶诱导剂，可以使对乙酰氨基酚生物利用度增加，产生肝损伤。

2. 严重肝功能不全患者应避免选用的抗菌药物有（2016 年，X 型题，116 题）

A. 米诺环素　B. 头孢唑林
C. 阿奇霉素　D. 庆大霉素
E. 头孢他定

答案： 2. ACD

解析： 严重肝功能不全患者应避免选用的抗菌药物有米诺环素、阿奇霉素、庆大霉素

【强 化 练 习】

最佳选择题

1. 以下有关肝功能不全病人用药的叙述中，不正确的是

A. 明确诊断，合理选药
B. 静脉给药可不调整剂量
C. 定期检查肝功能，及时调整治疗方案
D. 避免或减少使用或合用对肝脏毒性大的药物
E. 肝功能不全而肾功能正常者可选用对肝毒性小且从肾脏排泄的药物

2. 严重肝功能减退病人常伴功能性肾功能不全，以致使“经肝肾两种途径清除”的药物的血药浓度很高，因此用药原则是

A. 必须减量应用
B. 尽可能避免使用
C. 一般无须调整剂量
D. 须谨慎使用，必要时减量给药
E. 需谨慎或减量，以防肝肾综合征的发生
3. 依据 CTP 评分，肝功能不全 B 级病人用药剂量为正常患者剂量的
A. 50%维持剂量　B. 40%维持剂量
C. 30%维持剂量　D. 25%维持剂量
E. 20%维持剂量
4. 依据 CTP 评分，肝功能不全 A 级病人用药剂量为正常患者剂量的
A. 80%维持剂量　B. 70%维持剂量
C. 60%维持剂量　D. 50%维持剂量
E. 40%维持剂量
5. 以下药物中，肝病患者应该慎用的是
A. 谷氨酸　B. 泛酸钙　C. 氯丙嗪
D. 甘草酸二铵　E. 门冬氨酸钾镁

多项选择题

1. 以下药物中，可能导致剂量依赖性肝细胞坏死的药物是
A. 抗癫痫药　B. 钙通道阻滞剂
C. 非甾体抗炎药　D. 三环类抗抑郁药
E. 对乙酰氨基酚
2. 以下药物中，可能导致非剂量依赖性肝细胞坏死的药物是
A. 异烟肼　B. 利尿药　C. 抗真菌药
D. 对氨基水杨酸　E. 对乙酰氨基酚
3. 肝功能不全患者慎用的“蛋白结合率局”的药物有
A. 呋塞米　B. 保泰松　C. 利多卡因
D. 维拉帕米　E. 苯妥英钠
4. 肝功能不全患者慎用的“肝首过消除明显”的药物有
A. 吗啡　B. 哌唑嗪　C. 氯丙嗪
D. 利多卡因　E. 硝酸甘油
5. 服用经肝或相当药量经肝清除的药物，肝功能减退时清除或代谢物形成减少、可导致明显毒性的药物，应该尽可能避免使用。例如
A. 锂盐　B. 氟康唑　C. 西拉普利
D. 氧氟沙星　E. 头孢匹胺

答案：

最佳选择题　1. B　2. A　3. D　4. D　5. C
多项选择题　1. CE　2. ABCD　3. ABCDE　4. ABCDE　5. ABCDE

考点四　肾功能不全患者用药

1. 肾功能不全时药动学和药效学特点

（1）肾功能不全时药动学特点

1）吸收：肾功能不全影响药物吸收。如维生素 D 羟化不足，可导致肠道吸收减少。慢性尿毒症患者常伴有胃肠功能紊乱，如腹泻、呕吐，这些均减少药物的吸收。

2）分布

A. 从药物蛋白结合率和表观分布容积分别看，导致药物浓度变化情况不一样。

B. 从表观分布容积看：一般情况下表观分布容积增加，消除加快，作用减弱；地高辛例外，表观分布容积减少，作用增强。（表观分布容积：药物在体内分布达到动态平衡时，体内药量与血药浓度的比值。血药浓度越高，表观分布容积越小）。

C. 从药物蛋白结合率来看：酸性药物（苯妥英钠、呋塞米）血浆蛋白结合率下降，游离药物浓度增高，作用增强，毒性增加；碱性药物血浆蛋白结合率不变（普奈洛尔、筒箭毒碱），或降低（地西泮、吗啡）。

3）代谢：由于肾功能受损，药物的代谢也可能发生改变。肾脏疾病时，经肾脏代谢的药物生物转化障碍。如尿毒症患者维生素 D_3 的第二次羟化障碍。

4）排泄

A. 一般规律：排泄减慢、作用增强、毒性增强（同肝功能不全）。

B. 易致毒性反应的典型实例：普鲁卡因胺、美托洛尔、抗生素。

C. 也有例外，排泄较正常人快的药物：苯妥英钠、苯巴比妥、普萘洛尔。抗生素自肾脏排出及血浆半衰期、少尿期血浆半衰期变化见表 4-6。

（2）机体对药物的敏感性：尿毒症患者常伴有电解质及酸碱平衡紊乱，从而影响机体对药物的敏感性。如低血钾，可降低心脏传导性，因而增加洋地黄类、奎尼丁、普鲁卡因胺等药

表 4-6 抗生素类药物肾排泄及血浆半衰期变化情况

药名	肾排泄率	正常血浆半衰期（h）	少尿血浆半衰期（h）
青霉素	53%～85%	0.5	2.5～10
苯唑西林	40%	0.5	2
氨苄西林	50%～70%	1～1.5	7～20
美洛西林	42%～58%	1	24
头孢他定	84%～87%	1.5～2.3	14～30
头孢吡肟	85%	2	13～19
链霉素	36%～80%	2.4～2.7	52～100
庆大霉素	86%～100%	2.5	45
万古霉素	30%～100%	6	9d
红霉素	15%	1.4～2	4.8～5.8

物的传导抑制作用。

2. 肾功能不全患者的给药方案调整

（1）肾功能不全患者用药原则

1）明确诊断，合理选药。

2）避免或减少使用肾毒性大的药物。

3）注意药物相互作用，特别应避免与有肾毒性的药物合用。

4）肾功能不全而肝功能正常者可选用双通道（肝肾）排泄的药物。

5）根据肾功能的情况调整用药剂量和给药间隔时间，必要时进行 TDM，设计个体化给药方案。

（2）肾病患者慎用的药物：

急性肾损害：氨基糖苷类、环孢素、多年菌素 B、两性霉素 B、克林霉素、噻嗪类利尿剂、哌唑嗪、利福平。

肾结石：维生素 D、丙磺舒、甲氨蝶呤、磺胺类、非甾体抗炎药。

（3）肾功能不全者给药方案调整

1）简易法：按肾功能试验结果估计肾功能损害程度调整剂量。其中内生肌酐清除率反映肾功能最具参考价值，血肌酐其次，血尿素氮影响因素较多。肾功能轻度、中度和重度损害时，抗菌药物每日剂量分别减低至正常剂量的 2/3～1/2，1/2～1/5，1/5～1/10。（▲评价肾功能，调整剂量：内生肌酐清除率＞血肌酐＞尿素氮）。

2）根据内生肌酐清除率调整用药方案，该法较准确。

3）其他：可按药物说明书上介绍的各种图、表、公式调整用药剂量与给药间期。

4）个体化给药：使用治疗窗窄的药物有条件的应进行血药浓度监测，使峰浓度与谷浓度控制在有效而安全的范围（详见个体化给药一节）。

3. 透析患者用药主要事项

（1）透析对药物清除的影响及剂量调整：血透患者临床用药要严格按医嘱用药要尽量减少使用药物种类，并且使用能够达到药效的最低剂量及保证药效的给药时间。

（2）通过血液或腹膜透析清除的药物。

（3）透析患者用药注意事项

1）透析患者常用药物（7 类）

磷结合剂：健康的肾脏可以清除额外的磷，并将其从尿液排出。但是，磷不能通过透析充分地被清除，因而蓄积于血液中，出现高磷血症。长期的高磷血症还会导致心脏、血管的钙化，易出现心力衰竭、心律失常等并发症。

维生素 D：肾脏功能发生衰竭时，就会缺乏活性形式的维生素 D。部分透析患者需要服用活性维生素 D，以补充维生素 D。应在晚上睡前服药。目前临床常用的药物是骨化三醇和阿法骨化醇。

人促红素（EPO）：肾衰竭时肾脏不能产生足够的 EPO，易发生贫血，贫血会使患者感到疲乏，体能降低。长期贫血会加重心脏负担，影响心脏功能。许多透析患者皮下或静脉注射使用 EPO 以提高身体中红细胞量。

铁剂：铁剂帮助身体合成红细胞。不要在服用钙剂的同时服用铁剂，因为它们可互相络合而不能发挥药效，也不要在服药的同时饮用茶水，这样会降低药效。宜在两餐中间服用铁剂。

维生素 B 和维生素 C：腹膜透析患者容易从透析液中丢失水溶性维生素如维生素 B_1、维生素 B_6 和维生素 C。每日补充维生素 C 0.1g，维生素 B_1 和维生素 B_6 各 10mg。

缓泻药：透析过程中由于饮食及服用药物的缘故，有时难以保持正常的肠道运动而易形成便秘。便秘容易增加腹腔感染的机会，导致腹膜炎的发生；便秘还容易造成腹膜透析液引流不畅。可通过增加食物中纤维素的含量来通便。如果单纯食疗不能解决便秘问题，可使用适当的缓泻药，如开塞露、乳果糖等。

非甾体抗炎药：透析患者有时可出现骨关节 的疼痛或头痛。可以服用非甾体抗炎药来缓解疼痛，如对乙酰氨基酚。除非有医嘱，否则避免服用阿司匹林，因为阿司匹林可以干扰凝血功能，还会刺激胃黏膜。

2）许多透析患者因特殊需要而使用的其他药物

胰岛素：许多糖尿病患者使用药物胰岛素，以降低血糖水平。糖尿病患者每天皮下注射胰岛素。糖尿病腹膜透析患者也可以在灌液前将胰岛素注入透析液袋内，使胰岛素随透析液从腹腔吸收入血从而降低血糖。

肝素：纤维蛋白有时可阻塞导管而造成透析液排出困难。使用肝素可减少排出液中的纤维蛋白。进入透析液的肝素会停留在透析液中，不会进入身体。

抗高血压药：水负荷过多是肾衰竭患者高血压的一个主要原因，很多腹膜透析患者随着充分透析和水负荷的纠正，甚至不需要再服用抗高血压药。抗高血压药需要逐渐减量，防止低血压的发生。

抗生素：抗生素用于治疗感染。如果患有腹膜炎或创口感染，医师常会用抗生素来治疗感染。可以用口服抗生素或将抗生素注射液注入透析液中。

【真 题 再 现】

下列关于肾功能不全患者给药方案调整方法，错误的是（2016 年，A 型题，13 题）

A. 肾功能不全者首选肝胆代谢和排泄的药物

B. 肾功能不全而肝功能正常者，可选用双通道（肝肾）消除的药物

C. 肾功能不全又必须使用明显肾毒性的药物时，可以延长给药间隔或减少给药剂量

D. 肾功能不全又必须使用明显肾毒性的药物时，可以同时服用碳酸氢钠来碱化尿液，以促进药物排泄，防止药源性疾病

E. 使用治疗窗窄的药物，应进行血药浓度监测，设计个体化给药方案

答案：D

解析：肾功能不全又必须使用明显肾毒性的药物时，应按照肾功能损害程度严格调整剂量，有条件的可进行血药浓度监测，实行个体化给药。

【强 化 练 习】

最佳选择题

1. 严重肝功能减退病人常伴功能性肾功能不全，以致使“经肝肾两种途径清除”的药物的血药浓度很高，因此用药原则是

A. 必须减量应用　B. 尽可能避免使用

C. 一般无须调整剂量

D. 须谨慎使用，必要时减量给药

E. 需谨慎或减量，以防肝肾综合征的发生

2. 以下有关肾功能不全病人用药原则的叙述中，不正确的是

A. 明确诊断、合理选药

B. 选用主要经肝代谢的药物

C. 进行 TDM，设计个体化方案

D. 避免或减少使用对肾毒性大的药物

E. 依据肾功能调整用药剂量和间隔时间

3. 主要经肾脏排泄、一般不会在老年人体内蓄积的药物是

A. 地高辛　B. 别嘌醇

C. 青霉素　D. 万古霉素

E. 氨基糖苷类

配伍选择题

（1～4）

A. 有助于合成红细胞

B. 腹膜透析容易丢失水溶性维生素

C. 透析患者会出现骨和关节疼痛或头痛

D. 肾脏功能发生衰竭时缺乏活性形式的维生素D

E. 磷不能被透析清除而蓄积，长期高磷血症出现心力衰竭、心律失常并发症

1. 给予铁剂的依据是
2. 给予磷结合剂的依据是
3. 给予维生素 B/C 的依据是
4. 给予非甾体解热镇痛药的依据是

（5～7）

A. 3/4～3/5　B. 2/3～1/2　C. 1/2～1/5

D. 1/5～1/7　E. 1/5～1/10

5. 肾功能轻度损害时，抗菌药减低至正常剂量的
6. 肾功能中度损害时，抗菌药减低至正常剂量的
7. 肾功能重度损害时，抗菌药减低至正常剂量的

多项选择题

1. 与药源性肾脏疾病相关的药物有

A. 顺铂　B. 新霉素

C. 阿昔洛韦　D. 马兜铃酸

E. 去甲肾上腺素

2. 以下有关肾功能不全患者用药原则的叙述中，正确的是

A. 明确诊断，合理选药

B. 避免或减少使用肾毒性大的药物

C. 设计个体化给药方案，必要时进行 TDM

D. 注意药物相互作用，特别应避免有肝毒性的药物合用

E. 肾功能不全而肝功能正常的病人可选用双通道（肝肾）排泄的药物

3. 以下病症中，腹膜透析的适应证是

A. 急性肾衰　B. 慢性肾衰

C. 高钙血症　D. 高尿酸血症

E. 急性药物或毒物中毒

答案：

最佳选择题　1. A　2. B　3. C

配伍选择题　1. A　2. E　3. B　4. C　5. B　6. C　7. E

多项选择题　1. ABCDE　2. ABCE　3. ABE

考点五　驾驶员用药

1. 驾驶员应慎用的药物

（1）可引起驾驶员嗜睡的药物

1）抗感冒药组方有解热药、鼻黏膜血管收缩药或抗过敏药，后两者可缓解鼻塞、打喷嚏、流鼻涕和流泪等症状，但服药后易使人嗜睡。

2）抗过敏药可拮抗致敏物组胺，同时也抑制大脑的中枢神经，引起镇静，服后表现为神志低沉、嗜睡其强度因个人的敏感性、品种和剂量而异。

3）镇静催眠药所有的镇静催眠药对中枢神经都有抑制作用，可诱导睡眠。

4）抗偏头痛药苯噻啶服后可有嗜睡和疲乏。

5）质子泵抑制剂奥美拉唑、兰索拉唑、泮托拉唑服后偶见有疲乏、嗜睡的反应。

（2）可使驾驶员出现眩晕或幻觉的药物

1）镇咳药右美沙芬、那可丁可引起嗜睡、眩晕；喷托维林（咳必清）于服后 1min 可出现头晕、眼花、全身麻木，并持续 4～6h。

2）解热镇痛药双氯芬酸服后可出现腹痛、呕吐、眩晕，发生率约 1%，极个别人可出现感觉或视觉障碍、耳鸣。

3）抗病毒药金刚烷胺可刺激大脑与精神有关的多巴胺受体，服后有幻觉、精神错乱、眩晕、嗜睡、视力模糊。

4）抗血小板药双嘧达莫服后约 25%的人出现头痛、眩晕≥周围血管扩张药氟桂利嗪常使人有抑郁感、嗜睡、四肢无力、倦怠或眩晕。

（3）可使驾驶员视物模糊或辨色困难的药物

1）解热镇痛药布洛芬服后偶见有头晕、头昏、头痛，少数人可出现视力降低和辨色困难；另吲哚美辛可出现视力模糊、耳鸣、色视。

2）解除胃肠痉挛药东莨菪碱可扩大瞳孔，持续 3～5 天，出现视物不清；阿托品可使睫状肌调节麻痹，导致驾驶员视近物不清或模糊，约持续 1 周。

3）扩张血管药二氢麦角碱除偶发呕吐、头痛外，还使视力模糊而看不清路况。

4）抗心绞痛药硝酸甘油服后可出现视力模糊。

5）抗癫痫药卡马西平、苯妥英钠、丙戊酸钠在发挥抗癫痫病作用的同时，可引起视力模糊、复视或眩晕，使驾驶员看路面或视物出现重影。抗精神病药利培酮服后偶见头晕、视力模糊、注意力下降等反应。

（4）可使驾驶员出现定向力障碍的药物

1）镇痛药哌替啶注射后偶致定向力障碍、幻觉。

2）抑酸药雷尼替丁、西咪替丁、法莫替丁可减少胃酸的分泌，但能引起幻觉、定向力障碍。

3）避孕药长期服用可使视网膜血管发生异常，出现复视、对光敏感、疲乏、精神紧张，并使定向能力发生障碍，左右不分。

（5）可导致驾驶员多尿或多汗的药物

1）利尿药阿米洛利及复方制剂服后尿液排出过多，出现口渴、头晕、视力改变。

2）抗高血压药利血平氨苯蝶啶片（北京降压 0 号）服后使尿量增多，尿意频繁，影响驾驶；吲达帕胺服后 3h 产生利尿作用，4h 后作用最强，出现多尿、多汗或尿频。哌唑嗪服后出现尿频、尿急。

2. 防范措施

（1）开车前 4h 慎用，或服后 6h 再开车。

（2）注意复方制剂中有无对驾驶能力有影响的成分。

（3）对易产生嗜睡的药物，服用的最佳时间为睡前半小时。

（4）改用替代药，如过敏时尽量选用对中枢神经抑制作用小的抗过敏药如咪唑斯汀、氯雷他定、地洛他定。感冒时选用不含镇静药和抗过敏药的日片。

（5）如患糖尿病，在注射胰岛素和服用降糖药后稍事休息，如血糖过低或头晕、眼花、手颤，可进食少量食物或巧克力、水果糖。

（6）千万不要饮酒或含酒精饮料，乙醇是一种中枢神经抑制剂，可增强催眠药、镇静药、抗精神病药的毒性。

（7）注意药品的通用名和商品名，有时同一药品有不同的商品名，医师和药师要注意辨认，并向患者交代清楚。不要重复使用。

【真 题 再 现】

A. 对乙酰氨基酚　B. 氯苯那敏
C. 伪麻黄碱　D. 布洛芬　E. 氨溴索

从事驾车、高空作业的患者不宜服用的药物是（2016 年，B 型题，71 题）

答案：B

解析：抗过敏药可拮抗致敏物组胺，同时也抑制大脑的中枢神经，引起镇静，服后表现为神志低沉、嗜睡。

【强化练习】

最佳选择题

1. 下列药物中，驾驶员服用后可能出现定向力障碍的是
A. 哌替啶　B. 氟桂利嗪　C. 双氯芬酸
D. 金刚烷胺　E. 双嘧达莫

2. 下列药物中，驾驶员服用后可能出现嗜睡的是
A. 布洛芬　B. 奥美拉唑
C. 双氯芬酸　D. 雷尼替丁
E. 二氢麦角碱

3. 驾驶员患过敏疾患时可选用的药物是
A. 氯雷他定　B. 苯海拉明
C. 异丙嗪　D. 氯苯那敏
E. 赛庚啶

4. 一些药物的副作用是嗜睡、眩晕、视力模糊或定向力障碍等；为安全起见驾驶员应该
A. 开车前 2 小时服用
B. 开车前 2 小时慎用
C. 开车前 4 小时服用
D. 开车前 4 小时慎用
E. 开车前 6 小时勿用

配伍选择题

（1～2）

A. 阿托品　B. 西咪替丁　C. 氨苯蝶啶

D. 苯噻啶　E. 右美沙芬

1. 可使驾驶员视物模糊或辨色困难的药物是

2. 可引起驾驶员定向力障碍的药物是

（3～4）

A. 东莨菪碱　B. 氯苯那敏　C. 阿米洛利

D. 阿司匹林　E. 亚叶酸钙

3. 可致驾驶员嗜睡、神志低沉的是

4. 可致驾驶员排尿增多、视力改变的是

多项选择题

以下所列药物中，可能导致驾驶员定向力障碍的药物是

A. 哌替啶　B. 哌唑嗪　C. 雷尼替丁

D. 吲达帕胺　E. 阿司匹林

答案：

最佳选择题　1. A　2. B　3. A　4. D

配伍选择题　1. A　2. B　3. B　4. C

多项选择题　AC

【单 元 测 试】

最佳选择题

1. ADR 因果关系评定为“很可能”的依据中，与“肯定”的依据不同的是

A. 有文献资料佐证

B. 用药及反应发生时间顺序合理

C. 排除原患疾病等其他混杂因素影响

D. 停药后反应停止，再次使用反应再现，并明显加重

E. 无重复用药史，基本可排除合并用药导致的可能性

2. 药品不良反应报告原则是

A. 可疑即报　　B. 发现即报

C. 可疑即报，需要待因果关系初步肯定后才作呈报

D. 可疑即报，如果能待因果关系初步肯定后呈报更好

E. 可疑即报，报告者不需要待因果关系肯定后才作呈报

3. 以下药品中，可能导致老年人中枢神经系统高反应性等不良反应的是

A. 地西泮　B. 呋塞米　C. 氨氯地平

D. 氯苯那敏　E. 普萘洛尔

4. 以下引起药源性疾病的事例中，其影响因素主要是“药物相互作用”的是

A. “亮菌甲素”事件的祸首是二甘醇

B. 胶囊壳中色素可引起固定型药疹

C. 阿托品滴眼剂常引起慢性滤泡性结膜炎

D. 与氟西汀同服的华法林的游离型浓度超出安全范围

E. 阿司匹林中的副产物乙酰水杨酰水杨酸和乙酰水杨酸酐能引起哮喘、慢性荨麻疹

5. 羟甲戊二酰辅酶 A 还原酶抑制剂（他汀类）所导致的药源性损害是

A. 肺　B. 肝脏　C. 肾脏

D. 胃肠系统　E. 神经系统

6. 下列药源性疾病中，其诱因主要是“病理因素”的是

A. 灰婴综合征是氯霉素在新生儿体内蓄积所致

B. 假胆碱酯酶遗传性缺陷者应用琥珀胆碱产生呼吸暂停

C. 肝硬化患者应用利多卡因，可引起严重中枢神经系统疾病

D. 月经期服用常规剂量的避孕药和地西泮、药理效应增强

E. 慢乙酰化者服异烟肼半衰期由为 45～110 分钟延长至 2～4.5 小时

7. 下列药源性疾病中，其诱因主要是“遗传因素”的是

A. 口服避孕药致阿米替林清除率下降

B. 灰婴综合征是氯霉素在新生儿体内蓄积所致

C. 假胆碱酯酶遗传性缺陷者应用琥珀胆碱产生呼吸暂停

D. 肝硬化患者应用利多卡因，可引起严重中枢神经系统疾病

E. 肾病患者清除减慢，服用呋喃妥因血药浓度升高，可引起周围神经炎

8. 可能导致局部缺血性结肠炎（药源性胃肠道疾病）的药物是

A. 呋塞米　　B. 利血平

C. 阿洛司琼　　D. 依他尼酸
E. 维生素 D

9. 以下药物中，可能导致癫痫发作（药源性神经系统疾病）的药物是
A. 麻黄碱　B. 碳酸镁　C. 利血平
D. 诺氟沙星　E. 甲氧氯普胺

10. 阿司匹林引起哮喘、慢性荨麻疹等疾患的主要因素是其
A. 药理作用　　B. 药物的使用
C. 药物制剂因素　D. 药动学相互作用
E. 药效学相互作用

11. 以下可能导致锥体外系反应（药源性神经系统疾病）的药物是
A. 茶碱　B. 氯丙嗪　C. 麻黄碱
D. 哌甲酯　E. 可卡因

12. 以下药物中，可能不会导致再生障碍性贫血（药源性血液系统疾病）的药物是
A. 巯嘌呤　　B. 氯霉素
C. 环磷酰胺　　D. 甲氨蝶呤
E. 阿糖胞苷

13. “青霉素致过敏性休克在用药后几秒钟出现。药源性肝炎大约在用药后 1 个月出现”提示必须
A. 确定致病药物　B. 流行病学的调查
C. 追溯用药史；询问用药过敏史和家族史
D. 排除药物以外的因素；必要的实验室检查
E. 确定用药时间、剂量和临床症状发生的关系

14. 2012 年“阿糖胞苷儿科事件”是电子处方将阿糖腺苷（抗病毒药）错误输入音似药品阿糖胞苷（抗肿瘤药）导致严重后果案例；体现了药物警戒的作用包括
A. 发现药品质量问题
B. 药品上市前风险评估
C. 药品上市后风险评估
D. 发现与规避假、劣药流入市场
E. 发现药品使用环节的用药差错

15. 以下药品中，归属妊娠毒性药物 X 级的是
A. 链霉素　B. 甲巯咪唑　C. 更昔洛韦
D. 他汀类降脂药　E. 缬沙坦氨氯地平片

16. 依据 CTP 评分，肝功能不全 C 级病人使用的药物应该是
A. 经肾清除的药物
B. 部分经肝清除的药物
C. 只经静脉滴注途径的药物
D. 经肝肾两种途径清除的药物
E. 经临床试验证实安全性好或药动学不受肝病影响或可进行有效监测的药物

17. “操作失误”酿成用药错误的事例是
A. 工作环境嘈杂　　B. 药品位置凌乱
C. 患者自行中断用药
D. 静脉用药的浓度计算错误
E. 新手值班以及计算机医嘱系统缺陷

18. 以下对 ADR 监测的目的和意义的叙述中，不正确的是
A. 减少 ADR 的危害
B. 促进临床合理用药
C. 促进新药的研制开发
D. 简化或缩短新药临床试验
E. 弥补药品上市前研究的不足

19. 药源性疾病一旦确诊，首要的治疗措施是
A. 对症治疗　　B. 停用致病药物
C. 拮抗致病药物　D. 调整治疗方案
E. 排除体内残留的致病药物

20. 下列药品中，分布容积随年龄增长而增加，容易导致老年人中毒的是
A. 巴比妥　B. 地西泮　C. 碳酸钙
D. 维生素 C　E. 水杨酸钠

21. 用药后不会出现畸形胎儿的时间是在受精后
A. 10 天之后　B. 15 天之内　C. 15 天之后
D. 20 天之内　　E. 28 天之内

22. 医疗机构对确定“药品召回”的药品的处置方式是
A. 就地封存　B. 就地销毁　C. 暂停调配
D. 退回批发企业　E. 统一退回药库

23. 以下 ADR 因果关系评定为“肯定”的依据中，不正确的是
A. 有文献资料佐证　　B. 停药后反应停止
C. 用药及反应发生时间顺序合理
D. 原患多种疾病混杂因素可能干扰
E. 再次使用反应再现，并明显加重

24. 为避免引起新生儿循环障碍和灰婴综合征，孕妇分娩前应禁用的抗生素是
A. 青霉素　B. 红霉素　C. 氯霉素

D. 阿奇霉素　E. 头孢菌素

25. 长期高磷血症会导致心脏、血管钙化，腹膜透析者必须在进食的同时服用的药物是

A. 铁剂　B. 磷化物　C. 磷结合剂

D. 钙结合剂　E. 磷软化剂

26. 服用抗过敏药治疗过敏性疾病后不宜驾车的主要原因是

A. 可致幻觉、精神错乱、眩晕

B. 可致头晕、眼花、全身麻木

C. 引起定向力障碍　D. 可致视力模糊

E. 引起嗜睡

27. 对防范用药错误的策略而言，个人观认为发生用药错误的原因主要是

A. 环境缺陷　B. 人员短缺

C. 人的行为失常　D. 工作流程不规范

E. 专业技术指导不足

28. 以下药品中，可能导致老年人中枢神经系统高反应性等不良反应的是

A. 地西泮　B. 呋塞米　C. 氨氯地平

D. 氯苯那敏　E. 普萘洛尔

29. 血管扩张剂、α-受体阻滞剂、抗抑郁药等可能会诱发或加重的反应是

A. 对异丙肾上腺素的敏感性降低

B. β 受体阻滞剂普萘洛尔等减慢心率的作用亦钝化

C. 肝脏合成凝血因子能力下降，对肝素及华法林非常敏感

D. 心血管系统与维持水电解质平衡的内环境稳定功能减弱，易发生体位性低血压

E. 对镇静催眠药、镇痛药、抗精神病药、抗抑郁药等中枢神经系统药的敏感性增高

30. 有些骨架不被吸收，服用后排出（酷似完整药片）

A. 粉剂　B. 糖浆剂　C. 胶囊剂

D. 包衣片　E. 缓控释片（胶囊）

配伍选择题

（1～3）

A. 女性生殖系统发育迟缓

B. 中枢神经系统发育迟缓

C. 几乎见不到药物的致畸作用

D. 可产生形态或功能的异常而造成畸形

E. 叶酸拮抗剂可导致颅面部畸形、腭裂等

1. 妊娠 3～5 周

2. 受精后半个月以内

3. 受精后 3 周至 3 个月（12 周末之前）

（4～7）

A. 必须减量应用　B. 尽可能避免使用

C. 一般无须调整剂量

D. 须谨慎使用，必要时减量给药

E. 需谨慎或减量，以防肝肾综合征的发生

4. 经肾排泄的药物

5. 由肝脏清除，但并无明显毒性反应的药物

6. 经肾排泄、肾毒性明显的药物用于严重肝功能减退者时

7. 肝肾两种途径清除的药物在严重肝功能减退时血药浓度升高

（8～9）

A. 经肝肠循环消除的药物

B. 肾毒性小、经肝代谢的药物

C. 肝毒性小、经肾代谢的药物

D. 经肝肾双途径消除的药物

E. 经首过作用消除的药物

8. 肝功能不全患者宜选用的药物是

9. 肾功能不全患者宜选用的药物是

（10～13）

A. 肾血流量减少　B. 肾小球滤过减少

C. 肾小管分泌减少　D. 肾小管重吸收减少

E. 肾小管重吸收增加

10. 弱酸性药物排出减少

11. 弱酸性药物离子化减少

12. 心衰患者用药经肾排泄减少

13. 氨基糖苷类抗生素排泄减慢

（14～17）

A. 药物排泄　B. 药物代谢　C. 药物分布

D. 药物吸收　E. 药物中毒

14. 体液占体重 75%～80%，水溶性药物血中峰浓度较高，即

15. 主要药物代谢酶系活性接近成人，对多数药物具有足够的代谢能力，即

16. 皮下脂肪薄，局部循环差，致使皮下和肌内注射给药的吸收不规则，即

17. 肾小管对钠、氨基酸、葡萄糖等再吸收能力强，使用利尿剂等较易出现酸碱失衡，即

（18～20）
A. 结晶沉积　　B. 前列腺素合成障碍
C. 肾小球滤过率下降
D. 不可逆性肾小管坏死
E. 肾血管痉挛而致急性肾衰竭
18. 妥布霉素可导致
19. 阿司匹林可导致
20. 去甲肾上腺素可导致
（21～24）
A. 咖啡因　B. 伪麻黄碱　C. 糖皮质激素
D. 重组人促红素　E. 氯化钠注射液
21. 兴奋交感神经
22. 收缩血管平滑肌
23. 促进肾小管对钠的重吸收
24. 血黏度增加、血容量增多肾性水钠潴
（25～28）
A. 组织吸收有自限性
B. 药物生物转化障碍
C. 经肾排泄的药物消除减慢
D. 血浆蛋白含量下降，酸性代谢产物蓄积
E. 药物的氧化反应加速，还原和水解反应减慢
25. 机体钙吸收减少的机制是
26. 尿毒症患者维生素 D_3 效果差的机制是
27. 苯妥英钠、呋塞米蛋白结合率下降的机制是
28. 苯妥英钠、苯巴比妥和普萘洛尔的排泄均较正常人快的机制是
（29～32）
A. 肾小管坏死　　B. 肾间质纤维化
C. 前列腺素合成障碍
D. 阻塞肾小管、肾小球
E. 非少尿型急性肾衰竭、低钾血症和低镁血症
29. 新霉素导致
30. 阿昔洛韦可导致
31. 马兜铃酸可导致
32. 大剂量或连续使用顺铂导致

综合分析题

（1～4）

药源性疾病是由药物诱发的疾病，是指在预防、诊断、治疗或调节生理功能过程中出现与用药有关的人体功能异常或组织损伤所引起的一系列临床症状。引起药源性疾病的因素主要有患者因素、药物因素。

1. "输液中颗粒物引起肺部异物肉芽肿"的主要致病因素是
A. 药理作用　　B. 药物的使用
C. 药物制剂因素　D. 药动学相互作用
E. 药效学相互作用
2. 庆大霉素的神经肌肉阻滞作用与其血药浓度有关；直接静脉注射庆大霉素，则易引起呼吸抑制。此种致病因素属于
A. 药理作用　　B. 药物的使用
C. 药物制剂因素　D. 药动学相互作用
E. 药效学相互作用
3. 下列药源性疾病中，其诱因主要是"性别因素"的是
A. 口服避孕药致阿米替林清除率下降
B. 服用阿司匹林出现哮喘、慢性荨麻疹等
C. 氯霉素在新生儿体内蓄积呈现灰婴综合征
D. 肾病患者服用呋喃妥因可引起周围神经炎
E. 老年人应用普萘洛尔可诱发头痛、低血压等
4. 下列药源性疾病中，其诱因主要是"病理因素"的是
A. 慢乙酰化者服异烟肼半衰期延长至 2～4.5h
B. 假胆碱酯酶遗传性缺陷者应用琥珀胆碱出现呼吸暂停
C. 肝硬化患者应用利多卡因，可引起严重中枢神经系统疾病
D. 月经期服用常规剂量的避孕药和地西泮、药理效应增强
E. 羟化酶缺乏者服用一半剂量的苯妥英钠可能引起神经毒性

（5～8）

常见药源性疾病有药源性胃肠道疾病、肝脏疾病、肾脏疾病、血液疾病、神经系疾病、高血压病。

5. 异烟肼与利福平所导致的药源性损害是
A. 肺　　B. 肝脏　　C. 肾脏
D. 胃肠系统　E. 神经系统
6. 可能引起肠蠕动减慢、甚至肠麻痹（药源性胃肠道疾病）的药物是
A. 呋塞米　　B. 利血平　　C. 阿洛司琼

D. 阿米替林 E. 维生素 D

7. 可能导致锥体外系反应（药源性神经系统疾病）的药物是

A. 茶碱 B. 可卡因 C. 麻黄碱

D. 哌甲酯 E. 甲基多巴

8. 以下氨基糖苷类抗生素中，肾毒性最大的药物是

A. 新霉素 B. 链霉素 C. 妥布霉素

D. 奈替米星 E. 庆大霉素

（9～12）

妊娠早期是胚胎器官和脏器的分化时期，最易受外来药物的影响引起胎儿畸形。胎儿形成期，器官形成过程已经大体完成并继续发育，某些药物可导致胎儿发育异常。

9. 妊娠早期用药须谨慎，因为药物致畸的高敏感期是

A. 妊娠 1～2 周 B. 妊娠 1～3 周

C. 妊娠 3～4 周 D. 妊娠 3～5 周

E. 妊娠 4～6 周

10. 妊娠期应用四环素，可使婴儿牙齿黄染、牙釉质发育不全，尤其是在

A. 妊娠 1～2 个月 B. 妊娠 1～3 个月

C. 妊娠 3～4 个月 D. 妊娠 3～5 个月

E. 妊娠 5 个月后

11. 妊娠妇女不宜选用的抗菌药物是

A. 青霉素 B. 头孢菌素

C. 碳青霉烯类 D. 氟喹诺酮类

E. β-内酰胺酶抑制剂/β-内酰胺类抗生素

12. 妊娠后期用药，导致胎儿严重出血，甚至死胎的药物是

A. 磺胺药 B. 氯霉素 C. 华法林

D. 四环素 E. 氯苯那敏

（13～16）

美国食品药品监督管理局（FDA）根据药物对胎儿的危害将妊娠用药分为 A、B、C、D、X 五个级别，并要求制药企业应在药品说明书上标明等级。A～X 级致畸系数递增。有些药物有两个不同的危险度等级，一个是常用剂量的等级，另一个是超常剂量等级。

13. 以下药物中，属于妊娠危险性 A 级药物的是

A. 雌二醇 B. 氟康唑 C. 米非司酮

D. 氢甲睾素 E. 枸橼酸钾

14. 下述药物中，属于妊娠危险性 x 级药物的是

A. 青霉素 B. 胰岛素 C. 维生素 C

D. 氢甲睾素 E. 二甲双胍

15. 下列药物中，属于妊娠危险性 B 级药物的是

A. 红霉素 B. 氯化钾

C. 三唑仑 D. 奥美拉唑

E. 复合维生素 B

16. 以下药物中，属于妊娠危险性 D 级药物的是

A. 青霉素 B. 链霉素 C. 氯霉素

D. 红霉素 E. 克林霉素

多项选择题

1. 与药源性肾脏疾病相关的药物有

A. 顺铂 B. 新霉素

C. 阿昔洛韦 D. 马兜铃酸

E. 去甲肾上腺素

2. 以下药物中，可能导致听神经损害（药源性神经系统疾病）的药物是

A. 奎宁 B. 氯喹

C. 碳酸锂 D. 水杨酸类

E. 氨基糖苷类抗生素

3. 下列药物中，可能导致血小板减少症（药源性血液系统疾病）的药物是

A. 巯嘌呤 B. 环磷酰胺

C. 阿糖胞苷 D. 甲氨蝶呤

E. 利福平

4. 下述治疗药源性疾病的措施中，正确的是

A. 停用药物 B. 对症治疗

C. 拮抗致病药物 D. 调整治疗方案

E. 排除体内残留的致病药物

5. 下列药源性疾病中，其诱因主要是“性别因素”的是

A. 口服避孕药致阿米替林清除率下降

B. 灰婴综合征是氯霉素在新生儿体内蓄积所致

C. 月经期服用常规剂量的避孕药和地西泮、药理效应增强

D. 老年人应用普萘洛尔可诱发头痛、眩晕、低血压等不良反应

E. 月经期或妊娠期对泻药和刺激性强的药物敏感，有经血过多、流产或早产的危险

6. 与再生障碍性贫血（药源性血液疾病）相关的药物有

A. 氯喹 B. 氯霉素 C. 卡比马唑

D. 苯妥英钠 E. 维生素 K

7. 下列药源性疾病中，其诱因主要是"遗传因素"的是

A. 灰婴综合征是氯霉素在新生儿体内蓄积所致

B. 假胆碱酯酶遗传性缺陷者应用琥珀.胆碱产生呼吸暂停

C. 羟化酶缺乏者服用一半剂量的苯妥英钠呈现引起神经毒性

D. 老年人应用普萘洛尔可诱发头痛、眩晕、低血压等不良反应

E. 慢乙酰化者服异烟肼半衰期由为 45～110min 延长至 2～4.5h

8. 妊娠后期用药对胎儿的影响有

A. 使用华法林可导致胎儿严重出血

B. 叶酸拮抗剂可导致颅面部畸形、腭裂等

C. 长期服用阿司匹林，可导致胎儿严重出血，甚至死胎

D. 分娩前应用氯霉素可引起新生儿循环障碍和灰婴综合征

E. 临产期使用磺胺药可引起红细胞缺乏 G-6-磷酸脱氢酶者溶血

9. 妊娠期妇女用药原则是

A. 禁止用试验性药物

B. 选用对胎儿危害较小的药物

C. 用药必须有明确的指征和适应证

D. 可用可不用的药物应尽量不用或少用

E. 用药必须注意孕周，严格掌握剂量、持续时间，病情控制后及时停药

10. 以下所列药物中，妊娠妇女应用可能导致死胎的是

A. 华法林钠 B. 对乙酰氨基酚

C. 大剂量苯妥英钠 D. 长期服用阿司匹林

E. 氨基糖苷类抗生素

11. 妊娠期药物通过胎盘的影响因素有

A. 大多数药物被动扩散透过胎盘

B. 扩散速度与胎盘表面积呈正比

C. 扩散速度与胎盘内膜厚度呈反比

D. 药物的转运能力随妊娠月份增长而减弱

E. 脂溶性高、分子量小、离子化程度高的药物容易透过

12. 孕期保健与咨询内容有

A. 建议妊娠妇女在医生的帮助下做正确选择

B. 发现妊娠妇女已服有害药物应建议马上停药

C. 妊娠中毒或感染时，必须积极治疗以防止流产、早产

D. 告诫妊娠妇女不能自行使用药品或随意停止正在服用的药品

E. 提示：药品说明书能够最直接、最方便的提供药品的重要信息

13. 下列抗感染药物中，禁用于哺乳妇女的药物是

A. 链霉素 B. 氧氟沙星 C. 伊曲康唑

D. 氨苄西林 E. 米诺环素

14. 以下药物中，哺乳妇女不应使用的呼吸系统药物是

A. 右美沙芬 B. 喷托维林

C. 厄多司坦 D. 氯哌斯汀

E. 苯丙哌林

15. 以下药物中，哺乳妇女不应使用的神经系统药物是

A. 萘普生 B. 尼美舒利

C. 双氯芬酸钠 D. 对乙酰氨基酚

E. 赖氨酸阿司匹林

16. 肝功能不全患者慎用的"长期用药可蓄积性中毒"的药物有

A. 可待因 B. 依那普利 C. 环磷酰胺

D. 普萘洛尔 E. 阿司匹林

17. 以下药物中，可能导致代谢性肝损伤的是

A. 氯丙嗪 B. 甲基多巴 C. 巴比妥类

D. 口服避孕药 E. 抗甲状腺药

18. 可能导致直接毒性作用和代谢产物所致肝损伤的药物有

A. 异烟肼 B. 利福平 C. 辛伐他汀

D. 吡罗昔康 E. 酮康唑

答案：

最佳选择题 1. E 2. E 3. A 4. D 5. B 6. C

7. C 8. C 9. A 10. C 11. B 12. E 13. E
14. E 15. D 16. E 17. D 18. D 19. B
20. A 21. B 22. E 23. D 24. C 25.C
26. E 27. C 28. A 29. D 30. E
配伍选择题 1. E 2. C 3. D 4. C 5. D 6. E
7. A 8. C 9. B 10. C 11. D 12. A 13. B
14. C 15. B 16. D 17. A 18. C 19. B
20. E 21. A 22. B 23. C 24. D 25. B
26. B 27. D 28. E 29. E 30. D 31. B
32. A
综合分析题 1. C 2. B 3. A 4. C 5. B 6. D
7. E 8. A 9. D 10. E 11. D 12. C 13. E
14. D 15. A 16. B
多项选择题 1. ABCDE 2. ABDE 3. ABCD
4. BCDE 5. ACE 6. ABCD 7. CBE 8. ACDE
9. ABCDE 10. ACD 11. ABCE 12. ABCDE
13. ABCE 14. ABCD 15. ABCDE
16. ABCDE 17. ABCDE 18. ABCDE

第五章　药品的临床评价方法与应用

章 节 概 述

本章节的内容主要为药品的临床评价方法与应用，依据历年的考试分析来看，本章节占用的分值比约为 4 分，占整个科目的 3%的分值比例。

本章只有一个小节，重点考查内容有治疗药物评价、新药临床评价的分期以及循证医学的证据分级。在复习时要重点掌握以上内容。

章节	内容	分值
第一节	药品的临床评价方法与应用	3～4 分
合计		3～4 分

药品的临床评价方法与应用

考点一　治疗药物评价（有效性、安全性、经济学、质量评价）

1. 治疗药物的有效性评价　具体包括了新药临床评价和临床疗效评价两大部分。一个新药按 GCP 管理要求必须经过四期的临床试验，即上市前要经过三期（Ⅰ期、Ⅱ期和Ⅲ期）临床试验；批准上市后还要经过Ⅳ期临床试验，此为狭义的临床再评价阶段。广义的上市后药品临床再评价贯穿在药品的整个生命过程中，是大规模的人群使用后随时都在进行的评价。

（1）新药临床评价的分期：

1）Ⅰ期临床试验：初步的临床药理学及人体安全性评价试验阶段。观察人体对于新药的耐受程度和药动学，为制订给药方案提供依据。试验对象主要为健康志愿者，试验样本数一般为 20～30 例。

2）Ⅱ期临床试验：治疗作用的初步评价阶段。初步评价药物对目标适应证患者的治疗作用和安全性；为III期临床试验研究的设计和给药剂量方案的确定提供依据。试验对象为目标适应证患者，试验样本数多发病不少于 300 例，其中主要病种不少于 100 例，要求多中心即在 3 个及 3 个以上医院进行。

3）Ⅲ期临床试验：新药得到批准试生产后进行的扩大的临床试验阶段。进一步验证药物对目标适应证患者的治疗作用和安全性，评价利益与风险关系，最终为药物注册申请获得批准提供充分的依据。

4）Ⅳ期临床试验：上市后药品临床再评价阶段。试验样本数常见病不少于 2000 例。考察药品在广泛使用条件下的疗效和不良反应；评价药品在普通或特殊人群（包括儿童、妊娠及哺乳期妇女、老年人及肝肾功能不全患者）中使用的利益与风险关系；改进给药剂量等。

此期可以不限定单一用药，考察各种给药方案下的疗效与适应证，观察单一给药和联合给药过程中的不良反应及药物相互作用。

（2）新药四期临床评价的局限性：新药临床评价是按照研发实验设计的要求进行的，受到许多人为因素的限制，不能充分反映临床上可能遇到的多变且复杂的实际问题，因此存在一定的局限性。

1）病例数目少：我国新药审批办法规定Ⅱ期临床试验病例数不少于 300 例，一些发生频率低于 1%的不良反应在此期间很难被发现。

2）观察时间短：上市前临床试验的疗程和观察期一般较短，故一些需要长时间应用才能发生的或停药后迟发的药品不良反应在此期间不能被发现。

3）特殊人群未纳入：基于伦理学要求，研究对象有局限性。Ⅱ期临床试验一般将老年人、妊娠及哺乳期妇女、婴幼儿及 18 岁以下未成年人，以及肝、肾功能不全的人群排除在外，因此药品在特殊人群中使用会遇到的问题在此期间不能被发现。

4）考察不全面：上市前临床试验观测的指标只限于实验设计所规定的内容，因此未被列入规定要求观测考察的一些临床指标在此期间容易被忽视。

5）管理有漏洞：上市前临床试验可能会因管理不善，试验设计（随机、盲法、对照）不严谨，以致引入药物研制单位或研究人员的主观偏倚，可能对药物有效性和安全性评价失实，此虽属非正常现象，但在 GCP 实施不完善的情况下仍有可能发生，应引起注意。

（3）上市后药品临床再评价：由于新药临床评价存在诸多的局限性，因此药品批准上市并不意味着对其评价的结束，只表明该药品具备了在社会范围内使用的条件。而药品在使用过程中，在更广泛的人群、更复杂的用药条件、更长的用药时间、更多样的用药方案以及用药时及停药后的各项临床指标进行监察是上市后临床评价的主要内容，而且这样的评价既包括临床试验完成的“新药”，也包括所有在市场上销售的药品（“老药”）。

上市后再评价主要遵循循证医学的方法：①实用性和对比性；②公正性和科学性。

（4）循证医学与药品再评价：循证医学的核心思想是医疗决策应尽量以客观的研究结果为依据。循证医学的实践既重视个人临床经验又强调采用现有的、最科学的研究依据。循证医学的主要来源是随机对照试验和荟萃分析。大样本、多中心、随机对照的临床试验是评价一种治疗方案的最佳方法，也是该方法有效性和安全性的最可靠的依据。

利用循证的方法充分评价药物在广泛人群中使用的安全性、有效性、长期使用效果、新的适应证及在临床实践中存在的可影响疗效的多种因素等，以促进临床合理用药。例如对硝苯地平为第一代短效钙拮抗剂，曾广泛用于治疗高血压，降压效果很好，也无明显的肝、肾毒性，该药还被推广用于治疗急性心肌梗死、不稳定型心绞痛和心力衰竭。

20 世纪 90 年代中期人们才从病例对照研究和荟萃分析中发现，与利尿剂和 β-受体阻滞剂相比，硝苯地平可有效降低血压，但可能增加心肌梗死和死亡的危险，剂量越大，风险的增加越明显。使用硝苯地平治疗心肌梗死、心力衰竭，以及在无 β-受体阻滞剂为基础的情况下单独使用硝苯地平治疗不稳定型心绞痛是危险的。

2. 治疗药物的安全性评价 药品的安全性评价包括药品的上市前及上市后安全性两部分内容。

（1）药品上市前的安全性信息：包括药品的毒理学、致癌、致畸和生殖毒性，不良反应、禁忌证等，新药临床试验期间，用药单一，用于特定目标人群和针对惟一的适应证，对于出现的不良事件较好归因。但上市前临床研究样本量相对较小，患者受试范围较窄，观察时期有限，一些发生率较低或迟发的不良反应难以观察到。

（2）药品上市后的安全性信息：可来自上市后大范围用药的研究，包括特殊人群（妊娠及哺乳期妇女、儿童、老年及肝肾功能损害患者等）用药，药物相互作用，药物过量及人种间安全性差异等。要关注官方通报的药物警戒信息如美国 FDA、欧盟药监局 EMA 和我国国家食品药品监督管理总局。

3. 药物经济学评价

（1）药物经济学定义：是通过成本分析对比不同药物治疗方案或药物治疗方案与其他治疗方案的优劣，设计合理的临床药学服务方案，保证有限的社会卫生保健资源发挥最大的效用。

（2）药物经济学评价方法

1）最小成本分析，用于两种或多种药物治疗方案的选择，虽然只对成本进行量化分析但也需要考虑效果，这是最小成本分析与成本分析的区别，因为成本分析仅关注投入成本。最小成本分析可以为总体医疗费用的控制和医疗资源优化配置提供基本信息。

2）成本-效益分析，将药物治疗的成本与所产生的效益归化为以货币为单位的数字，用以评估药物治疗方案的经济性。

3）成本-效果分析：与成本-效益分析的差异在于，药物治疗的效果不以货币为单位表示，而是用其他量化的方法表达治疗目的，如延长患者生命时间等。

4）成本-效用分析：是更细化的成本效果分析，效用指标是指患者对某种药物治疗后所带来的健康状况的偏好（即主观满意程度），主要为质量调整生命年（QALY）或质量调整预期寿命两种，分别是生命年数或预期生命年数乘以这段时间内的健康效用值（权重值）。也即它不仅关注药物治疗的直接效果，同时关注药物治疗对患者生活质量所产生的间接影响，着重与分析医疗成本与患者生活质量提升的关系。

4. 质量评价　一个安全、有效、稳定、经济的药品，其基本前提必须是质量合格。控制药品质量的标准一般包括法定标准、企业标准和研究用标准三类。药典是法定标准，每隔几年修订或增补，是动态发展的，作为基本标准亦为最后裁决标准，是在安全、有效前提下可正常生产、使用药品的质量标准，具有普遍适用性，但并不是最高技术标准，所用的检测方法不一定是当时最先进的手段，而要受国家经济状况、科技实力和相关人员素质等因素制约。

不同国家和地区的药典标准不完全一样，收载的项目、检测方法及判定范围均有一定差异。药品质量标准的高低直接影响到用药安全，关系到群众的切身利益，也是促进产业发展及提升监管水平的需要。

【真 题 再 现】

1. 治疗药物评价的内容，一般不包括的项目是（2015 年，A 型题，14 题）

A. 有效性　B. 安全性　C. 经济型
D. 依从性　E. 药品质量

答案： 1. D

解析： 治疗药物评价包括：有效性评价、安全性评价、经济性评价和质量评价。

（2～4）

A. 成本-效益分析　B. 成本-效果分析
C. 最小成本分析　D. 成本-效用分析
E. 荟萃分析

2. 将药物治疗成本和所产生的效益规划为以货币为单位的数字，进行药物经济学评价。这一评价方法属于

3. 以延长患者生命时间为指标开展的药物经济学评价方法属于

4. 以质量调整为生命年或者质量调整为预期寿命为指标开展的药物经济学评价方法属于

（2016 年，B 型题，65～67 题）

答案： 2. A　3. B　4. D

解析： 药物经济学评价方法：①成本-效益分析，将药物治疗的成本与所产生的效益归化为以货币为单位的数字，用以评估药物治疗方案的经济性。②成本-效果分析：与成本-效益分析的差异在于，药物治疗的效果不以货币为单位表示，而是用其他量化的方法表达治疗目的，如延长患者生命时间等。③成本-效用分析：是更细化的成本效果分析，效用指标是指患者对某种药物治疗后所带来的健康状况的偏好（即主观满意程度），主要为质量调整生命年（QALY）或质量调整预期寿命两种，分别是生命年数或预期生命年数乘以这段时间内的健康效用值（权重值）。也即它不仅关注药物治疗的直接效果，同时关注药物治疗对患者生活质量所产生的间接影响，着重与分析医疗成本与患者生活质量提升的关系。

【强 化 练 习】

最佳选择题

1. 药品临床评价具有“公正性和科学性”是基于

A. 应用医药学理论和实践的前沿知识
B. 药品临床评价重在实践
C. 在多学科新进展的基础上进行
D. 药品临床评价采用多中心、大样本、随机、双盲、对照的方法，经过数理统计得出结论
E. 药品临床评价将疗效、不良反应、给药方案和价格一并进行比较

2. 药品上市前的安全性信息不包括

A. 毒理学　B. 致癌、致畸　C. 不良反应
D. 禁忌证　E. 药物相互作用

3. 药物治疗的效果不以货币为单位表示，而是用其他量化的方法表达治疗目的的药物经济学评价方法是

A. 最小成本法　B. 最大成本法

C. 成本-效果分析 D. 成本-效益分析
E. 成本-效用分析
4. 药物经济学研究的4种方法的主要差别在于
A. 用药成本的不同测量上
B. 计算不同类型的成本
C. 对于用药结果的不同测量
D. 所采用的实验研究方法不同
E. 研究对象不同

配伍选择题

（1～3）
A. 药物利用指数（DUI）
B. 是成本-效果分析的一种特例
C. 治疗结果采用临床指标表示，如治愈率
D. 成本和治疗结果军用货币表示
E. 治疗结果考虑用药者意愿、主观感觉、偏好和生活质量
1. 成本-效用分析
2. 成本-效果分析
3. 成本-效益分析
（4～5）
A. 最小效果分析 B. 最小效益分析
C. 成本-效益分析 D. 成本-效用分析
E. 成本-效果分析
4. 效果转化为货币表示
5. 效果以主观指标表示，如患者对治疗结果的满意程度、舒适程度和生命质量

答案：
最佳选择题 1. D 2. E 3. C 4. C
配伍选择题 1. E 2. C 3. D 4. C 5. D

考点二 新药临床评价的分期

1. **Ⅰ期临床试验** 初步的临床药理学及人体安全性评价试验阶段。观察人体对于新药的耐受程度和药动学，为制订给药方案提供依据。试验对象主要为健康志愿者，试验样本数一般为20～30例。

2. **Ⅱ期临床试验** 治疗作用的初步评价阶段。初步评价药物对目标适应证患者的治疗作用和安全性；为Ⅲ期临床试验研究的设计和给药剂量方案的确定提供依据。试验对象为目标适应证患者，试验样本数多发病不少于300例，其中主要病种不少于100例，要求多中心即在3个及3个以上医院进行。

3. **Ⅲ期临床试验** 新药得到批准试生产后进行的扩大的临床试验阶段。进一步验证药物对目标适应证患者的治疗作用和安全性，评价利益与风险关系，最终为药物注册申请获得批准提供充分的依据

4. **Ⅳ期临床试验** 上市后药品临床再评价阶段。试验样本数常见病不少于2000例。考察药品在广泛使用条件下的疗效和不良反应；评价药品在普通或特殊人群（包括儿童、妊娠及哺乳期妇女、老年人及肝肾功能不全患者）中使用的利益与风险关系；改进给药剂量等。

此期可以不限定单一用药，考察各种给药方案下的疗效与适应证，观察单一给药和联合给药过程中的不良反应及药物相互作用。

【真 题 再 现】

A. Ⅰ期临床试验 B. Ⅱ期临床试验
C. Ⅲ期临床试验 D. Ⅳ期临床试验
E. 临产前试验
1. 上市后药品临床在评价阶段是
2. 观察人体对新药的耐受程度和药动学评价阶段是
（2015年，B型题，67～68题）
答案： 1. D 2. A
解析： Ⅳ期临床试验：上市后药品临床再评价阶段。病例数不少于1999例。
Ⅰ期临床试验：初步的临床药理学及人体安全性评价试验阶段，观察人体对新药的耐受程度和药动学，为制定给药方案提供依据。样本数一般20～30例。

【强 化 练 习】

最佳选择题

1. 上市后药品在评价阶段属于
A. Ⅰ期临床试验 B. Ⅱ期临床试验
C. Ⅲ期临床试验 D. Ⅳ期临床试验
E. Ⅵ期临床试验
2. Ⅰ期临床试验阶段，试验样本数为多少例
A. <10例 B. 20～30例 C. 200～300例
D. 1000～3000例 E. >2000例
3. Ⅱ期临床试验需要多中心试验，即进行试验

的医院的数目必须是
A. 在 1 个及 1 个以上　B. 在 2 个及 2 个以上
C. 在 3 个及 3 个以上　D. 在 4 个及 4 个以上
E. 在 5 个及 5 个以上
4. Ⅳ期临床试验是在广泛使用的条件下考察药品疗效和不良反应，样本数常见病不少于
A. 100 例　B. 300 例　C. 1000 例
D. 2000 例　E. 3000 例

配伍选择题

A. 以患者为给药对象
B. 以特殊人群为给药对象
C. 以健康志愿者为给药对象
D. 以目标适应证患者为给药对象
E. 以普通或特殊人群患者为给药对象
1. Ⅰ期临床试验
2. Ⅱ期临床试验
3. Ⅲ期临床试验

多项选择题

1. 药品上市前要经过的临床评价阶段有
A. Ⅰ期临床试验　B. Ⅱ期临床试验
C. Ⅲ期临床试验　D. Ⅳ期临床试验
E. Ⅴ期临床试验
2. 新药 4 期临床评价的局限性有
A. 病例数量少　B. 观察时间短
C. 特殊人群未纳入　D. 开发商不配合
E. 管理有漏洞

答案：

最佳选择题　1. D　2. B　3. C　4. D
配伍选择题　1. C　2. D　3. D
多项选择题　1. ABC　2. ABCE

考点三　循证医学的证据分级

2001 年英国 Cochrane 中心联合循证医学和临床流行病学领域最权威的专家，根据研究类型分别制定了详细的分级并沿用至今。
（1）推荐强度分 A～D 四级
A. 结果一致的Ⅰ级临床研究结论。
B. 结果一致的Ⅱ、Ⅲ级临床研究结论或Ⅰ级临床研究的推论
C. Ⅳ级临床研究的结论或Ⅱ、Ⅲ级临床研究的推论。
D. Ⅴ级临床研究的结论或任何级别多个研究有矛盾或不确定的结论。
（2）证据级别分别是：
1a 同质 RCT 的系统评价。
1b 单个 RCT（可信区间窄）。
1c 全或无病案系列。
2a 同质队列研究的系统评价。
2b 单个队列研究（包括低质量 RCT，如随访率＜82%）。
2c 结果研究，生态学研究。
3a 同质病例对照研究的系统评价。
3b 单个病例对照。
4 病例系列研究（包括低质量队列和病便对照研究）。
5 基于经验未经严格论证的专家意见。

【真 题 再 现】

现代药物临床治疗更多依赖于循证医学的支持，在循证医学证据分级中，证据和推荐强度的级别最高的是（2016 年，A 型题，14 题）
A. 大样本病案系列
B. 单个大样本随机对照试验
C. 同质随机对照试验的系统评价
D. 同质病例对照试验的系统评价
E. 专家意见

答案： C
解析： 1a 同质 RCT 的系统评价。

【强 化 练 习】

最佳选择题

1. 根据循证医学研究，与利尿剂和 β 受体拮抗剂相比，硝苯地平可有效降低血压，但可能增加何种风险
A. 心肌梗死和死亡　B. 心动过缓
C. 肾衰竭　D. 肝功能不全　E. 骨髓抑制
2. 循证医学的证据分级中，“结果一致的Ⅱ、Ⅲ级临床研究结论或Ⅰ级临床研究的推论”为几级证据
A. A 级　B. B 级　C. C 级
D. D 级　E. E 级

多项选择题

以循证医学进行药品再评价的机理是
A. 重视个人临床经验
B. 强调采用现有的、最科学的研究依据

C. 核心思想是医疗决策应尽量以客观的研究结果为依据
D. 大样本、多中心、随机对照的临床试验是最可靠的依据
E. 有效性和安全性的评价依据是随机对照试验和荟萃分析

答案：
最佳选择题　1. A　2. B
多项选择题　ABCDE

【单 元 测 试】

最佳选择题

1. 上市前药物临床评价阶段的临床试验分为
A. 1 期　B. 2 期　C. 3 期　D. 4 期　E. 5 期
2. Ⅰ期临床试验是初步的临床药理学及人体安全性评价。试验对象主要为健康受试者，样本数一般只有
A. 12～13 例　B. 10～18 例　C. 20～24 例
D. 20～30 例　E. 30～36 例
3. 下列临床试验分期中，上市后药品临床评价阶段属于
A. Ⅰ期临床试验　B. Ⅲ期临床试验
C. Ⅳ期临床试验　D. Ⅱa 期临床试验
E. Ⅱb 期临床试验
4. Ⅳ期临床试验是在广泛使用条件下，考察药品疗效和不良反应，样本数常见病不少于
A. 1000 例　B. 2000 例　C. 3000 例
D. 4000 例　E. 5000 例
5. 在药物经济学研究方法中，可以为总体医疗费用的控制和医疗资源优化配置提供基本信息的是
A. 最大效果分析　B. 最小成本分析
C. 成本-效益分析　D. 成本-效用分析
E. 成本-效果分析
6. Ⅱ期临床试验是对治疗作用的初步评价，多发病应该不少于
A. 800 例　B. 600 例　C. 500 例
D. 400 例　E. 300 例

配伍选择题

（1～3）
A. 有助个体化给药　B. 有利诊断特殊疾患
C. 改变降脂治疗观念　D. 列为行政决策的依据
E. 证明一些常规治疗方法是盲目
1. “自从一权威文献报道盲目使用白蛋白可导致死亡病例之后，英国临床医师开始改变滥用白蛋白的行为”表明
2. “制定疾病的防治指南、国家基本药物目录、非处方药目录、医疗保险目录等以及药品淘汰时都参考循证医学的研究结果”表明
3. “美国心脏病学院与美国心脏协会 2014 年颁布成人降胆固醇治疗降低动脉粥样硬化性心血管疾病风险指南，强调他汀类药物在降低急性冠脉综合征风险方面的获益”表明
（4～6）
A. 临床预试验　B. Ⅰ期临床试验
C. Ⅱ期临床试验　D. Ⅲ期临床试验
E. Ⅳ期临床试验
4. 对目标适应证患者的治疗作用的初步评价是指
5. 验证药物对目标适应证患者的治疗作用和安全性是指
6. 以健康受试者进行初步的临床药理学及人体安全性评价是指
（7～8）
A. Ⅰ期临床试验　B. Ⅱ期临床试验
C. Ⅲ期临床试验　D. Ⅳ期临床试验
E. Ⅴ期临床试验
7. 考察药品在广泛使用条件下的疗效和不良反应
8. 对目标适应证患者（多中心试验）治疗作用的初步评价
（9～12）
A. 一级证据　B. 二级证据　C. 三级证据
D. 四级证据　E. 五级证据
9. 队列研究试验结果属于
10. 随机对照临床试验结果属于
11. 病例对照研究试验结果属于
12. 病例系列研究试验结果属于
（13～16）
A. E 级　B. D 级　C. C 级　D. B 级　E. A 级
13. 结果一致的Ⅰ级临床研究结论属于
14. Ⅳ级临床研究的结论或Ⅱ、Ⅲ级临床研究的推论属于
15. 结果一致的Ⅱ、Ⅲ级临床研究结论或Ⅰ级

临床研究的推论属于

16. Ⅴ级临床研究的结论或任何级别多个研究有矛盾或不确定的结论属于

（17～19）

A. ≥300 例　　B. 20～30 例

C. 主要病种≥300 例　D. 常见病≥2000 例

E. 多发病≥300 例，其中主要病种≥100 例

17. Ⅰ期临床试验样本数是

18. Ⅱ期临床试验样本数是

19. Ⅳ期临床试验样本数是

多项选择题

1. 药品临床评价的两个阶段是

A. 上市前药理学评价阶段

B. 上市前药效学评价阶段

C. 上市前药品临床评价阶段

D. 上市后药品临床评价阶段

E. 上市后药品临床再评价阶段

2. 上市后药品安全性信息的来源有

A. 大范围用药的研究

B. 官方通报的药物警戒信息

C. 关注同类药品之间的比较

D. 药师在工作实践中注意到的用药错误

E. 关注同一适应证的不同类别药物的比较

3. 上市前药品安全性信息的来源有

A. 药品的毒理学　　B. 药品的禁忌证

C. 药品的不良反应　D. 药品的致癌、致畸

E. 难以观察到一些发生率较低或迟发的不良反应

4. 上市后药品临床再评价阶段的特点是

A. 先进性和长期性　　B. 实用性和对比性

C. 公正性和科学性　D. 遵循循证医学的方法

E. 对象是“新药”“老药”

5. 药品标准的类别主要有

A. 法定标准　B. 企业标准　C. 通用标准

D. 研究用标准　　E. 企业内控标准

6. 上市前药品安全性信息的来源有

A. 药品的毒理学　B. 药品的禁忌证

C. 药品的不良反应　D. 药品的致癌、致畸

E. 难以观察到一些发生率较低或迟发的不良反应

答案：

最佳选择题　1. C　2. D　3. C　4. B　5. B　6. E

配伍选择题　1. E　2. D　3. C　4. C　5. D　6. B　7. D　8. D　9. B　10. A　11. C　12. D　13. E　14. C　15. D　16. B　17. B　18. E　19. D

多项选择题　1. CE　2. ABCDE　3. ABCD　4. BCDE　5. ABD　6. ABCD

第六章　药物治疗基础知识

章 节 概 述

本章节的内容包括药物治疗的基础知识，依据历年的考试分析来看，本章节占用的分值比为1分左右，占整个科目的1%的分值比例。

本章节共计分为2个小节，分值主要分布在第二节药物治疗方案制定的基本过程。其中给药方案制定和调整的基本步骤及方法为考查几率较大的版块。

章节	内容	分值
第一节	药物治疗方案制定的一般原则	
第二节	药物治疗方案制定的基本过程	
合计		0～1分

药物治疗方案制定的基本过程

考点一　给药方案制定和调整的基本步骤及方法

1. 制定和调整给药方案的基本步骤

（1）获取患者的基本信息。

（2）按群体参数计算初始给药方案。

（3）患者评估：药效学（疗效、不良反应）和药动学（血药浓度）。

（4）必要时，按个体数据重新计算给药方案。

2. 制定给药方案的基本方法　制定给药方案时，首先要明确目标血药浓度范围。目标血药浓度范围一般为文献报道的安全有效范围，特殊患者可根据临床观察的药物有效性或毒性反应来确定。药物手册和说明书中推荐的标准剂量方案中的药物剂量大多数是能够保证有效血药浓度的平均剂量，一般是基于药物临床试验的研究结果制定的，属于群体模型化方案。

由于多数情况下患者间的个体差异是有限的，故在初始治疗时，对安全、低毒的药物采用标准剂量方案获得预期疗效的概率是最大的。

（1）根据半衰期确定给药间隔

1）半衰期小于30分钟：维持药物有效治疗浓度有较大困难。治疗指数低的药物一般要静脉滴注给药；治疗指数高的药物也可分次给药，但维持量要随给药间隔时间的延长而增大，这样才能保证血药浓度始终高于最低有效浓度。

2）半衰期在30分钟～8小时：主要考虑治疗指数和用药的方便性。治疗指数低的药物，每个半衰期给药1次，也可静脉滴注给药；治疗指数高的药物可每1～3个半衰期给药1次。

3）半衰期在 8～24 小时：每个半衰期给药1次，如果需要立即达到稳态，可首剂加倍。

4）半衰期大于24小时：每天给药1次较为方便，可提高患者对医嘱的依从性。如果需要立即达到治疗浓度，可首剂加倍。

（2）根据平均稳态血药浓度制定给药方案。通过调整给药剂量或给药间隔时间，达到所需平均稳态血药浓度。通常是根据平稳态血药浓度和给药间隔而确定给药剂量。

3. 调整给药方案的基本方法　治疗过程中应密切关注和预测疾病的发展趋势，如果出现下述情况，应对标准给药方案进行相应的调整，实行个体化治疗：治疗窗改变；血药浓度-时间曲线改变（包括整体降低或升高，或大幅波动而超出治疗窗）；治疗窗和药时曲线均改变。

（1）根据TDM结果调整给药方案。包括稳态一点法、一点法和重复一点法、PK/PD参数法、Bayesian反馈法等。

（2）根据患者生化指标调整给药方案。对于主要经肾脏排泄的药物，可根据患者的肌酐清除率计算适宜的给药剂量；对于主要经肝脏消除的药物，可根据患者的肝功能指标调整给药剂量；对于抗凝药，可根据国际标准化比值（INR）调整给药剂量。

调整给药方案的途径包括改变每日剂量、改变给药间隔或两者同时改变。每日剂量决定药时曲线水平位置的高低，给药间隔影响药时曲线上下波动的程度。应根据药物的 PK/PD 特点确定选择何种方式。

【真 题 再 现】

为患者制定给药方案的基本方法有（2016 年，X 型题，117 题）

A. 根据国际标准化比值（INR）调整华法林的给药剂量

B. 根据药物消除半衰期确定给药间隔

C. 根据治疗药物监测（TDM）结果制定给药方案

D. 根据平均稳态血药浓度和给药间隔确定给药剂量

E. 根据 PK/PD 参数制定抗菌药物给药方案

答案：ABCDE

解析：对于抗凝药，可根据国际标准化比值（INR）调整给药剂量。根据 TDM 结果调整给药方案。包括稳态一点法、一点法和重复一点法、PK/PD 参数法、Bayesian 反馈法等。根据半衰期确定给药间隔。根据平均稳态血药浓度制定给药方案。通过调整给药剂量或给药间隔时间，达到所需平均稳态血药浓度。通常是根据平稳态血药浓度和给药间隔而确定给药剂量。

【单 元 测 试】

最佳选择题

制定药物治疗方案的首要程序是

A. 选择治疗药物　B. 启用常规治疗方案

C. 给予非处方药物信息

D. 识别和评估病人的症状和体征，选择治疗药物

E. 识别和评估病人的症状和体征，给予非处方药物信息

配伍选择题

（1～3）

A. 安全性　B. 有效性　C. 规范性

D. 经济性　E. 患者依从性

1. “注意个体化用药”体现

2. “利大于弊才有实际意义”体现

3. “以最低的药物成本，实现最好的治疗效果”体现

（4～7）

A. 药物治疗的安全性 B. 药物治疗的有效性

C. 药物治疗的规范性 D. 药物治疗的方便性

E. 药物治疗的经济性

4. 首要标准是

5. 选择的前提是

6. 考虑治疗的总成本是

7. 依据权威的专科诊疗指南是

（8～11）

A. 半衰期大于 30 小时

B. 半衰期大于 24 小时

C. 半衰期 8～24 小时

D. 半衰期小于 30 分钟

E. 半衰期 30 分钟～8 小时

8. “1 天给药 1 次；需要立即达到治疗浓度，可首剂加倍”针对

9. “1 个半衰期给药 1 次；如需要立即达到稳态，可首剂加倍”针对

10. “治疗指数低者 1 个半衰期给药 1 次，也可静脉滴注给药；治疗指数高者 1～3 个半衰期给药 1 次”针对

11. “治疗指数低者静脉滴注给药；治疗指数高者分次给药，以保证血药浓度始终高于最低有效浓度”针对

多项选择题

1. 药物治疗的经济性应该体现在

A. 利大于弊　B. 注意个体化用药

C. 不盲目追求新药、高价药

D. 避免资源浪费与资源紧缺

E. 控制被经济利益驱动的过度药物治疗

2. 根据 TDM 结果调整给药方案的方法有

A. 一点法　B. 重复一点法 C. 稳态一点法

D. PK/PD 参数法　E. Bayesian 反馈法

3. 药物治疗的规范性主要包括

A. 病人顺应性好　B. 注意个体化用药

C. 用药安全是前提 D. 考虑治疗的总成本

E. 依据权威的专科诊疗指南

4. 给药方案制定和调整的基本步骤及方法
A. 首先获取患者的基本信息
B. 按群体参数设计初始给药方案，并用此方案进行治疗
C. 评估患者药效学和药动学
D. 必要时，按所测个体数据重新设计或调整给药方案
E. 实施调整后的给药方案或新的给药方案，再次评估
5. 调整给药方案的途径包括
A. 改变每日剂量　B. 改变给药间隔
C. 改变给药时间　D. 改变给药途径
E. 同时改变每日剂量与给药间隔
6. 根据患者生化指标调整给药方案的方法有
A. 抗高血压药-患者血压
B. 解热镇痛药-患者体温
C. 抗凝药-国际标准化比值
D. 药物主要经肝脏消除-患者肝功能指标
E. 药物主要经肾脏排泄的药物-患者肌酐清除率
7. 出现药物治疗安全性问题的原因主要有三点，即
A. 偶发不良事件　B. 药品质量问题
C. 药物治疗的总成本　D. 药物的不合理应用
E. 药物本身固有的药理学特性

答案：

最佳选择题　E

配伍选择题　1. C　2. B　3. D　4. B　5. A　6. E　7. C　8. B　9. C　10. E　11. D

多项选择题　1. CDE　2. ABCDE　3. BE　4. ABCDE　5. ABE　6. CDE　7. BDE

第七章　常用医学检查指标的解读

章 节 概 述

本章节的内容包括常用医学检查的相关知识，内容较多，依据历年的考试分析来看，本章节占用的分值比为 6 分左右，占整个科目的 5%的分值比例。

本章节共计分为 7 个小节，分值主要分布在第一节血常规检查，同时，第四节肝功能检查、第五节肾功能检查及第六节其他血生化检查、第七节乙型肝炎血清免疫学检查，也会有 1 分的考查。因此，本章内容在复习时应重点掌握以上一节内容，同时要注意复习的全面性。

章节	内容	分值
第一节	血常规检查	2～3 分
第二节	尿常规检查	0
第三节	粪常规检查	0～1 分
第四节	肝功能检查	0～1 分
第五节	肾功能检查	1 分
第六节	其他常用血生化检查	0～1 分
第七节	乙型肝炎血清免疫学检查	0～1 分
合计		5～6 分

第一节　血常规检查

考点　血常规检查

（一）红细胞计数

【正常参与区间】 男性:（4～5.5）×10^{12}/L;女性（3.5～5.0）×10^{12}/L；新生儿:（6.0～7.0）×10^{12}/L。

（1）增多：红细胞/血红蛋白增多。

相对增多：频繁呕吐、出汗过多，大面积烧伤等，由于大量失水使血浆减少，血液浓缩，血中各种游行成分包括红细胞相对增多，仅为一种暂时的现象。

病例代偿性和继发性增多，常继发于慢性肺心病、高原病和肿瘤（肾癌、肾上腺肿瘤）患者，可引起红细胞代偿性增生。

真性红细胞增多，为原因不明的慢性骨髓功能亢进，红细胞计数可达（7.0～12.0）×10^{12}/L。

（2）减少：红细胞/血红蛋白减少。红细胞和血红蛋白含量减少称为贫血。

1）急性、慢性红学报丢失过多，常由各种原因的出血引起，如消化道溃疡、治厂、十二指肠钩虫病等。

2）生成减少。血红蛋白生成减少：包括正铁血红素合成障碍，如缺铁性贫血、铁粒幼细胞性贫血、铅中毒贫血；珠蛋白合成障碍性贫血。

3）红细胞破坏过多。

（二）血红蛋白

【正常参考区间】 男性：120～160g/L；女性：110～150g/L；新生儿：170～200g/L。

贫血按严重程度可分为：极重度贫血，Hb 量＜30g/L；重度贫血，Hb 量在 31～60g/L；中度贫血，Hb 在＞61～90g/L；轻度贫血，Hb 在＞90g/L 且低于正常参考的下限之间。

（三）白细胞计数

【正常参考区间】 中性分叶核粒细胞（中性粒细胞）0.50～0.70（50%～70%）；中性杆状粒细胞 0.01～0.06（1%～6%）；嗜酸性粒细胞 0.01～0.05（1%～5%）；儿童 0.005～0.05（0.5%～5%）；嗜碱性粒细胞 0～0.01（0%～1%）；淋巴细胞 0.20～0.40（20%～40%）；单核细胞 0.03～0.08（3%～8%）。

1. 中性粒细胞增多　急性感染和化脓性炎症：局部、全身感染。

中毒：尿毒症、糖尿病酮症酸中毒、代谢性酸中毒、催眠药及有机磷中毒。

出血性疾病：急性出血、急性溶血、手术后、恶性肿瘤、严重组织损伤、急性心梗 白血病 严重组织损伤及大量红细胞破坏。

2. 中性粒细胞减少　特殊感染疾病：伤

寒、副伤寒、疟疾、乙肝、麻疹、流感、血液病、过敏性休克。

物理化学性损害：X线、苯二氮䓬类、磺脲类促泌剂、抗癫痫药、抗真菌药、抗病毒药、抗肿瘤药 中毒、放射线损伤、重金属中毒 血液病如再障 脾功能亢进和自身免疫病

3. 嗜酸性粒细胞增多 过敏性疾病：荨麻疹、支气管哮喘、药物性皮疹、血管神经性水肿、湿疹。

皮肤病与寄生虫病：湿疹、血吸虫病。

血液病：慢性粒细胞性白血病。

用药：罗沙替丁、咪达普利、头孢拉定、头孢氨苄、头孢呋辛、头孢哌酮 传染病：猩红热。

4. 嗜酸性粒细胞减少 疾病：伤寒、副伤寒 创伤：大手术后、严重烧伤。

用药：长期应用肾上腺皮质激素或促皮质激素、甲基多巴、坎地沙坦。

5. 嗜碱性粒细胞增多 血液病：慢粒、红细胞增多症、骨髓纤维化。

创伤：脾切除术后。

中毒：铅中毒、铋中毒、注射疫苗后。

过敏：过敏性肠炎、药物过敏。

6. 嗜碱性粒细胞减少 疾病：荨麻疹、过敏性休克。

用药：促皮质激素、肾上腺皮质激素应用过量，应激反应。

7. 淋巴细胞增多 传染病（结核、水痘、麻疹、肝炎、流行性腮腺炎、风疹）、血液病（白血病）。

8. 淋巴细胞减少 免疫缺陷、放射病、长期应用肾上腺皮质激素

9. 单核细胞增多 传染病或寄生虫病：结核、伤寒、疟疾。

血液病：单核细胞性白血病、粒细胞缺乏。

其他疾病：亚急性细菌性心内膜炎。

（四）血小板计数

血小板计数（platelet count，PLT）是由骨髓巨核细胞产生的，每个巨核细胞可以产生2000～3000个血小板，生存期为8～11天，具有黏附、聚焦、释放等多功能。

【正常参考区间】 （100～300）$\times 10^9$/L。

1. 血小板计数减低

（1）血小板生成减少，见于造血功能损伤。如：再生障碍性贫血、贫血、急性白血病。

（2）血小板破坏过多，多见于免疫性或继发性血小板减少性紫癜，变态反应，新生儿血小板减少性紫癜、体外循环及脾功能亢进。

（3）血小板消耗过多，如弥散性血管内凝血。

（4）血小板分布异常，如脾肿大。

（5）药物中毒或过敏引起，如氯霉素、甲砜霉素有骨髓抑制作用，可引起血小板减少；抗血小板药物噻氯匹定、阿司匹林等，抗凝血药肝素钠、依诺肝素等可引起；某些抗肿瘤药、抗生素、磺胺类药也可引起血小板减少。

2. 血小板计数增多

（1）常见于慢性粒细胞性白血病、真性红细胞增多症等。

（2）创伤后急性失血性贫血如脾摘除。

（五）红细胞沉降率

【正常参考区间】 男性0～15mm/1h；女性0～20mm/1h。

临床意义：

1. 红细胞沉降率生理性增快 见于女性月经期、妊娠3个月以上（至分娩后3周内）。

2. 红细胞沉降率病理性增快 炎症（风湿、结核）、组织坏死，恶性肿瘤、高球蛋白血症（自免之类）、高胆固醇血症（血管炎性）

【真 题 再 现】

（1～3）

A. 血红蛋白减少 B. 中性粒细胞增多

C. 嗜酸性粒细胞增多 D. 血小板计数增多

E. 淋巴细胞增多

1. 贫血患者常出现

2. 水痘患者常出现

3. 荨麻疹患者常出现

（2016年，B型题，68～70题）

答案： 1. A 2. E 3. C

解析：血红蛋白能更好反应贫血的程度，贫血患者常出现血红蛋白减少；淋巴细胞增多常见传染性疾病，如水痘、结核病，百日咳等，水

症患者常出现淋巴细胞增多；嗜酸性粒细胞增多常见过敏性疾病、皮肤病和寄生虫病等，过敏性疾病主要有哮喘、荨麻疹、皮疹等。荨麻疹患者常出现嗜酸性粒细胞增多。

（4～5）

A. 红细胞/血红蛋白减少　B. 中性粒细胞增多

C. 嗜酸性粒细胞增多　D. 血小板增多

E. 嗜碱性粒细胞减少

4. 细菌感染患者可出现

5. 过敏性疾病患者可出现

（2015 年，B 型题，68～70 题）

答案： 4. B　5. C

解析： 中性粒细胞增多最常见的原因是急性感染和化脓性炎症，尤其是各种球菌感染最为明显。嗜酸性粒细胞增多会引起过敏性疾病、皮肤病和寄生虫病、血液病、恶性肿瘤、传染病等。

【强 化 练 习】

最佳选择题

1. 正常情况下，人血白细胞群体中占比例最小的分类细胞是

A. 淋巴细胞　　B. 单核细胞

C. 嗜酸性粒细胞　　D. 嗜碱性粒细胞

E. 中性粒细胞

2. 以下不同人群中，白细胞或红细胞计数正常值参考范围的数值最高的是

A. 儿童　　B. 新生儿　　C. 成人女性

D. 成人男性　E. 6 个月～2 岁儿童

3. 成人女性红细胞（WBC）的正常参考区间是

A. （6.0～7.0）$\times10^{12}$/L

B. （5.2～7.0）$\times10^{12}$/L

C. （4.2～5.2）$\times10^{12}$/L

D. （4.0～5.5）$\times10^{12}$/L

E. （3.5～5.0）$\times10^{12}$/L

4. 以下维生素类药物中，最可能导致血红蛋白增多的是

A. 维生素 A　　B. 维生素 C

C. 维生素 D　　D. 维生素 E

E. 维生素 K

5. 下列白细胞计数检查结果中，属于不正常的是

A. 新生儿 16.0$\times10^{9}$/L

B. 成人末梢血 8.0$\times10^{9}$/L

C. 成人静脉血 3.0$\times10^{9}$/L

D. 成人静脉血 4.3$\times10^{9}$/L

E. 6 个月～2 岁婴儿 6.2$\times10^{9}$/L

配伍选择题

（1～3）

A. 红细胞生成过多　B. 红细胞生成减少

C. 红细胞丢失过多　D. 血红蛋白生成减少

E. 红细胞生成素产生减少和作用迟钝

1. 再生障碍性贫血、巨幼细胞性贫血可导致

2. 慢性病贫血，肾性贫血可导致

3. 缺铁性贫血、铅中毒贫血是由于

（4～7）

A. 淋巴细胞增多　B. 单核细胞增多

C. 中性粒细胞增多　D. 嗜酸性粒细胞增多

E. 嗜碱性粒细胞增多

4. 结核病、水痘、麻疹、风疹、流行性腮腺炎等传染病可呈现

5. 过敏性疾病、皮肤病与寄生虫病可呈现

6. 血液病、创伤及铅、铋中毒可呈现

7. 急性传染病的恢复期可呈现

多项选择题

1. 以下药物中，可能导致尿血红蛋白阳性的是

A. 磺胺药　　B. 卡那霉素　C. 巴比妥类

D. 吲哚美辛　E. 两性霉素 B

2. 下列药物中，可能引起中性粒细胞减少的药物是

A. 磺胺类药　B. 抗肿瘤药　C. 调节血脂药

D. 解热镇痛药　　E. 抗甲状腺制剂

答案：

最佳选择题　1. D　2. B　3. E　4. E　5. C

配伍选择题　1. B　2. E　3. D　4. A　5. D　6. E　7. B

多项选择题　1. ABDE　2. ABDE

第二节　尿常规检查

（略）

第三节　粪常规检查

（略）

第四节 肝功能检查

考点 肝功能检查

肝功能检查项目：丙氨酸氨基转移酶（ALT、GPT）即谷丙；天门冬氨酸氨基转移酶（AST、GOT）即谷草；γ-谷氨酰转移酶（γ-GT）；血清碱性磷酸酶（ALP）；A/G 比值：（1.5～2.5）：1。

（一）丙氨酸氨基转移酶

速率法：成人＜40U/L。

增高：肝胆疾病：肝炎、肝硬化活动期。可反映肝细胞损伤程度。

其他疾病：心梗、心肌炎。

药物：肝脏毒性药物。抗生素、抗病毒、抗真菌、调血脂药物。

（二）天门冬氨酸氨基转移酶

速率法：成人＜40U/L。

可反映肝细胞损伤程度。

升高：心肌梗死（心梗时 AST 活力最高）、肝脏疾病以及服用有肝毒性药物。

（三）r-谷氨酰转移酶

γ-GT：速率法，男 11～50U/L，女性 7～32U/L。

升高见于：①肝胆疾病，阻塞性黄疸性胆管炎、胆囊炎的敏感性高于碱性磷酸酶。②胰腺疾病。③其他疾病：脂肪肝、心肌梗死、前列腺肿瘤。

（四）碱性磷酸酶

【正常参考范围】 女性：1～12 岁＜500U/L，大于 15 岁 40～150U/L；男性：1～12 岁＜500U/L，12～15 岁＜750U/L，大于 25 岁 40～150U/L。

增高：①肝胆疾病：阻塞性黄疸、胆道梗阻、结石、胰头癌、肝外阻塞等。②骨骼疾病：骨损伤、骨疾病、变形性骨炎症，使成骨细胞内有高度的 ALP 入血。③药物：羟甲戊二酰辅酶 A 还原酶抑制剂（他汀类）的不良反应，可使 ALP 升高。

【真 题 再 现】

患者，男，58 岁，患有高胆固醇血症，长期服用辛伐他汀 40mg，qd，患者用药期间应定期监测的生化指标是（2016 年，A 型题，15 题）

A. BUN　B. HB　C. ALT

D. RBC　E. PLT

答案：C

解析：他汀类药物容易引起肝肾损伤，尤其肝脏损伤，所以定期监测转氨酶。

【强 化 练 习】

最佳选择题

1. 下列药物中，最可能导致血清碱性磷酸酶（ALP）升高的药物是

A. 异丙嗪　B. 阿莫西林　C. 苯妥英钠

D. 苯巴比妥　E. HMG-CoA 还原酶抑制剂

2. 下列药物中，一般不会呈现肝毒性的药物是

A. 红霉素　B. 水杨酸　C. 异烟肼

D. 氯丙嗪　E. 氨苄西林

3. 以下肝功能检查数据中，血清白蛋白（A）与球蛋白（G）比值的正常值范围是

A. ＞1　B. 1.5：1　C. 2.0：1

D. 2.5：1　E. （1.5～2.5）：1

4. 下列药物中，一般不会呈现肝毒性的药物是

A. 氯丙 嗪　B. 水杨酸　C. 异烟肼

D. 头孢菌素　E. 氨苄西林

5. 血清天门冬氨酸氨基转移酶（AST）的正常值参考范围是

A. ＜40U/L　B. 成人＜60U/L

C. 速率法：＜40U/L

D. 速率法：成人＜40U/L

E. 速率法：成人＜60U/L

配伍选择题

A. 17.1～34.2μmoL/L　B. 34.2～171μmoL/L

C. 171～342μmoL/L　D. ＞342μmol/L

E. ＜85.5μmol/L

1. 可提示隐性黄疸或亚临床性黄疸的是

2. 可提示肝细胞性黄疸的是

3. 可提示完全梗阻性黄疸的是

4. 可提示轻度黄疸的是

多项选择题

1. 下列病患中，由 ALT，AST 检查结果异常可提示的有

A. 胆囊炎　B. 脂肪肝　C. 中毒性肝炎

D. 传染性肝炎　E. 梗阻性黄疸

2. γ-谷氨酰转移酶检查值升高的临床意义有
A. 心肌梗死
B. 胰腺炎、胰腺肿瘤可达上限 5～15 倍
C. 慢性肝炎、肝硬化 γ-GT 持续升高提示病情不稳定
D. 肝内或肝后胆管梗阻者上升最高，可达正常值 5～30 倍
E. 对阻塞性黄疸性胆管炎、胆囊炎的敏感性高于碱性磷酸酶
3. 以下所列药物中，可能引起一过性或偶见 ALT/AST 检查值升高的是
A. 酮康唑　B. 灰黄霉素　C. 伊曲康唑
D. 泛昔洛韦　E. 红霉素类酯化物
4. 长期服用 HMG-CoA 还原酶抑制剂，可能导致医学指标异常的有
A. 肌酸激酶升高　B. γ-谷氨酰转移酶升高
C. 血清碱性磷酸酶升高
D. 丙氨酸氨基转移酶升高
E. 天门冬氨酸氨基转移酶升高
5. 以下药物中，具有肝毒性的是
A. 氯丙嗪　B. 利福平　C. 水杨酸
D. 异烟肼　E. 氨苄西林

答案：
最佳选择题　1. E　2. A　3. E　4. D　5. D
配伍选择题　1. A　2. C　3. D　4. B
多项选择题　1. ABCDE　2. ABCDE　3. ABCDE　4. BCDE　5. ABCDE

第五节　肾功能检查

考点一　肾功能检查

（一）血清尿素氮

【正常参考区间】 成人：3.2～7.1mmol/L；婴儿、儿童：1.8～6.5mmol/L。

1. 血清尿素氮增高

（1）肾脏疾病：慢性肾炎、严重的肾盂肾炎等。肾功能清都受损时，尿素氮检测值可无变化。可此值高于正常时，说明有效肾单位的 60%～70%已受损害。

（2）泌尿系统疾病：泌尿到结石、肿瘤、前列腺增生、前列腺疾病使尿路梗阻等引起尿量显著减少或尿闭时，也可造成血清尿素氮检测值增高（肾后性氮质血症）。

2. 血清尿素氮降低　急性肝萎缩、中毒性肝炎、类脂质肝病等。

（二）血肌酐

【正常参考区间】 酶法：成年男性：59～104μmol/L，成年女性：45～84μmol/L，儿童：0～7 天：53～97μmol/L；1 周～1 个月：27～62μmol/L；1 个月～1 岁：18～35μmol/L；1～16 岁：18～62μmol/L。

1. 血肌酐增高见

（1）肾脏疾病：急慢性肾小球肾炎、肾硬化、多囊肾、肾移植后的排斥反应等，尤其是慢性肾炎者，Cr 越高，预后越差。当上述疾病造成肾小球滤过能减退时，由于肾的储备力和代偿力还很强，所以，在早期或轻度损害时，血肌酐浓度可以表现为正常，仅当肾小球滤过功能下降到正常人的 30%～50%时，血肌酐数值才明显上升。

（2）其他：休克、心力衰竭、肢端肥大症、巨人症、失血、脱水、剧烈活动。

【真 题 再 现】

患者，女，50 岁，体重 60kg，因咳嗽、咳痰伴发热就诊，查体：体温 38.5℃、双肺可闻及湿性啰音，查血常规提示：WBC12.4×10^9/L，胸片 X 线检查提示：斑片状浸润性阴影。给予左氧氟沙星片（规格：0.5g/片）经验性治疗。

左氧氟沙星片说明书内容显示（注：摘录）：常用剂量为 250mg 或 500mg 或 750mg，每 24 小时口服一次。肌酐清除率≥50ml/min 时不需要调整剂量，根据感染情况按照表 1 所示服用：肌酐清除率＜50ml/min 时，需要调整用量，详见表 2。

表 1　肾功能正常患者的剂量

感染类型	每 24 小时剂量	疗程（天）
医疗获得性肺炎	750mg	7～14
社区获得性肺炎	500mg	7～14
急性细菌性鼻窦炎	500mg	10～14
非复杂性尿路感染	250mg	3

表 2 肾功能不全患者的剂量调整

肾功能正常患者每 24 小时的剂量	肌酐清除率≥50ml/min	肌酐清除率 20～49ml/min	肌酐清除率 10～19ml/min
750mg	不需调整	每 48 小时 750mg	首剂 50mg，此后每 48 小时 500mg
500mg	不需调整	首剂 500mg，此后每 24 小时 250mg	首剂 500mg，此后每 48 小时 250mg
250mg	不需调整	不需调整	48 小时 250mg

1. 成年男性的肌酐清除率计算公式：Ccr=（140–年龄）×体重/（0.814×Cr），成年女性的肌酐清除率为男性的 0.85。若该患者入院后查肾功能提示：血肌酐（Cr）120μmol/L，该患者的肌酐清除率约为（2016 年，C 型题，94 题）

A. 70ml/min B. 65ml/min C. 55ml/min
D. 47ml/min E. 45ml/min

答案：1. D

解析：根据肌酐清楚公式：【（140–50）×60/（0.814×120）】×0.85≈47。

2. 患者，男，体检发现血清尿素氮升高，血肌酐升高，其他生化指标均正常，该患者最可能患有（2015 年，A 型题，16 题）

A. 心脏疾病 B. 肝脏疾病 C. 肾脏疾病
D. 血液疾病 E. 感染性疾病

答案：2. C

解析：血清尿素氮增高临床意义：①肾脏疾病（慢性肾炎、严重的肾盂肾炎等）。②泌尿道疾病（泌尿道结石、肿瘤、前列腺增生等）。③其他（脱水、高蛋白饮食、蛋白质分解代谢增高、水肿、腹水等）。血肌酐升高临床意义：①肾脏疾病；②其他。

【强 化 练 习】

最佳选择题

1. 医学指标血肌酐（Cr）增高，提示病人可能患

A. 黄疸 B. 糖尿病 C. 高血压
D. 中毒性肝炎 E. 急慢性肾小球肾炎

2. 医学指标血清尿素氮（BUN）增高，提示病人罹患

A. 休克 B. 糖尿病 C. 慢性肾炎
D. 心力衰竭 E. 急性肝萎缩

3. 就以下疾病种类而言，医学指标血肌酐（Cr）增高，则提示病人可能患

A. 黄疸 B. 糖尿病 C. 高血压
D. 中毒性肝炎 E. 急慢性肾小球肾炎

4. 以下所列医学指标中，可判断肾功能受损的指标是

A. 尿素氮 B. 血清肌酐 C. 血肌酸激酶
D. 血清尿素氮
E. 血清尿素氮与血清肌酐升高

5. 血糖正常、尿葡萄糖阳性可以提示患者可能

A. 伴心肌梗死 B. 伴肾性肾小球肾炎
C. 伴甲状腺功能亢进
D. 伴活动性指端肥大症
E. 伴肾上腺皮质功能亢进

综合分析题

肾脏功能主要是分泌和排泄尿液、废物、毒物和药物，调节和维持体液容量和成分，维持机体内环境（血压、内分泌）的平衡。变态反应、感染、肾血管病变、代谢异常、先天性疾病、全身循环和代谢性疾病、药物、毒素对肾脏的损害，均可影响肾功能。

1. 就以下疾病种类而言，医学指标血肌酐（Cr）增高，则提示病人可能患

A. 黄疸 B. 糖尿病 C. 高血压
D. 中毒性肝炎 E. 急慢性肾小球肾炎

2. 以下所列医学指标中，可判断肾功能受损的检查项目是

A. 尿素氮 B. 血清肌酐
C. 血肌酸激酶 D. 血清尿素氮
E. 血清尿素氮与血清肌酐

3. 1 个月～1 岁婴儿的血清肌酐的检测值正常区间是

A. 53～97μmol/L B. 45～84μmol/L

C. 27～62μmol/L　　D. 18～35μmol/L
E. 59～104μmol/L

多项选择题

1. 下述检查项目与结果中，能够提示或诊断肾脏疾病的是
A. 血肌酐（Cr）增高 B. 蛋白尿 1～3g/24h 尿
C. 尿沉渣管型阳性结果
D. 血清尿素氮（BUN）增高
E. 血清碱性磷酸酶（ALP）增高

2. 以下药物中，可能导致肾毒性蛋白尿的药物是
A. 氯丙嗪　B. 庆大霉素　C. 多粘菌素
D. 灰黄霉素　E. 甲氨蝶呤

3. 肾功能检查项目与结果的正常参考区间有
A. 成人 BUN 值 3.2～7.1mmol/L
B. 儿童 BUN 值 1.8～6.5mmol/L
C. 血肌酐（酶法）男性 59～104μmol/L
D. 血肌酐（酶法）男性 176～355μmol/L
E. 血肌酐（酶法）女性 145～184μmol/L

4. 下列疾病中，可能引起血肌酐升高的是
A. 巨人症　B. 心力衰竭　C. 肢端肥大症
D. 急慢性肾小球肾炎
E. 肾移植后的排斥反应

答案：

最佳选择题　1. E　2. C　3. E　4. E　5. B
综合分析题　1. E　2. E　3. D
多项选择题　1. ABCD　2. ABCDE　3. ABC　4. ABCDE

第六节　其他常用血生化检查

考点二　常用生化检查

1. 淀粉酶（AMY）

（1）淀粉酶增高：血清蛋粉每活性测定主要用于急性胰腺炎的诊断。急性胰腺炎症发病后 2～12h，血清淀粉酶开始升高，12～72h 达到高峰，3～4 天恢复正常。

（2）淀粉酶降低：可见于肝癌、肝硬化、糖尿病等。

2. 肌酸激酶（CK）

（1）简述

正常值：动态法：①CK 总活性：男性 25～2000U/L；女性 25～170U/L。②CK 同工酶：CK-BB：0；CK-MM：0.94～0.96；CK-MB：0～0.05。

1）肌酸激酶增高：心肌梗死在发病后 2～4h 开始上升，12～48h 达峰，2～4 天恢复正常。为急性心梗早期诊断指标之一。CK-MB 升高为急性心肌梗死的重要指标；CK-BB 升高是脑部疾患的重要指标；CK-MM 是骨骼肌损伤所至。

2）肌酸激酶降低：常见于肝硬化等。

3. 血尿酸

酶法：男性 180～440μmol/L；女性 120～320μmol/L

（1）血尿酸增高

1）疾病：痛风、急慢性肾炎、肾结核、肾积水、紫癜、多发性骨髓炎、重症肝炎等。

2）核蛋白代谢增强：如粒细胞性白血病、骨髓细胞增生不良、溶血性贫血、恶性贫血、红细胞增多症、甲状腺功能亢进、一氧化碳中毒、牛皮癣等。

3）生理性。

4）药源性。

（2）血尿酸减少：①疾病：恶性贫血、范科尼综合征。②高糖、高脂肪饮食。

4. 血糖

空腹血糖：成人 3.9～6.1mmol/L（70～110mg/dl）。儿童 3.3～5.5mmol/L（60～100mg/dl）。

餐后 2 小时血糖：＜7.8mmol/L（140 mg/dl）。

5. 糖化血红蛋白（4.8%～6.0%）

临床意义：

（1）糖化血红蛋白增高见于糖尿病、高血糖。

（2）糖化血红蛋白降低见于贫血、红细胞更新率增加等。

6. 总胆固醇　＜5.2mmol/L。

7. 三酰甘油　0.56～1.70mmol/L。

8. 低密度脂蛋白胆固醇　2.1～3.1mmol/L。

9. 高密度脂蛋白胆固醇　直接遮蔽法：1.2～1.65mmol/L。

高密度脂蛋白胆固醇降低见于：

（1）生理性：吸烟、肥胖、严重营养不良、静脉内高营养治疗及应激反应后。

（2）动脉硬化及高脂血症：脑血管病、冠心病、高脂肪蛋白血症Ⅰ型和Ⅴ型。

（3）其他疾病。

10. 凝血酶原时间 12～16s。

（1）凝血酶原时间延长：先天性因子Ⅱ、Ⅴ、Ⅶ、Ⅹ缺乏症和低（无）纤维蛋白原血症；获得性见于DIC、原发性纤溶症、维生素K缺乏、肝脏疾病；血循环中有抗凝物质如口服囊凝剂华法林、利伐沙班等抗因子Ⅱ、Ⅴ、Ⅶ和Ⅹ的抗体。

（2）凝血酶原时间缩短：先天性因子Ⅴ增多症、口服避孕药、高凝状态和血栓性疾病。

11. 国际标准化比值 国际标准化比值（INR）=（患者PT/正常对照PT根据INR检测的数据，作为调整治疗药物的剂量的依据。正常参考区间：0.8～1.5。

【真 题 再 现】

患者，女，62岁，患有2型糖尿病，平时未规律监测血糖，今日来院复诊，欲了解近3个月的血糖总体控制情况，应检测的指标是（2016年，A型题，16题）

A. 血红蛋白　B. 糖化血红蛋白
C. 空腹血糖　D. 餐后2小时血糖
E. 总胆固醇

答案： B

解析： 糖化血红蛋白就是了解近3个月血糖水平的最好指标。

【强 化 练 习】

最佳选择题

1. 成年人空腹血糖的正常值范围是

A. 3.9～7.2mmol/L　B. 3.9～8.3mmol/L
C. 3.9～7.0mmol/L　D. 3.5～5.5mmol/L
E. 3.9～6.1mmol/L

2. 以下有关磷酸激酶检查值升高的临床意义中，最正确的是

A. 诊断痛风　B. 诊断心肌梗死
C. 诊断恶性贫血　D. 诊断急慢性白血病
E. 诊断红细胞增多症

3. 糖化血红蛋白检查结果可显示糖尿病患者过去 3～4 周的血糖水平，正常值为

A. 4% ～6%　B. 48% ～60%
C. 4.8%～6.0%　D. 3.8%～4.0%
E. 2.8%～64.0%

4. 糖化血红蛋白检查结果可显示糖尿病人过去3～4周的血糖水平，正常值为

A. 4%～6%　B. 48%～60%
C. 4.8%～6.0%　D. 3.8%～4.0%
E. 2.8%～64.0%

5. 下列医学检查项目中，可用于诊断急性心肌梗死的是

A. 血淀粉酶　B. 尿淀粉酶　C. 淀粉酶增高
D. 肌酸激酶增高　E. 碱性磷酸酶增高

配伍选择题

（1～2）

A. 总胆固醇　B. 三酰甘油酯
C. 低密度脂蛋白胆固醇
D. 极高密度脂蛋白胆固醇
E. 高密度脂蛋白胆固醇

1. 被认为是动脉粥样硬化的主要致病因子的是
2. 在限制动脉壁胆固醇的积存速度和促进胆固醇的清除上起着积极作用的是

（3～5）

A. 诊断痛风　B. 诊断黄疸　C. 诊断贫血
D. 诊断心肌梗死　E. 诊断急性胰腺炎

3. 淀粉酶检查超过正常值
4. 血尿酸检查超过正常值
5. 肌酸激酶检查超过正常值

多项选择题

1. 下列疾病中，可能引起血淀粉酶升高的是

A. 糖尿病　B. 急性胰腺炎　C. 肾功能不全
D. 急性腮腺炎　E. 消化性溃疡穿孔

2. 以下疾病中，可能引起血清中的肌酸激酶升高的是

A. 脑梗死　B. 肝硬化　C. 骨骼肌损伤
D. 急性脑外伤　E. 急性心肌梗死

3. 影响糖代谢、致使血糖异常降低的药物有

A. 加替沙星　B. β-受体阻断剂
C. 血管紧张素转换酶抑制剂
D. 磺酰脲类促胰岛素分泌药
E. 联用单胺氧化酶抑制剂

答案：
最佳选择题 1. E 2. B 3. C 4. C 5. D
配伍选择题 1. C 2. D 3. E 4. A 5. D
多项选择题 1. BCDE 2. ACDE 3. BCDE

第七节 乙型肝炎血清免疫学检查

考点一 乙型肝炎血清免疫学检查

1. 乙型肝炎病毒表面抗原（HBsAg）

（1）正常参考区间：ELISA 法或化学发光法：阴性。

（2）临床意义

1）异常提示慢性或迁延性乙型肝炎活动期，与 HBsAg 感染有关的肝硬化或原发性肝癌。

2）慢性 HBsAg 携带者，即肝功能已恢复正常而 HBsAg 尚未转阴，或 HBsAg 阳性持续 6 个月以上，而患者既无乙肝症状也无 ALT 异常，即所谓的 HBsAg 而携带者。

2. 乙型肝炎病毒表面抗体

（1）正常参考区间：ELISA 法或化学发光法：阴性。

（2）临床意义：阳性见于：

（1）乙型肝炎恢复期，或既往曾感染过 HBV，现已恢复，且对 HBV 具有一定的免疫力。

（2）接种乙肝疫苗所产生的效果。

3. 乙型肝炎病毒 e 抗原

（1）正常参考区间：ELISA 法或化学发光法：阴性。

（2）临床意义：阳性见于：

1）乙型肝炎活动期：在 HBV 感染的早期，HBeAg 养性表示血液中含有较多的病毒颗粒，提示肝学报有进行性损害和血清具有高度感染性；若血清中 HBeAg 持续阳性，则提示乙型肝炎转为慢性，表明患者预后不良。

2）乙型肝炎加重之前，HBeAg 即有升高，有助于预测肝炎病情。

4. 乙型肝炎病毒 e 抗体

（1）正常参考区间：ELISA 法或化学发光法：阴性。

（2）临床意义：阳性见于：

1）HBeAg 转阴的患者，即 HBV 部分被清楚或抑制，病毒复制减少，传染性降低。

2）部分慢性乙型肝炎、肝硬化、肝癌患者可检出抗-HBe。

3）在 HBeAg 和抗-HBs 阴性时，如能检出抗-HBe 和抗-HBc，也能确诊为近期感染乙型肝炎。

5. 乙型肝炎病毒核心抗体

（1）正常参考区间：ELISA 法或化学发光法：阴性。

（2）临床意义：阳性见于：

1）抗 HBc-IgM 阳性是诊断急性乙型肝炎和判断病毒复制活跃的指标，提示患者血液有较强的传染性，比 HBeAg 敏感得多，抗 HBc-IgM 阳性常可见于慢性活动性乙型肝炎患者。

2）HBc-IgG 阳性，高滴度表示正在感染 HBV，低滴度则表示既往感染过 HBV，具有流行病学的意义。

在乙形肝炎者血液中检出乙型肝炎病毒表面抗原、e 抗原、核心抗体同为阳性，在临床上称为“大三阳”；在其血液中检测出乙型肝炎病毒表面抗原、e 抗体、核心抗体同为阳性，在临床上称为“小三阳”。

【真 题 再 现】

接种乙型肝炎疫苗后，血清免疫学检查可呈阳性反应的指标是（2015 年，A 型题，17 题）
A. 乙型肝炎病毒表面抗原
B. 乙型肝炎病毒表面抗体
C. 乙型肝炎病毒 e 抗原
D. 乙型肝炎病毒 e 抗体
E. 乙型肝炎病毒核心抗体

答案：B

解析：乙型肝炎病毒表面抗体阳性临床意义：①乙型肝炎恢复期，或既往感染过乙型肝炎，现已恢复，且对乙型肝炎具有一定的免疫力。②接种乙肝疫苗所产生的效果。

【强 化 练 习】

最佳选择题

现有一新生儿确诊感染乙型肝炎，以下可提示其生母妊娠期间血清学检查结果的是

A. HBSAg 为阳性　B. HBeAg 为阳性
C. HBSAg，HBeAg 均为阳性
D. HBSAb，HBeAg 均为阳性
E. HBSAg，HBeAb 均为阳性

配伍选择题

A. 不能抑制 HBV 的增殖，出现在 HBsAg 转阴之后，证明人体对 HBsAg 有一定的免疫清除率的指标
B. 不能抑制 HBV 的增殖，可反应肝细胞受到 HBV 侵害后的一项指标
C. 为一种保护性抗体，表明人体具有一定免疫力的指标
D. 乙型肝炎病毒感染早期血清中出现的一种特异性血清标记物
E. 为 HBV 复制的指标之一，位于 HBV 病毒颗粒的核心部位

1. 乙型肝炎病毒核心抗体为
2. 乙型肝炎病毒表面抗体为
3. 乙型肝炎病毒 e 抗体为

多项选择题

1. 以下有关乙型肝炎血清学检查项目中，判断“大三阳”区别于“小三阳”的主要项目是
A. 抗-HBS（+）　B. 抗-HBc（+）
C. 抗-HBe（+）　D. HBeAg（+）
E. HBSAg（+）

2. 临床称为“大三阳”的乙型肝炎患者血清学检查呈阳性的标志物有
A. 乙型肝炎病毒 e 抗体（HBeAb）
B. 血清 γ-谷氨酰转移酶（γ-GT）
C. 乙型肝炎病毒 e 抗原（HBeAg）
D. 乙型肝炎病毒表面抗原（HBsAg）
E. 乙型肝炎病毒核心抗体（HBcAb）

答案

最佳选择题　C
配伍选择题　1. B　2. C　3. A
多项选择题　1. BCE　2. CDE

【单 元 测 试】

最佳选择题

1. 在人体血中白细胞群体中，中性粒细胞（DC）的正常比例范围是
A. 0.50～0.70　B. 0.20～0.40
C. 0.03～0.08　D. 0.01～0.05
E. 0～0.01

2. 新生儿血红蛋白的正常参考区间是
A. 110～150g/L　B. 110～160g/L
C. 120～160g/L　D. 160～180g/L
E. 170～200g/L

3. 应用华法林抗凝治疗时，INR 安全有效范围为血栓性疾病患者实施抗凝治疗，应该控制国际标准化比值为
A. ＜2.0　B. ＞3.0　C. 2.0～3.0
D. 2.0～2.5　E. 0.8～2.0

4. 以下药物中，最可能引起嗜酸性粒细胞增多的是
A. 头孢哌酮　B. 甲基多巴
C. 坎地沙坦　D. 肾上腺皮质激素
E. 他汀类调节血脂药

5. 以下病症中，最常呈现人体白细胞计数高于正常参考区间的是
A. 病毒感染　B. 疟原虫感染
C. 伤寒、副伤寒　D. 结核分枝杆菌感染
E. 金葡菌、肺炎链球菌等化脓菌感染

6. 成人（末梢血）白细胞（WBC）的正常参考区间是
A. （3.5～10.0）$\times 10^9$/L
B. （4.0～10.0）$\times 10^9$/L
C. （5.0～10.0）$\times 10^9$/L
D. （5.0～12.0）$\times 10^9$/L
E. （15.0～20.0）$\times 10^9$/L

7. 下列药物中，一般不会改变血红蛋白正常值的是
A. 伯氨喹　B. 维生素 K　C. 维生素 B
D. 硝酸甘油　E. 对氨基水杨酸钠

8. 以下数据中，血清白蛋白（A）与球蛋白（G）比值在正常参考区间的是
A. ＞1　B. 1.5∶1　C. 2.0∶1
D. 2.5∶1　E. 1.5∶1～2.5∶1

9. 下列白细胞计数中，属于不正常的是
A. 新生儿 16.0$\times 10^9$/L
B. 成人末梢血 8.0$\times 10^9$/L
C. 成人静脉血 3.0$\times 10^9$/L
D. 成人静脉血 4.38$\times 10^9$/L

E. 6 个月～2 岁婴儿 6.2×10^9/L

10. 正常情况下，人血白细胞群体中占比例最少的分类细胞是
A. 淋巴细胞　B. 单核细胞　C. 中性粒细胞
D. 嗜碱性粒细胞　E. 嗜酸性粒细胞

11. 对于女性成人而言，下列红细胞沉降率检查值属于不正常的是
A. 14mm/h　B. 16mm/h　C. 18mm/h
D. 20mm/h　E. 22mm/h

12. 血红蛋白检查结果低于正常值即指示贫血。下列检测值可提示“极重度贫血”的是
A. ＜30/L　B. ＞90g/L　C. 31～60g/L
D. 61～90g/L E. 90～110g/L

13. 急性或轻型肝炎时，肝功能检查结果可能显示的是
A. AST 上升　B. ALT 上升
C. AST/ALT 比值＜1　D. AST/ALT 比值＞1
E. AST、ALT 同时上升

14. 一患者的肝功能检查结果是 ALT 与 AST 超过正常值，且 AST/ALT 之比值大于 1。此结果提示病人可能患
A. 肝硬化　B. 糖尿病　C. 急性胰腺炎
D. 缺铁性贫血　E. 肾病综合征

15. 慢性肝炎尤其是肝硬化时，肝功能检查结果可能显示的是
A. AST 上升幅度大　B. ALT 上升幅度大
C. AST、ALT 同时上升
D. AST 上升幅度高于 ALT
E. ALT 上升幅度高于 AST

16. 以下肝功能检查项目的标识中，代表血清碱性磷酸酶的是
A. γ-GT　B. AST　C. ALT
D. ASP　E. ALP

17. 除胰岛功能低下外，主要引起血糖超过正常参考区间高限的疾患是
A. 激素分泌功能亢进 B. 激素分泌功能衰退
C. 肝癌、重症肝炎　D. 肾功能衰减
E. 酒精中毒

18. 以下肌酸激酶检查值升高的临床意义中，最正确的是
A. 诊断痛风　B. 诊断心肌梗死
C. 诊断恶性贫血　D. 诊断急慢性白血病
E. 诊断红细胞增多症

19. 以下医学检查项目中，主要用于诊断急性胰腺炎的是
A. 血淀粉酶　B. 尿淀粉酶　C. 淀粉酶增高
D. 肌酸激酶增高　E. 碱性磷酸酶增高

20. 一般情况下，老年人应该控制总胆固醇测定值低于
A. 6.2mmol/L　B. 6.1mmol/L
C. 5.2mmol/L　D. 5.1mmol/L
E. 4.2mmol/L

21. 以下所列药物中，最可能引起血小板减少的是
A. 呋塞米　B. 硝酸甘油　C. 维生素 E
D. 阿司匹林　E. 对乙酰氨基酚

配伍选择题

（1～3）
A. 基本正常　B. 轻度贫血　C. 中度贫血
D. 重度贫血　E. 极重度贫血
1. Hb 量＜30g/L 可诊断为
2. Hb 量 31～60g/L 可诊断为
3. Hb 量＞90g/L 与低于正常参考的下限可诊断为

（4～6）
A. 180～220g/L　B. 170～200g/L
C. （5.0～12.0）$\times10^9$/L
D. （15.0～20.0）$\times10^9$/L
E. （6.0～7.0）$\times10^{12}$/L
4. 血红蛋白（HGB）正常参考区间是
5. 白细胞（WBC）计数正常参考区间是
6. 红细胞（RBC）计数正常参考区间是

（7～10）
A. （100～300）$\times10^9$/L
B. （200～300）$\times10^9$/L
C. （4.0～10.0）$\times10^9$/L
D. （11.0～12.0）$\times10^9$/L
E. （15.0～20.0）$\times10^9$/L
7. 成人血小板计数正常参考区间是
8. 新生儿 WBC 计数正常参考区间是
9. 成人末梢血 WBC 计数正常参考区间是
10. 6个月～2岁儿童WBC计数正常参考区间是

（11～14）
A. 血小板减少　B. 白细胞增多

C. 血红蛋白减少　　D. 淋巴细胞增多
E. 红细胞沉降率增快

11. 缺铁性贫血、铅中毒贫血可呈现

12. 急性感染和化脓性炎症，尤其是各种球菌感染，可呈现

13. 贫血、结核病、急性细菌性感染所致炎症、心肌梗死，可呈现

14. 百日咳、结核病、水痘、麻疹、风疹、流行性腮腺炎、传染性肝炎，可呈现

（15～18）

A. A/G 值低于 1　B. γ-谷氨酰转移酶升高
C. 血清碱性磷酸酶升高
D. 丙氨酸氨基转移酶升幅很高
E. 天门冬氨酸氨基转移酶升高

15. 可提示骨骼疾病的是

16. 可提示急性肝炎的是

17. 可提示肝硬化、慢性肝炎的是

18. 可提示肝内或肝后胆管梗阻者的是

（19～21）

A. 血白细胞减少　B. 血清血红蛋白升高
C. 血清总胆固醇升高
D. 血清碱性磷酸酶升高
E. 粪便细胞显微镜检出真菌

19. 口服避孕药可能导致

20. 服用他汀类血脂调节药可能导致

21. 大量或长期使用抗生素可能导致

综合分析题

肝脏具有十分重要和复杂的生理功能。首先是人体内各种物质代谢和加工的中枢，其次是有生物转化和解毒功能，所有进入人体的药物或毒物，都会在肝脏发生氧化、还原、水解、结合等化学反应，最后以原形药或代谢物的形式排出体外。

1. 通常，在用药后 10～12 天出现“肝肿大、黄疸、AST 或 ALT 升高等胆汁淤积表现”的抗生素下是

A. 四环素　B. 利福平　C. 氨苄西林
D. 头孢菌素　E. 红霉素类的酯化物

2. 下列药物中，最可能导致碱性磷酸酶（ALP）升高的药物是

A. 异丙嗪　B. 辛伐他汀　C. 阿莫西林
D. 苯巴比妥　E. 苯妥英钠

3. 一患者的肝功能检查结果是：ALT 与 AST 均超过正常值，且 AST/ALT 大于 1。此结果提示病人可能患

A. 肝硬化　B. 糖尿病　C. 急性胰腺炎
D. 缺铁性贫血　E. 肾病综合征

4. 成人男性 Y-谷氨酰转移酶的正常值参考范围是

A. ＜11U/L　B. ＜32U/L　C. ≤50U/L
D. 7～32U/L　E. 11～50U/L

多项选择题

1. 以下所列药物中，可能引起血小板减少的是

A. 氯霉素　B. 磺胺类药　C. 头孢菌素
D. 甲砜霉素　E. 氯吡格雷

2. 以下药物中，可能引起药物肾毒性蛋白尿的药物是

A. 异丙嗪　B. 多黏菌素　C. 甲氨蝶呤
D. 灰黄霉素　E. 庆大霉素

3. 以下所列疾病中，可能引起血清中的血尿酸升高的是

A. 痛风　B. 恶性贫血　C. 急慢性肾炎
D. 多发性骨髓炎　E. 甲状腺功能亢进

4. 临床称为“小三阳”的乙型肝炎者血清学检查呈阳性的标志物有

A. ALT　B. HBeAb　C. HBeAg
D. HBcAb　E. HBsAg

答案：

最佳选择题　1. A　2. E　3. C　4. A　5. E　6. B　7. C　8. E　9. C　10. D　11. E　12. A　13. C　14. A　15. D　16. E　17. A　18. B　19. C　20. C　21. D

配伍选择题　1. E　2. D　3. B　4. B　5. D　6. E　7. A　8. E　9. C　10. D　11. C　12. B　13. E　14. D　15. C　16. D　17. A　18. B　19. C　20. D　21. E

综合分析题　1. E　2. B　3. A　4. C

多项选择题　1. ABDE　2. BCDE　3. ACDE　4. BDE

第八章　常见病症的自我药疗

章 节 概 述

本章节的内容较多，包括 25 种常见病症的自我药疗知识，依据2015年和2016年的考试分析来看，本章节占用的分值比为 15 分左右，占整个科目的13%的分值比例。

本章节共计分为 25 个小节，分值分布比较平均，依据近两年的分析，第七节鼻塞和第十七节阴道炎是两年均有分值分布，其余小节，两年交替考查。由于内容较多，多个小节可能会没有分值分布。考查内容随机性大，但内容难度较容易理解，重点考查常见病症的药物治疗，因此，对本章的复习，要全面掌握，重点掌握药物治疗的知识。

章节	内容	分值
第一节	发热	0～2 分
第二节	疼痛	0
第三节	视疲劳	0～1 分
第四节	沙眼	0
第五节	急性结膜炎	0～1 分
第六节	上感与流感	0～1 分
第七节	鼻塞	1 分
第八节	过敏性鼻炎	0
第九节	咳嗽	0～1 分
第十节	口腔溃疡	0～3 分
第十一节	消化不良	0～1 分
第十二节	腹泻	0～3 分
第十三节	便秘	0～2 分
第十四节	痔疮	0
第十五节	肠道寄生虫病	0
第十六节	营养不良	0～6 分
第十七节	阴道炎	1～3 分
第十八节	痛经	0
第十九节	痤疮	0～1 分
第二十节	荨麻疹	0～1 分
第二十一节	湿疹	0～1 分
第二十二节	烫伤	0
第二十三节	冻伤	0
第二十四节	手足真菌感染	0～1 分
第二十五节	昆虫叮咬	0
合计		13～18 分

第一节　发　　热

考点一　发热

发热的主要表现是体温升高、脉搏加快，突发热常为 0.5～1 天，持续热为 3～6 天。

1. 药物治疗　《国家非处方药目录》中收录的解热镇痛药的活性成分有对乙酰氨基酚、阿司匹林、布洛芬、贝诺酯等。

（1）非处方药

1）对乙酰氨基酚：退热药首选；作用缓和而持久，对胃肠道刺激小，正常剂量下较为安全有效，大剂量对肝脏有损害，可作为退热药的首选，尤其适宜老年人和儿童服用。

2）阿司匹林：降低发热者体温，对正常体温无影响。儿童使用有可能引起瑞夷综合征。婴幼儿发热-阿苯片（阿司匹林+苯巴比妥）。

3）布洛芬：镇痛作用更强，胃肠道刺激性最低。

4）贝诺酯（对乙酰氨基酚、阿司匹林的酯化物）：对胃肠道的刺激性小于阿司匹林。疗效与阿司匹林相似，作用时间较阿司匹林及对乙酰氨基酚长。

（2）处方药：5 岁以下儿童高热时应紧急退热，可用 20%安乃近溶液滴鼻。

发热性惊厥患者积极治疗，同时给予地西泮。

2. 用药与健康提示

（1）解热镇痛药用于退热纯属对症治疗，并不能解除病的致热原因。

（2）应当提示，发热是人体的一种保护性反应。应用解热镇痛药时，应严格掌握用量，避免滥用，老年人应适当减量，并注意两次用药应间隔一定的时间（4～6h），同时在解热时，需多饮水和及时补充电解质。

（3）为避免药物对胃肠道的刺激，多数解热镇痛药（肠溶制剂除外）宜在餐后服药，不宜空腹服药。特别值得注意的是老年人、肝肾功能不全者、血小板减少症患者，以及有出血倾向、上消化道出血或穿孔病史者应慎用或禁用。对有特异体质者，使用后可能发生皮疹、血管性水肿、哮喘等反应，应当慎用。患有胃、十二指肠溃疡者应慎用或禁用。鼻息肉患者禁用阿司匹林。

（4）患有心脏病、高血压、甲状腺疾病、糖尿病、前列腺肥大、胃溃疡和青光眼等患者，应在医师或药师指导下使用此类药物。（新增）除对乙酰氨基酚外，常见以下 ADR：胃肠道刺激、凝血功能障碍、阿司匹林哮喘、瑞夷综合征、水杨酸中毒、耳聋听力下降、肝肾损伤等。阿司匹林与双香豆素抗凝药、磺酰脲类降糖药、磺胺、巴比妥等竞争血浆蛋白，使游离增多，作用、毒性增强。

（5）孕妇及哺乳妇女不宜用。

阿司匹林可透过胎盘屏障，妊娠初始 3 个月内胎儿致畸（脊柱、头颅、面部裂，腿畸形），对乙酰氨基酚可通过胎盘屏障，布洛芬用于晚期妊娠可使孕期延长。

（6）阿司匹林及其制剂可诱发变态反应，出现荨麻疹和哮喘，因对其过敏而引起哮喘病史者应禁用。

（7）如患者对解热药或其中成分之一有过敏史时，不宜再使用其他同类解热镇痛药，因为此类药物中大多数彼此之间有交叉过敏反应。

（8）解热镇痛药用于解热一般不超过 3 日（疗程 3 日），如症状未缓解应及时向医师咨询，不得长期服用。如发热持续 3 日不退，或伴随有寒战、胸痛、咳嗽；儿童发热在 39℃以上同时神志不清；严重疼痛、频繁呕吐；长期反复发热或有不明白原因的发热时，应去医院就诊。（新增）

（9）WHO 建议，2 个月以内的婴儿禁用任何退热药。儿童体温达到 39℃经物理降温无效时，可适当用药，最好选用含布洛芬的混悬液或含对乙酰氨基酚的滴剂，不宜用阿司匹林。对乙酰氨基酚儿童用量应先基于体重，其次为年龄。（新增）

（10）不宜同时应用两种以上的解热镇痛药，以免引起肝、肾、胃肠道的损伤。

（11）使用解热镇痛药时，不宜饮酒或饮用含有酒精的饮料。

（2）发热时宜注意控制饮食，多喝水、果汁，补充能量、蛋白质和电解质；对高热者当用冰袋和凉毛巾冷敷，或用 50%的酒精擦拭四肢、胸背、头颈部以帮助退热（物理降温）。发热期间宜多休息，在夏季要注意调节室温，保持充分的睡眠。

【真 题 再 现】

1. 重复服用阿司匹林可能导致的后果有（2015 年，X 型题，114 题）

A. 出血　　B. 胃溃疡　　C. 胃疼

D. 体温降低　　E. 血尿酸升高

答案：1. ABCE

解析：阿司匹林具有抗血小板的药理作用，重复使用易导致出血 NSAIDs 的主要不良反应是胃肠道反应，所以易导致胃溃疡和胃痛 NSAID 具有升高血尿酸的作用，所以重复使用后更易导致血尿酸升高阿司匹林能降低发热者的体温，但对正常体温几乎无影响。

2. 12 岁以下儿童，如患有感冒发烧，可选用的药物有（2015 年，X 型题，117 题）

A. 对乙酰氨基酚　　B. 布洛芬

C. 尼美舒利　　D. 塞来昔布

E. 氯丙嗪

答案：2. AB

解析：对乙酰氨基酚可作为退热首选药，尤其适宜老年人和儿童使用，布洛芬对胃肠刺激最小，易于耐受。

【强 化 练 习】

最佳选择题

1. 作为退热药，阿司匹林的劣势是

A. 解热镇痛作用较强

B. 口服吸收迅速而完全

C. 婴幼儿发热用阿苯片

D. 作用于下丘脑体温调节中枢
E. 儿童用药可引起 Reye 综合征，尤其是病毒性感染引起的发热
2. 治疗发热成人服对乙酰氨基酚，每隔 4～6 小时重复用药 1 次；1 日用量不得超过
A. 2.5g　B. 3.0g　C. 4.0g　D. 4.5g　E. 5.0g
3. 发热的程度按体温状况分级。"低热"者的体温是
A. 37℃以上　B. 41℃以上　C. 37.4℃～38℃
D. 38.1℃～39℃　E. 39.1℃～41℃
4. 以下对"发热的指标"的叙述中，不正确的是
A. 腋下温度超过 37.0℃
B. 口腔温度超过 37.3℃
C. 直肠温度超过 37.6℃
D. 腋下温度超过 37.6℃
E. 昼夜体温波动超过 1℃
5. WHO 建议，禁止使用任何退热西药的婴儿的"年龄"是
A. 1 个月以内　B. 2 个月以内
C. 3 个月以内　D. 4 个月以内
E. 6 个月以内

配伍选择题

（1～4）
A. 感冒　B. 伤寒　C. 病毒感染
D. 细菌感染　E. 功能性发热
1. 长期找不出原因的低热；可能属于
2. 发热、血常规检查白细胞计数低于正常值；可能患
3. 持续稽留热，无寒战、脉缓、玫瑰疹、肝脾肿大，可能伴
4. 发热、伴头痛、四肢关节痛、咽喉痛、鼻塞或咳嗽；可能患
（5～7）
A. 低热　B. 高热　C. 发热
D. 超高热　E. 中等度热
5. 体温 39.1～41℃可归属
6. 体温 38.1～39℃可归属
7. 体温超过 37.0℃可归属

多项选择题

1. 婴幼儿发热、需要退热可选用阿苯片。阿苯片的组方药物有
A. 阿片　B. 氯苯那敏　C. 苯巴比妥
D. 阿司匹林　E. 阿莫西林
2. 发热的病因有
A. 药物过敏引起发热
B. 细菌感染的伴发症状
C. 剧烈运动机体产热过多
D. 非感染的继发后果如肿瘤
E. 体温调节中枢病变如脑炎

答案：

最佳选择题　1. E　2. C　3. C　4. D　5. B
配伍选择题　1. E　2. C　3. B　4. A　5. B　6. E　7. C
多项选择题　1. CD　2. ABCDE

第二节　疼　　痛

考点一　疼痛

1. 临床表现

（1）头痛（除头痛外，均为新增）

1）根据头痛发生病因，将头痛分为三大类：①原发性头痛：包括偏头痛、血管紧张型头痛、丛集性头痛等；②继发性头痛：包括头颈部外伤、颅颈部血管性因素、颅内非血管性疾病、感染、药物戒断、精神性因素等多种原因所致的头痛；③颅神经痛、中枢性和原发性面同以及其他颜面部结构病变所致头痛及类型头痛。

2）头部疼痛：形式多种多样，常见胀痛、闷痛、撕裂样痛、电击样疼痛、针刺样痛，部分伴有血管搏动感及头部紧箍感，以及恶心、呕吐、头晕等症状。

（2）神经痛

1)三叉神经痛：三叉神经痛，年龄以 40～50 岁为多。患者出现一侧颜面部骤然发作性闪痛。自述似烧灼样疼痛，难以忍受。常于发作时间用手搓揉痛侧颜面，以期减轻疼痛。发作时间有间歇、间歇时间长短不一，轻者可数日或数周发作一次，出现较长时间的间歇。疼痛可因洗脸刷牙、进食等动作而诱发。治疗一般以维生素肌注营养神经，或手术切断神经等。

2）坐骨神经痛：在坐骨神经经过的部位（即腰、臀、大腿后面、小腿外侧和足部）出

现疼痛。坐骨神经被牵拉时疼痛加剧，因此患者的患侧下肢常呈屈曲状态，以减轻疼痛。

3）肋间神经痛：由带状疱疹引起的肋间神经痛，出现皮肤损害，有成堆的簇状疹，皮疹间皮肤正常，严重时可有渗出或红肿。

（3）牙痛：牙龈红肿、遇冷热刺激痛、面颊部肿胀等。自发性疼痛，阵发性加剧，呈间歇性发作，在无外界任何刺激的情况下，患牙发生剧烈疼痛，早期疼痛发作时间短，缓解时间较长，随着病情发展，晚期则疼痛发作时间长，缓解时间较短，乃至最后无缓解期；夜间疼痛比白天重，特别是平卧时更显著；早期冷、热刺激均可引起疼痛加重，晚期冷刺激不但不激发疼痛，反而使疼痛暂时缓解。

（4）腹痛：急性腹痛是常见临床症状之一；慢性腹痛起病缓慢，病程长，疼痛多为间歇性或急性起病后腹痛迁延不愈，疼痛以钝痛或隐痛居多，也有烧灼痛或绞痛发作。

（5）颈肩痛：主要症状为颈肩持续疼痛，患侧上肢抬高、旋转、前后摆动受限，遇风遇冷感觉有沉重隐痛。疼痛特点是胳膊一动就痛，不动不痛或稍痛，梳头、穿衣、提物、举高都有困难。

（6）腰腿痛：腰椎骨质增生者疼痛症状为：劳累后、休息后或在早晨起床时，腰腿疼痛严重，适当的活动可缓解其症状；腰椎管狭窄者疼痛症状多表现为患者出现间隙性跛行；腰椎间盘突出者疼痛症状多为放射性，其常在咳嗽或排便时明显加剧，疼痛常伴有麻木感。

（7）关节痛：类风湿性的关节痛，以手、腕、踝、趾关节受累最多，发病关节处红、肿、热、痛明显，发展至晚期则造成关节变形、僵直至活动严重障碍。

凡因外伤（扭、挫、跌、打、碰等）撞击于关节者，轻者皮肤红肿，重者可致韧带撕裂、关节脱位甚或骨折、破裂，可给伤者以严重的关节痛。

凡全身性发热、感染或结缔组织性疾病，都可累及、影响到关节，常致关节与肌肉疼痛。

2. 药物治疗

（1）非处分药

1）解热镇痛药

对乙酰氨基酚，口服：成人一次 300～600mg，6～12 岁儿童一次 300～500mg 或 10～15mg/kg，每 4～6 小时一次。成人一日不宜超过 4g，老年人不超过 2g。镇痛不宜超过 10 日。

布洛芬具有消炎、镇痛作用。口服：成人一次 200～400mg，每 4～6 小时一次，一日最大剂量 2.4g，儿童一次 5～10mg/kg。

双氯芬酸钠二乙胺乳胶剂用于缓解肌肉、软组织和关节的轻至中度疼痛。外用：按照痛处面积大小，使用本品适量，轻轻揉搓，使本品渗透皮肤，一日 3～4 次

2）对紧张性头痛，长期精神比较紧张者、神经痛、推荐合并应用谷维素，口服：一次 10～30mg，一日 3 次。维生素 B_1，口服：一次 10mg，一日 3 次。

3）由于平滑肌痉挛引起的腹痛可用氢溴酸山莨菪碱，可明显缓解子宫平滑肌痉挛而止痛，氢溴酸山莨菪碱口服一次 5mg，一日 2～3 次。颠茄浸膏片一次 8mg，一日 2～3 次

4）对伴有精神紧张者可口服谷维素。

（2）处方药

1）非甾体类抗炎药：用于缓解各种软组织急性发作期风湿性疼痛，如肩痛、腱鞘炎、滑囊炎、肌痛等。急性的轻、中度疼痛如：手术后、创伤后、劳损后及运动后损伤性疼痛、牙痛、头痛等。

双氯芬酸钠缓释片：口服。成人：为一日一次，每次 75mg；最大剂量为 150mg，分两次服用或遵医嘱。对轻度及长期治疗患者，每日服用 75mg。对夜间及清晨症状较重的患者，应在傍晚服用 75mg。

塞来昔布：急性疼痛：推荐剂量为第 1 天首剂 400mg，必要时，可再服 200mg；随后根据需要，每日两次，每次 200mg。骨关节炎：本品缓解骨关节炎的症状和体征推荐剂量为 200mg，每日一次口服，或 100mg 每日两次口服。

2）紧张性头痛，首先针对病因进行治疗，如纠正导致头颈部肌肉紧张性收缩的异常姿势，（对因用药）伴随情绪障碍者可适当给予抗抑郁药；长期精神较紧张者，推荐应用地西泮（安定）片；对发作性紧张性头痛，可选阿

司匹林、对乙酰氨基酚、罗通定、双氯芬酸、麦角胺咖啡因及 5-羟色胺激动剂如佐米曲普坦（收缩血管、抑制神经肽释放）等；慢性紧张性头痛有较长的头痛史，常是心理疾病如抑郁、焦虑的表现之一，可适当选用抗抑郁药。伴有反复性偏头痛推荐应用抗偏头痛药，如麦角胺咖啡因、罗通定、苯噻啶。三叉神经痛首选卡马西平，如无效可继服苯妥英钠或氯硝西泮等药物。

3）氨基葡萄糖是存在于机体内尤其是关节软骨中的氨基单糖，是人体关节软骨基质中合成蛋白聚糖所必需的重要成分，它选择性地作用于骨性关节，阻断骨性关节的病理过程，有直接抗炎作用，可缓解骨关节的疼痛症状，改善关节功能。硫酸氨基葡萄糖胶囊，口服，每次 500mg，每日 3 次（早晨及进餐时）；连续用药 6 周，必要时可以 6 周以上。间隔 2 个月可以重复使用。

4）解痉药阿托品，肌内注射，一次 0.5mg。严重疼痛者可选用可待因片或氨酚待因片。

3. 用药注意事项与患者教育

（1）无论何种疾病引起的疼痛，均须先找出病因，进行对症治疗。为减轻疼痛所带来的不适，在不影响对症治疗的同时，可选用抗炎镇痛药，尤其是非处方药。

（2）初感疼痛的患者，决不要轻易用药，以免掩盖病情，耽误治疗。

（3）解热镇痛药用于镇痛一般不超过 5 天，如症状未缓解，或伴有发热、嗜睡、复视、血压或眼压升高、手脚冰凉、神志不清时应去医院诊治。

（4）药物治疗以口服给药为主，尽量避免有创给药方式。尽量使用最低有效剂量，避免过量用药及同类药物重复或叠加使用。应用外用制剂的解热镇痛药时应注意：按说明书规定剂量使用，避免长期大面积使用；在破损皮肤或感染性创口上禁用。

（5）阿司匹林、对乙酰氨基酚、布洛芬均通过对环氧酶的抑制而减少前列腺素的合成，由此减轻组织充血、肿胀，降低神经痛觉的敏感性，具有中等程度的镇痛作用

1）慢性钝痛如牙痛、头痛、神经痛、肌肉痛、关节痛等有较好的镇痛效果，而对创伤性剧痛和内脏平滑肌痉挛引起的绞痛几乎无效。

2）仅对疼痛的症状有缓解作用，不能解除疼痛的致病原因，也不能防止疾病的发展和预防合并症的发生，故不宜长期服用。

3）有消化道溃疡病史、支气管哮喘、心功能不全、高血压、血友病或其他出血性疾病、有骨髓功能减退病史的患者慎用。

（6）为避免药物对胃肠道的刺激，解热镇痛药宜在餐后服用，或与食物同服，不宜空腹服用；同时不宜饮酒或饮用含酒精性饮料，老年人应适当减量。阿司匹林、布洛芬对于妊娠及哺乳期妇女应禁用。

（7）布洛芬对胃肠道的刺激小，不良反应的总发生率较低，在各种非甾体抗炎药中属耐受性最好的一种。常见的反应为恶心、呕吐；其次是腹泻、便秘、烧心、上腹部痛；偶见有头晕、头昏、头痛和斑丘疹性红斑或麻疹性皮炎及全身瘙痒的报道，并可发生尿潴留和水肿，故有心功能不全史的患者应慎用，肾功能明显障碍的患者使用本药有发生急性肾衰竭的报道，故肾功能不良者应慎用，并作严密监护。

（8）应用解痉药后可引起口干、皮肤潮红等不良反应。服用消旋山莨菪碱片后 24h，症状未缓解，应立即就医。反流性食管炎、重症溃疡性结肠炎、严重心衰及心律失常患者慎用。

（9）双氯芬酸钠缓释片须整片吞服，用液体送下，不可分割或咀嚼。宜于与食物同服。

（10）硫酸氨基葡萄糖胶囊宜在饭时或饭后服用，可减少胃肠道不适，特别是有胃溃疡的患者。同时服用非甾体抗炎药的患者可能需降低本品的服用剂量，或降低非甾体抗炎药的服用剂量。

【强 化 练 习】

最佳选择题

1. 适用于缓解肌肉、软组织和关节轻中度疼痛的非处方药是

A. 谷维素 B. 布洛芬 C. 对乙酰氨基酚

D. 氢溴酸山莨菪碱

E. 双氯芬酸钠二乙胺乳胶剂

2. 用于疼痛治疗、耐受性最好的非甾体抗炎药是

A. 布洛芬 B. 贝诺酯 C. 塞来昔布

D. 阿司匹林 E. 双氯芬酸钠

3. 适用于对轻度及长期治疗疼痛的处方药是

A. 可待因 B. 塞来昔布 C. 阿司匹林

D. 对乙酰氨基酚 E. 双氯芬酸钠缓释片

4. 用于疼痛治疗、镇痛作用明显的非处方药是

A. 谷维素 B. 布洛芬 C. 阿司匹林

D. 对乙酰氨基酚

E. 双氯芬酸钠二乙胺乳胶剂

5. 适用于急性疼痛、骨关节炎的处方药是

A. 可待因 B. 阿托品 C. 塞来昔布

D. 硫酸氨基葡萄糖 E. 双氯芬酸钠缓释片

配伍选择题

（1～3）

A. 贝诺酯 B. 布洛芬 C. 吲哚美辛

D. 阿司匹林 E. 对乙酰氨基酚

1. “成人一日不宜超过 4g，老年人不超过 2g；镇痛不宜超过 10 日”是针对

2. “成人一次 300～600mg，一日 3 次或疼痛时服”是针对

3. “成人一次 200～400mg，一日最大剂量 2.4g”是针对

（4～6）

A. 颈椎炎症 B. 带状疱疹

C. 腰椎骨质增生 D. 周围性面神经炎

E. 腰椎间盘突出症

4. 三叉神经痛的表现有

5. 坐骨神经痛的表现有

6. 肋间神经痛的表现有

多项选择题

1. 治疗疼痛用药注意事项与患者教育包括

A. 初感疼痛者不要轻易用药

B. 连续给予解热镇痛药不超过 1 周

C. 先找出疼痛病因、进行对症治疗

D. 适宜外用给药、但是避免有创给药方式

E. 在不影响对症治疗的同时，可选用非处方抗炎镇痛药

2. 治疗疼痛的常用非处方药有

A. 谷维素 B. 布洛芬 C. 阿托品

D. 对乙酰氨基酚

E. 双氯芬酸钠二乙胺乳胶剂

3. 治疗疼痛的常用处方药有

A. 阿司匹林 B. 塞来昔布

C. 氢溴酸山莨菪碱 D. 硫酸氨基葡萄糖

E. 双氯芬酸钠缓释片

4. 疼痛是人类第五大生命体征。服用阿司匹林、对乙酰氨基酚、布洛芬等解热镇痛药，能够缓解的疼痛包括

A. 牙痛 B. 头痛 C. 神经痛

D. 肌肉痛 E. 关节痛

答案：

最佳选择题 1. E 2. A 3. E 4. C 5. C

配伍选择题 1. E 2. D 3. B 4. D 5. E 6. B

多项选择题 1. ACDE 2. ABDE 3. BDE 4. ABCDE

第三节 视 疲 劳

考点一 视疲劳

1. 临床表现

（1）眼部症状：泪液减少，眼球干涩、发胀及异物感，眼眶周疼痛或酸胀感。眼睑沉重、痉挛，无法持久地阅读。

（2）视觉障碍：近距离：视力模糊，伴有复视；远距离：正常或接近正常。

（3）全身症状：容易出现头痛或偏头痛，眩晕，乏力，注意力难以集中，记忆力减退；部分患者可出现恶心、呕吐等胃肠道不适症状；有时也会出现焦虑、烦躁等情绪障碍。

2. 治疗

（1）局部因素的调节

1）药物治疗：局部使用七叶洋地黄双苷滴眼液改善睫状肌功能和增加睫状肌血流量改善眼的调节功能，减轻眼部不适；使用人工泪液（玻璃酸钠滴眼液、羟甲基纤维素钠滴眼液、聚乙醇滴眼液等）改善眼部干燥症状；使用抗胆碱能滴眼液如山莨菪碱滴眼液能减轻眼部平滑肌及血管痉挛，改善局部微循环。

2）非药物治疗：采取雾视法、远眺法、眼保健操并配合眼周穴位按摩等物理疗法，放松眼部肌肉，改善眼周循环，消除眼肌疲劳，

改善视力。

（2）外界环境的调节：改善学习工作和生活环境，端正读写姿势；减少乘车及卧床看书时间；减少视频终端接触时间，尤其是避免夜间长时间直视手机视频；矫正屈光不正、佩戴合适眼镜；专科矫正视轴、进行眼外肌训练；避免三高（高盐、高脂、高糖）饮食。

（3）内环境因素的调节：除糖尿病、肾病、高血压及肿瘤性压迫等疾病对眼部的损害，应及时检查和治疗。

（4）精神心理因素的调节：由于目前生活节奏加快，工作压力增大，减轻精神压力有助于减轻视疲劳；对于出现心理疾病的患者可就诊心理专科。抗老防衰、体育锻炼、戒忧戒悲有助于减轻视疲劳防止眼部机能衰退。

【真 题 再 现】

A. 酞丁安滴眼液　B. 色甘酸钠滴眼液
C. 氧氟沙星滴眼液 D. 羟甲基纤维素钠滴眼液
E. 毛果芸香碱滴眼液
缓解视疲劳可选用的药物是（2016年，B型题，80题）

答案： D

解析： 使用抗胆碱能滴眼液如山莨菪碱滴眼液能减轻眼部平滑肌及血管痉挛，改善局部微循环。毛果芸香碱也属于抗胆碱能滴眼液。

【强 化 练 习】

最佳选择题

视疲劳所呈现的显著的临床特征是
A. 复视　B. 泪液减少　C. 视物时症状加重
D. 眼睑沉重、痉挛
E. 近距离视物出现视力模糊

多项选择题

1. 对视疲劳患者的宣教内容包括
A. 佩戴眼镜　　B. 保持眼部湿润
C. 睡眠充足、合理食疗
D. 工作光线适中、坐姿端正
E. 避免长时间近距离接触视频终端

2. 治疗视疲劳的药物有
A. 人工泪液　　B. 硫酸锌滴眼液
C. 山莨菪碱滴眼液
D. 氢化可的松滴眼液
E. 七叶洋地黄双苷滴眼液

3. 非药物治疗视疲劳的方法有
A. 雾视法　B. 远眺法　C. 眼保健操
D. 保持眼部湿润　E. 眼周穴位按摩法

4. 治疗视疲劳时需要注意
A. 生活规律，睡眠充足，合理食疗。
B. 保持眼部较为湿润的微环境
C. 工作光线明暗适中
D. 尽量保持乐观放松的心情
E. 适量户外活动有助于减轻视力疲劳

答案：
最佳选择题　C
多项选择题　1. BCDE　2. ACE　3. ABCE　4. ABCDE

第四节　沙　　眼

考点一　沙眼

1. 临床表现　沙眼是由病原性沙眼衣原体侵入结膜和角膜引起的慢性传染性眼病。轻者可无症状；较中这常会感觉眼内有摩擦感或有异物感，难与难受，有时发痒、迎风流泪、畏惧强光、不时在眼便积存少量的分泌物。

2. 药物治疗

（1）非处方药（滴眼剂）

1）磺胺醋酰钠（乙酰磺胺）：抑制二氢叶酸合成酶，阻止细菌合成叶酸，使细菌缺乏叶酸的合成而死亡。

2）硫酸锌：在低浓度时呈收敛作用，锌离子能沉淀蛋白，可与眼球表面和坏死组织及分泌物中的蛋白质形成极薄的蛋白膜，起到保护作用，高浓度则有杀菌和凝固作用，有利于创面及溃疡的愈合。

3）酞丁安滴眼剂：对沙眼衣原体有强大的抑制作用，在沙眼包涵体尚未形成时，能阻止沙眼衣原体的繁殖和包涵体的形成，尤其对轻度沙眼疗效最好。

4）红霉素眼膏：对革兰阳性菌有较强的抗菌活性，对革兰阴性菌、支原体、沙眼衣原体及军团菌也具有强大的抗菌作用。适用于沙眼、结膜炎、角膜炎。

5）金霉素眼膏：能特异性与细菌核糖体

30S 亚基的 A 位置结合，抑制肽链的增长和影响细菌蛋白质的合成。对沙眼衣原体有抗菌作用。一日 1～2 次，涂于眼睑内，最后一次宜在睡前使用。

（2）处方药

1）对较重或治疗较晚的沙眼结膜肥厚显著者，可用 2%硝酸银或硫酸铜棒擦睑结膜和穹隆结膜，擦后用 0.9%氯化钠溶液冲洗。

2）对角膜血管翳的重症沙眼，除局部应用滴眼剂外，尚可口服米诺环素。

3. 用药注意事项与患者教育

（1）磺胺醋酰钠和复方磺胺甲噁唑：滴眼剂毒性小，但偶见有患者过敏。对曾有磺胺过敏史者禁用磺胺醋酰钠、复方磺胺甲噁唑滴眼剂；过敏体质者也要慎用。并且不宜与其他滴眼液混合使用。另磺胺药滴眼时可通过鼻泪管吸收到循环系统，不宜过量使用。

（2）硫酸锌滴眼剂有腐蚀性，低浓度溶液局部也有刺激性，对急性结膜炎者忌用。

（3）育龄妇女慎用酞丁安，妊娠期妇女禁用酞丁安。

（4）金霉素眼膏不宜长期连续使用，使用 3～4 日症状未缓解时，应停药就医。

（5）沙眼患者应按时用药，症状消失后未经医生认定，不可随便停药。

（6）禁用可的松眼药水治疗慢性沙眼，会加重病情；沙眼严重，有大量滤泡者应到医院行手术治疗，并同时配经药物治疗。

（7）葡萄糖-6-磷酸脱氢酶缺乏（有溶血性贫血倾向）患者禁用硫酸锌滴眼液。

（8）发生沙眼时，应根据炎症的性质和发展阶段及时选择适当的抗菌药物，并采取预防措施，个人用的毛巾、浴巾、手绢和脸盆宜分开使用。在同一时期内，用药种类宜少，药物以一种为主。

（9）沙眼及眼部感染者切勿佩戴隐形眼镜，否则会导致严重后果。

【真 题 再 现】

A. 硫酸锌　B. 磺胺醋酰钠　C. 酞丁胺
D. 可的松　E. 酮康唑

1. 在治疗沙眼的非处方药中，具有阻止细菌合成叶酸作用的药品是

2. 在治疗沙眼的非处方药中，具有沉淀蛋白质和收敛作用的药品是

3. 在治疗沙眼的非处方药中，具有较强抑制沙眼衣原体作用的药品是

（2014 年，B 型题，61～63 题）

答案： 1. B　2. A　3. C

解析： 磺胺醋酰钠（乙酰磺胺）在结构上为一种类似对氨苯甲酸（PABA）的物质并与其竞争，抑制二氢叶酸合成酶，阻止细菌合成叶酸，使细菌缺乏叶酸的合成而死亡。

硫酸锌在低浓度时呈收敛作用，锌离子能沉淀蛋白，可与眼球表面和坏死组织及分泌物中的蛋白质形成极薄的蛋白膜，起到保护作用，高浓度则有杀菌和凝固作用，有利于创面及溃疡的愈合。

酞丁安滴眼剂对沙眼衣原体有强大的抑制作用，在沙眼包涵体尚未形成时，能阻止沙眼衣原体的繁殖和包涵体的形成，尤其对轻度沙眼疗效最好。

【强 化 练 习】

最佳选择题

1. 在治疗沙眼的药物中，对沙眼衣原体有强大的抑制作用的是
A. 红霉素眼膏　B. 金霉素眼膏
C. 酞丁安滴眼剂　D. 硫酸锌滴眼剂
E. 磺胺醋酰钠滴眼剂

2. 下列病原体中，可导致沙眼的是
A. 大肠杆菌　B. 变形杆菌　C. 脲解支原体
D. 沙眼衣原体　E. 沙眼支原体

3. 以下治疗沙眼的药物中，属于处方药的是
A. 2%硝酸银　B. 红霉素眼膏
C. 酞丁安滴眼剂　D. 硫酸锌滴眼剂
E. 磺胺醋酰钠滴眼剂

4. 治疗沙眼宜选用的滴眼剂是
A. 色甘酸钠　B. 利福平　C. 硫酸锌
D. 酞丁安　E. 醋酸可的松

5. 治疗角膜血管翳的重症沙眼的是
A. 羟苄唑滴眼剂　B. 米诺环素滴眼剂
C. 两性霉素 B 滴眼剂
D. 多黏菌素 B 滴眼剂

E. 左氧氟沙星滴眼剂

综合分析题

沙眼是由病原性沙眼衣原体侵入结膜和角膜引起的慢性传染性眼病。急性结膜炎是发生在结膜上一种急性感染，常见有急性卡他性结膜炎（肺炎双球菌、流感杆菌、葡萄球菌等）、过敏性结膜炎、流行性结膜炎（腺病毒）及流行性出血性结膜炎（腺病毒70型）。

1. 以下治疗沙眼的药物中，属于处方药的是

A. 酞丁安　B. 红霉素　C. 米诺环素

D. 利巴韦林　E. 磺胺醋酰钠

2. 即使病情需要，连续应用抗菌药物/糖皮质激素眼用制剂的时间也不宜超过

A. 3天　B. 4天　C. 6天

D. 8天　E. 10天

多项选择题

在治疗沙眼局部给予的药物中，对沙眼衣原体有抑制作用的有

A. 红霉素眼膏　B. 金霉素眼膏

C. 酞丁安滴眼剂　D. 硫酸锌滴眼剂

E. 磺胺醋酰钠滴眼剂

答案：

最佳选择题　1. C　2. D　3. A　4. D　5. B

综合分析题　1. C　2. E

多项选择题　ABC

第五节　急性结膜炎

考点一　急性结膜炎

1. 临床表现　由细菌和病毒感染引起。

（1）急性卡他性结膜炎：发病急剧，常累及双眼（或间隔1～2天）伴有大量的黏液性分泌物（眼屎），于夜间分泌较多，晨起时常会被分泌物糊住双眼。轻症者在眼内有瘙痒和异物感；重者眼睑坠重、灼热、畏光和流泪，结膜下充血、水肿或杂有小出血点，眼睑亦常红肿，角膜受累，则有疼痛及视物模糊，症状类似于沙眼。

（2）流行性结膜炎：为急性滤泡性结膜炎并发浅点角膜炎，一般仅局限于单眼，流泪较多和伴有少量分泌物，分泌物由黏液转变呈脓性，耳朵前淋巴结肿大。传染性强，发病急剧。

（3）流行性出血性结膜炎：为暴发流行，表现除与流行性结膜炎类似外，同时可有结膜下出血。

（4）过敏性结膜炎：一般较轻，结膜可充血和水肿，瘙痒且伴有流泪，一般无分泌物或少有黏液性分泌物。

（5）春季卡他性结膜炎：其季节性强，多发生于春夏季节，可反复发作，以男性儿童及青年多见，双眼奇痒，睑结膜有粗大的乳头，角膜缘胶样增生，治疗以抗过敏为主。

	分泌物	结膜充血	并发症	其他	用药
急性卡他性	黏性，晨起多	+	视物模糊	灼热、畏光、流泪、痒	抗细菌
流行性	少，黏性转脓性	+	耳前淋巴肿大		抗病毒
流行性出血性		+		暴发流行	抗病毒
过敏性	无，少量黏性	+		流泪、痒	抗过敏
春季卡他性	眼结膜粗大乳头、角膜胶样增生			男性儿童、青少年多见	抗过敏

2. 药物治疗　《国家非处方药刻录》收录的治疗结膜炎的制剂有磺胺醋酰钠、红霉素、庆大霉素等制剂，白天宜用滴眼液，可反复多次，睡前则用眼膏剂。

（1）非处方药

1）对由细菌感染引起的急性卡他性结膜炎可选用四环素、金霉素、红霉素、利福平、杆菌肽眼膏、酞丁安、磺胺醋酰钠滴眼液；滴眼，一次1～2滴，一日3～5次。

2）对流行结膜炎局部给予抗病毒药，可选用0.1%酞丁安或阿昔洛韦滴眼液，一次1～2滴，每隔2h给予1次。

3）对过敏性结膜炎宜选用醋酸可的松、醋酸氢化可的松或色甘酸钠滴眼液和眼膏，其

不仅可抑制炎症过程的早期表现，还能降低毛细血管壁和毛细血管膜的通透性，减少炎症的渗出。滴眼，一次1～2滴，一日3～4次，用前摇匀，眼膏涂敷于眼睑内，每晚睡前1次，连续应用不得超过2周。

4）春季卡他性结膜炎可应用2%色甘酸钠滴眼液。一次1～2滴，一日4次，重症可适当增加到一日6次。

（2）处方药

1）铜绿假单胞性结膜炎：多黏菌素B、磺苄西林滴眼剂。

2）真菌性角膜炎：两性霉素B、克霉唑滴眼剂。

3）急性卡他性结膜炎未彻底治愈而转成慢性结膜炎者：由细菌（卡他球菌、大肠杆菌、变形杆菌）所致的结膜炎治疗以抗菌为主，用诺氟沙星、左氧氟沙星滴眼剂、四环素眼膏；由环境（灰尘、风沙、倒睫、屈光不正）刺激所致的非细菌性结膜炎治疗以对症为主，用0.5%硫酸锌滴眼剂。

4）对流行结膜炎局部给予抗病毒药，可选用0.1%碘苷滴眼液，一次1～2滴，每间隔2h给予1次。（新增）

5）对流行性出血结膜炎应用抗病毒药，0.1%羟苄唑、0.1%利巴韦林滴眼液。（新增）

6）春季卡他性结膜炎可应用1%泼尼松滴眼液。

3. 用药注意事项与患者教育

（1）庆大霉素：偶致耳毒性，儿童、肾功能不全者不宜长期应用

（2）碘苷滴眼剂：长期应用可出现疼痛、瘙痒、眼睑过敏、睫毛脱落、角膜浑浊或染色小点，不易消失。

（3）阿昔洛韦滴眼剂：用时偶有一过性烧灼感、疼痛、皮疹、荨麻疹。

（4）应用抗菌药物制剂中加入糖皮质激素。虽具有抗菌、抗炎、加速治愈过程的优点，但有诱发真菌或病毒感染、延缓创伤愈合、升高眼压和导致晶状体混浊等风险，因此不应随意使用，除非患者是在眼科专科医师的密切监护下。特别是不能给尚未确诊的“红眼”患者开具这类药物，因为这种情况有时是由于难以诊断的单纯性疱疹病毒感染所致。如必须使用此类制剂，不应超过10天，并在使用期间定期测量眼压。

（5）早期结膜炎，可采用热敷的方法，以热毛巾或茶壶的热气熏蒸；对过敏性结膜炎宜用冷毛巾湿敷。

【真 题 再 现】

A. 酞丁安滴眼液　B. 色甘酸钠滴眼液
C. 氧氟沙星滴眼液
D. 羟甲基纤维素钠滴眼液
E. 毛果芸香碱滴眼液

治疗过敏性结膜炎可选用的药物是（2016年，B型题，79题）

答案： B

解析： 对过敏性结膜炎宜选用醋酸可的松、醋酸氢化可的松或色甘酸钠滴眼液和眼膏。

【强 化 练 习】

最佳选择题

1. 以下药品中，最适宜治疗沙眼和流行性急性结膜炎的是
A. 红霉素眼膏　B. 酞丁安滴眼剂
C. 硫酸锌滴眼剂　D. 色甘酸钠滴眼剂
E. 磺胺醋酰钠滴眼剂

2. 急性结膜炎患者禁用的是
A. 磺胺醋酰钠滴眼剂
B. 醋酸可的松滴眼剂
C. 酞丁安滴眼剂　D. 硫酸锌滴眼剂
E. 庆大霉素滴眼剂

3. 下列治疗眼疾的药品中，适宜流行性急性结膜炎患者应用的是
A. 红霉素眼膏　B. 碘苷滴眼剂
C. 硫酸锌滴眼剂　D. 色甘酸钠滴眼剂
E. 磺胺醋酰钠滴眼剂

4. 利巴韦林滴眼剂适宜用于治疗的眼疾是
A. 沙眼　B. 卡他性结膜炎
C. 过敏性结膜炎　D. 流行性急性结膜炎
E. 流行性出血性结膜炎

配伍选择题

A. 酞丁安　B. 利福平　C. 硫酸锌
D. 色甘酸钠　E. 醋酸可的松

1. 治疗细菌感染的急性卡他性结膜炎宜选用

的滴眼剂是

2. 治疗春季卡他性结膜炎宜选用的滴眼剂是

3. 治疗流行性结膜炎者宜选用的滴眼剂是

多项选择题

1. 治疗过敏性结膜炎可眼内给予的药物有

A. 酞丁安　B. 杆菌肽　C. 色甘酸钠

D. 磺胺醋酰钠　E. 醋酸氢化可的松

2. 治疗流行性结膜炎局部给予（滴眼）的抗病毒药有

A. 碘苷　B. 羟苄唑　C. 酞丁安

D. 利巴韦林　E. 阿昔洛韦

答案：

最佳选择题　1. B　2. D　3. B　4. E

配伍选择题　1. B　2. D　3. A

多项选择题　1. CE　2. ACE

第六节　上感与流感

考点一　上感与流感

上感：俗称伤风或急性鼻卡他，由多种病原体（鼻病毒、腺病毒、柯萨奇病毒、冠状病毒、副流感病毒）感染通过直接接触传染、由感冒者的呼吸道分泌物（鼻黏液、打喷嚏或咳嗽产生的气溶胶）而传染。

流感：系由流感病毒（甲、乙、丙及变异型等）引起的急性呼吸道传染病。主要通过飞沫传播，传染性强，流感潜伏期为数小时至 4 天，并发症比较多（如肺炎、心肌炎、心肌梗死、哮喘、中耳炎），年老人和体弱患者易并发肺炎。

1. 临床表现

（1）上感：初起时常有卡他症状，后期会出现全身症状。严重时可继发细菌感染，但普通感冒不会造成大的流行，并少见并发症。

1）全身可有畏寒、疲乏、无力、全身不适，有时有轻度发热或不发热、头痛、四肢痛、背部酸痛、食欲缺乏、腹胀、便秘等；小儿则可能伴有高烧、呕吐、腹泻等症状。

2）病毒进入鼻黏膜细胞，释放出引起发炎的物质，使鼻腔及鼻甲黏膜充血、流鼻涕、水肿，同时嗅觉减退。

3）打喷嚏，是鼻中的神经末梢受到黏膜肿胀的刺激而出现的一种反射。

4）咽部可有轻中度充血、咽喉肿痛、咽干燥感、声音嘶哑和咳嗽等症状。

5）如血常规检测白细胞计数仍正常或偏低。当并发细菌性感染时。则血白细胞会增多。

（2）流感：发病急骤，局部和全身症状表现较重。

1）单纯型：全身酸痛、周身不适、食欲缺乏、乏力、高热、头痛、畏寒等；上呼吸道症状可能有流涕、鼻塞、喷嚏、咽痛、干咳、胸背后痛和声音嘶哑等，典型病程约 1 周。

2）肺炎型：临床可见持续高热、呼吸困难、咳嗽、发绀及咯血等。肺部可听到湿性啰音。X 线摄片显示两肺可有散在絮状阴影。

3）胃肠型：除全身症状外，尚有恶心、呕吐、腹痛、腹泻等胃肠道症状，典型病程 2～4 日，可迅速康复。

4）神经型：高热不退、头痛、谵妄以致昏迷。儿童可见抽搐及脑膜刺激症状。

	上感	流感
病原体	鼻病毒、腺病毒	流感病毒
传播	直接接触、呼吸道分泌物	飞沫传播
流行	小	大
并发症	少，无	多、严重
血常规	白细胞正常或低	
体温	低热或不发热	高热
症状	卡他症状	全身、局部重

2. 药物治疗

（1）非处方药

1）对乙酰氨基酚、阿司匹林、布洛芬：可解除感冒后微热或流感后高热，并伴有明显头痛、关节痛、肌肉痛或全身酸痛等症状。

2）感冒初始阶段，可出现卡他症状，可选用盐酸伪麻黄碱或氯苯那敏制剂，如美扑伪麻、酚麻美敏胶囊、双扑伪麻、氨酚伪麻、伪麻那敏、氨酚曲麻。

3）对伴有咳嗽者：可选用右美沙芬的制剂，如酚麻美敏、美酚伪麻、双酚伪麻、美息伪麻、伪麻美沙芬。

4）为缓解鼻塞，可选用1%麻黄素、萘甲唑啉滴鼻剂、羟甲唑啉滴鼻剂、赛洛唑啉滴鼻剂。

（2）处方药

1）金刚烷胺和金刚乙胺对亚洲A型流感病毒有抑制活性，抑制病毒核酸脱壳，影响细胞和溶酶体膜，干扰病毒的早期复制，使病毒增殖受到抑制。减轻临床症状，并防止病毒向下呼吸道蔓延导致肺炎等并发症。不良反应：口干、头晕、嗜睡、共济失调等神经系统症状。发病48h内用药效果好。

甲基金刚烷胺用量：100～200mg/d，用法：分2次口服，其抗病毒活性比金刚烷胺高2～4倍，且神经系统不 良反应少。注意事项：孕妇、神经精神异常、肝肾功能严重受损者禁用，且此两种药物易发生耐药，目前全球流行的H1N1甲型流感病毒对其耐药。

2）病毒神经氨酸酶抑制是一类全新作用机制的抗流感。可选扎那米韦、奥司他韦（达菲），宜及早用药，在流感症状初始48h内使用较为有效。

3. 用药注意事项与患者教育

（1）首先明确抗生素对导致感冒和流感的病毒均无作用合并细菌感染可使用抗生素，但必须有指征应用。

（2）服用含有抗过敏药制剂者：不宜从事驾车、高空作业或操作精密仪器等工作；（中枢抑制作用）

含有鼻黏膜血管收缩药（盐酸伪麻黄碱-α受体激动作用）的制剂：对伴有心脏病、高血压、甲状腺功能亢进、肺气肿、青光眼、前列腺增生者需慎用；含有右美沙芬的制剂：对妊娠初始期及哺乳期妇女禁用。

服用含有解热镇痛药制剂：应禁酒，同时注意对老年人、肝肾功能不全者、血小板减少症、有出血倾向者、上消化道出血和（或）穿孔病史者，应慎用或禁用。慢性阻塞性肺疾病和重症肺炎呼吸功能不全的患者应慎用含有可待因和右美沙芬的感冒药物，因为可待因和右美沙芬的中枢镇咳作用可影响痰液的排出。青光眼患者不建议使用伪麻黄碱作为局部用药。

（3）对≤2岁婴幼儿，避免服用以下药物。

含有减鼻充血剂：伪麻黄碱、盐酸去氧肾上腺素、盐酸麻黄碱的抗感冒药。

含有抗过敏药：苯海拉明、溴苯那敏、氯苯那敏的镇咳药。

伪麻黄碱的剂量：2～5岁为成人的1/4；6～12岁为成人的1/2，尽量使用糖浆或混悬液制剂。儿童忌用阿司匹林及其他水杨酸制剂，因为此类药物与流感的肝脏和神经系统并发症即Reye综合征相关，偶可致死。

（4）感冒一般为良性和自限性，病程多在1周左右，无严重症状者可不用或少用药。注意休息，多饮白开水、橘汁水或热姜糖水。并避免过度疲劳和受凉，平时应到室外活动，增加身体的御寒能力，依据气候变化增减衣服，常开窗户，注意室内通风和清洁，勤晒被褥。常做深呼吸换气。适宜营养，补充维生素，进食后以温开水或温盐水漱口，保持口鼻清洁。

（5）感冒药连续用药不超过7天，1周后症状仍未缓解或消失者，应去医院向医师咨询。

（6）流感时，在发病36h或48h内尽早开始抗流感病毒药物治疗；合理使用对症治疗药物。与普通感冒不同，目前已有特异性抗流感病毒药物。流感患者只要早期应 用抗病毒药物，大多不再需要对症治疗（解热镇痛、缓解鼻黏膜充血、抗过敏、止咳等药物）。如果使用，应提高针对性，不一定都用复方制剂。

（7）加强预防接种，流感疫苗是其他方法不可替代的最有效预防流感及其并发症的手段。疫苗需每年接种方能获有效保护；疫苗毒株的更换由WHO根据全球监测结果来决定。且必须与当前流行毒株的型别基本匹配，高危人群应优先接种。药物预防不能代替疫苗接种，也可能引起不必要的耐药性产生，建议抗流感病毒药物预防只能作为没有接种疫苗或接种疫苗后尚未获得免疫能力的高合并症风险人群的紧急临时措施。

（8）孕产期妇女在出现流感样症状之后，

即可尽早给予神经氨酸酶抑制剂奥斯他韦和扎那米韦进行抗病毒治疗，同时进行病毒核酸检测。发热对孕妇和胎儿均有不利影响，可用对乙酰氨基酚退热。妊娠3个月内禁用愈创木酚甘油醚。哺乳期妇女尽量不使用苯海拉明、马来酸氯苯那敏、金刚烷胺等，因为这些药物能通过乳汁影响幼儿。

【真 题 再 现】

患者，男，45岁，患有高血压，因感冒发热，咽痛，流鼻涕到药店买药，药师不应推荐其使用的药物是（2016年，A型题，10题）

A. 复方酚咖伪麻胶囊　B. 维C银翘片
C. 速克感冒片　D. 速感宁胶囊
E. 对乙酰氨基酚片

答案：A

解析：复方酚咖伪麻片在高血压、甲亢、糖尿病、前列腺肥大病人中要在医师指导下使用。

【强 化 练 习】

最佳选择题

1. 抗感冒药中具有“使鼻黏膜血管收缩、解除鼻塞症状”作用的成分是
A. 天麻素　B. 金刚烷胺　C. 伪麻黄碱
D. 双氯芬酸　E. 对乙酰氨基酚

2. 以下复方抗感冒药的组分中，呈现改善体液局部循环作用的是
A. 咖啡因　B. 伪麻黄碱　C. 金刚烷胺
D. 解热镇痛药　E. 菠萝蛋白酶

3. 一般情况下，为治疗感冒连续服用抗感冒药的时间不应该超过
A. 3日　B. 5日　C. 7日
D. 9日　E. 14日

配伍选择题

A. 抗病毒作用　B. 退热、缓解头痛
C. 使鼻黏膜血管收缩、解除鼻塞症状
D. 改善体液局部循环、促进药物对病灶的渗透
E. 加强解热镇痛药效果、拮抗组胺药嗜睡作用

1. 抗感冒药中咖啡因的作用是
2. 抗感冒药中伪麻黄碱的作用是
3. 抗感冒药中菠萝蛋白酶的作用是

多项选择题

1. 以下所列抗感冒药中，属于处方药的是
A. 阿司匹林　B. 扎那米韦
C. 金刚乙胺　D. 奥司他韦
E. 利托那韦

2. 治疗上感和流感用药的患者教育包括
A. 注意复方药品的禁忌证
B. 连续服抗感冒药不得超过10天
C. 无严重症状者可不用药或少用药
D. 无并发细菌感染症状、体征和证据时不应联用抗生素
E. 流感患者只要早期应用抗病毒药，大多不再需要对症治疗

答案：

最佳选择题　1. C　2. E　3. C
配伍选择题　1. E　2. C　3. D
多项选择题　1. BCD　2. ACDE

第七节　鼻　　塞

考点一　鼻塞

1. 临床表现

（1）急性鼻炎，即感冒，起病急骤，常伴有发热、全身疼痛等特点，一周内常自行缓解。

（2）慢性单纯性鼻炎，鼻塞呈阵发性或交替性，日轻夜重，受体位影响，平卧时症状加重。

（3）慢性鼻窦炎，伴有流黄脓涕，可伴有头痛、记忆力下降等。在感冒后可出现持续不愈的流脓涕。

（4）过敏性鼻炎，多伴有大喷嚏、流清涕、鼻痒、流泪。小儿易合并哮喘。可常年发作，也可季节性发作。

（5）慢性肥厚性鼻炎，多为持续性鼻塞，对麻黄素不敏感。

（6）鼻窦肿瘤，鼻塞多为进行性加重的。但侧或双侧，如伴有鼻出血，要警惕恶性肿瘤。

2. 药物治疗

（1）非处方药

1）口服伪麻黄碱：主要兴奋肾上腺素能的α受体，使鼻腔黏膜血管收缩，减轻鼻充血及伴咽鼓管充血的浆液性中耳炎，常与解热镇

痛药、抗组胺药组成复方制剂用于缓解感冒后鼻黏膜充血（鼻塞）症状。如氨酚伪麻美芬片Ⅱ/氨麻苯美片、美扑伪麻片等。

2）鼻腔用药：对急、慢性鼻炎和鼻窦炎，局部选用 1%盐酸麻黄碱滴鼻液：一次每鼻孔 2～4 滴，一日 3～4 次；萘甲唑啉滴鼻剂、羟甲唑啉滴鼻剂，滴鼻一次 1～2 滴，一日 3～6 次；赛洛唑啉滴鼻剂：6 岁以上儿童一次 2～3 滴，一日 2 次。复方薄荷脑鼻用吸入剂：使用时，旋下外套，将塑料内管紧密接触一侧鼻孔，用手指按压另一鼻孔，然后深吸气 2～3 次，以使鼻黏膜血管收缩，缓解鼻腔堵塞，减少鼻黏膜出血，改善鼻腔的通气性。

3）鼻塞和流涕：是过敏性鼻炎的代表性特征。预防和治疗常年性及季节性过敏性鼻炎的糖皮质激素类药物鼻喷雾剂，是目前治疗过敏性鼻炎、鼻息肉及其手术前后、慢性鼻炎等的有效方法，糖皮质激素有明显的消炎、抗过敏和减轻水肿作用，有促使病变的鼻腔黏膜逐渐恢复至正常的作用。

4）鼻塞和流涕：如丙酸氟替卡松鼻喷雾剂：成人和 12 岁以上儿童：每个鼻孔各 2 喷，每日 1 次（每日 200μg），以早晨用药为好。某些患者需每个鼻孔各 2 喷，每日 2 次，早晚各 1 次直至症状改善。当症状得到控制时，维持剂量为每个鼻孔 1 喷，每日 1 次。每日最大剂量为每个鼻孔不超过 4 喷。

（2）处方药

1）鼻窦炎的急性期应尽早采用足量抗菌药控制感染，应用青霉素、头孢菌素、氯唑西林、林可霉素等肌肉注射或静脉注射，或应用罗红霉素、头孢菌素等口服，应根据病原菌选用。

2）含呋喃西林和盐酸麻黄碱的呋麻滴鼻液为复方制剂。呋喃西林对革兰阳性、阴性菌均有抑制作用；盐酸麻黄碱为拟肾上腺素药，可直接激动血管平滑肌的 α、β 受体，使皮肤、黏膜以及内脏血管收缩。用于鼻部则可收缩鼻黏膜血管，因此可作为鼻用减充血剂，缓解鼻黏膜充血、水肿、鼻塞。一次 1～3 滴，一日 3～4 次。

3）可选布地奈德鼻喷雾剂：开始时每个鼻孔各 2 喷，早晚各 1 次。一日最大用量不超过 8 喷（256μg），症状缓解后每天每个鼻孔喷 1 次，每次 1 喷非处方药：丙酸氟替卡松鼻喷雾剂。

3. 用药注意事项与患者教育

（1）麻黄素滴鼻液、盐酸羟甲唑啉等，属于拟肾上腺素药，可以兴奋 α 和 β 受体，对鼻腔黏膜血管收缩作用的特点是迅速显效、作用短暂，紧随着短暂的血管收缩作用之后就是反跳效应，导致更为严重的鼻塞。且连续使用麻黄素滴鼻后，可导致药物性鼻炎。药液过浓或滴入次数过多可致反应性充血等。因此，应采用间断给药，每次宜间隔 4～6 小时。

（2）肾上腺素受体激动剂可引起偶见一过性的轻微烧灼感、针刺感、鼻黏膜干燥以及头痛、头晕、心率加快等反应。对儿童、高血压、前列腺增生、癫痫、闭角型青光眼、幽门梗阻、膀胱颈梗阻、鼻腔干燥和萎缩性鼻炎、甲状腺功能亢进患者、妊娠及哺乳期妇女禁用；对糖尿病、冠心病者慎用。

（3）糖皮质激素鼻喷雾剂不宜引起药物依赖，但并不能完全避免不良反应，其可能引起的不良反应包括鼻出血、鼻腔受刺激或灼痛、咽喉肿痛。正在服用其他糖皮质激素药物的患者使用前应咨询医师或到医院检查。由于糖皮质激素具有抑制伤口愈合的作用，因而对于新近接受鼻部手术或受外伤的患者，在伤口愈合前不应使用鼻腔用糖皮质激素。

（4）口服含伪麻黄碱制剂的老年患者和心脏病、高血压、甲状腺疾病、糖尿病、前列腺肥大、青光眼、抑郁症及哮喘等患者、12 岁以下儿童在使用前应向医师咨询；氨酚伪麻美芬片Ⅱ/氨麻苯美片、美扑伪麻片中还含有 H_1 受体拮抗剂成分可能引起头晕、嗜睡，故服药期间不宜驾车或高空作业、操纵机器；服用本品期间不得饮酒或含有酒精的饮料；不宜与中枢神经系统抑制药、抗精神病药氯丙嗪等合用。

（5）滴鼻剂使用方法：滴鼻时须取鼻部低于口和咽部的体位。

（6）加强体质锻炼、增强身体抵抗力；在条件许可的情况下，逐渐用冷水洗鼻、洗澡，也可坚持鼻部按摩,每天用食指和拇指按揉鼻翼两侧的迎香穴 20～30 次，然后用摩擦发热的手掌，轻轻按摩鼻尖、鼻翼，正反方向各 10 次；或用淡盐水漱口，以提高上呼吸道的免疫力。

【真 题 再 现】

1. 患者，男，18 岁，因鼻塞症状就诊，医生处方 1%盐酸麻黄碱滴鼻液。下列关于该滴鼻液用药指导的说法，错误的是（2016 年，A 型题，17 题）

A. 萎缩性鼻炎患者可增加给药次数
B. 用药前要将鼻腔分泌物清理干净
C. 滴管头不要碰到鼻部，以避免污染药液
D. 滴鼻后，要静卧 3～5 分钟
E. 滴药后，要轻压双侧鼻翼 3～4 次

答案： 1. A

解析： 伪麻黄碱滴鼻剂是扩张毛细血管缓解鼻塞症状，萎缩性鼻炎不能增加次数否则导致毛细血管破裂。

A. 对乙酰氨基酚　　B. 氯苯那敏
C. 含伪麻黄碱的复方制剂
D. 阿司匹林
E.含可待因的复方制剂

2. 伴有高血压的患者应慎用的是（2015 年，B 型题，71 题）

答案： 2. C

解析： 含有鼻黏膜血管收缩药伪麻黄碱的药物，对伴有心脏病、高血压、甲亢、肺气肿、青光眼、前列腺增生者慎用可待因为国家管理的麻醉药品，反复使用可引起药物依赖性，应按规定控制使用。

【强 化 练 习】

最佳选择题

1. 局部给药治疗鼻塞的处方药是
A. 麻黄碱滴鼻剂
B. 羟甲唑啉鼻喷雾剂
C. 布地奈德鼻喷雾剂
D. 复方萘甲唑啉鼻喷雾剂
E. 丙酸倍氯米松鼻喷雾剂

2. 抗感冒药中具有“使鼻黏膜血管收缩、解除鼻塞症状”作用的成分是
A. 天麻素　B. 双氯芬酸　C. 金刚烷胺
D. 伪麻黄碱　E. 对乙酰氨基酚

3. 口服给药治疗鼻塞的非处方药是
A. 泼尼松　B. 氯雷他定　C. 氯苯那敏
D. 伪麻黄碱　E. 普萘洛尔

配伍选择题

A. 头孢菌素　B. 阿昔洛韦　C. 特非那定
D. 氯雷他定　E. 复方伪麻黄碱制剂

1. 内服给药治疗鼻塞的非处方药是
2. 内服或注射给药治疗鼻塞的处方药是
3. 内服给药治疗过敏性鼻炎的处方药是
4. 内服给药治疗过敏性鼻炎的非处方药是

多项选择题

1. 局部给药治疗鼻塞与过敏性鼻炎的注意事项有
A. 用药前要将鼻涕擤干净
B. 滴药后要静卧 3～5 分钟
C. 滴药后 4 小时内不宜从事工作
D. 滴管头不要碰到鼻部，以免污染药液
E. 一般每日 3 次，每次每侧 2～3 滴为宜

2. 局部给药治疗鼻塞与过敏性鼻炎的非处方药有
A. 羟甲唑啉滴鼻剂
B. 萘甲唑啉滴鼻剂
C. 盐酸麻黄碱滴鼻剂
D. 布地奈德鼻喷雾剂
E. 丙酸倍氯米松鼻喷雾剂

答案：

最佳选择题　1. C　2. D　3. D
配伍选择题　1. E　2. A　3. C　4. D
多项选择题　1. ABDE　2. ABC

第八节　过敏性鼻炎

考点一　过敏性鼻炎

1. 概述　过敏性鼻炎即变应性鼻炎，可分为四型，由轻至重依次为轻度间歇型、中重度间歇型、轻度持续型和中重度持续型。间歇型过敏性鼻炎一般一周发作 4 次左右，病程少于 4 周，持续型过敏性鼻炎则几乎每日发作，且病程长。过敏性鼻炎症状可因与刺激因素接触的时间、数量及患者的反映状

况不同而异。

2. 临床表现

（1）鼻塞为间歇性或持续性，单侧或双侧，程度轻重不一。常伴嗅觉障碍，多为暂时性时，也可能是持久的。

（2）常也大量清清水样鼻涕，尤其在极性发作期明显，极性反映趋向减弱或消失时，可减少或变稠厚，若继发感染可变成粘脓样分泌物。

（3）鼻痒多为阵发性鼻内痒，甚至有眼部、软腭、耳、咽喉痒感。

（4）喷嚏为连续打喷嚏，清晨和夜间加重，每次发作少则几次，多则几十次，并有流水样或稀薄黏液样涕。

3. 药物治疗

（1）非处方药

1）口服给药：首选第二代抗组胺药氯雷他定。一日 10mg。氯雷他定不仅能阻止早期炎症反应，且能稳定肥大细胞等炎症细胞，阻止组胺及其他炎症介质和细胞因子释放，阻止嗜酸性粒细胞的趋化、浸润，从而抑制或减轻晚期的炎症反应。亦可选第一代抗组胺药氯苯那敏：一次 4mg，一日 3 次。赛庚啶：成人一次 2～4mg 片，一日 2～3 次。

2）局部给药：局部治疗使用拟肾上腺素药物，萘甲唑啉滴鼻液、羟甲唑啉定鼻液。

（2）处方药

1）口服给药

抗组胺药，可选择一日 1 次服用西替利嗪，成人与 6 岁以上儿童，一次 10mg，2～6 岁儿童一次 5mg。

白三烯受体拮抗剂，如孟鲁司特钠片，能特异性抑制半胱氨酰白三烯受体，阻断白三烯引起的鼻部炎症。15 岁及 15 岁以上的患者口服孟鲁司特钠，每日一次，每次 10mg。2～14 岁儿童患者用药可服用孟鲁司特钠咀嚼片，2～5 岁儿童患者，每日一次，每次 4mg，6～14 岁儿童患者，每日一次，每次 5mg。

必要时口服肾上腺糖皮质激素，首选泼尼松一次 5mg，一日 3 次，激素的使用要在专科医生的指导下，切不可长期使用。

在中西医结合治疗中，最常用的中药有黄芪、炒白术和防风，其次是桂枝、苍耳子、辛夷花等。

2）局部给药：局部喷鼻，可选丙酸倍氯米松鼻喷雾剂，于鼻腔喷雾吸入，成人及 6 岁以上儿童一次每侧鼻孔 100μg，一日 2 次；一或一次每侧鼻孔 50μg，一日 34 次。一日用量不可超过 400μg。或选布地奈德鼻喷雾剂，成人及 6 岁以上儿童起始剂量一日 256μg（每侧鼻孔 64μg），早晨 1 次喷入或分于早、晚 2 次喷入。

4. 用药注意事项与患者教育

（1）应用抗过敏药和肾上腺糖皮质激素：可减轻对过敏原的反应并抑制炎性反应，但治疗时间一般不宜过长，长期使用会引起药物性鼻炎，使病情更为复杂。同时高剂量治疗的儿童和青少年可能引起生长发育迟缓。

（2）泼尼松对全身性真菌感染者、肾上腺糖皮质激素过敏者禁用。有严重精神病史者、癫痫、活动性胃十二指肠溃疡者、新近胃肠吻合手术者、严重糖尿病、高血压、青光眼、骨质疏松者禁用。未能用药物控制的病毒、细菌、真菌感染者禁用。心脏病或急性心力衰竭者、高血压、高脂蛋白血症者、肾功能损害或结石、重症肌无力、甲状腺功能减退者慎用。妊娠及哺乳期妇女慎用。

（3）肾上腺糖皮质激素鼻喷雾剂对肺结核、伴有疱疹和鼻部真菌感染的患者、妊娠及哺乳期妇女慎用。对鼻腔和鼻旁窦伴有细菌感染时应给予抗菌药物治疗。对已全身应用糖皮质激素并造成肾上腺功能损伤者，改用鼻喷雾剂局部治疗时，也应注意检查垂体-肾上腺系统的功能。同时注意鼻喷雾剂仅用于鼻腔，不得接触眼睛，若接触眼睛，立即用水清洗。

（4）除非明确需要服药，孕妇应避免服用孟鲁司特钠。

（5）对季节性过敏性鼻炎应提前 2～3 周用药，季节过后，不能立即停药，应继续用药 2 周左右。

（6）过敏性鼻炎患者应尽量避免接触已知的变应原，如宠物、羽毛、花粉等；做好室内环境控制，如经常通风、被褥衣物保持干燥，不使用地毯等。

【强 化 练 习】

最佳选择题

1. 季节性过敏性鼻炎主要的诱因是

A. 冷　　B. 热　　C. 花粉

D. 食物　　E. 精神紧张

2. 常年性过敏性鼻炎的主要吸入性变应原不包括

A. 尘埃　　B. 真菌　　C. 动物皮毛

D. 鱼虾　　E. 尘螨

配伍选择题

A. 头孢菌素　B. 阿昔洛韦　C. 特非那定

D. 氯雷他定　E. 复方伪麻黄碱制剂

1. 内服给药治疗过敏性鼻炎的处方药是

2. 内服给药治疗过敏性鼻炎的非处方药是

多项选择题

1. 诱导季节性过敏性鼻炎发作的因素包括

A. 花粉　　B. 流感

C. 精神紧张、胃肠功能障碍等

D. 接触汽油、油漆、酒精、甲醛等

E. 药品如磺胺类、奎宁、一些抗生素等

2. 常年性过敏性鼻炎的过敏原包括

A. 疾病如精神紧张、胃肠功能障碍等

B. 接触物如汽油、油漆、酒精、甲醛等

C. 药品如磺胺类、奎宁、一些抗生素等

D. 吸入物如室内外尘埃、真菌、动物皮毛等

E. 食物如鱼虾、鸡蛋、面粉、花生、大豆等

3. 以下治疗过敏性鼻炎的口服抗组胺药中，属于非处方药的是

A. 赛庚啶　B. 阿司咪唑　C. 氯苯那敏

D. 特非那定　E. 地氯雷他定

答案：

最佳选择题　1. C　2. D

配伍选择题　1. C　2. D

多项选择题　1. AD　2. CDE　3. ACE

第九节　咳　　嗽

考点一　咳嗽

1. 临床表现与分型

（1）分型

1）按是否有痰划分

干性咳嗽：无痰或少痰。干性或刺激性咳嗽常见于急性或慢性咽喉炎、喉癌、急性支气管炎初期、气管受压、支气管异物、支气管肿瘤、胸膜疾病、原发性肺动脉高压以及二尖瓣狭窄等。

湿性咳嗽：咳痰，常见于慢性支气管炎、支气管扩张、肺炎、肺脓肿和空洞型肺结核等。

2）按时间划分：急性咳嗽、亚急性咳嗽和慢性咳嗽。

急性咳嗽时间＜3 周：普通感冒是急性咳嗽最常见的病因，其他病因包括急性支气管炎、急性鼻窦炎、过敏性鼻炎、慢性支气管炎急性发作、支气管哮喘等。

亚急性咳嗽 3～8 周：最常见原因是感冒后咳嗽（又称感染后咳嗽）、细菌性鼻窦炎、哮喘等。

（2）临床表现

1）感冒所伴随咳嗽，多为轻咳或干咳，有时可见看少量的薄白痰；流感后咳嗽多为干咳或有少量的薄白痰，可伴有胸痛、高热、头痛、咽喉痛。

2）百日咳，多发生于儿童，为阵发性剧烈痉挛性咳嗽，当痉挛性咳嗽终止时伴有鸡鸣样吸气回声，病程长达 2～3 个月。

3）支气管病变所伴随咳嗽，支气管哮喘发作前常有鼻塞、流涕、喷嚏、咳嗽、胸闷等先兆，继之反复性喘息、呼吸困难、胸闷、连续性咳嗽、呼气性困难、哮喘并有哮鸣音，继而咯痰，痰液多为白色、黄色或淡黄色；支气管扩张常有慢性咳嗽，有大量脓痰及反复咳血。

4）肺结核，可出现低热或高热、消瘦、轻咳、胸痛、盗汗、心率加快、食欲减退等症状，少数人有呼吸音减弱，偶可闻及干性或湿性啰音，有黄绿色痰液。

5）肺炎所伴随咳嗽，起病突然，伴随有高热、寒战、胸痛、吐铁锈色痰。

6）药品不良反应所致的咳嗽，约 20%的咳嗽是由用药，（血管紧张素转换酶抑制剂、抗心律失常药胺碘酮、抗凝血药肝素和华法林、利尿药氢氯噻嗪、抗菌药物呋喃妥因、抗结核药对氨基水杨酸钠和部分抗肿瘤药）所

致，此时应用镇咳药无效，常常延误，宜及时停、换药。药师宜格外警惕!

2. 药物治疗

（1）非处方药

1）咳嗽症状以刺激性干咳或阵咳症状为主者宜选苯丙哌林。

2）咳嗽的频率或程度：剧咳者宜选苯丙哌林：其为非麻醉性强效镇咳药，镇咳效力比可待因强 2～4 倍；次选右美沙芬。

咳嗽较弱者选用喷托维林：使痉挛的支气管松弛，降低呼吸道阻力。

3）咳嗽发作时间：对白天咳嗽宜选用苯丙哌林。对夜间咳嗽宜选用右美沙芬，有效时间可长，能抑制夜间咳嗽以保证睡眠。

4）对感冒所伴随的咳嗽：常选用右美沙芬复方制剂，可选服酚麻美敏、美酚伪麻、双酚伪麻、美息伪麻、伪麻美沙芬等制剂。

（2）处方药

1）对频繁、剧烈无痰干咳及刺激性咳嗽，可考虑应用可待因，尤其适用于胸膜炎伴胸痛的咳嗽患者。

2）对呼吸道有大量痰液并阻塞呼吸道，引起气急、窒息者，可及时应用司坦类黏液调节剂如羧甲司坦或祛痰剂如氨溴索，以降低痰液黏度，使痰液易于排出。

3）应用镇咳药的同时，宜注意控制感染，对合并气管炎、支气管炎、肺炎和支气管哮喘者，凭医师处方或遵医嘱服用抗菌药物，消除炎症；或采取对抗过敏治疗。

3. 用药注意事项与患者教育

（1）咳嗽分为干咳或湿咳，对干咳可单用镇咳药；对痰液较多的 咳嗽应以祛痰为，不宜单纯使用镇咳药，应与祛痰剂合用，以利于痰液排出和加强镇咳效果。

（2）临床上，咳嗽原因很多，关键是查清病因，对症下药。过敏性鼻炎或鼻窦炎引起的鼻后滴漏引起的咳嗽，应用缩血管剂或皮质激素滴鼻往往有效。对于有长期吸烟史的老年人无明显诱因出现刺激性干咳，要特别警惕，排除肺癌。

（3）感冒后咳嗽常为自限性，通常能自行缓解。抗菌药物治疗无 效。对一些慢性迁延性咳嗽可以短期应用抗组胺 H_1 受体拮抗剂及中枢性镇咳药等。

（4）对持续 1 周以上的咳嗽，并伴有反复或伴有发热、皮疹、哮喘及肺气肿症的持续性咳嗽，应及时去医院明确诊断或咨询医师。镇咳药连续口服 1 周，症状未缓解或消失应向医师咨询。

（5）对支气管哮喘时的咳嗽，因呼气阻力增加使肺膨胀，肺牵张感受器接受刺激增强，反射性引起咳嗽；同时因支气管阻塞而排痰更加困难，此时宜适当合并应用平喘药，可缓解支气管痉挛，并辅助止咳和祛痰。

（6）对于服用血管紧张素转换酶抑制剂（ACEI）诱发的咳嗽，应告知患者咳嗽是服用 ACEI 类降压药物的常见不良反应，发生率约在 10%～30%，占慢性咳嗽病因的 1%～3%。停用 ACEI 后咳嗽可以缓解。通常停药 4 周后咳嗽消失或明显减轻。

（7）注意药品的不良反应。

右美沙芬：引起嗜睡，对驾车、高空作业或操作机器者宜慎用；妊娠期妇女、严重高血压者、有精神病史者禁用。

苯丙哌林：对口腔黏膜有麻醉作用，产生麻木感觉，需整片吞服，不可嚼碎。

喷托维林：对青光眼、肺部淤血的咳嗽患者、心功能不全者、妊娠及哺乳期妇女均慎用；有报道喷托维林可造成儿童呼吸抑制，故 5 岁以下儿童不宜应用。（阿托品样作用、局麻）（中枢性镇咳药右美沙芬、喷托维林；末梢性镇咳药：苯丙哌林）

（8）可待因为国家管理的麻醉药品，反复用药可引起药物依赖性，应按规定控制使用。对过敏者、多痰者、婴幼儿、未成熟新生儿禁用；分娩期妇女应用可引起新生儿呼吸抑制，且由于个体可待因代谢水平差异的影响而致胎儿发生严重不良反应；哺乳期妇女服用可自乳汁排出，使婴儿具有潜在的严重不良反应，哺乳期妇女慎用，医生应选用最低剂量，应告知哺乳期妇女如何辨别母子体内吗啡含量过高的征兆，如出现极度困倦或护理婴儿困难时，请及时与医生联系。

（9）过量服用可待因时，可很快出现严重不良反应，如头晕、嗜睡、精神错乱、瞳孔针尖样缩小、呕吐、癫痫发作、低血压、心动过缓、呼吸微弱、神志不清、皮肤湿冷。还可导致肺水肿，严重缺氧、休克、循环衰竭、瞳孔散大，甚至死亡。如口服过量可采取洗胃或催吐等措施以排除胃中药物，给予拮抗剂静注纳洛酮。不宜使用活性炭，以免影响拮抗剂的吸收，保持呼吸道通畅，必要时可行人工呼吸。

（10）除用药外还应注意休息，注意保暖，戒除饮酒，忌吸烟，忌食刺激性或辛辣食物。

【真 题 再 现】

A. 对乙酰氨基酚　　B. 氯苯那敏
C. 含伪麻黄碱的复方制剂
D. 阿司匹林　　E. 含可待因的复方制剂
反复应用可引起药物依赖性的是（2015 年，B 型题，72 题）

答案： E

解析： 可待因为国家管理的麻醉药品，反复使用可引起药物依赖性，应按规定控制使用。

【强 化 练 习】

最佳选择题

1. 以下治疗咳嗽的药物中，白天工作的驾驶员可选用止咳的非处方药是
A. 氨溴索　B. 可待因　C. 苯丙哌林
D. 羧甲司坦　E. 右美沙芬

2. 下列药物中，患胸膜炎伴胸痛的咳嗽患者宜选用的止咳药物是
A. 可待因　B. 羧甲司坦　C. 苯丙哌林
D. 喷托维林　E. 右美沙芬

3. 治疗咳嗽依据咳嗽的频率和程度，剧咳者宜首选止咳的非处方药是
A. 吗啡　B. 可待因　C. 苯丙哌林
D. 右美沙芬　E. 喷托维林

4. 下列止咳药中，夜间咳嗽患者宜选用的是
A. 氨溴索　B. 可待因　C. 喷托维林
D. 右美沙芬　E. 苯丙哌林

5. 下列用于治疗咳嗽的药物中，属于祛痰剂的是
A. 可待因　B. 氨溴索　C. 右美沙芬
D. 羧甲司坦　E. 苯丙哌林

配伍选择题

A. 氨茶碱　B. 氨溴索　C. 喷托维林
D. 羧甲司坦　E. 右美沙芬复方制剂

1. 咳嗽较弱者可选用止咳药是
2. 痰液较多的咳嗽患者应服用的祛痰药是
3. 治疗支气管哮喘患者咳嗽宜联合用的药是
4. 治疗感冒所伴随的咳嗽可选用的止咳药是

多项选择题

1. 下述“末梢性镇咳药苯丙哌林的应用与注意事项”中，正确的是
A. 白日咳嗽者宜选用
B. 剧烈咳嗽者不宜首选
C. 可造成儿童呼吸抑制
D. 刺激性干咳或阵咳症状为主者可选
E. 对口腔黏膜有麻醉作用，须整片吞服，不可嚼碎

2. 治疗咳嗽用药注意事项与患者教育内容包括
A. 治疗咳嗽往往联用抗菌药物以消除炎症
B. 镇咳药连续口服 1 周，症状未缓解应就诊
C. 末梢性镇咳药苯丙哌林适用于药物性咳嗽
D. 过敏性鼻炎所致鼻后滴漏引起咳嗽者以麻黄碱滴鼻有效
E. 除用药外，应注意休息与保暖，戒酒忌烟、忌食刺激性食物

答案：
最佳选择题　1. C　2. A　3. C　4. D　5. B
配伍选择题　1. C　2. B　3. A　4. E
多项选择题　1. ADE　2. BDE

第十节　口 腔 溃 疡

考点一　口腔溃疡

1. 概述　口腔溃疡又称复发性口疮，是慢性的口腔黏膜小溃疡，深浅不等，为圆形或椭圆形损害，可反复和周期性复发。

2. 临床表现　口腔溃疡多发生于口腔非狡猾去如唇、颊黏膜、舌缘、齿龈等处，为圆形或椭圆形，直径为 0.2～0.5cm，口腔溃疡有自愈性，病程 7～10 天，严重者此起彼伏，连绵不断。

	轻（一般）	重
形状	圆形或椭圆形	
数目	单个或数个	
大小	0.2～0.5cm	1～3cm
深度	表浅	深及黏膜下甚至肌肉
病程	自愈性，7～10日	此起彼伏，连绵不断

3. 药物治疗

（1）非处方药：包括甲硝唑、复方甲硝唑含漱剂、甲硝唑口颊片、地塞米松甘油糊剂、地塞米松粘贴片、西地碘含片、氯己定含漱剂等。

1）甲硝唑含漱剂、氯己定含漱剂。

2）甲硝唑口腔粘贴片、西地碘含片、溶菌酶含片。

3）地塞米松粘贴片。

4）口服复合维生素B和维生素C。

5）中成药爽口托疮膜有清湿泻毒，收敛生肌的作用，用时取药膜贴于疮面，一日2～3次。

6）冰硼咽喉散、青黛散等是中医传统治疗口腔溃疡的主要用药。应用时取少量，吹敷患处，一日2～3次。

7）用0.5%～1%达克罗宁（局麻药）液，用时涂于溃疡面上，连续2次，用于进食前暂时止痛。

（2）处方药

1）溃疡数目少、面积小且间歇期长者可采用烧灼法。用10%硝酸银液放于溃疡面上，至表面发白为度。硝酸银可使溃疡面上蛋白质沉淀而形成薄膜保护溃疡面，促进愈合。

2）镇痛可选复方甘菊利多卡因凝胶于溃疡局部涂布持久不愈或疼痛明显的溃疡，可于溃疡部位作黏膜下封闭注射，常用2.5%醋酸泼尼松龙混悬液+1%普鲁卡因液（0.5～1ml+1ml）溃疡基底部注射，每周1～2次，共用2～4次。

3）对反复发作的口腔溃疡推荐口服泼尼松，一次10mg，一日3次；或左旋咪唑一次50mg，一日3次，每周服用2次。

4. 用药注意事项与患者教育

1）甲硝唑含漱液用后可有食欲不振、口腔异味、恶心、呕吐、腹泻等反应，偶见有头痛、头晕、失眠、抑郁、皮疹、荨麻疹、白细胞减少，停药后可迅速恢复。长期应用可引起念珠菌感染。

2）氯己定偶可引起接触性皮炎，高浓度溶液有刺激性，长期使用氯己定含漱液可使牙齿着色，舌苔变黑，味觉失调，儿童和青年口腔偶可发生无痛性浅表脱屑损害。

3）一般牙膏中均含有阴离子表面活性剂，与氯己定可产生配伍禁忌，使用氯己定含漱液后至少间隔30min后才刷牙。

4）西地碘有轻度刺激感，口含后偶见口干、胃部不适、头晕和耳鸣（发生率约2%），对碘过敏者禁用。

5）使用甲硝唑口颊片期间，不得饮酒或含酒精的饮料。

6）使用中药散剂，注意喷药时不要吸气，以防药粉进入呼吸道而引起呛咳。

7）频繁应用地塞米松粘贴片可引起局部组织萎缩，使由皮肤、黏膜等部位侵入的病原菌不能得到控制，引起继发的真菌感染等。另对口腔内有真菌感染者禁用。

8）用烧灼法治疗时，应注意药液不能蘸得太多，不能烧灼邻近健康组织。

9）对口腔溃疡的治疗首先要去除诱发因素，例如含有激素类的吸入剂长期使用后没有及时漱口，造成的口腔溃疡或反复发作，应告知患者养成吸入后即可漱口的习惯，避免残留药物对口腔黏膜损伤。保持口腔清洁卫生。

【真题再现】

A. 冰硼咽喉散　B. 甲硝唑口腔粘贴片
C. 地塞米松粘贴片　D. 西地碘含片
E. 达克罗宁液

1. 治疗口腔溃疡时，贴敷于溃疡处，每处1片，一日不得超过3片的药物是

2. 治疗口腔溃疡时，涂于溃疡面上，连续两次，用于进食前暂时止痛的药物是

3. 治疗口腔溃疡时，取少量吹敷于患处，一日用2～3次的药物是

（2016年，B型题，73～75题）

答案： 1. C　2. E　3. A

解析： 口腔溃疡的治疗用药，冰硼咽喉散是中医传统治疗口腔溃疡的主要用药。应用时取少量，吹敷患处，一日 2～3 次；用 0.5%～1%达克罗宁（局麻药）液，用时涂于溃疡面上，连续 2 次，用于进食前暂时止痛；用地塞米松粘贴片贴敷于溃疡处，每处 1 片，一日不得超过 3 片的药物。

【强 化 练 习】

最佳选择题

1. 适宜口腔溃疡反复发作患者的是
A. 左旋咪唑　B. 西地碘含片
C. 甲硝唑粘贴片　D. 氯己定含漱剂
E. 地塞米松粘贴片

2. 使用地塞米松粘贴片或甲硝唑含漱剂治疗口腔溃疡的最主要的不良发应是
A. 食欲缺乏　B. 偶见口干
C. 强刺激性　D. 使牙齿着色
E. 频繁或长期应用引起继发性真菌感染

3. 以甲硝唑口颊片治疗口腔溃疡，最合理的用药方案是
A .三餐前含服　B. 三餐后含服
C. 三餐前 10 分钟含服
D. 三餐前 1 小时含服
E. 三餐后 1 小时含服

4. 最适宜选用硝酸银溶液的口腔溃疡的适应证是
A. 反复发作的患者　B. 儿童/青年患者
C. 口腔内真菌感染着　D. 对碘过敏者
E. 溃疡数目少、面积小且间歇期长者

多项选择题

1. 以下治疗口腔溃疡的药物中，归属处方药的是
A. 泼尼松片　B. 左旋咪唑片
C. 甲硝唑口颊片　D. 10%硝酸银溶液
E. 复方甘菊利多卡因凝胶

2. 口腔溃疡治疗药物中，属于非处方药的是
A. 溶菌酶含片　B. 冰硼咽喉散
C. 爽口托疮膜　D. 10%硝酸银溶液
E. 地塞米松粘贴片

3. 口腔溃疡治疗用药注意事项与患者教育包括
A. 溃疡数目多、面积大且频繁发作者适宜应用烧灼法
B. 使用甲硝唑粘贴片期间，不得饮酒或含酒精的饮料
C. 口腔内真菌感染者禁用地塞米松口腔粘贴片
D. 含漱氯己定液后至少间隔 30min 后才可刷牙
E. 保持口腔清洁卫生

答案：
最佳选择题　1. A　2. E　3. B　4. E
多项选择题　1. ABDE　2. ABCE　3. BCDE

第十一节　消 化 不 良

考点一　消化不良

1. 概述　消化不良是一组慢性或复发性上腹疼痛或不适上腹饱胀、早饱、烧灼感、嗳气、食欲缺乏、恶心、呕吐等）。根据病因分为器质性消化不良和功能性消化不良。

2. 临床表现与病因

（1）功能性消化不良：至少 6 个月持续或间断在上腹部（剑突至脐孔之间）出现上述症状，经检查可排出引起这些症状的器质性病变，排便、排便后不缓解（除外肠易激综合征）。

（2）继发性消化不良：有消化性溃疡病、胃癌等胃部病变，肝（肝炎、脂肪肝、肝硬化）、胆囊（慢性胆囊炎）、胰腺（慢性胰腺炎）等腹腔器官病变，以及全身性疾病（儿童缺锌、糖尿病、贫血、甲减、抑郁等）所致。对于中老年人要注意除外器质性病变。偶然、短期的消化不良可能与饱餐、油腻食物、饮酒、药物、上感、早孕反映等有关，可以寻找病因，对症处理、等待观察。

3. 治疗原则

（1）针对原发病治疗如抗抑郁治疗。

（2）对症处理影响生活质量时对证处理，按需服药，避免长期服用对症药物。

（3）生活调整多食多餐；因胃底容受性扩张能力下降，进餐时不要摄入过多液体，每天分 6～8 次饮水；低脂饮食，减少蔬果摄入；

鼓励活动。

（4）避免服用 NSAIDs 等胃黏膜损害药物、聚乙二醇 4000（影响胃排空）和影响消化道蠕动药物。

4. 药物治疗 根据 FD 分型给药。①上腹痛综合征：抑酸剂（根据症状出现时间给药，如白天出现症状，在早餐前服药），抗酸剂（症状出现前 30min，或餐前 1h，或 prn），胆汁反流者可用铝碳酸镁；对于近期出现的上腹痛综合征可考虑根除 HP 感染治疗。②餐后不适综合征：促动力剂、消化酶、微生态制剂。

（1）非处方药：干酵母（酵母片）、乳酶生、胰酶（或多酶片）、胃蛋白酶、复合消化酶胶囊、龙胆碳酸氢钠、地衣芽孢活杆菌胶囊、复合乳酸菌胶囊、双歧三联杆菌胶囊、多潘立酮。

1）对食欲减退者可服用增加食欲药，如口服维生素 B_1、维生素 B_6，一次 10mg，一日 3 次；或口服干酵母片，一次 0.5～2g，一日 3～4 次。

2）对胰腺分泌功能不足或由于胃肠、肝胆疾病引起的消化酶不足者可选用胰酶片，成人一次 0.3～1g，5 岁以上儿童一次 0.3g，一日 3 次，进餐中服用。多酶片每片含淀粉酶 0.12g、胃蛋白酶 0.04g、胰酶 0.12g，用于消化不良和增进食欲，口服成人一次 2～3 片，一日 3 次，儿童酌减。

3）对偶然性消化不良或进食蛋白食物过多者可选乳酶生、胃蛋白酶合剂。

4）对餐后不适综合征可选用胃动力药，其增加胃肠平滑肌张力及蠕动，增加胃排空速率。伴有恶心或呕吐者可选用甲氧氯普胺（老年人慎用）或多潘立酮片，于餐前 0.5～1h 服用。

（2）处方药

1）消除病因是治疗消化不良的前提，然后进行药物治疗。

2）对餐后不适综合征可选用莫沙必利，其通过兴奋胃肠道胆碱能中间神经元及肌间神经丛的 5-HT4 受体，促进乙酰胆碱的释放，增强胃肠道运动，改善功能性消化不良症状。剂量为一次 5mg，一日 3 次，餐前服用。

3）对因胆汁分泌不足或消化酶缺乏消化不良而引起的症状，可服用复方阿嗪米特肠溶片（每片含阿嗪米特 75mg、胰酶 100mg、纤维素酶 10mg、二甲硅油 50mg），一次 1～2 片，一日 3 次，餐后服用。

4）上腹痛综合征：口服抗酸药和胃黏膜保护药。抑酸剂包括 H_2 受体拮抗剂（H_2RA）和质子泵抑制剂（PHI）H_2RA：雷尼替丁（非处方药）和法莫替丁，一般成人一次 1 粒，一日 2 次，于清晨和睡前服用。PPI：小剂量用于功能性消化不良；有奥美拉唑、兰索拉唑、泮托拉唑、雷贝拉唑和埃索美拉唑等。每天一次，每次一片，早餐前服用；对伴有腹部疼痛、发热、尿色深等症状可能意味着患有慢性胆囊炎、胃溃疡或肝炎，应及时就医。

5. 用药注意事项与患者教育

（1）消化不良的治疗目的在于迅速缓解症状，提高患者的生活质量，去除诱因，恢复正常生理功能，预防复发。

（2）消化酶和微生态制剂可作为治疗消化不良的辅助用药复方消化酶和益生菌制剂可改善与进餐相关的腹胀、食欲不振等症状。但性质不稳定，故应根据说明书的要求正确储存，另送服时不宜用热水。

（3）抗菌药可抑制或杀灭助消化药中活菌制剂的活性，使效价降低；吸附剂可吸附药物，降低疗效，如必须合用时应间隔 2～3h。

（4）干酵母和乳酶生的不良反应较少，但不可过量，过量可能发生腹泻；胰酶所致的不良反应偶见腹泻、便秘、恶心及皮疹，其在酸性条件下易被破坏，故须用肠溶衣片，口服时不可嚼碎，应整片吞下。

（5）多潘立酮可能引起心脏相关风险，建议限制使用。60 岁以上人群，心跳可能变快。每日服用剂量超过 30mg 者的风险更为显著。严重心脏不良反应主要指严重室性心律失常、Q—T 间期延长和扭转型室性心动过速。欧洲药物管理局（EMA）建议只有患者出现恶心和呕吐时，才建议使用多潘立酮进行治疗，不建议用它来缓解腹胀、胃灼热（烧心）等症状。但国内目前暂无报告要求调整。

如果正在服用酮康唑、克拉霉素等可能影响多潘立酮代谢，或有心脏毒性的药物，应先咨询医生或药师该如何用药。服用多潘立酮期间，如果出现心率异常或心律失常的症状或体征，例如头晕、心悸、晕厥或痉挛，患者应当立刻停用多潘立酮，并及时到医院就诊。多潘立酮对乳腺癌、嗜铬细胞瘤、机械性肠梗阻、胃肠出血者禁用；对心律失常、接受化疗的肿瘤者、妊娠期妇女慎用；同时在服用期间排便次数可能增加。

【真 题 再 现】

消化不良患者宜选用（2015 年，B 型题，73 题）

A. 小檗碱　B. 阿苯达唑　C. 乳果糖
D. 干酵母　E. 硫酸铝

答案：D

解析：消化不良患者选用助消化药，干酵母是助消化药物。

【强 化 练 习】

最佳选择题

1. 服用胃动力药多潘立酮治疗消化不良，最佳用药时间是
A. 餐后　B. 餐前　C. 餐后 1 小时
D. 餐前 0.5～1 小时
E. 餐前 10 分钟

2. 助消化药不宜与抗菌药物、吸附剂同时服用；如必须联用，应间隔的时间是
A. 0.5 小时　B. 1 小时　C. 1.5 小时
D. 2～3 小时　E. 1～3 小时

配伍选择题

（1～2）
A. 胰酶片　B. 维生素 B_6　C. 六味安消散
D. 乳酶生　E. 多潘立酮

1. 对偶然性消化不良或进食蛋白食物过多的消化不良可选

2. 对中度功能性消化不良或餐后伴有上腹痛、嗳气、胃灼热、恶心、早饱症状者可选用胃动力药

（3～4）
A. 地西泮　B. 莫沙必利　C. 西咪替丁
D. 奥美拉唑　E. 复方阿嗪米特肠溶片

3. 由于精神因素消化不良者必要时宜选用

4. 对因胆汁分泌不足或消化酶缺乏消化不良而引起的症状宜选用

多项选择题

1. 治疗消化不良的非处方药有
A. 酌服复方阿嗪米特片
B. 消化酶不足者服胰酶片、多酶片
C. 餐后不适者服甲氧氯普胺或多潘立酮
D. 进食蛋白食物过多者服乳酶生或胃蛋白酶
E. 食欲减退者服维生素 B_1、维生素 B_6、干酵母片

2. 治疗消化不良的原则是
A. 增加蔬果摄入
B. 针对原发病治疗如抗抑郁治疗
C. 按需服药，避免长期服用对症药物
D. 少食多餐，进餐时不要摄入过多液体
E. 避免服用 NSAIDs、聚乙二醇 4000 等药

答案：

最佳选择题　1. D　2. D
配伍选择题　1. D　2. E　3. A　4. E
多项选择题　1. BCDE　2. BCDE

第十二节　腹　　泻

考点一　腹泻

1. 概述　排便在一日内超过 3 次，或粪便中脂肪成分增多，或带有未消化的食物、黏液、脓血者称为腹泻。腹泻分为极、慢性两种类型，超过 2 个月者属慢性腹泻。

2. 临床表现

（1）急性腹泻起病急骤，病程较短；慢性腹泻起病缓慢；小肠炎性腹泻，腹泻后腹痛多不缓解；结肠炎性腹泻于腹泻后腹痛多可缓解。

（2）粪便的性状：粪便呈稀薄水样且量多，为分泌性腹泻；脓血便或黏液便可见于感染性腹泻、炎症性肠病等；暗红色果酱样便见于阿米巴痢疾；血水或洗肉水样便见于嗜盐菌性食物中毒和急性出血坏死性肠炎；黄水样便见于沙门菌属或金葡菌性食物中毒；米泔水样便见于霍乱或副霍乱；脂肪泻和白陶土色便，见于胆道梗阻；黄绿色混有

奶瓣便见于儿童消化不良。

动力性腹泻时多为水便，伴有粪便的颗粒，下泻急促，同时腹部有肠鸣音、腹痛剧烈。

3. 药物治疗 《国家非处方药目录》收载的止泻药其活性成分和制剂有：药用炭、鞣酸蛋白、盐酸小檗碱（黄连素）、口服补液盐、乳酸菌素、双歧三联活菌制剂、地衣芽孢杆菌活菌制剂、复方嗜酸乳杆菌片、复合乳酸菌胶囊、口服双歧杆菌活菌制剂等。

（1）非处方药

1）感染性腹泻：对痢疾、大肠杆菌感染的轻度急性腹泻应首选小檗碱（黄连素）；口服鞣酸蛋白或药用炭：吸附肠道内气体、细菌和毒素；餐前服用。鞣酸蛋白：减轻炎症，保护肠道黏膜。空腹服用。

2）因胰腺功能不全所致消化不良性腹泻：应服用胰酶；对摄食脂肪过多：服胰酶和碳酸氢钠；对摄食蛋白而致消化不良者：宜服胃蛋白酶；对同时伴腹胀者：选用乳酶生或二甲硅油。

3）因化学刺激引起的腹泻：双八面蒙脱石：可覆盖消化道，与黏膜蛋白结合后增强黏液屏障，防止酸、病毒、细菌、毒素对消化道黏的侵害，（首剂加倍），同时口服乳酶生或微生态制剂。激惹性腹泻：腹部保暖，控制饮食（少食生冷、油腻、辛辣食物）。

4）肠道菌群失调性腹泻 可补充微生态制剂，双岐三联活菌胶囊。

（2）处方药

1）感染性腹泻：对细菌感染的急性腹泻应选吡哌酸、氧氟沙星、环丙沙星。

2）病毒性腹泻：此时应用抗生素或微生态制剂基本无效，可选用抗病毒药，如阿昔洛韦、泛昔洛韦。

3）对腹痛较重者或反复呕吐腹泻者：腹痛剧烈时可服山莨菪碱片、口服颠茄浸膏。

4）非感染性急慢性腹泻：可选用洛哌丁胺，抑制胃肠运动和收缩，延长内容物停留时间，抑制便急等。

5）口服补液盐（ORS）Ⅲ配方和组成

配方质量浓度（g/L）	组成浓度（mmol/L）
氯化钠 2.6	钠 75
无水葡萄糖 13.5	氯 65
氯化钾 1.5	葡萄糖 75
枸橼酸钠 2.9	总渗透压 24

4. 用药注意事项与患者教育

（1）实施对因治疗不可忽视。

（2）腹泻常可致钾离子的过量丢失，可影响到心脏功能，故需特别注意补充钾盐。

（3）对消化和吸收不良综合征，因胰腺功能不全引起的消化不良性腹泻患者，应用胰酶替代疗法。

（4）长期或剧烈腹泻时，水、盐的代谢紊乱，因此，在病因治疗同时，还应及时补充水和电解质。ORS 粉剂，每袋加 1000ml 凉开水溶解后随时口服，4～6h 内服完。

（5）腹泻时由于大量排出水分，可使全身血容量下降，血液黏稠度增加和流动缓慢，使脑血液循环恶化，诱发脑动脉闭塞、脑血流不足、脑梗死，也应给予关注。

（6）盐酸小檗碱（黄连素）不宜与鞣酸蛋白合用。鞣酸蛋白大量服用可能会引起便秘，也不宜与铁剂同服。

（7）微生态制剂：对由细菌或病毒引起的感染性腹泻早期不用；在应用抗感染药和抗病毒药后期，以帮助恢复菌群的平衡。微生态制剂多为活菌制剂，不宜与抗生素、药用炭、黄连素和鞣酸蛋白同时应用，以避免效价的降低。如需合用，至少也应间隔 3h。

（8）药用炭：3 岁以下儿童如患长期的腹泻或腹胀禁用；另外也不宜与维生素、抗生素、生物碱、乳酶生及各种消化酶同时服用，因能吸附上述药物，影响他们的疗效。严重腹泻时应禁食。

（9）洛哌丁胺不能作为有发热、便血的细菌性痢疾的治疗药。对急性腹泻者在服用本品 48h 后症状无改善，应及时停用。肝功能障碍者、妊娠期妇女慎用，哺乳期妇女尽量避免使用，2 岁以下儿童不宜使用。

（10）WHO 和联合国儿童基金会 2005 年

联合发表了新修订的《腹泻病治疗指南》，新指南中仍强调口服补液的重要性，并且强调所有患儿在腹泻发生时及早补锌。因为补锌可有利于缩短腹泻病程、减轻病情，并预防以后 2～3 个月发生腹泻。

（11）小儿腹泻家庭治疗四原则

1）给患者口服足够的液体以预防脱水。

母乳喂养儿增加母乳喂养次数和时间，还可另外添加 ORS 或清洁水。

非母乳喂养儿可一次或多次喂 ORS、食物类液体（如汤、米汤和酸奶饮料）或清洁水。

当患儿腹泻加重，而患儿又不能及时就诊时，服 ORS 特别重要。

要教会母亲如何调制 ORS 和喂 ORS，家中应备有 2 袋 ORS。同时应向母亲说明要比平时多给孩子喂多少水即每次腹泻后，2 岁以下患儿予 50～100ml，2 岁以上 100～200ml，少量多次喂，如孩子呕吐，停 10min 后再喂，但要喂得慢些。继续多喂液体，直至腹泻停止。

2）继续喂养，以预防营养不良。母乳喂养儿继续母乳喂养，母乳不会加重腹泻。非母乳喂养儿继续食用患儿日常食物，每日加餐 1 次，直至腹泻停止后 2 周。

3）补锌。

4）密切观察病情。若患儿症状不见好转或出现下列任何一种症状，应找医师诊治：①腹泻次数和量增加；②不能正常饮食；③频繁呕吐；④发热；⑤明显口渴；⑥粪便带血。

【真 题 再 现】

A. 小檗碱　B. 阿苯达唑　C. 乳果糖
D. 干酵母　E. 硫酸铝

1. 细菌感染性腹泻患者宜选用（2015 年，B 型题，74 题）

答案： 1. A

解析： 对痢疾、大肠杆菌感染的轻度急性腹泻首选小檗碱（黄连素），口服。

（2～3）

患儿，女，4 岁半，身高 110cm，体重 15kg，一天前发热（39℃），咽喉痛，无咳嗽、无吐泻，家长主诉在家中应用退烧药治疗，发病 20h 左右出现腹泻，2～5h 一次大便，量少，黄色黏液便，呕吐一次。体格检查：T38.8℃，P118 次/分，R28 次/分。咽微充血，出现轻微脱水症状。双肺呼吸音清，腹平软，肝脾未触及，肠鸣音活跃，实验室检查：WBC 18.5×10^5/L[参考值（4.0～10）$\times10^6$/L]，粪便可见红、白细胞。

2. 患者腹泻治疗过程中不应选择的药物是（2015 年，C 型题，102 题）

A. 小檗碱　B. 洛哌丁胺　C. 药用炭
D. 鞣酸蛋白　E. 口服补液盐

答案： 2. B

解析： 洛哌丁胺非感染性急慢性腹泻药物。不能作为有发热、便血的感染性腹泻的治疗药，其抑制肠蠕动，延长肠内容物的滞留时间，抑制大便失禁和便急，减少排便次数，增加大便的稠度。

3. 关于该患儿腹泻用药注意事项的说法，错误的是（2015 年，C 型题，103 题）

A. 药用炭可吸附细菌和毒素，可与抗生素同时服用
B. 腹泻可致电解质丢失，故须特别注意补充
C. 小柴碱和鞣酸蛋白不宜同时服用
D. 首选口服补液，必要时静脉补液
E. 适时使用生态制剂

答案： 3. A

解析： 药用炭不宜与维生素、抗生素、生物碱、乳酶生及各种消化酶同时服用，因能吸附上述药物，影响疗效。肠道菌群失调性腹泻，可补充微生态制剂。

【强 化 练 习】

最佳选择题

1. 药用炭可以用于治疗细菌感染性腹泻，可是不适用的人群有

A. 儿童　B. 老年人　C. 成年女性
D. 学龄前儿童　E. 3 岁以下儿童

2. 以下有关双歧三联活菌胶囊治疗腹泻的机制的叙述中，最正确的是

A. 补充正常的细菌　B. 减少腹胀和腹泻
C. 防止蛋白质发酵　D. 抑制肠内腐败菌生长
E. 维持肠道正常菌群的平衡

3. 患者，女，53 岁，上腹痛、腹泻、消瘦

1 年。大便常规有大量脂肪球，X 线腹平片显示上腹中部多发钙化点。对其宜选用的药品是

A. 酵母　B. 胰酶　C. 乳酶生

D. 硫糖铝　E. 布洛芬

4. 以下药物中，用于治疗细菌感染性腹泻应首选的是

A. 维生素　B. 谷维素　C. 抗生素

D. 黄连素　E. 麻黄素

配伍选择题

A. 胰酶　B. 山莨菪碱　C. 地芬诺酯

D. 左氧氟沙星　E. 双歧三联活菌制剂

1. 肠道菌群失调性腹泻宜选用

2. 细菌感染的急性腹泻宜选用

3. 由寒冷和各种刺激所致的激惹性腹泻宜选用

多项选择题

1. 用于治疗腹泻的双歧三联活菌胶囊的主要活性成分是

A. 肠球菌　B. 酵母菌　C. 肠杆菌

D. 双歧杆菌　E. 乳酸杆菌

2. 治疗肠道菌群失调性腹泻的微生态制剂包括

A. 复方阿嗪米特肠溶片

B. 复方嗜酸乳杆菌片　C. 双歧三联活菌胶囊

D. 双歧杆菌胶囊　E. 多潘立酮

答案：

最佳选择题　1. E　2. E　3. B　4. D

配伍选择题　1. E　2. D　3. E

多项选择题　1. ADE　2. BCD

第十三节　便　　秘

考点一　便秘

1. 病因

（1）不良的饮食习惯，由于进食量不足或食物过于精细，没有足够的食物纤维以致食物残渣太少。

（2）饮水不足及肠蠕动过缓，导致从粪便中持续再吸收水分和电解质。

（3）缺乏锻炼使体内的肠蠕动不够。

（4）排入直肠粪便重量的压力达不到刺激神经末梢感受器兴奋的正常值（25～50g 粪便重量的压力为正常值），形成不了排便反射。

（5）结肠低张力、肠运行不正常。

（6）长期滥用泻药。

（7）生活不规律和不规则的排便习惯。

2. 临床表现　便秘表现为大便干结，并感到排便费力、排出困难和排不干净，可同时出现下腹部膨胀感、腹痛、恶心、食欲减退、口臭、口苦、全身无力、头晕、头痛等，有时在小腹左侧（即左下腹乙状结肠部位）可摸到包块（即粪便）及发生痉挛的肠管。

3. 药物治疗

（1）非处方药

缓泻药是一种能促进排便反射或使排便顺利的药物。按作用机制可分为：容积性、刺激性、润滑性和膨胀性泻药。《国家非处方药目录》受收载的缓泻药的活性成分有：乳果糖、比沙可啶、甘油、硫酸镁、大黄、山梨醇；制剂有开塞露、聚乙二醇粉剂、羧甲基纤维素钠颗粒。

1）乳果糖：在结肠中被消化道菌丛转化成低分子量有机酸，导致肠道内 pH 下降，并通过渗透作用增加结肠内容量。根据乳果糖的作用机制，一至两天可取得临床效果。如两天后仍未有明显效果，可考虑加量。

2）比沙可啶：通过与肠黏膜接触，刺激肠壁的感受神经末梢，引起肠反射性蠕动增强而排出柔软而成形的粪便。6 岁以上儿童，一次 1 片；成人，一次 1～2 片；一日 1 次。整片吞服。使用阿片类止痛剂的癌症患者，对本品耐受性差，可能会造成腹痛、腹泻和大便失禁，因此，不宜合用。本品不应与抗酸药同时服用。

3）甘油栓：能润滑并刺激肠壁，软化大便，使粪便易于排出，其作用温和。一次 1 枚塞入肛门，一日 1～2 次，多于给药后 30min 见效。

4）硫酸镁：为容积性泻药，口服不易吸收，停留在肠腔内，使肠内容积的渗透压升高，阻止对肠腔内水分的吸收，同时将组织中的水分吸引到肠腔中来，使肠内容积增大，对肠壁产生刺激，反射性地增加肠蠕动而导泻。其作用强烈，排出大量水样便。既可单独使用，又可与山梨醇或甘油配伍。成人一次 5～20g。同时应大量饮水。

5）聚乙二醇 4000：为长链线性聚合物，口服后几乎不吸收，不分解，以氢键结合水分子，有效增加肠道体液成分，刺激肠蠕动，引起水样腹泻，达到清洗肠管的目的。处方中无机盐成分与服用的适量水分，保证了肠道与体液之间的水、电解质交换平衡。成人每次眼用 125ml 溶液，一日两次；老人开始时一日一次，必要时同成人剂量。

6）微生态制剂：可直接补充人体正常生理细菌，调整肠道菌群平衡，抑制并清除肠道中对人具有潜在危害的细菌。口服，一次 4 片，一日 2～3 次。温开水或温牛奶冲服。

（2）处方药

1）酚酞：主要作用于结肠，口服后在小肠碱性肠液的作用下慢慢分解，形成可溶性钠盐，从而刺激肠壁内神经丛，直接作用于肠平滑肌，使肠蠕动增加，同时又能抑制肠道内水分的吸收，使水和电解质在结肠蓄积，产生缓泻作用。其作用缓和，很少引起肠道痉挛。口服，成人一次 50～200mg，2～5 岁儿童每次 15～20mg，6 岁以上儿童每次 25～50mg。用量根据患者情况而增减，睡前服。

2）莫沙必利：为选择性 5-羟色胺（$5\text{-}HT_4$）受体激动剂，通过兴奋胃肠道胆碱能中间神经元及肌间神经丛的 $5\text{-}HT_4$ 受体，促进乙酰胆碱的释放，从而增强上消化道（胃和小肠）运动。成人通常用量为 1 日 3 次，每次 1 片（5mg），饭前或饭后口服。

3）普芦卡必利：是一种三氢苯并呋喃甲酰胺类化合物，为选择性、高亲和力的五羟色胺（$5\text{-}HT_4$）受体激动剂，具有促肠动力活性。体内外研究结果显示，普芦卡必利可通过 $5\text{-}HT_4$ 受体激活作用来增强胃肠道中蠕动反射和推进运动模式。

用法：口服。可在一天中任何时间服用，餐前餐后均可。不建议儿童及小于 18 岁的青少年使用本品。

严重肝、肾功能障碍患者[CrCl＜30ml（min·1.73m^2）]的剂量为每日一次，每次 1mg。

轻～中度肝、肾功能障碍患者无需调整剂量。

考虑到本品促动力的特有作用机制，其每日剂量超过 2mg 时，可能不会增加疗效。如本品治疗 4 周后无效，应该对患者进行重新评估，并重新考虑继续治疗是否有益。

4. 用药注意事项与患者教育

（1）找准病因进行针对性治疗，或增加运动量，改变不良的饮食习惯，多食用蔬菜和水果，尽量少用或不用缓泻药。

（2）根据适应证选用缓泻药。对结肠低张力所致的便秘，于睡前服用刺激性泻药，以达次日清晨排便，或用开塞露。对结肠痉挛所致的便秘，可用膨胀性或润滑性泻药，并增加食物中纤维的数量。

（3）乳果糖适用于肝性脑病患者及长期卧床的老年患者，果糖对糖尿病患者慎用；乳酸血症患者禁用。在开始服药时常会引起胃肠胀气和绞痛，剂量过大，引起水样腹泻比沙可啶有较强刺激性，应避免吸入或与眼睛、皮肤黏膜接触，在服药时不得嚼碎，服药前后 2h 不要喝牛奶、口服抗酸剂或刺激性药；妊娠期妇女慎用；对急腹症者禁用。

（4）硫酸镁宜在清晨空腹服用，并大量饮水，以加速导泻和防止脱水；在排便反射减弱引起腹胀时禁用，以免突然增加肠内容物而不能引起排便。

（5）对如有需要刺激肠道蠕动时，尚可使用刺激性泻药或促胃肠动力药。

（6）发生粪便嵌塞的儿童，可服聚乙二醇以软化、清除粪便，直肠给药可能更有效。儿童不宜缓泻药，因其可造成缓泻药依赖性便秘。

（7）一般缓泻药可在睡前给药。

（8）对痉挛性和功能性便秘者，也可选用微生态制剂，其成分为乳酸菌、双歧杆菌，在繁殖中会产生有机酸，使肠管水分的分泌增加，同时肠道的酸性降低，促使大便中水分含量增多而使粪便易于排出。缓泻药对伴有阑尾炎、肠梗阻、不明原因的腹痛、腹胀者禁用；妊娠期妇女慎用。

（9）长期服用番泻叶、芦荟、大黄等含蒽醌类泻药会发生结肠黑变病，结肠镜下大肠黏膜色素沉着，呈蛇皮或豹斑样改变。长期服用刺激性泻剂可能引起泻剂性肠病，钡灌肠显

示，结肠袋的形状消失、末端回肠和结肠扩张，产生泻剂依赖。上述两种与泻剂相关的并发症在停药后均可逐渐恢复。（新增）

（10）口服缓泻药只是临时的措施，一旦便秘缓解，就应停用。缓泻药连续使用不宜超过7天，否则应及时就医。

（11）积极治疗原发病和伴随病，尽可能减少药物因素造成的便秘，避免滥用泻药。

【真题再现】

1. 在药品零售企业应按照处方药进行管理的泻药是（2016年，A型题，18题）

A. 甘油栓　B. 比沙可啶片

C. 乳果糖口服液　D. 聚乙二醇4000散剂

E. 酚酞片

答案：1. E

解析：酚酞是处方药。

患者，男，65岁，良性前列腺增生病史3年，高血压病史2年，咳嗽，咳痰10余年，伴哮喘，尤以活动后明显，因近半月咳嗽加重入院，主诉便秘，每周2次排便，长期口服硝苯地平控释片30mg/qd，血压控制良好。体格检查：体温36.6℃，P82次/分，R22次/分，端坐位，喘息貌，桶状胸，双肺叩诊过清音，散在干啰音，双肺下少许湿罗音，辅助检查：血常规 11.2×10^9/L，肺功能：$FEV_1/FVC=60\%$，$FEV_1=55\%$。治疗方案如下：

氨溴索注射液：30mg，tid，iv，gtt。

莫西沙星氯化钠注射液：0.4g，bid，iv，gtt。

异丙托溴铵溶液：0.5mg，bid 雾化吸入。

布地奈德混悬液：1ml，bid 雾化吸入。

2. 要保持患者大便通畅，给予乳果糖口服治疗，用法用量应为（2016年，C型题，98题）

A. 每次10ml，每日三次，餐前给药

B. 每次10ml，每日三次，餐后给药

C. 30ml，早餐时一次服用

D. 30ml，晚餐时一次服用

E. 30ml，睡前一次服用

答案：2. C

解析：乳果糖作为缓泻药口服治疗便秘，一般宜早餐时一次服用。

【强化练习】

最佳选择题

1. 乳果糖治疗功能性便秘的主要机制是

A. 润滑并刺激肠壁，软化大便

B. 润滑肠壁，软化大便和调节稠度

C. 使肠内容物的渗透压升高，吸收组织中的水分、增大容积

D. 刺激肠壁的感受神经末梢，引起肠反射性蠕动增强而排便

E. 在肠道被细菌分解、分解产物使水和电解质保留，导致容积性排便

2. 下列治疗便秘的药物中，属于处方药的是

A. 乳果糖　B. 硫酸镁　C. 山梨醇

D. 比沙可啶　E. 莫沙必利

3. 羧甲基纤维素钠治疗痉挛性便秘，老年人的一日量不宜超过

A. 1g　B. 2g　C. 2.5g

D. 3g　E. 3.5g

4. 下列治疗便秘的药物中，属于处方药的是

A. 乳果糖　B. 硫酸镁　C. 山梨醇

D. 比沙可啶　E. 欧车亲水胶

配伍选择题

A. 比沙可啶　B. 甘油栓　C. 硫酸镁

D. 羧甲基纤维素钠　E. 乳果糖

1. 急性便秘可用

2. 痉挛性便秘可选

3. 功能性便秘可选

4. 急慢性便秘或习惯性便秘可选

5. 低张力性便秘可选

多项选择题

"缓泻药服用的注意事与患者教育"包括

A. 糖尿病患者慎用缓泻药

B. 乳酸血症患者禁用乳果糖

C. 尽量少用或不用缓泻药；便秘缓解，就应停用

D. 番泻叶、芦荟、大黄等含蒽醌类泻药会发生结肠黑变病

E. 长期服用刺激性泻剂可能引起泻剂性肠病，产生泻剂依赖

答案：

最佳选择题　1. E　2. E　3. B　4. E

配伍选择题　1. C　2. D　3. E　4. A　5. B
多项选择题　BCDE

第十四节　痔　　疮

（略）

第十五节　肠道寄虫生病

（略）

第十六节　营 养 不 良

考点一　营养不良

广义的营养不良应包括营养不足以及营养过剩两方面，现只对前者进行论述。营养不良常继发于一些医学和外科的原因，如慢性腹泻、短肠综合征和吸收不良性疾病。营养不良的非医学原因是饮食习惯不良、缺乏营养知识，家长忽视科学喂养方法等。对于营养不良者通常可以通过治疗原发病、提供适当的膳食，对家长进行教育和仔细的随访而治疗。

1. 病因

（1）成人干瘦型或单纯饥饿型营养不良：主要原因是热量摄入不足，常见于慢性疾病或长期饥饿的患者，临床表现为严重的脂肪和肌肉消耗，营养评定可见皮褶厚度和上臂肌围较小，血浆白蛋白可显著降低，但患者食欲及精神尚好。

（2）低蛋白血症型或急性内脏蛋白消耗型营养不良：主要是由于长期处于蛋白质摄入不足、创伤或感染应激状态下。伴有明显的生化指标异常，主要为血浆白蛋白值明显下降和淋巴细胞计数下降。虽然人体测量指标仍正常，但内脏蛋白质迅速下降，毛发易脱落、水肿及伤口愈合延迟。对此类患者如不采用有效的营养支持，可因免疫力受损，导致革兰阴性菌败血症或严重的真菌感染。

（3）混合型营养不良：这是最严重的一类营养不良，是由于热量和蛋白质均摄入不足所致。病情危重，死亡率高，常见于晚期肿瘤和消化道疾病等患者。

（4）儿童营养不良

1）喂养不当：长期摄食不足，如母乳不足又未能及早添加辅食。人工喂养者，食物的质和量未能满足需要，如乳类稀释过度，或单纯用淀粉类食品喂哺。突然断奶，婴儿不能适应新的食品等。

2）饮食习惯不良：饮食不定时、偏食、反刍习惯或神经呕吐等。

3）疾病因素：疾病影响食欲，妨碍食物的消化、吸收和利用，并增加机体的消耗。易引起营养不良的常见疾病有迁延性婴儿腹泻、慢性肠炎或痢疾、各种酶缺乏所致的吸收不良综合征、肠寄生虫病、结核病、麻疹、反复呼吸道感染、慢性尿路感染等，某些消化道先天畸形（如唇裂、腭裂、先天性肥大性幽门狭窄或贲门松弛等）和严重的先天性心脏病均可致喂养困难，某些遗传性代谢障碍和免疫缺陷病也可影响食物的消化、吸收和利用。

早产和双胎易引起营养不良，宫内感染，孕母疾病或营养低下，胎盘和脐带结构与功能异常均可导致胎儿营养不足和官内生长阻滞，为婴儿营养不良的先决条件。

重度营养不良大多由于多种因素所致。

2. 临床表现　常有两种典型症状。一种为消瘦型，由于热能严重不足引起，小儿矮小、消瘦，皮下脂肪消失，皮肤推动弹性，头发干燥易脱落、体弱乏力、萎靡不振。另一种为水肿型，由蛋白质严重缺乏引起，周身水肿，眼睑和身体低垂部位水肿，皮肤干燥萎缩，角化脱屑，或有色素沉着，头发脆弱易断和脱落，指甲脆弱有横沟，无食欲，肝大、常有腹泻和水样便。也有混合型，介于两者之间。并都可伴有其他营养素缺乏的表现。

3. 药物治疗

（1）非处方药：《国家非处方药目录》中收载的维生素与矿物质类药包括①脂溶性维生素：维生素 A、维生素 E、维生素 AD 等。②水溶性维生素：维生素 C、B 族维生素。③矿物质：钙剂、铁剂等。④包含各种维生素与矿物质的复方制剂。

1）维生素 AD 复方制剂：每丸含维生素 A3000 单位和维生素 D300 单位。用于治疗治疗佝偻病和夜盲症、小儿手足抽搐症及预防维生素 AD 缺乏症。口服：①成人一次 1 丸，一日 3～4 次；②儿童的用量请咨询医生。慢性肾衰竭、高钙血症、高磷血症伴肾性佝偻病禁用。

2）维生素 C 片：用于预防坏血病，也可用于各种急慢性传染疾病及紫癜等的辅助治疗。口服：①用于补充维生素 C：成人一日 0.1g。②用于治疗维生素 C 缺乏：成人一次 0.1～0.2g，一日 3 次。儿童一日 0.1～0.3g。至少服 2 周。本品不宜长期过量服用，否则，突然停药有可能出现坏血病症状；本品可通过胎盘并分泌入乳汁。孕妇服用过量时，可诱发新生儿产生坏血病。

3）复合维生素 B 片：每片含维生素 B_1 3mg，维生素 B_2 1.5mg，维生素 B_6 0.2mg，烟酰胺 10mg，泛酸钙 1mg。用于预防和治疗 B 族维生素缺乏所致的营养不良、厌食、脚气并糙皮病等。口服：成人一次 1～3 片，儿童一次 1～2 片；一日 3 次。不良反应：大剂量服用可出现烦躁、疲倦、食欲减退等、偶见皮肤潮红、瘙痒，尿液可能呈黄色。

4）葡萄糖酸钙片：每片含量为 0.5g（相当于钙 45mg）用于预防和治疗钙缺乏症，口服：一次 1～4 片，一日 3 次。不良反应偶见便秘。

5）硫酸亚铁片：每片含硫酸亚铁 0.3g（相当于铁 60mg）。用于各种原因（如慢性失血，营养不良，妊娠，儿童发育期等）引起的缺铁性贫血。口服，成人：预防用，一次 1 片，一日 1 次；治疗用，一次 1 片，一日 3 次。饭后服。不良反应：可见胃肠道不良反应，如恶心，呕吐，上腹疼痛，便秘；可减少肠蠕动，引起便秘，并排黑便。

（2）处方药：治疗营养不良的处方药包括肠内营养剂和肠外营养剂。

1）肠内营养制剂：《国家基本药物目录》中将肠内营养制剂按氮源分为三大类：氨基酸型、短肽型（前两类也称为要素型 Elemental type）、整蛋白型（也称为非要素型 Non-Elemental type）。上述三类又可各分为平衡型（Balanced）和疾病适用型。此外，尚有组件型（Module）制剂，如单纯氨基酸/短肽/整蛋白组件、糖类制剂组件、长链（LCT）/中长链脂肪（MCT）制剂组件、维生素制剂组件等（Disease orientated）。

A. 氨基酸型

平衡型：一般营养型，商品名制剂有肠内营养粉 AA（维沃）。

疾病适用型：例如苯丙氨酸代谢障碍适用等。每袋 80g，内含 100%的游离氨基酸浓度约 15%、脂肪为 2.5%（脂肪 0.8g，亚油酸 0.6g），碳水化合物为 82.2%（61.7g 为麦芽糖糊精，食物淀粉），同时含有人体必需矿物质、多种维生素和微量元素等。属于无渣，粪便排出量少，因此不需消化液或极少消化液便可吸收。能源来自糊精及食物淀粉，热量与氮的比值为 128∶1；脂肪来自大豆油，其含量控制在需要量的最低限，以减少对胰腺外分泌系统和肠管分泌的刺激。

适用于消化道通畅的患者，不能正常进食，合并中～重度营养不足；消化道术前准备；消化道手术后吻合口瘘如：咽部瘘、食管瘘、胃瘘、结肠瘘等；胰腺炎的恢复期；短肠综合征的患者（小肠的长度短于 60cm）；炎性肠道疾患如克罗恩病等。

B. 短肽型：包括乳剂、混悬液、粉剂等，所含蛋白质为蛋白水解物，在小肠中也有运输低聚肽的体系，低聚肽经小肠黏膜刷状缘的肽酶水解后进入血液，容易被机体利用。同时不含乳糖，避免了乳糖不耐受引起的腹泻和脂代谢障碍等一系列问题。几乎完全吸收，低渣，需少量消化液吸收，排粪便量少。适用于有胃肠道功能或部分胃肠道功能的患者。如：胰腺炎；肠道炎性疾病；放射性肠炎和化疗；肠瘘；短肠综合征；艾滋病等。也可作为营养不足患者的手术前后喂养及肠道准备。能补充人体日常生理功能所需的能量及营养成分。

C. 整蛋白型

a. 平衡型普通整蛋白肠内营养：常见的有肠内营养制剂 TP、肠内营养乳剂 TP 等。该型制剂进入胃肠道后可刺激消化腺体分泌消化液，帮助消化、吸收，在体内消化吸收过程同正常食物，可提供人体必需的营养物质和能量的需要。其中有些制剂含有中链三酰甘油，更有利于脂肪的代谢吸收；有些制剂为了节约入液量而制成高能量密度，每 1ml 提供 1.3～1.5kcal 的能量，如肠内营养乳剂（TP-HE）、肠内营养混悬液（TPF）。

还有些制剂添加了膳食纤维以改善胃肠道功能，如肠内营养乳剂（TPF-D）。不同的制剂因产品特色不一而同时属于不同类型，但只要了解其特殊之处就不易混淆。这一大类制剂适于面或颈部创伤，或颅颈部手术后；咀嚼和吞咽功能性或神经性损害，或咽下困难；意识丧失的患者和/或接受机械通气的患者；以及高分解代谢状态，如癌症、烧伤和颅脑创伤患者；神经性畏食等。

b. 疾病适用型整蛋白肠内营养：有糖尿病型肠内营养制剂，如肠内营养乳剂、肿瘤适用型肠内营养乳剂[如肠内营养乳剂（TPF-T）]、高蛋白、高能量肠内营养乳剂、免疫增强型肠内营养、肺病型肠内营养混悬液、肾病用复方α-酮酸类似物（如开同）等。

2）肠外营养剂即经静脉输注氨基酸、脂肪和糖等营养素，主要如下。

A. 碳水化合物制剂：这是最简单、有效的肠外营养制剂，可提供机体代谢所需能量的50%～60%。葡萄糖是肠外营养最常选用的能量制剂，临床上常配制成 5%、10%、50%等规格的注射液。临床常用制剂还有果糖、麦芽糖及糖醇类（如山梨醇和木糖醇）。但这些制剂均不能长期大量应用，否则会引起高乳酸血症、高胆红素血症、高尿酸血症等代谢紊乱。目前已不主张单独应用葡萄糖制剂，而应与脂肪乳剂合用，以减少葡萄糖用量，避免糖代谢紊乱的发生。另外，在大量输注葡萄糖时，需补充适量胰岛素以弥补内源性胰岛素的不足，每日葡萄糖用量不宜超过 400g。

B. 脂肪乳剂：脂肪乳剂是一种重要的能源物质，所供能量可占总能量的 25%～50%。目前脂肪乳剂有多种，其中以大豆油或红花油经磷脂乳化并加注射用甘油制成的脂肪乳剂最为常用，该溶液中脂肪微粒的粒径大小和生物特征与天然乳糜微粒相似，理化性质稳定。另外，脂肪乳剂的构成原料不同，其甘油三酯的碳原子数也有所不同，根据碳链长短可分为长链甘油三酯、中链甘油三酯及短链甘油三酯。

长链甘油三酯能提供人体的必需脂肪酸和能量，氧化代谢速度较慢，主要用于肾功能衰竭、急性坏死性胰腺炎、创伤及其他重症患者的营养及早产儿的治疗。中链甘油三酯特别适用于危重症患者和肝功能不良者，用于新生儿的治疗也较安全，但其不能提供必需脂肪酸，大量输注会引起代谢性酸中毒和神经系统不良反应。临床上应用长链甘油三酯和中链甘油三酯各占一半量的物理混合制剂可扬长避短，对某些特殊患者（如严重创伤、感染、肝功能不全等）更为安全。

C. 氨基酸制剂：氨基酸是合成蛋白质的基本物质，在能量供给充足的情况下可进入组织细胞，参与蛋白质的合成代谢，并生成酶类、激素、抗体、结构蛋白等物质，从而促进组织愈合，恢复正常生理功能。不同的氨基酸制剂，由于组成不同，临床作用也有区别。营养型复方氨基酸应用最多，主要用于手术前后、创伤、大面积烧伤、严重感染等应激状态下肌肉分解代谢亢进、消化系统障碍、营养恶化及免疫功能下降患者的营养支持。

另外，个别氨基酸如谷氨酰胺在肠外营养中的作用也备受关注。谷氨酰胺是人体内含量最多的非必需氨基酸。外源性补充谷氨酰胺可提高其血中浓度，为快速增生细胞（如肠上皮细胞、淋巴细胞和中性粒细胞）及非增生细胞（如巨噬细胞）提供重要的氧化供能燃料，促进肠黏膜上皮细胞及其相关淋巴细胞对谷氨酰胺的摄取、利用以及促进 T 细胞的合成。

D. 维生素：维生素是肠外营养不可缺少的组分之一，有水溶性与脂溶性之分，主要维持人体正常代谢和生理功能。用于肠外营养的维生素多为复方制剂。

E.微量元素：微量元素主要参与氧的贮存和电子 传递，参与遗传和自由基的调节。由于机体对微量元素需要量很少，短期禁食者不需补充，若禁食超过 1 个月则应补充，妊娠妇女对微量元素的需要量也轻度增高。

F. 电解质：电解质是维持人体水，电解质和酸碱平衡，保持内环境稳定，维护各种酶活性和神经、肌肉应激性以及正常营养代谢的一类重要物质。临床常用的制剂有10%氯化钠溶液、10%氯化钾溶液、10%葡萄糖酸钙溶液、氯化钙溶液、25%硫酸镁溶液、碳酸氢钠溶液等，必要时可加入谷氨酸钠、谷氨酸钾、磷制剂。磷与能量代谢及蛋白质合成密切相关，不仅参与骨质的形成，且参与组成细胞膜，机体缺少时可能发生低磷血症。

G. 肠外营养混合液：肠外营养混合液（TNA）是运用无菌技术将碳水化合物、脂肪乳剂、氨基酸、维生素、微量元素、电解质及水等PN所需的各种营养物质，按患者需要量以一定的比例混合制成，置于一玻璃瓶或塑料袋中。TNA简化了肠外营养的实施方式，减少了护理工作量和导管消耗费用；TNA在密闭容器内滴注降低了气栓和污染的机会；TNA的理化环境亦不利于细菌的生长，还可减少高浓度葡萄糖输注的并发症；此外，TNA还能改善脂肪乳剂中长链脂肪酸的氧化，避免脂肪乳剂输注过快的不良反应。

4. 用药注意事项与患者教育

（1）治疗：营养不良应首先治疗原发病如慢性消化系统疾病和消耗性疾病如结核和心、肝、肾疾病。

（2）向家长宣传科学喂养知识，鼓励母乳喂养，母乳不足或无母乳者，应补以含优质蛋白的代乳品（牛、羊奶、豆浆、鱼肉等），防止单纯以淀粉类食品、炼乳或麦乳精喂养。较大儿童应注意食物成分的正确搭配，适当供应肉、蛋、豆制品，补充足够的蔬菜。改变不良饮食习惯如挑食、偏食等。

（3）只要胃肠功能允许尽量使用肠内营养剂。使用时应注意：①给药途径可根据患者的情况选择：分次口服、鼻饲、胃造瘘、空肠造口等。②给药方法均可通过患者胃肠道的耐受情况由少量逐渐增至患者的需要量。③喂养管的材料选择，目前首选聚氨酯的导管较多，此管柔软，患者耐受性好，导管对pH不敏感。聚氯乙烯的导管含增塑剂，较硬、对pH敏感，易出现咽炎，患者耐受性不好，使用时间短。硅胶材质的导管柔软，操作时不易置入，另外管壁内粗糙，故易发生堵塞。

（4）肠内营养剂的禁忌证及注意事项　肠内营养剂不是万能的，在临床治疗中有些情况是不适合用的。肠内营养剂不能应用于完全肠梗阻、严重的短肠综合征或高排泄量的瘘。在半乳糖血症患者、严重腹腔内感染者也禁用。并且严格禁忌静脉内输入肠内营养剂。

使用肠内营养剂应注意定期监测生化指标，使用前摇匀，在有效期内使用。药品应在25℃以下密闭保存。开启后冰箱内（2～10℃）保存并于24小时内用完。

【真题再现】

1. 下列属于脂溶性维生素的是（2015年，A型题，18题）

A. 叶酸　B. 维生素B_2　C. 维生素B_6

D. 维生素C　E. 维生素D

答案： 1. E

解析： 脂溶性维生素：维生素A、维生素E、维生素D、维生素K；水溶性维生素：维生素C、B族维生素。

（2～4）

A. 维生素A　B. 复合维生素B　C. 维生素C

D. 维生素E　E. 维生素K_1

2. 可用于紫癜辅助治疗的药物是

3. 可用于治疗夜盲症的药物是

4. 可用于治疗口腔溃疡，大剂量服用后，尿液可能呈黄色的药物是

（2015年，B型题，75～77题）

答案： 2. C　3. A　4. B

解析： 维生素C用于预防坏血病，也可用于各种急慢性传染疾病及紫癜等的辅助治疗。

维生素A可用于治疗夜盲症。口服维生素B类药物可以维持正常的代谢功能，促进病损愈合，在溃疡发作时，给予维生素C，0.1～0.2g，一日3次，复合维生素B，每次1片，一日5次。复合维生素B不良反应：大剂量使用可出现烦躁、疲倦、尿液可能呈黄色。

（5～6）

A. 维生素AD　B. 维生素C

C. 复合维生素B　D. 葡萄糖酸钙

E. 硫酸亚铁

5. 孕妇过量服用可诱发新生儿坏血病的药物是

6. 可减慢肠蠕动，引起便秘并排黑便的药物是

（2015 年，B 型题，78～79 题）

答案： 5. B　6. E

解析： 维生素 C 用于预防坏血病，也可用于各种急慢性传染疾病及紫癜等的辅助治疗。本品不宜长期过量服用，否则突然停药，会出现坏血病症状，孕妇使用过量时，会诱发新生儿坏血病。硫酸亚铁用于各种原因引起的缺铁性贫血，不良反应：恶心、呕吐、上腹疼痛、便秘、可减少肠蠕动，引起便秘，并排黑便。

【强 化 练 习】

最佳选择题

下列哪些药物或食物可以促进铁剂的吸收

A. 四环素　B. 胰酶　C. 碳酸氢钠

D. 牛奶、蛋类　E. 肉类、果糖、氨基酸、脂肪

配伍选择题

A. 维生素 C 片　B. 硫酸亚铁片

C. 复方维生素 B 片

D. 维生素 A、D 复方制剂

E. 肠内营养（补充氮源）

1. 治疗营养不良，服用后课件恶心、呕吐、上腹疼痛、便秘的是

2. 治疗营养不良，大剂量服用可出现烦躁、疲倦、食欲减退等的是

3. 治疗营养不良，长期过量服用、突然停药有可能出现坏血病症状的是

4. 治疗营养不良，慢性肾衰竭、高钙血证、高磷血症伴肾性佝偻病应禁用的是

多项选择题

1. 下列关于铁剂的吸收叙述正确的是

A. 铁在人体主要以三价铁的形式吸收

B. 碱性环境可促进铁的吸收

C. 抗酸药可增加铁的吸收

D. 维生素 C 可促进铁的吸收

E. 体内的铁储存量多时，血浆铁的转运率降低，铁吸收减少

2. 造成缺铁性贫血的原因有

A. 长期营养摄入不足、偏食

B. 需铁量增加或铁元素吸收不良

C. 慢性失血

D. 服用叶酸拮抗药

E. 长期应用非铁制品的烹饪用具

3. 使用肠内营养剂治疗营养不良的注意事项包括

A. 半乳糖血症患者、严重腹腔内感染者禁用

B. 药品须置冰箱内保存、并于 24 小时内用完

C. 首选聚氨酯导管，柔软，患者耐受性好，对 pH 不敏感

D. 不能应用于完全肠梗阻、严重的短肠综合征或高排泄量的瘘

E. 整蛋白型肠内营养剂中，平衡型制品在体内消化吸收过程同正常食物

4. 营养不良的病因主要有

A. 慢性或复发性消化不良

B. 喂养不当与疾病或先天消化道畸形所致儿童营养不良

C. 热量和蛋白质均摄入不足，常见于晚期肿瘤和消化道疾病

D. 热量摄入不足，表现为严重的脂肪和肌肉消耗，常见于慢性疾病或长期饥饿者

E. 长期处于蛋白质不足、创伤或感染应激状态下，血浆白蛋白值和淋巴细胞计数下降

答案：

最佳选择题　E

配伍选择题　1. B　2. C　3. A　4. D

多项选择题　1. DE　2. ABCE　3. ACDE　4. BCDE

第十七节　阴　道　炎

考点一　阴道炎

1. 概述　女性的阴道腔长 18～24cm，极易导致病原微生物的侵袭，常见的阴道炎症有真菌性、带虫性、细菌性、和老年性阴道炎四种。

（1）真菌在健康人体的口腔、阴道和消化道等出都可寄存和生长。

（2）滴虫并由阴道毛滴虫感染引起。

（3）细菌性阴道病是由多种微生物引起的无阴道黏膜炎症表现的临床综合征。

2. 临床表现

（1）真菌性阴道炎

1）外阴有瘙痒感，外阴湿疹化，阴唇肿胀而有刺痒感，有搔抓痕迹。

2）白带量多并有臭味，黏稠呈奶酪或豆腐渣样或白色片，从阴道排出。

3）阴唇可能有肿胀并有烧灼感，或有排尿困难和疼痛。

4）阴道壁有白色伪膜状物，且不宜脱落。对有阴道炎症或体征的妇女，若有阴道分泌物中找到假丝酵母菌的芽子生孢子或假菌丝既可确诊。

（2）滴虫病阴道炎

1）有外阴和阴道口搔痒、灼痛和白带增多，宫颈和阴道壁红肿，性交时有疼痛。

2）阴道有腥臭味。

3）阴道能发现泡沫样白带，阴道分泌物增多，为黏液或脓性。

4）阴道黏膜上有出血或宫颈有点状红斑及触痛。

5）阴道分泌物镜检时可发现毛滴虫。

6）性伴侣可能有尿道炎症状。

（3）细菌性阴道病：有症状者自诉有鱼腥臭为的灰白色的白带，阴道灼热感、瘙痒。阴道分泌物检查有如下特点：

1）pH 达 5.0%～5.5%，比正常高。

2）白带为灰色或灰绿色，均质，如面糊样黏稠度，可有气泡。

3）有烂鱼样恶臭。妇女月经后或性交后恶臭加重，性伴侣生殖器也可发出同样的恶臭味。

	真菌性	滴虫性	细菌性（新增）
外阴	瘙痒	瘙痒	灼热感、瘙痒
白带	量多，臭味	量多，腥臭	有鱼腥臭味
阴道分泌物	黏稠呈奶酪或豆腐渣样或白色片	泡沫状，黏性或脓性	灰色或灰绿色 面糊样黏稠度，可有气泡 有烂鱼样恶臭
阴道壁	白色伪膜状，不易脱落	黏膜上有出血点或宫颈有点状红斑及触痛	
镜检	假丝酵母菌的芽生孢子或假菌丝	毛滴虫	

3. 药物治疗

（1）非处方药

1）真菌性阴道炎：常选用制霉菌素、克霉素、咪康唑、益康唑栓剂。

首选硝酸咪康唑栓，次选克霉唑栓或制霉菌素栓，常用还有黄藤素栓（含克霉唑、甲硝唑、醋酸氯已定）、制霉菌素、克霉唑、咪康唑、益康唑栓剂等。

伴有老年糖尿病的患者，外阴可采用 3%克霉唑霜、1%联苯苄唑乳膏或咪康唑乳膏涂敷；也可以 4%碳酸氢钠（小苏打）液冲洗阴道。

2）滴虫性阴道炎：①甲硝唑有强大的杀灭滴虫作用。局部用药适于不能耐受口服药或不适宜全身用药者，首选含甲硝唑的栓剂或泡腾片等制剂。②甲硝唑治疗效果不佳可选用含替硝唑的栓剂或泡腾片等制剂。③毛滴虫与真菌混合感染可选制霉菌素栓剂或泡腾片等制剂。

（2）处方药

1）真菌性阴道炎：伊曲康唑对念珠菌等真菌杀灭作用强，餐后即服可明显提高吸收率，推荐采用一日服用法，剂量一次 200mg，早餐后和晚餐后各服 1 次，总量为 400mg。

氟康唑对念珠菌等真菌的杀灭作用比酮康唑强 10～20 倍，推荐单剂量 150mg 顿服。

2）滴虫性阴道炎：首选口服甲硝唑，次选替硝唑。对不能耐受和不适应全身用药者，可局部应用甲硝唑泡腾片或栓剂；有滴虫和念珠菌混合感染者首选口服曲古霉素；其他有聚甲酚磺醛、硝呋太尔等。

3）细菌性阴道病：甲硝唑口服，每次 0.2g，每天 3 次，连续 7 天，或 0.75%甲硝唑膏（5g），阴道上药，1 次/天，共 5 天；或选用替代方案替硝唑 2g，口服，1 次/天，共 2 天；或替硝唑 1g，口服，1 次/天，共 5 天。不耐受者可选克林霉素 300mg，口服，2 次/天，共 7 天；或选用克林霉素栓。

4. 用药注意事项与患者教育

（1）使用制霉菌素或咪康唑的软膏、片剂或栓剂，一般在月经后开始，经期间宜停用。

（2）硝酸咪康唑乳膏对龟头黏膜或阴茎可有刺激感，或引起过敏使阴茎红肿，需立即停药，并用冷水冲洗。

（3）伊曲康唑孕妇禁用，除非用于系统性真菌治疗，但仍应权衡利弊。

（4）阴道连续用药不宜超过 10 天，常同服复方维生素 B。

滴虫性阴道炎于治疗后每次月经后去医院检查白带，如连续 3 次检查滴虫为阴性，方可停药。

（5）如伴有糖尿病应积极控制。如为育龄妇女需长期服避孕药，在服药前应到医院检查阴道内是否带菌。另在阴部和肛门周围不宜涂敷肾上腺皮质激素类药的软膏剂（乳膏）。

（6）甲硝唑与替硝唑对过敏者和其他硝基咪唑类药过敏者禁用；对有活动性中枢神经系统疾病和血液病者禁用。在口服给药期间不宜饮用含酒精的饮料，因可干扰酒精的氧化过程，引起体内乙醛蓄积，导致双硫仑样反应，出现腹部痉挛、恶心、呕吐、头痛、面部潮红等反应。此外，甲硝唑与替硝唑有致畸性，对妊娠期初始 3 个月或哺乳期妇女慎用。

（7）聚甲酚磺醛栓对孕妇和哺乳期妇女禁用。

（8）阴部瘙痒时切勿用力搔抓，禁用热水洗烫，真菌性阴道炎者可应用洁尔阴或 4%碳酸氢钠溶液清洗；滴虫性阴道炎者可应用 0.02%高锰酸钾溶液清洗，每晚 1 次。

（9）如为已婚妇女的滴虫性、真菌性阴道炎必须夫妻双方同时治疗。易复发，按时复诊；关注生活健康卫生习惯。

【真 题 再 现】

（1～3）

A. 甲硝唑　B. 咪康唑　C. 头孢曲松钠

D. 青霉素钠　E. 克拉霉素

1. 患者，女，28 岁，近 1 个月出现阴道分泌物增多，痛痒明显，阴道检查时发现黏稠的奶酪样分泌物，经验治疗首选的药物是

2. 患者，女，28 岁，近 1 个月出现阴道分泌物增多，阴道检查时发现大量泡沫样分泌物，经验治疗首选的药物是

3. 患者，女，28 岁，近 1 个月出现阴道分泌物增多，阴道分泌物培养为衣原体，首选的药物是

（2016 年，B 型题，76～78 题）

答案： 1. B　2. A　3. E

解析： 真菌性阴道炎白带量多并有臭味，黏稠呈奶酪或豆腐渣样或白色片，首选硝酸咪康唑栓。滴虫病阴道炎阴道能发现泡沫样白带，阴道分泌物增多，为黏液或脓性；甲硝唑有强大的杀灭滴虫作用。真菌性阴道炎：常选用制霉菌素、克霉素、咪康唑、益康唑栓剂。

4. 治疗真菌性阴道炎可选用（2015 年，B 型题，80 题）

A. 复方角菜酸酯栓　B. 克霉唑栓

C. 阿达帕林凝胶　D. 复方苯甲酸酊

E. 炉甘石洗剂

答案： 4. B

解析： 真菌性阴道炎常选用制霉菌素、克霉唑、咪康唑、益康唑栓剂，任选其一。

【强 化 练 习】

最佳选择题

治疗滴虫阴道炎最常用的药物是

A. 青霉素　B. 甲硝唑　C. 氟哌酸

D. 头孢拉啶　E. 制霉菌素

配伍选择题

（1～3）

A. 甲硝唑栓　B. 替硝唑栓　C. 克霉唑栓

D. 硝酸咪康唑栓　E. 甲硝唑栓或替硝唑栓

1. 治疗真菌性阴道炎首选的是

2. 治疗细菌性阴道炎常用的是

3. 治疗滴虫性阴道炎必须应用的是

（4～7）

A. 硝酸咪康唑栓　B. 聚甲酚磺醛栓

C. 伊曲康唑片　D. 甲硝唑栓

E. 曲古霉素片
4. 治疗真菌性阴道炎首选的非处方药是
5. 治疗滴虫性阴道炎首选的非处方药是
6. 治疗念珠菌/滴虫感染的阴道炎首选的处方药是
7. 治疗真菌、细菌、滴虫混合感染阴道炎可选的处方药是

多项选择题

1. 以下治疗阴道炎的药物中，属于处方药的是
A. 口服伊曲康唑或氟康唑
B. 口服曲古霉素或克林霉素
C. 口服甲硝唑或替硝唑
D. 应用硝呋太尔阴道片
E. 应用聚甲酚磺醛栓
2. 判断滴虫性阴道炎的依据有
A. 外阴湿疹化　B. 泡沫样白带
C. 阴道有腥臭味　D. 大部分是夫妻双方共患
E. 阴道分泌物镜检时可发现毛滴虫

答案：

最佳选择题　B
配伍选择题　1. D　2. E　3. E　4. A　5. D　6. E　7. B
多项选择题　1. ABCDE　2. BCDE

第十八节　痛　经

（略）

第十九节　痤　疮

考点一　痤疮

1. 概述　痤疮是一种发生在皮肤毛囊皮脂腺的自限性疾病，俗称“粉刺”或“壮疙瘩”。

（1）皮脂生成增加、毛囊皮脂腺导管的角化异常（也称为过度角化）、细菌繁殖、免疫介导的炎症反应有关。

（2）多种内源性和外源性因素影响寻常型痤疮的发展，饮食（如高脂、高糖及刺激性饮食）、心理压力、清洁和性活动可能对痤疮的发生有一定的促进作用，但并不会促成重度痤疮的发生或加重其恶化。月经前期痤疮的加重很普遍，性激素失衡（雄激素过多）、化妆品、肾上腺皮质激素、化学物质接触、机械性刺激、炎热和潮湿的环境可导致或加重痤疮。

2. 临床表现　痤疮最早的损害通常表现在颜面部，但是胸部、背部、上臂也可受累。痤疮的损害可以是非炎症性的，也可以是炎症性的，表现多样。非炎症性的损害称为闭合性粉刺（“白头”）或开放性粉刺（“黑头”）。开放性粉刺上的黑色素沉着是因为皮脂和黑色素被氧化的结果，而不是人们通常认为的污垢。炎症性的损害是红斑、脓疱（顶端带有脓液的损害）、丘疹（更为实质性和深部的损害）、结节（较大较深的丘疹）和囊肿（脓肿）。

痤疮按严重程度可分为Ⅰ～Ⅳ级，Ⅰ级主要是粉刺，Ⅱ级粉刺加丘疹，Ⅲ级出现脓疱，Ⅳ级出现结节、囊肿。

痤疮的病程缓慢，一般青春期过后则可自愈，愈后可留有色素沉着斑、小瘢或瘢痕疙瘩。

3. 药物治疗　①使毛囊的角化正常（如过氧化苯酰、维甲酸）。②减少皮脂的产生（如异维 A 酸、女性激素）。③抑制细菌菌群（痤疮棒状杆菌）（如抗生素、过氧化苯酰、异维 A 酸）。④预防炎症反应（如抗生素、维甲酸）。

《国家非处方药目录》收载的抗寻常痤疮药有：克林霉素磷酸酯凝胶、2.5%或 5%过氧化苯酰凝胶、2.5%～10%过氧化苯酰乳膏、维 A 酸凝胶及乳膏剂。

（1）非处方药

1）对皮脂腺分泌过多所致的寻常型痤疮，首选 2.5%～10%过氧化苯酰凝胶涂敷患部，一日 1～2 次。

2）对轻、中度寻常型痤疮可选 0.025%～0.03%维 A 酸乳膏剂或 0.05%维 A 酸凝胶剂外搽，于睡前洗净患部，连续 8～12 周为 1 个疗程，可显著减轻炎症对皮肤的损害。

3）对炎症突出的痤疮，轻中度者可选维 A 酸和克林霉素磷酸酯凝胶外用治疗。

4）对痤疮伴感染显著者，可应用红霉素-过氧苯甲酰凝胶、克林霉素磷酸酯凝胶或溶液涂敷，一日 1～2 次。

（2）处方药

1）对中、重度痤疮伴感染显著者推荐涂敷 0.1%阿达帕林凝胶，一日 1 次，或 15%壬

二酸乳膏，一日 2 次。或是口服米诺环素。

2）对囊肿型痤疮推荐口服维胺酯胶囊、异维 A 酸。

3）锌在体内合成激素的过程中起一定作用，每日补充 30～40mg 有助于减轻炎症和促进痤疮愈合，可选葡萄糖酸锌。

4. 用药注意事项与患者教育

（1）过氧苯甲酰、红霉素-过氧苯甲酰凝胶对皮肤有急性炎症及破损者禁用；对妊娠及哺乳期妇女、儿童慎用；使用时注意避免接触眼、鼻、口腔黏膜；若与其他抗痤疮药（硫黄、雷锁辛、水杨酸、维 A 酸）合用可加重对皮肤的刺激性，也可引起皮肤干燥、瘙痒、红斑、接触性皮炎，若出现刺激性加重时应立即停药。

（2）过氧苯甲酰能漂白毛发，不宜用在有毛发的部位；接触衣服后也易因氧化作用而脱色。

（3）维 A 酸用于治疗痤疮，初始时可出现红斑、灼痛或脱屑等反应，继续治疗后效果在 2～3 周后出现，一般须 6 周后达到最大疗效。但不宜涂敷于皮肤皱褶部如腋窝、腹股沟处；不宜接触眼或黏膜部；用药部位要避免强烈的日光照射，宜在晚间睡前应用，对有急性或亚急性支炎者、湿疹者、妊娠 3 个月内、哺乳期妇女禁用。育龄妇女使用时须避孕。

（4）维 A 酸与过氧苯甲酰联合应用时，在同一时间、同一部位应用有物理性配伍禁忌，应早晚交替使用，即夜间睡前应用维 A 酸凝胶或乳膏，晨起洗漱后应用过氧苯甲酰凝胶。如单独应用维 A 酸，初始时宜采用低浓度 0.025%～0.03%制剂；耐受后应用 0.05%～0.1%制剂。与有光敏感性药物合用有增加光敏感的危险。

（5）异维 A 酸有致畸作用，应在皮肤科医师指导及监视下用药。用药前应排除妊娠，在月经周期的第 2 日或第 3 日开始治疗，女性必须在治疗期间、治疗后做好避孕.直至治疗结束后 3 个月。如果在治疗过程中怀孕，必须行人工流产。治疗期间或治疗后 1 个月内避免献血。治疗后 1 个月以及之后每 3 个月检查肝功能和血脂，如血脂或转氨酶持续升高应减量或停药；如果在治疗发生精神紊乱等表现，应停药，并建议精神科专家会诊。

（6）克林霉素磷酸酯凝胶对过敏者禁用；对幼儿不宜应用。为减少痤疮丙酸杆菌的耐药性，应尽可能使用非抗生素类抗菌药物。

（7）除用药外，患痤疮者宜注意皮肤卫生，每晚睡前宜用热水、肥皂洗除油腻，对油脂分泌多者可选用硫黄皂，忌用碱性大的肥皂。另饮食宜清淡，多吃新鲜的水果、蔬菜、高纤维素的食物，限制高脂肪、糖类、酒、及辛辣食物。避免服用含有溴、碘的食品或药品，精神不宜紧张。不要用手挤压粉刺和丘疹，尤面部三角区。

【真 题 再 现】

下列治疗痤疮的药物中，患者在治疗期间及治疗结束后 1 个月应避免献血的是（2015 年，A 型题，19 题）

A. 红霉素　　B. 异维 A 酸　　C. 克林霉素

D. 过氧甲苯酰　　E. 米诺环素

答案：B

解析：异维 A 酸是治疗痤疮的处方药之一，主要用于囊肿型痤疮。异维 A 酸有致畸作用，用药前应排除妊娠，如果在治疗过程中怀孕，应行人工流产，患者在治疗期间及治疗结束后 1 个月应避免献血，治疗后 1 个月及以后每 3 个月检查肝功能和血脂。

【强 化 练 习】

最佳选择题

1. 锌有助于减轻炎症和促进痤疮愈合，治疗寻常痤疮用锌的最佳剂量是

A. 每次 3～4mg　　B. 每日 3～4mg

C. 每日 30～40mg　　D. 每次 30～40mg

E. 每日 300～400mg

2. 维 A 酸联合过氧苯甲酰治疗寻常痤疮的正确用法是

A. 将两药的凝胶或乳膏充分混合后应用

B. 两药的凝胶或乳膏间隔 2 小时交替使用

C. 睡前应用维 A 酸凝胶或乳膏，晨起洗漱后应用过氧苯甲酰凝胶

D. 晨起洗漱后应用维 A 酸凝胶或乳膏，睡前应用过氧苯甲酰凝胶

E. 前额、颜面部应用维 A 酸凝胶或乳膏，胸

背上部应用过氧苯甲酰凝胶

3. 锌（如葡萄糖酸锌）用于治疗寻常痤疮的机制是

A. 防止毛囊口角化　B. 抑制雄激素增高
C. 促进上皮细胞分化
D. 阻止皮脂产生游离脂肪酸
E. 有助于减轻炎症和促进痤疮愈合

4. 以下用于治疗寻常痤疮的药物中，属于非处方药的是

A. 维胺酯　B. 阿达帕林　C. 异维 A 酸
D. 过氧苯甲酰　E. 葡萄糖酸锌

配伍选择题

A. 维 A 酸　B. 过氧化苯甲酰
C. 克林霉素磷酸酯
D. 红霉素+过氧化苯甲酰
E. 维 A 酸+克林霉素磷酸酯

1. 轻、中度痤疮用
2. 炎症突出的痤疮用
3. 伴感染显著者可应用
4. 皮脂腺分泌过多者首选

多项选择题

对囊肿型痤疮推荐的处方药有

A. 口服米诺环素　B. 注射克林霉素
C. 阿达帕林凝胶　D. 日补充锌 30～40mg
E. 维胺酯胶囊或异维 A 酸

答案：

最佳选择题　1. C　2. C　3. E　4. D
配伍选择题　1. A　2. E　3. D　4. B
多项选择题　DE

第二十节　荨　麻　疹

考点一　荨麻疹

1. 概述　荨麻疹俗称“风疹块”或“风团”“风疙瘩”是一种过敏性皮肤病，常表现在皮肤或面膜上，为一种局限性、暂时性或瘙痒性的潮红斑和风团为特征的皮肤病。

2. 临床表现　皮肤瘙痒感或灼热感，迅速出现红斑，继而形成淡红色风团，略高出皮肤表现，大小和形态不一，有时可融合成大片。

（1）热性荨麻疹：多见青年女性，好发于躯干及上肢，偶见延及面部。

（2）冷性荨麻疹：多从婴儿时期其发病，可持续终生。

（3）巨大荨麻疹（血管性水肿）好发于眼睑、口唇、外生殖器，也可发生于口腔、舌头、喉头黏膜等组织疏松部分，多为一侧单发，偶见有发生两出以上者。自觉瘙痒及紧绷感。如发生于喉头黏膜，可引起窒息。

（4）人工荨麻疹（皮肤划痕症）。

3. 药物治疗

（1）非处方药

1）异丙嗪可对抗组胺所致的毛细血管扩张，降低血管的通透性。氯苯那敏对抗组胺过敏的作用超过异丙嗪和苯海拉明，且对中枢神经系统的抑制作用较弱；同时宜合并口服维生素 C 及乳酸钙、葡萄糖酸钙片等。

2）对伴有随血管性水肿的荨麻疹，可选用赛庚啶。

3）局部用药，如薄荷酚洗剂（含薄荷、酚、氧化锌、乙醇）或炉甘石洗剂涂敷，一日 3 次。

（2）处方药：推荐口服第 2 代抗组胺药，如西替利嗪、阿司咪唑、咪唑斯汀、氯雷他定或地洛他定。急性者或伴有胃肠道症状，可酌情口服泼尼松等肾上腺糖皮质激素。病情严重者需在医师指导下使用处方药。

4. 用药注意事项与患者教育

（1）抗过敏药可透过血脑屏障，对中枢神经系统组胺受体产生抑制作用，引起镇静、困倦、嗜睡等反应，多数人都可在数日内耐受。但驾车、高空作业、精密机械操作者，在工作前不得服用或服用后休息 6 小时以上。

（2）多数抗过敏药均具有抗胆碱作用，表现为口干；可使闭角型青光眼患者眼压增高；引起良性前列腺增生症的老年男性患者尿潴留。

（3）依巴斯汀可抑制心脏钾离子慢通道，有引起尖端扭转型室性心动过速或 Q—T 间期延长的危险。故应严格掌握剂量，注意药物的相互作用；血钾浓度过低者适当补充钾、镁；患先天性 Q—T 间期综合征者不宜应用；肝脏功能缺陷、心律失常者及 6 岁以下儿童慎用。

（4）妊娠期和哺乳期妇女应慎用抗过敏药。

（5）抗过敏药可导致体重增加，其中以赛庚啶、酮替芬为甚。

（6）抗过敏药的应用必须及时，以较快地抑制组胺和一系列反应。因 H_1 受体阻断剂可抑制皮肤对组胺的反应，故对拟进行变应原皮试者，应在停止使用48～72小时后进行。

（7）如感觉到皮疹加剧，喉头黏膜水肿、胸闷、呼吸困难或窒息以及应用抗过敏药物3日后仍不见疗效，请及时去医院诊治。

（8）清淡饮食，避免搔抓皮肤或热水洗烫，并暂停使用肥皂。服用抗过敏药期间不宜饮酒，或同时服用镇静催眠药及抗抑郁药。

【真 题 再 现】

Q—T间期延长的荨麻疹患者不宜选用的抗过敏药是（2015年，A型题，20题）

A. 氯苯那敏　B. 色甘酸钠　C. 苯海拉明

D. 异丙嗪　E. 依巴斯丁

答案： E

解析： 治疗荨麻疹的非处方药有：氯苯那敏、苯海拉明、异丙嗪、色苷酸钠、酮替芬等。对于病情严重者要在医师指导下使用处方药，推荐口服第2代抗组胺药，如西替利嗪、氯雷他定、依巴斯汀等。依巴斯汀可抑制心脏钾离子慢通道，有引起尖端扭转型室性心动过速或Q—T间期延长的危险。

【强 化 练 习】

最佳选择题

1. 使用抗过敏药治疗荨麻疹的患者，拟进行变应原皮试的时间是在

A. 停用抗过敏药之后

B. 停用所用药物之后

C. 停用抗过敏药36～48小时后

D. 停用抗过敏药48～72小时后

E. 停用抗过敏药72～96小时后

2. 6岁以下的儿童应该慎用的抗过敏药品是

A. 四环素　B. 氯雷他定　C. 庆大霉素

D. 依巴斯汀　E. 氟喹诺酮类

3. 多数抗过敏药物慎用于

A. 胃溃疡患者　B. 高脂血症患者

C. 慢性鼻炎患者

D. 前列腺增生老年患者

E. 甲状腺功能减退者

4. 荨麻疹大多数属于

A. Ⅰ型变态反应　B. Ⅱ型变态反应

C. Ⅲ型变态反应　D. Ⅳ型变态反应

E. Ⅴ型变态反应

5. 使用抗过敏药治疗荨麻疹的患者，拟进行变应原皮试的时间是在

A. 停用所用药物后　B. 停用抗过敏药之后

C. 停用抗过敏药12～24小时后

D. 停用抗过敏药36～48小时后

E. 停用抗过敏药48～72小时后

配伍选择题

A. 赛庚啶　B. 异丙嗪　C. 依巴斯汀

D. 氯苯那敏　E. 维生素C

1. 有引起尖端扭转型室速或Q—T间断延长的危险的抗过敏药是

2. 长期服用明显能促进食欲和体重增加的抗过敏药时

多项选择题

1. 下列关于荨麻疹的临床表现叙述正确的是

A. 现有皮肤瘙痒或灼热感，迅速出现红斑，继而形成淡红色风团

B. 可伴有发热、头痛、胃肠道症状

C. 可出现喉头黏膜水肿，严重者可有呼吸困难或窒息

D. 冷性荨麻疹多见于青年女性

E. 巨大荨麻疹好发于眼睑、口唇、外生殖器，多为两侧对称分布

2. 马来酸氯苯那敏治疗荨麻疹时应注意

A. 该药可透过血脑屏障，驾车时不宜服用

B. 该药可出现口干

C. 闭角型青光眼患者不宜使用

D. 良性前列腺增生的老年患者可能引起尿潴留

E. 用药时注意监测血药浓度与肝功能

3. 属于治疗荨麻疹的第2代抗组胺药的是

A. 依巴斯汀　B. 氯雷他定　C. 苯海拉明

D. 西替利嗪　E. 地氯雷他定

答案：

最佳选择题　1. D　2. D　3. D　4. A　5. E

配伍选择题　1. C　2. A

多项选择题　1. ABC　2. ABCD　3. ABDE

第二十一节　湿　疹

考点一　湿疹

1. 概述　湿疹是由多种内外因素引起的一种具有明显渗出倾向的皮肤炎症性表现。皮损具有多形性、对称性、瘙痒和易反复发作等特点。其发病机制主要是多种内外因素相互作用引起的迟发型变态反应。内因如慢性消化系统疾病、精神紧张、失眠、过度疲劳、情绪变化、内分泌失调，感染、新陈代谢障碍等，外因如生活环境、气候变化、食物、接触物等均可影响湿疹的发生。但患者可能存在遗传因素所决定的过敏体质基础。

2. 临床表现　按照皮损表现分为极性、亚急性、慢性三型。

（1）急性湿疹：皮疹多形性，为红斑基础上针头至粟粒大小的丘疹、丘疱疹或小水疱，搔抓后出现糜烂、渗出，皮疹常融合成片，病变中心较重，逐渐向周围蔓延，界限不清。当合并感染时可形成脓疱、脓液渗出或结脓痂，局部淋巴结可肿大。感染严重时多伴有发热等全身症状。瘙痒剧烈。搔抓、热水烫洗可加重皮损。

（2）亚急性湿疹：急性湿疹炎症减轻或适当处理后经较长时间发展而成。皮损以小丘疹、结痂和鳞屑为主，可有轻度浸润。自觉有剧烈瘙痒。

（3）慢性湿疹：常因急性、亚急性湿疹反复发作不愈而转为慢性湿疹；也可开始即为慢性湿疹。表现为患处皮肤增厚、浸润，色素沉着，表面粗糙，覆鳞屑，个别有不同程度的苔藓样变，或因抓破而结痂。自觉瘙痒剧烈：病情时轻时重，迁延数月或更久，易复发。自觉有明显瘙痒，常呈阵发性。

3. 药物治疗

（1）内用药治疗：常用抗组胺药，病情影响睡眠时加服镇静剂。继发感染者配合使用有效的抗生素。《国家非处方药目录》收录的抗组胺药有异丙嗪、氯苯那敏、苯海拉明、去氯羟嗪、赛庚啶。病情严重时可在医生指导下使用处方药，如西替利嗪、咪唑斯汀、氯雷他定、依巴斯汀或地氯雷他定等。

（2）外用药治外：根据皮损情况选用适当剂型和药物。急性湿疹局部生理盐水、3%硼酸或 1∶2000～1∶10000 高锰酸钾溶液冲洗、湿敷，炉甘石洗剂收敛、保护。亚急性、慢性湿疹应用合适的糖皮质激素霜剂或软膏、焦油类制剂或免疫调节剂，如他克莫司软膏、匹美莫司软膏。继发感染者加抗生素制剂。

4. 用药注意事项与患者教育

（1）避免自身可能的诱发因素，包括各种外界刺激，如热水烫洗，过度搔抓、清洗及接触可能敏感的物质如皮毛制剂等；少接触化学成分用品，如肥皂、洗衣粉、洗涤精等；避免可能致敏和刺激性食物，如辣椒、浓茶、咖啡、酒类。

（2）在专业医师或药师指导下用药，切忌乱用药。服用抗过敏药的注意事项参见本章“第十九节荨麻疹”。

【真 题 再 现】

A. 复方角菜酸酯栓　　B. 克霉唑栓
C. 阿达帕林凝胶　D. 复方苯甲酸酊
E. 炉甘石洗剂

治疗急性湿疹可选用（2015 年，B 型题，81 题）

答案：E

解析：急性湿疹局部生理盐水、3%硼酸或 1∶2000～1∶10000 高锰酸钾溶液冲洗、湿敷、炉甘石洗剂收敛、保护。

【强 化 练 习】

最佳选择题

1. 慢性湿疹的临床表现是
A. 发生在眼睑则引起局部高度水肿
B. 初期为散在性红斑或水疱，水疱壁透明
C. 患处皮肤增厚、浸润，色素沉着，表面粗糙，覆鳞屑
D. 分泌物干后形成蜜黄色或污黄色痂，预后无瘢痕
E. 炎症较重时，可长期存在，亦可逐渐吸收后溃疡形成窦道

2. 治疗急性湿疹可选用

A. 复方角菜酸酯栓　　B. 克霉唑栓
C. 阿达帕林凝胶　D. 复方苯甲酸酊
E. 炉甘石洗剂

多项选择题

1. 湿疹患者应注意
A. 避免使用热水烫洗
B. 避免过度搔抓
C. 避免接触可能敏感的物质
D. 少接触洗衣粉
E. 饮食上避免浓茶、咖啡

2. 湿疹的临床表现有
A. 湿疹发生在四肢末端有肿胀感
B. 湿疹发生在眼睑则引起局部高度水肿
C. 湿疹是多种内外因素相互作用引起迟发型变态反应
D. 急性湿疹合并感染时可形成脓疱、脓液渗出或结脓痂；瘙痒剧烈。搔抓、热水烫洗可加重皮损
E. 慢性湿疹患处皮肤增厚、浸润，色素沉着，表面粗糙，覆鳞屑，个别有；苔藓样变，时轻时重

3. 湿疹治疗用药注意事项与患者教育包括
A. 服抗组胺药：影响睡眠时加服镇静剂，继发感染合用有效抗生素
B. 亚急性、慢性湿疹：用糖皮质激素软膏或免疫调节剂他克莫司软膏
C. 急性湿疹：局部用生理盐水、3%硼酸或1∶2000 高锰酸钾溶液冲洗、湿敷，炉甘石洗剂收敛、保护
D. 避免热水烫洗，过度搔抓及接触可能敏感的物质；避免致敏和刺激性食物
E. 在专业医师或药师指导下用药，切忌乱用药

答案：

最佳选择题　1. C　2. E
多项选择题　1. ABCDE　2. CDE　3. ABCDE

第二十二节　烫　　伤

（略）

第二十三节　冻　　伤

（略）

第二十四节　手足真菌感染

考点一　手足真菌感染

1. 临床表现

分型：

（1）间擦型：常发生在第 3、4 趾间，也可波及全趾，趾间皮肤浸软、脱皮、部分趾间皮肤皲裂，有时有红色的糜烂面，有臭味，夏重冬轻。

（2）水疱型：常发生在足跖、足缘部，常有水疱成群或散在，局部皮肤潮红，有时继发细菌感染，水疱变为脓疱，以夏季多见。

（3）鳞屑型：常发生在足跖部，损害以鳞屑为主，伴有稀疏而干燥的小水疱，局部有红斑、丘疹，四季皆可发生，以夏季多见或加重。

（4）角化型：常发生在足跟、足跖、足旁部，皮肤干燥粗厚、角化过度，皮肤纹理增宽，易发生皲裂，四季皆可发生，以冬季多见或加重。

（5）体癣型：常发生在足背部，损害以典型的弧状或环状的体癣改变，常并发体癣，以夏季多见或加重。

2. 药物治疗

（1）非处方药

1）水疱型脚癣：外搽复方苯甲酸酊、十一烯酸软膏，或用 10%冰醋酸溶液浸泡或应用 1%特比萘芬霜剂、咪康唑霜剂

2）间擦型、糜烂型脚癣：用 0.1%依沙吖啶（利瓦诺）液或 3%硼酸液浸泡后涂敷含有 5%水杨酸或 5%～10%硫黄的粉剂；无明显糜烂时，应用足癣粉、足光粉、枯矾粉，或局部涂敷复方水杨酸酊或复方土槿皮酊；渗出不明显时，可用 10%水杨酸软膏按常规包扎。尽量保持干燥，注意保护创面，避免水洗或使用肥皂，不要搔抓。

3）鳞屑型和角化型足癣：外用涂擦复方苯甲酸软膏、3%克霉唑软膏、2%咪康唑霜剂、10%水杨酸软膏或应用 1%特比萘芬霜剂。

4）手癣：涂敷复方苯甲酸搽剂、3%克霉唑乳膏、2%咪康唑霜剂、5%水杨酸酒精或复方苯甲酸软膏、复方十一烯酸软膏、1%特比萘

芬霜。

治疗手癣的最佳方法是采用药物封包治疗，睡前用10%水杨酸软膏、复方苯甲酸软膏、20%尿素乳膏（任选其一）涂敷于手上，按摩5分钟，用塑料薄膜和3层纱布包好，每隔1～2日换药1次，连续1～2周。

环吡酮胺是广谱抗真菌药物，兼具抗革兰阳性和阴性细菌及抗炎的作用，因此很适合治疗易继发细菌感染的趾间型足癣。外用，均匀涂于患处，1日2次，涂后应轻轻搓揉数分钟，2周为一疗程。

联苯苄唑乳膏用于治疗各种皮肤真菌病，如手、足癣，体、股癣、花斑癣等。外用，一日1次，2～4周为一疗程。涂布患处，并轻轻揉搓几分钟。

（2）处方药

1）以上手、足癣尤其是角化皲裂型足癣推荐口服抗真菌药治疗。

2）对有化脓感染的脚癣者，同时应用抗生素治疗。

3）伊曲康唑，临床上主要应用于深部真菌所引起的系统感染，如真菌性角膜炎、口腔念珠菌病、皮肤真菌感染如体癣、股癣、手足癣、甲癣。一般1日100～200mg，一天两次，连服一周，甲癣需每月服一周，连续3月，个别情况下疗程延长到6个月。

4）特比萘芬，治疗严重的体股癣、手足癣和甲癣，1日250mg，1天1次，连续服2周、4周和2～3个月。

3. 用药注意事项与患者教育

（1）克霉唑：少数患者可发生过敏及刺激症状，出现烧灼感、红斑、刺感、起疱、脱皮、瘙痒、荨麻疹、接触性过敏性皮炎等症状；妇女妊娠时并不禁忌在皮肤上局部应用。

（2）联苯苄唑：少数患者有局部过敏症状，如瘙痒、灼热感、红斑，极少数人出现灼痛、脱皮等。

（3）咪康唑：局部外用可引起皮疹、发红、水疱、烧灼感和其他皮肤刺激性；避免接触眼睛；摩擦部位及皮肤有糜烂面宜用洗剂，若用乳膏，涂少量后应擦匀，以免发生浸泡作用。

（4）环吡酮胺乳膏外用，偶见局部发红、瘙痒、刺痛或烧灼感等刺激症状，偶见接触性皮炎。避免接触眼睛和其他黏膜（如口、鼻等）：若用药部位有烧灼感、红肿等应停药，洗净药物，必要时向医师咨询。孕妇及哺乳期妇女慎用，儿童禁用。

（5）使用十一烯酸软膏时，症状消失后应继续用药2周，如4周未见好转，需向医生咨询。对持久的真菌感染，白天使用撒布剂，晚上使用软膏。感染缓解、症状消失后，可继续使用撒布剂，以防再次感染。

（6）联苯苄唑乳膏每日使用一次，最好在晚上休息前使用。用药部位可能发生疼痛及其外周水肿等，停药后即可消失。儿童必须在成人监护下使用。在哺乳期间，本品不得涂抹于胸部，在怀孕的前3个月，未经咨询医生，请勿使用本品。

（7）酮康唑乳膏禁用于急、慢性肝病患者。与乙醇合用，发生肝毒性的机会增加，故接受长期治疗或有肝病史者应避免饮用含酒精的饮料。孕妇及哺乳期妇女用药应权衡利弊。

（8）在体、股癣尚未根治前，禁止应用糖皮质激素制剂，如曲安奈德（去炎松）乳膏、氟西奈德（肤轻松）乳膏，以免加重病变。

（9）注意对手、足癣的预防与养护

1）在外用药期间，对患部皮肤尽量不洗烫，少用或不用肥　皂和碱性药物，少洗澡，以延长抗真菌药在体表停留的时间，巩固和提高疗效。

2）若患者同时患有手、足癣，必须同时治疗，避免由瘙抓引发再次感染。体股癣合并有糖尿病患者，在应用抗真菌药的同时，应控制血糖。

3）保持干燥，注意个人卫生，糜烂型足癣忌用热水洗烫，鞋袜应定期洗烫，在夏季潮湿的季节，应在适宜场合经常解开鞋带而释放湿气，保持足、体、股、大腿部的皮肤干燥。

4）避免直接接触病兽、病猫、病犬，预防真菌的传播。

（10）对足癣患者应注意

1）穿透气性好的鞋，并保持鞋袜的清洁干燥，鞋子可使用短波紫外线等器械清除细菌和致病真菌，减少复发。

2）避免长期将手足浸泡水等液体中，脚掌出汗多时可使用抑汗剂。如 6.25%～20%的氯化铝。

3）不与他人共用日常生活物品，如指甲刀、鞋子、袜子等。短期口服联合外用抗真菌药物对中重度足癣的效果与常规疗程的口服抗真菌药相当，优于单用外用抗真菌药。

（11）使用药物前要仔细阅读说明书，除用法用量外，更应注意可能出现的不良反应及禁忌证，并注意该药品的储存条件及有效期限。必要时咨询医师或药师。

（12）纠正认识上的误区

1）使用外用药症状消失后，真菌仍然存活在皮肤鳞屑或贴身衣物中，遇到潮暖环境，又会大量繁殖，导致癣病复发。因此，表面症状消失后，仍要坚持用药 1～2 周。

2）激素类药物有很强的抗炎作用和免疫抑制作用。滥用激素软膏，会造成皮肤萎缩、毛细血管扩张、多毛等不良反应。而体癣、手足癣、股癣等是由于真菌感染引起，涂擦激素软膏往往只能起到一时的缓解，但由于抑制了免疫作用，反而促进了真菌繁殖，加重病情。

3）口服或外用抗真菌药物大多属于处方药品，需要谨慎并由医师诊察开具处方后方可使用。

（13）预防要点

1）真菌性皮肤病可以治愈，但容易复发或再感染，正确的预防措施对降低复发、减少传播至关重要。如家庭成员或宠物有癣病者应积极治疗，对污染的衣物应采取晒、烫、煮、熏等措施，对带菌的毛发、鳞屑及痂皮等应采取焚毁措施，注意不与患者共用日常生活。

2）患糖尿病的人容易发生癣病，因为皮肤里含糖量增加，为真菌的生长繁殖提供了养料。

3）长期使用激素或患有慢性病的人及长期照射 X 线的人，由于机体抵抗力降低，也会给真菌感染创造机会，因此需要特别加强皮肤防护。

【真 题 再 现】

患者因股癣前来药店购药，不宜推荐的药物是（2016 年，A 型题，19 题）

A. 复方苯甲酸软膏　　B. 氢化可的松软膏
C. 联苯苄唑软膏　　D. 酮康唑软膏
E. 特比萘芬软膏

答案：B

解析：癣是真菌感染，一般推荐抗真菌药。

【强 化 练 习】

最佳选择题

下列足癣类型中，以冬季多见或加重的是

A. 间擦型　B. 水疱型　C. 鳞屑性
D. 角化型　E. 体癣型

配伍选择题

（1～2）

A. 间擦型　B. 水疱型　C. 鳞屑型
D. 角化型　E. 体癣型

1. 损害以鳞屑为主，伴有稀疏而干的小水疱，属于
2. 常发生在足跟、足趾、足旁部，皮肤干燥粗厚、角化过度、纹理增粗，属于

（3～4）

A. 水杨酸　B. 红霉素　C. 咪康唑
D. 氧氟沙星　E. 肾上腺皮质激素制剂

3. 在体、股藓尚未根治钱，禁止应用的是
4. 治疗体、股癣需连续 1～4 周，足癣 1 个月，甲癣 6 个月的是

多项选择题

脓疱疮是由哪些病菌感染引起的皮肤病，主要临床表现为脓疱和脓痂

A. 真菌　B. 病毒　C. 金黄色葡萄球菌
D. 溶血性链球菌　E. 结核分枝杆菌

答案：

最佳选择题　D
配伍选择题　1. C　2. D　3. E　4. C
多项选择题　CD

第二十五节　昆 虫 叮 咬

（略）

【单 元 测 试】

最佳选择题

1. 作为退热药，阿司匹林的劣势是

A. 解热镇痛作用较强
B. 口服吸收迅速而完全
C. 婴幼儿发热用阿苯片
D. 作用于下丘脑体温调节中枢
E. 儿童用药可引起 Reye 综合征，尤其是病毒性感染引起的发热

2. 治疗发热成人服对乙酰氨基酚，每隔 4～6 小时重复用药 1 次；1 日用量不得超过
A. 2.5g B. 3.0g C. 4.0g D. 4.5g E. 5.0g

3. 老年人退热服用贝诺酯，1 日 3 次；1 日用量不得超过
A. 1.5g B. 2.0g C. 2.5g D. 3.0g E. 3.5g

4. 以下药品中，最适宜治疗沙眼和流行性急性结膜炎的是
A. 红霉素眼膏 B. 酞丁安滴眼剂
C. 硫酸锌滴眼剂 D. 色甘酸钠滴眼剂
E. 磺胺醋酰钠滴眼剂

5. 以下眼疾中，不得应用抗菌药物/糖皮质激素眼用制剂的是
A. 沙眼 B. 细菌性结膜炎
C. 流行性结膜炎 D. 过敏性结膜炎
E. 流行性出血性结膜炎

6. 作为退热药，布洛芬的优势是
A. 镇痛作用较强 B. 可诱发变态反应
C. 具有解热镇痛消炎作用
D. 对胃肠道的不良反应较轻
E. 退热作用与阿司匹林相似但较持久

7. 适宜与乳酶生伍用的药物是
A. 干酵母 B. 磺胺类 C. 抗生素
D. 抗酸药 E. 活性炭

8. 病毒神经氨酸酶抑制剂（扎那米韦、奥司他韦）使用的最佳时间是
A. 在流感症状初始时
B. 在流感症状严重时
C. 在流感症状严重 24 小时内
D. 在流感症状初始 48 小时内
E. 在流感症状初始 72 小时内

9. 解热镇痛药用于退热，两次用药的间隔时间应该是
A. 2～4 小时 B. 3～5 小时
C. 4～6 小时 D. 5～7 小时
E. 6～8 小时

10. “助消化药不宜与抗菌药物、吸附剂同时服用”；如必须联用，应间隔的时间是
A. 1 小时 B. 1.5 小时 C. 2 小时
D. 1～3 小时 E. 2～3 小时

11. 抗过敏药可以治疗荨麻疹，可是驾车、高空作业、精密机械操作者服用后应休息
A. 3 小时以上 B. 4 小时以上
C. 5 小时以上 D. 6 小时以上
E. 7 小时以上

12. 可作为首选退热药，尤其适合老年人和儿童服用的药品是
A. 安乃近 B. 布洛芬
C. 贝诺酯 D. 阿司匹林
E. 对乙酰氨基酚

13. 对 5 岁以下儿童高热时紧急退热，应该选用的药品是
A. 贝诺酯混悬液
B. 布洛芬混悬液
C. 20%安乃近溶液滴鼻
D. 20%阿司匹林溶液滴鼻
E. 口服 20%对乙酰氨基酚溶液

14. 常用缓泻药的作用机制不是
A. 润湿性 B. 刺激性 C. 容积性
D. 膨胀性 E. 润滑性

15. 下列病痛中，不适宜应用解热镇痛药治疗的是
A. 牙痛 B. 关节痛 C. 肌肉痛
D. 肠绞痛 E. 神经痛

16. 以下治疗手足浅表性真菌感染的药物中，尤其适用于角化皲裂型足癣的处方药是
A. 尿素 B. 苯甲酸 C. 特比萘芬
D. 依沙吖啶 E. 十一烯酸

17. 属于治疗荨麻疹的过敏活性物质阻释剂的是
A. 赛庚啶 B. 酮替芬 C. 去氢羟嗪
D. 异丙嗪 E. 苯海拉明

配伍选择题

（1～3）
A. 0.2～0.4g，1 日 4 次
B. 0.3～0.6g，1 日 4 次
C. 0.3～0.6g，1 日 3 次
D. 0.5～1.0g，1 日 4 次
E. 0.5～1.0g，1 日 3 次

1. 服用贝诺酯宜
2. 服阿司匹林宜
3. 服对乙酰氨基酚宜

（4～6）
A. 药物热　　B. 机体产热过多
C. 感染的伴发症状
D. 非感染的继发后果
E. 传染性疾病所伴发症状
4. 肺结核病人多呈现低热
5. 病毒性感冒患者多呈现高热
6. 器官移植术后病人极易发热

（7～9）
A. 麻疹　　B. 肺炎　C. 肺结核
D. 流行性感冒　　E. 流行性腮腺炎
7. 儿童或青少年发热，伴耳垂为中心的腮腺肿大；需考虑患
8. 儿童发热，伴咳嗽、流涕、眼结膜充血及全身斑丘疹；需考虑患
9. 24h 内持续在 39～40℃，伴随寒战、胸痛、吐铁锈痰；需考虑患

（10～12）
A. 布洛芬　　B. 贝诺酯　　C. 阿司匹林
D. 对乙酰氨基酚　E. 20%安乃近溶液
10. 心功能不全的患者应慎用的是
11. 尤其适于老年人和儿童退热的是
12. 适于 5 岁以下儿童高热时紧急退热的是

（13～16）
A. 1 日　　B. 日　　C. 3 日
D. 5 日　　E. 7 日
13. 服用抗感冒药不宜超过
14. 镇咳药治疗咳嗽不宜超过
15. 解热镇痛药退热不宜超过
16. 解热镇痛药缓解疼痛不宜超过

（17～20）
A. 罗通定　B. 塞来昔布　C. 氨酚待因片
D. 双氯芬酸钠缓释片　E. 硫酸氨基葡萄糖
17. 严重疼痛者可选用的是
18. 选择性地作用于骨性关节、有直接抗炎作用的是
19. “1 日 1 次，75mg；最大剂量为 150mg，分两次服用”的是
20. “急性疼痛首剂 400mg，随后 1 日 2 次每次 200mg”的是

（21～23）
A. 1 日　　B. 3 日　　C. 5 日
D. 7 日　　E. 10 日
21. 抗感冒药治疗感冒连续服用不得超过
22. 使用解热镇痛药退热连续服用不得超过
23. 使用解热镇痛药治疗疼痛连续服用不得超过

（24～26）
A. 硫酸锌滴眼剂　B. 酞丁安滴眼剂
C. 庆大霉素滴眼剂　D. 醋酸可的松滴眼剂
E. 磺胺醋酰钠滴眼剂
24. 慢性沙眼患者禁用的是
25. 急性结膜炎患者禁用的是
26. 儿童、肾功能不全者不宜长期应用的是

（27～30）
A. 羟苄唑滴眼剂　　B. 米诺环素滴眼剂
C. 两性霉素 B 滴眼剂　D. 多黏菌素 B 滴眼剂
E. 左氧氟沙星滴眼剂
27. 治疗真菌性角膜炎的是
28. 治疗铜绿假单胞性结膜炎的是
29. 治疗角膜血管翳的重症沙眼的是
30. 治疗由急性卡他性结膜炎转成的慢性结膜炎的是

（31～33）
A. 过敏体质者　　B. 驾车、高空作业人员
C. 慢性阻塞性肺疾病患者
D. 妊娠初始期及哺乳期妇女
E. 伴有心脏病、前列腺增生、青光眼者
31. 不宜服用含阿司匹林的抗感冒药的人员是
32. 不宜服用含伪麻黄碱的抗感冒药的人员是
33. 不宜服用含可待因和右美沙芬药的抗感冒药的人员

（34～36）
A. 药用炭　　B. 乳果糖　　C. 伪麻黄碱
D. 胃蛋白酶　E. 多潘立酮
34. 机械性肠梗阻禁用的是
35. 膀胱颈梗阻禁用的是
36. 乳酸血症禁用的是

（37～39）
A. 庆大霉素　　B. 山莨菪碱
C. 泛昔洛韦　　D. 双歧杆菌

E. 洛哌丁胺
37. 病毒性腹泻宜选用
38. 急慢性功能性腹泻宜首选
39. 腹痛较重或反复呕吐腹泻宜选用
(40～42)
A. 吗啡　B. 木糖醇　C. 乳酶生
D. 硫酸镁　E. 乳果糖
40. 治疗老年人便秘，慎用的泻药是
41. 治疗糖尿病患者便秘，慎用的泻药是
42. 可能会导致便秘的药品是
(43～45)
A. 链球菌　B. 拟杆菌　C. 假丝酵母菌
D. 阴道毛滴虫　E. 溶血链球菌
43. 引发真菌性阴道炎的病原体有
44. 引发细菌性阴道炎的病原体有
45. 引发滴虫性阴道炎的病原体是
(46～49)
A. 甲硝唑　B. 替硝唑　C. 曲古菌素
D. 伊曲康唑　E. 甲硝唑或替硝唑
46. 治疗真菌性阴道炎首选的是
47. 治疗细菌性阴道炎常用的是
48. 治疗滴虫性阴道炎必须应用的是
49. 治疗毛滴虫与真菌混合感染的阴道炎宜选用的是
(50～52)
A. 发生在眼睑则引起局部高度水肿
B. 初期为散在性红斑或水疱，水疱壁透明
C. 患处皮肤增厚、浸润，色素沉着，表面粗糙，覆鳞屑
D. 分泌物干后形成蜜黄色或污黄色痂，预后无瘢痕
E. 炎症较重时，可长期存在，亦可逐渐吸收后溃疡形成窦道
50. 寻常痤疮的临床表现是
51. 慢性湿疹的临床表现是
52. 荨麻疹的临床表现是

综合分析题

(1～3)

正常人的体温在37℃左右，但各个部位的温度不尽相同，内脏温度最高，头部次之，皮肤和四肢末端的温度最低。发热是指人体体温升高，超过正常范围。发热是人体对致病因子的一种全身性防御反应，是患病时要表现的一种症状。

1. 以下体温计示值中，正确表示患者“发热”的是
A. 直肠温度超过37.3℃
B. 口腔温度超过37.3℃
C. 口腔温度超过37.0℃
D. 腋下温度超过37.6℃
E. 昼夜温度差超过2.0℃
2. 发热的程度按体温状况分级。“中等度热”者的体温是
A. 37℃以上　B. 41℃以上
C. 37.4～38℃　D. 38.1～39℃
E. 39.1～41℃
3. “解热镇痛药用于解热一般不超过3日，症状未缓解应及时就诊或向医师咨询”的依据主要是
A. 退热用药可能导致肝、肾脏损伤
B. 退热用药可能引起胃肠道的损伤
C. 退热用药可能发生皮疹、哮喘等反应
D. 退热属对症治疗，可能掩盖病情，影响疾病诊断
E. 退热可能引起外周血管扩张、皮肤出汗以致脱水

(4～5)

发热的人们在高热骤然降下时，有可能引起虚脱；儿童、老年人或体弱者在应用解热镇痛药退热时，应严格掌握用量，避免滥用。

4. WHO建议，发热儿童可以适当服用退烧药的情况是
A. 体温达到38℃以上
B. 体温达到39℃以上
C. 体温达到38.0℃经物理降温无效时
D. 体温达到38.5℃经物理降温无效时
E. 体温达到39.0℃经物理降温无效时
5. WHO建议，如果发热儿童需要服用退烧药，则最好选用的是
A. 含布洛芬的滴剂　B. 含布洛芬的混悬液
C. 含阿司匹林的滴剂
D. 含对乙酰氨基酚的滴剂
E. 含布洛芬的混悬液或含对乙酰氨基酚的滴剂

(6～10)

疼痛是一种复杂的生理心理活动，是机体受到伤害性刺激后发出的一种保护性反应。WHO 将疼痛确定为继血压、呼吸、脉搏、体温之后的“第五大生命体征”。疼痛可发生身体各部位，如头痛、神经痛、牙痛、腹痛、颈肩痛、腰腿痛、关节痛、痛经等。

6. 以下所列病痛中，不适宜应用解热抗炎镇痛药治疗的是
A. 牙痛　B. 肠绞痛　C. 肌肉痛
D. 关节痛　E. 神经痛

7. 以下解热镇痛药中，用于治疗疼痛应首选的非处方药是
A. 布洛芬　B. 贝诺酯　C. 阿司匹林
D. 苯妥英钠　E. 对乙酰氨基酚

8. 对紧张性头痛、长期精神比较紧张、神经痛、痛经等患者推荐与解热镇痛药合并应用的药物是
A. 谷维素　B. 地西泮　C. 苯妥英钠
D. 山莨菪碱　E. 复合维生素

9. 选择性地作用于骨性关节、有直接抗炎作用的处方药是
A. 苯噻啶　B. 氨酚待因　C. 塞来昔布
D. 双氯芬酸钠　E. 硫酸氨基葡萄糖

10. 解热镇痛药用于镇痛一般不超过 5 天；应用对乙酰氨基酚缓解疼痛、连续用药时间可以延长至
A. 7 天　B. 8 天　C. 10 天
D. 12 天　E. 15 天

（11～15）

根据病原体、传播和症状的不同分为上呼吸道感染（上感）和流行性感冒（流感）。上感和流感在一年四季均可发病，尤以冬、春季较为多见。

11. 感冒初，出现卡他症状，如鼻黏膜充血、打喷嚏、流涕、流泪等，宜服用的药品是
A. 非甾体抗炎药　B. 含苯海拉明的制剂
C. 含氢溴酸右美沙芬的制剂
D. 含中枢兴奋药咖啡因的制剂
E. 含伪麻黄碱、氯苯那敏的制剂

12. 口服奥司他韦治疗流感应该及早用药，较为有效的用药时间是症状出现的
A. 48h 以内　B. 72h 以内　C. 96h 以内
D. 108h 以内　E. 120h 以内

13. 在复方抗感冒药的组分中，能够改善体液局部循环作用的是
A. 咖啡因　B. 溶菌酶　C. 伪麻黄碱
D. 糜蛋白酶　E. 菠萝蛋白酶

14. 老年伴前列腺增生症的感冒患者服用含有氯苯那敏的抗感冒药后，可引起的严重不良反应是
A. 急性尿潴留　B. 严重高血压
C. 慢性荨麻疹　D. 急性胰腺炎
E. 血管性水肿

15. 老年伴高血压病患者服用含有伪麻黄碱的抗感冒药后，可引起的不良反应是
A. 血糖升高　B. 牙龈肿胀
C. 严重高血压　D. 膀胱颈梗阻
E. 血管性水肿

（16～18）

消化不良是一组慢性或复发性上腹疼痛或不适（上腹饱胀、早饱、烧灼感、嗳气、食欲缺乏、恶心、呕吐等），根据病因分为器质性消化不良和功能性消化不良。消化不良的治疗目的在于迅速缓解症状，去除诱因，恢复正常生理功能，预防复发。

16. 服用胃动力药多潘立酮治疗消化不良，最佳用药时间是
A. 餐前　B. 餐中　C. 餐后
D. 餐后 1h　E. 餐前 0.5～1h

17. “助消化药不宜与抗菌药物、吸附剂同时服用”；如必须联用，应间隔的时间是
A. 1h　B. 2h　C. 4h
D. 2～3h　E. 3～4h

18. 患者，男，63 岁，上腹痛、腹泻、消瘦。大便常规检查见有大量脂肪球，X 线腹平片显示上腹中部多发钙化点。医师开方选用的药品是
A. 干酵母　B. 硫糖铝　C. 乳酶生
D. 胰蛋白酶　E. 复方阿嗪米特肠溶片

（19～21）

排便在一日内超过 3 次，或粪便中脂肪成分增多，或带有未消化的食物、黏液、脓血者称为腹泻。腹泻是由多种不同病因所致，在应用止泻药治疗的同时，实施对因治疗不可忽视。

19. 以下药品中，不属于治疗肠道菌群失调性腹泻的微生态制剂的是
A. 双歧杆菌胶囊 B. 地衣芽孢活杆菌
C. 复方嗜酸乳杆菌片 D. 双歧三联活菌胶囊
E. 复方阿嗪米特肠溶片
20. 以下药物中，用于治疗细菌感染性腹泻应首选的非处方药是
A. 天麻素 B. 谷维素 C. 黄连素
D. 磷霉素 E. 麻黄素
21. 以下药物中，用于治疗因化学刺激引起的腹泻首选的非处方药是
A. 药用炭 B. 黄连素 C. 氢氧化铝
D. 鞣酸蛋白 E. 双八面蒙脱石

多项选择题

1. 发热的指标有
A. 口腔温度超过 37.3℃
B. 腋下温度超过 37.0℃
C. 直肠温度超过 37.6℃
D. 口腔温度超过 37.6℃
E. 昼夜间波动超过 1℃
2. 发热时需要退热、但是应禁用或不宜用阿司匹林的人群有
A. 儿童 B. 有哮喘病史者
C. 妊娠与哺乳期妇女
D. 病毒性感染引起发热的儿童
E. 血小板减少症、上消化道出血或穿孔病史者
3. 以下有关解热镇痛药用于镇痛的健康提示中，正确的是
A. 对钝痛有较好的镇痛效果
B. 适于初感疼痛的患者服用
C. 用于镇痛一般不超过 10 日
D. 布洛芬的不良反应总发生率较低
E. 能降低神经痛觉的敏感性，不能解除疼痛的致病原因
4. 治疗流行出血结膜炎局部给予（滴眼）的抗病毒药有
A. 碘苷 B. 酞丁安 C. 羟苄唑
D. 阿昔洛韦 E. 利巴韦林
5. 慎用或禁用伪麻黄碱等肾上腺素受体激动剂的人员有
A. 儿童 B. 癫痫病人 C. 感冒病人
D. 高血压病人 E. 妊娠及哺乳期妇女
6. 局部给药治疗过敏性鼻炎的处方药有
A. 麻黄碱滴鼻剂 B. 羟甲唑啉鼻喷雾剂
C. 布地奈德鼻喷雾剂
D. 复方萘甲唑啉鼻喷雾剂
E. 丙酸倍氯米松鼻喷雾剂
7. 可用于便秘治疗的处方药有
A. 洛哌丁胺 B. 欧车前亲水胶
C. 匹维溴铵 D. 替加色罗
E. 比沙可啶
8. 发生便秘常见的原因有
A. 不良的饮食习惯、生活不规律
B. 饮食不足 C. 缺乏运动
D. 结肠低张力、肠运行不正常
E. 长期滥用泻药、抗酸药及胶体果胶铋
9. 治疗阴道炎用药注意事项与患者教育包括
A. 孕妇和哺乳期妇女禁用聚甲酚磺醛栓
B. 酌情用热水、洁尔阴、碳酸氢钠溶液或高锰酸钾溶液清洗
C. 阴道炎易复发，每个疗程后检查分泌物，确诊痊愈后方可停药
D. 涂硝酸咪康唑乳膏有刺激感或局部红肿，立即停药并用冷水冲洗
E. 阴道连续用药不宜超过 10 天，同时服复方维生素 B；月经期间宜停用栓剂与乳膏
10. 下述寻常痤疮的临床表现中，正确的是
A. 好发于前额、颜面、胸背上部和肩胛部
B. 初期为散在性红斑或水疱，水疱壁透明
C. 患处皮肤增厚、浸润，色素沉着，表面粗糙，覆鳞屑
D. 炎症较重时，可长期存在，亦可逐渐吸收后溃疡形成窦道
E. 多为散在与毛囊一致的黑色丘疹，挤压后可有黄白色脂性栓排出
11. 推荐中、重度痤疮伴感染显著者应用的处方药有
A. 口服红霉素 B. 口服米诺环素
C. 日补充锌 30～40mg
D. 维胺酯胶囊或异维 A 酸
E. 阿达帕林凝胶或壬二酸乳膏
12. 治疗痤疮用药注意事项与患者教育包括
A. 应尽可能不使用抗菌药物，注意皮肤卫生
B. 克林霉素磷酸酯对过敏者禁用；对幼儿不

宜应用

C. 异维 A 酸可致畸，应在皮肤科医师指导及监视下用药

D. 维 A 酸：初始用可出现红斑、灼痛或脱屑等；用药部位避免强烈的日光照射；妊娠 3 个月内、哺乳期妇女禁用

E. 过氧化苯甲酰：不宜用在有毛发的部位；皮肤有急性炎症及破损者禁用；妊娠及哺乳期妇女、儿童慎用；与维 A 酸有配伍禁忌

13. 寻常痤疮的起因及诱发因素有

A. 是多种内外因素相互作用引起迟发型变态反应

B. 系发生在皮肤毛囊皮脂腺的自限性疾病，多自青春期发病

C. 痤疮发生与皮脂生成增加、毛囊皮脂腺导管过度角化有关

D. 按严重程度分为 4 级，Ⅰ级主要是粉刺，Ⅱ级粉刺加丘疹，Ⅲ级出现脓疱，Ⅳ级出现结节、囊肿

E. 性激素失衡、雄激素过多、化妆品等化学物质接触、机械性刺激、炎热和潮湿的环境可导致或加重痤疮

14. 医师给一位 18 岁女性病人处方：维 A 酸软膏治疗痤疮；药师发药时应该交代的注意事项是

A. 晚上睡前应用　B. 晨起洗漱后可应用

C. 不应该涂敷于皮肤皱褶部位

D. 可与过氧苯甲酰凝胶早晚交替应用

E. 用药部位应该避免强烈的日光照射

答案：

最佳选择题　1. E　2. C　3. C　4. B　5. E　6. D　7. A　8. D　9. C　10. E　11. D　12. E　13. C　14. A　15. D　16. C　17.B

配伍选择题　1. E　2. C　3. B　4. E　5. C　6. D　7. E　8. A　9. B　10. A　11. D　12. E　13. E　14. E　15. C　16. D　17. C　18. E　19. D　20. B　21. D　22. B　23. C　24. D　25.A　26. C　27. C　28. D　29. B　30. E　31. A　32. E　33. C　34. E　35. C　36. B　37. C　38. E　39. B　40. D　41. E　42. A　43. C　44. B　45. D　46. D　47. E　48. E　49. C　50. E　51. C　52. A

综合分析题　1. B　2. D　3. D　4. E　5. E　6. B　7. E　8. A　9. E　10. C　11. E　12. A　13. E　14. A　15. C　16. E　17. D　18. D　19. E　20. C　21. E

多项选择题　1. ABCE　2. BCDE　3. ADE　4. CE　5. ABDE　6. CE　7. BD　8. ABCDE　9. ACDE　10. ADE　11. BCE　12. BCDE　13. BCDE　14. ACDE

第九章　呼吸系统常见疾病

章节概述

本章节的内容包括呼吸系统的四个常见疾病治疗知识，依据历年的考试分析来看，本章节占用的分值比为8分左右，占整个科目的6%的分值比例。

本章节共计分为4个小节，分值主要分布较平均，每节均有约2分的分值分布。2015年第三节慢性阻塞性肺病没有分值分布，在2016年中该节出现2分的分值，考查范围在逐渐扩大。因此，在复习时也要注意复习内容的全面性，重点仍在疾病的药物治疗上。

章节	内容	分值
第一节	肺炎	1～2分
第二节	支气管哮喘	2～5分
第三节	慢性阻塞性肺病	2分
第四节	肺结核	2～3分
合计		8～9分

第一节　肺　　炎

考点一　肺炎的药物治疗及用药注意事项

1. 肺炎的药物治疗

（1）对症治疗：休息；体温升高者可适当补液；痰液黏稠者予氨溴索等化痰；咳嗽剧烈但痰量不多者可适当使用镇咳药。

（2）抗菌药物治疗：细菌性肺炎的治疗包括经验性治疗和针对病原体治疗。在未明确病原体及药物敏感性结果之前先经验性用药：常用抗菌药物及不良反应见表9-1。

1）社区获得性肺炎治疗药物的选择

A. 青壮年和无基础疾病的CAP患者，常用青霉素、第一代头孢菌素。由于我国肺炎链球菌对大环内酯类抗菌药物耐药率高，故不单独用该类药物治疗。对耐药肺炎链球菌可用对呼吸道感染有特效的氟喹诺酮类（莫西沙星、吉米沙星和左氧氟沙星）。

B. 老年人、有基础疾病或需要住院的CAP，常用氟喹诺酮类、第二、三代头孢菌素、β-内酰胺类/β-内酰胺酶抑制剂，或厄他培南，可联合大环内酯类或氟喹诺酮。

2）医院获得性肺炎药物选择和合理应用：常用第二、三代头孢菌素、β-内酰胺类/β-内酰胺酶抑制剂、氟喹诺酮类或碳青霉烯类。（老年用药）

3）重症肺炎：首先应选择广谱的强力抗菌药物，并应足量、联合用药。而后根据病原学结果调整抗菌药物。重症CAP常用β-内酰胺类联合大环内酯类或氟喹诺酮类；青霉素过敏者用氟喹诺酮类和氨曲南。医院获得性肺炎可用氟喹诺酮类或氨基糖苷类联合抗假单胞菌的β-内酰胺类、广谱青霉素β-内酰胺酶抑制剂、碳青霉烯类的任何一种，必要时可联合万古霉素、替考拉宁或利奈唑胺。

2. 用药注意事项与患者教育

（1）肺炎的抗菌药物治疗应尽早进行，一旦怀疑为肺炎即马上给予首剂抗菌药物。病情稳定后可从静脉途经转为口服治疗。

（2）观察疗效：抗菌药物治疗后48～72h应对病情进行评价，治疗有效表现体温下降、症状改善、临床状态稳定、白细胞逐渐降低或恢复正常，而X线胸片病灶吸收较迟。

（3）疗程：肺炎的抗菌药物疗程至少5天，大多数患者需要7～10天或更长疗程。如体温正常48～72h，无肺炎任何一项临床不稳定征象可停用抗菌药物。

肺炎临床稳定标准为：T≤37.8℃；心率≤100次/分；呼吸频率≤24次/分；血压：收缩压≥90mmHg；呼吸室内空气条件下动脉血氧饱和度≥90%或PaO_2≥60mmHg；能够口服进食；精神状态正常。

（4）注意观察和预防所使用抗菌药物的相

关不良反应（表 9-1）。

（5）高危人群可注射流感疫苗和肺炎球菌疫苗：

流感疫苗重点推荐人群为：6～35 个月的婴幼儿；60 岁以上的老年人，慢性病患者及体弱多病者，医疗机构从业人员和服务行业从业人员；流感疫苗的防护时间多是半年左右，一般在 9～11 月接种。

肺炎球菌疫苗适应人群与流感疫苗相同，免疫功效可维持 5 年，肺炎疫苗可以在全年任何时间接种，也可以与流感疫苗同时接种，使用不同的注射器在不同部位接种。

表 9-1　肺炎常用抗菌药物

药物种类名称	注意事项	不良反应
青霉素类		
阿莫西林	肾功能严重损害需调整剂量： CrCl 10～30ml/min，0.25～0.5g，q12h； CrCl＜10ml/min，0.25～0.5g，q24h	过敏反应
氨苄西林	CrCl＜50ml/min 需延长给药间隔	过敏反应
青霉素 G	CrCl＜50ml/min 需延长给药间隔	过敏反应、 青霉素脑病
青霉素 V 钾	CrCl＜10ml/min 需延长给药间隔	过敏反应
抗假单胞菌的 β-内酰胺类		
哌拉西林	CrCl＜40ml/min 时减量	过敏反应、注射局部疼痛、静脉炎
单酰胺环类抗生素		
氨曲南	口服不吸收；CrCl＜30ml/min 时减量	注射局部疼痛、静脉炎
碳青霉烯类抗生素		
厄他培南	CrCl＜30ml/min 减量，静滴＞30min	消化道反应、静脉炎、头疼、癫痫
亚胺培南/西司他丁	CrCl＜70ml/min 减量	胃肠道反应、伪膜性肠炎、白细胞减少、癫痫
美罗培南	CrCl＜50ml/min 减量、延长给药间隔，与氨基糖苷类有协同作用	过敏、胃肠道反应、神经系统症状、出血
β-内酰胺类/β-内酰胺类酶抑制剂		
阿莫西林-克拉维酸	CrCl＜30ml/min 延长给药间隔， q12h 或 qd	过敏
氨苄西林-舒巴坦	CrCl＜30ml/min 延长给药间隔	注射部位疼痛、过敏
抗假单胞菌的 β-内酰胺类/β-内酰胺类酶抑制剂		
哌拉西林-他巴唑坦	CrCl＜40ml/min， 减量，延长给药间隔	过敏反应、贫血、出血
第一代头孢菌素		
头孢羟氨苄	CrCl＜50ml/min 减量，延长给药间隔	胃肠道反应
头孢唑林	CrCl＜50ml/min 减量，延长给药间隔；原型肾排出，对泌尿系统感染效果好	与青霉素有交叉过敏反应、肾功能减退应用高剂量时可出现脑病
头孢氨苄	CrCl＜40ml/min 减量，可出现 Coombs 试验阳性	过敏、罕见溶血性贫血
头孢拉定	对肾功能影响轻，CrCl＜20ml/min 减量、延长给药间隔	胃肠道反应
第二代头孢菌素		
头孢克洛	CrCl＜50ml/min 减量，宜空腹口服，Coombs 试验可阳性	胃肠道反应
头孢呋辛酯		胃肠道反应
头孢呋辛钠	CrCl＜20ml/min 减量或延长给药间隔	

续表

药物种类名称	注意事项	不良反应
第三代头孢菌素		
头孢地尼	CrCl<30ml/min 减量或延长给药间隔；避免与铁剂合用	过敏反应、胃肠道反应
头孢噻肟	CrCl<20ml/min 减量； Coombs 试验可阳性	过敏反应、白细胞减少、嗜酸性细胞增多
头孢他啶	CrCl<50ml/min 减量；治疗期间及停药后 1 周内应戒酒或含乙醇的药物；Coombs 试验可阳性	胃肠道反应、头痛、眩晕
头孢曲松	体内不被代谢，40%以原形自胆道和肠道排出，60%自尿中排出；CrCl>5ml/min 每日剂量<2g，不需剂量调整； 禁与含钙离子溶液同时输注	静脉炎、过敏反应、头痛头晕
第三代头孢菌素/β-内酰胺类酶抑制剂		
头孢哌酮/舒巴坦	CrCl<30ml/min 减量； 主要经胆汁排泄，严重肝功能损害或有胆道梗阻者，尿中排泄量可达 90%； 肝肾功能损害应酌情减量、监测血药浓度； 用药期间不宜饮酒及服用含酒精的药物	过敏、胃肠道反应、嗜酸性粒细胞升高、维生素 K 减少，出血
第四代头孢菌素		
头孢吡肟	CrCl<60ml/min，延长给药间隔、调整药物剂量，肝功能不全、营养不良、长时间用药者应注意出血风险	腹泻、头痛、皮疹、胃肠道症状
氨基糖苷类抗生素		
阿米卡星	不可静脉推注，建议监测血药浓度； CrCl<60ml/min 延长给药间隔、调整药物剂量	耳毒性、肾毒性；胃肠道症状；过敏
链霉素	建议监测血药浓度；CrCl<90ml/min，延长给药间隔并调整药物剂量； 老年人慎用，目前用于抗结核治疗	耳毒性、肾毒性；与神经-肌肉阻断药合用，可加重神经-肌肉阻滞作用
大环内酯类抗生素		
阿奇霉素	饭前 1h 或饭后 2h 服用，CrCl<10ml/min 慎用 CrCl<10ml/min 慎用。不可静脉推注或肌肉注射	胃肠道反应、厌食、味觉异常、潜在致死性心律失常风险
克拉霉素	CrCl<30ml/min 减少给药剂量	胃肠道反应、味觉改变、BUN 升高、Q—T 间期延长
红霉素	可促进胃肠运动和胆囊排空； 先溶于注射用水，再加到氯化钠溶液中，一般不用葡萄糖配制； 除非严重肾功能不全，一般不减量；肝病患者应减量	胃肠道反应
四环素类抗生素		
多西环素	对立克次体、衣原体、支原体、非典型分枝杆菌、螺旋体等均有效。肝肾功能不全慎用	消化道反应，可致良性颅内压升高
米诺环素	对典型病原体有效； 对皮肤疖肿、痤疮有效； 抑酸药可减少药物吸收，避免同时服用； 与金属离子同服可形成络合物，影响吸收。 肾功能不全慎用	消化道反应； 影响牙、骨发育；眩晕、耳鸣等； 可致颅内压升高
喹诺酮类抗菌药物		
环丙沙星	每日尿量应在 1200ml 以上，静脉输注时间应在 1h 以上；CrCl<30ml/min，应调整药物剂量	胃肠道反应、神经系统症状、过敏
左氧氟沙星	老年人应减量；用药期间宜多饮水；肝功能不全，CrCl<50ml/min 应减量	胃肠道反应、中枢神经系统反应、过敏

续表

药物种类名称	注意事项	不良反应
莫西沙星	不受饮食影响； 老年人、肝肾功能不全不需调整剂量，静滴速度不可过快；400mg/250ml 应大于 90min	可诱发癫痫、Q—T 间期延长、胃肠道反应
诺氟沙星	口服宜空腹服用，宜多饮水； 可使重症肌无力加重；CrCl＜30ml/min 应减量	胃肠道反应、神经系统反应、过敏、诱发癫痫、肝功能损害

【真 题 再 现】

1. 患者，男，28 岁，2 天前因淋雨后出现发热，体温最高达 39℃，经实验室和胸片检查，临床诊断为社区获得性肺炎，无其他基础疾病，可首选的抗菌药物是（2016 年，A 型题，26 题）

A. 头孢拉定　　B. 阿米卡星

C.亚 胺培南西司他丁　D. 头孢哌酮舒巴坦

E. 甲硝唑

答案： 1. A

解析： 肺炎按患病环境分类，可以分为社区获得性肺炎和医院获得性肺炎。社区获得性肺炎中青壮年和无基础疾病的 CAP 患者，常用青霉素类、第一代头孢菌素类。

（2～3）

患者，女，50 岁，体重 60kg，因咳嗽、咳痰伴发热就诊，查体：体温 38.5℃、双肺可闻及湿性啰音，查血常规提示：WBC12.4×10^9/L，胸片 X 线检查提示：斑片状浸润性阴影。给予左氧氟沙星片（规格：0.5g/片）经验性治疗。

左氧氟沙星片说明书内容显示（注：摘录）：常用剂量为 250mg 或 500mg 或 750mg，每 24 小时口服一次。肌酐清除率≥50ml/min 时不需要调整剂量，根据感染情况按照表 1 所示服用：肌酐清除率＜50ml/min 时，需要调整用量，详见表 2。

表 1　肾功能正常患者的剂量

感染类型	每 24 小时剂量	疗程（天）
医疗获得性肺炎	750mg	7～14
社区获得性肺炎	500mg	7～14
急性细菌性鼻窦炎	500mg	10～14
非复杂性尿路感染	250mg	3

表 2　肾功能不全患者的剂量调整

肾功能正常患者每 24 小时的剂量	肌酐清除率≥50ml/min	肌酐清除率 20～49ml/min	肌酐清除率 10～19ml/min
750mg	不需调整	第 48 小时 750mg	首剂 50mg，此后每 48 小时 500mg
500mg	不需调整	首剂 500mg，此后每 24 小时 250mg	首剂 500mg，此后每 48 小时 250mg
250mg	不需调整	不需调整	48 小时 250mg

2. 若该患者的肾功能正常，左氧氟沙星的给药剂量应为（2016 年，C 型题，93 题）

A. 1.5 片 qd　B. 1 片 qd　C. 1/2 片 qd

D. 1 片 bid　E. 1/2 片 bid

答案： 2. B

解析： 左氧氟沙星一般的给药剂量为 0.5g，qd，po。

3. 根据该患者计算所得的肌酐清除率，左氧氟沙星的剂量应调整为（2016 年，C 型题，95 题）

A. 1 片半 qd　B. 1 片 qd　C. 半片 qd

D. 首剂 1 片，此后每 24 小时半片

E. 首剂 1 片半，此后每 48 小时 1 片

答案： 3. D

解析： 根据表 2 及计算的肌酐清除率 47%，本左氧氟沙星的剂量应相应调整为首剂 1 片 0.5g，此后每 24 小时半片即 0.25g。

【强 化 练 习】

最佳选择题

1. 肺炎球菌肺炎抗生素治疗停药指征是

A. 热退停药　B. 热退 3 天　C. 热退 7 天
D. 临床症状、体征消失
E. 临床症状、体征消失后 3 天

2. 男性幼儿，4 岁，发热、咳脓痰 2 周。体温波动于 38～39℃。X 线胸片示右肺下叶大片致密影，右胸膜腔积液。最常见的致病菌是
A. 厌氧菌　B. 肺炎杆菌　C. 葡萄球菌
D. 大肠杆菌　E. 肺炎链球菌

3. 治疗肺炎链球菌肺炎首选的抗菌药物是
A. 氧氟沙星　B. 红霉素　C. 青霉素
D. 链霉素　E. 环丙沙星

4. 有一肺炎球菌感染患者，对青霉素过敏，宜选用的有效抗菌药物是
A. 阿米卡星　B. 阿莫西林
C. 左氧氟沙星　D. 多西环素
E. 头孢氨苄

5. 医院获得性肺炎无感染高危因素患者的最常见病原体为
A. 肺炎链球菌　B. 流感嗜血杆菌
C. 金黄色葡萄球菌　D. 大肠杆菌
E. 肺炎克雷伯杆菌

配伍选择题

A. 氧氟沙星　B. 红霉素　C. 青霉素
D. 美罗培南　E. 氧氟沙星+红霉素

1. 社区获得性肺炎，老年人、有基础疾病或需要住院的 CAP 患者选用
2. 社区获得性肺炎，青壮年和无基础疾病的 CAP 患者选用
3. 医院获得性肺炎一般选用
4. 重症肺炎选用

答案：

最佳选择题　1. B　2. C　3. C　4. C　5. A
配伍选择题　1. A　2. C　3. D　4. E

第二节　支气管哮喘

考点一　支气管哮喘的药物治疗及用药注意事项

1. 支气管哮喘的药物治疗　哮喘治疗的目标是长期控制症状、预防未来风险的发生，即在使用最小有效剂量药物治疗或不用药物的基础上，能使患者与正常人一样生活、学习和工作。

（1）药物作用特点及注意事项

1）糖皮质激素：抑制气道炎症形成过程中的诸多环节，如抑制磷酸粒细胞等炎症细胞在气道的聚集、抑制炎症介质的生成和释放、增强平滑肌细胞 β_2 受体的反应性等。是目前控制哮喘最有效的药物，分为吸入、口服、静脉。

A. 吸入型糖皮质激素：由于其局部抗炎作用强、全身不良反应少，已成为目前哮喘长期治疗的首选药物。常用药物有倍氯米松、布地奈德、氟替卡松等（表 9-2）。需规律吸入 3～7 天方能起效；少数患者可出现口咽白色念珠菌感染、声音嘶哑，吸药后用清水漱口可减轻局部反应和胃肠吸收。

表 9-2　吸入型糖皮质激素的每日剂量高低与互换关系

药物	低剂量（μg）	中剂量（μg）	高剂量（μg）
二丙酸倍氯米松	200～500	500～1000	＞1000
布地奈德	200～400	400～800	＞800
丙酸氟替卡松	100～250	250～500	＞500

大剂量吸入型糖皮质激素对儿童哮喘发作的治疗有一定帮助，选用雾化吸入布地奈德混悬液 1mg/次，每 6～8h 使用 1 次。但病情严重时不能以吸入治疗替代全身糖皮质激素治疗，以免延误病情。

长期吸入较大剂量糖皮质激素（＞1000μg/d）者应注意预防全身性不良反应，可采用：

低～中剂量糖皮质激素+长效 β_2 受体激动剂+白三烯受体阻断剂（孟鲁斯特）/缓释茶碱

布地奈德混悬液（雾化吸入）适用于轻-中度哮喘急性发作的治疗。

B. 口服糖皮质激素：用于吸入激素无效或需要短期加强治疗的患者。常用泼尼松和泼尼松龙，起始剂量 30～60mg/d，症状缓解后逐渐减量至≤10mg/d，然后停用或改用吸入剂。不主张长期口服激素用于延长哮喘缓

解期。全身应用糖皮质激素是治疗儿童重症哮喘发作的一线药物。一般口服泼尼松 1～2mg/（kg・d）。

C. 静脉糖皮质激素：重度或严重哮喘发作时应及早静脉给予激素。氢化可的松琥珀酸钠 100～400mg/d 甲泼尼龙 80～160mg/d 地塞米松因在体内半衰期较长、不良反应较多，应慎用，10～30mg/d。

无激素依赖倾向者可在 3～5 天内停药；

有激素依赖倾向患者应适当延长给药时间，症状缓解后逐渐减量.然后改口服和吸入剂维持。

重症患儿可静脉注射氢化可的松琥珀酸钠 5～10mg/（kg・次），或甲泼尼龙 1～2mg/（kg・次），根据病情可间隔 4～8h 重复使用。

2）β_2 受体激动剂：通过激动气道的 β_2 肾上腺素受体，激活腺苷酸环化酶，减少肥大细胞和嗜碱粒细胞脱颗粒和介质的释放。从而起到舒张支气管、缓解哮喘症状的作用。

短效（SABA，维持 4～6h）。

长效（LABA，维持 10～12h）：LABA 又可分为快速起效（数分钟起效）和缓慢起效（30 分钟起效）两种。

A. SABA：治疗哮喘急性发作的首选药物，有吸入、口服和静脉三种制剂。首选吸入给药，常用沙丁胺醇和特布他林。

吸入剂包括定量气雾剂（MDI）、干粉剂和雾化溶液。

SABA 应采取“按需间歇使用”，不宜长期、单一使用。主要不良反应有心悸、骨骼肌震颤和低钾血症。

B. LABA：常用沙美特罗和福莫特罗。福莫特罗属快速起效的 LABA，也可按需用于哮喘急性发作的治疗。与糖皮质激素联合使用是目前最常用的哮喘控制方案，联合制剂有氟替卡松/沙美特罗吸入干粉剂、布地奈德/福莫特罗吸入干粉剂。特别注意，LABA 不能单独用于哮喘的治疗。

3）白三烯受体阻断剂：调节白三烯的生物活性而发挥抗炎作用，同时可以舒张支气管平滑肌，是目前除糖皮质激素外惟一可单独使用的哮喘控制性药物，可作为轻度哮喘糖皮质激素的替代治疗药物和中至重度哮喘的联合治疗用药，尤适用于阿司匹林哮喘、运动性哮喘和伴有过敏性鼻炎哮喘患者的治疗。常用药物有孟鲁司特和扎鲁司特。不良反应通常较轻微，主要是胃肠道症状，少数有皮疹、血管性水肿、转氨酶升高，停药后可恢复正常。

4）磷脂二酯酶抑制剂（茶碱类药物）：通过抑制磷酸二酯酶提高平滑肌细胞内的环磷腺苷酸（CAMP）浓度，拮抗腺苷受体，增强呼吸肌的力量以及增强气道纤毛清除功能等，从而起到舒张支气管和气道抗炎作用，是治疗哮喘的有效药物之一静脉给药主要应用于重症和危重症哮喘。氨茶碱首剂负荷剂量为 4～6mg/kg，注射速度不宜超过 0.25mg/（kg・min），维持剂为 0.6～0.8mg/（kg・h）。

每日最大用量一般不超过 1.0g（包括口服和静脉给药）。

茶碱的主要不良反应包括恶心、呕吐、心律失常、血压下降及尿多，偶可兴奋呼吸中枢，严重者可引起抽搐乃至死亡。静脉注射速度过快可引起严重反应，甚至死亡。

茶碱的治疗窗窄以及茶碱代谢存在较大个体差异，有条件的应在用药期间监测其血药浓度，安全有效浓度为 6～15μg/ml。发热、妊娠、小儿或老年，患有肝、心、肾功能障碍及甲状腺功能亢进者须慎用。合用西咪替丁、喹诺酮类、大环内酯类、普萘洛尔等药物可影响茶碱代谢而使其排泄减慢，应减少用药量。

5）抗胆碱药：通过阻断节后迷走神经通路，降低迷走神经张力而起到舒张支气管、减少痰液分泌的作用，但其舒张支气管的作用比 β_2 受体激动剂弱。

A. 短效抗胆碱药：异丙托溴铵有气雾剂和雾化溶液两种剂型。主要用于哮喘急性发作的治疗，多与 β_2 受体激动剂联合应用，尤其适用于夜间哮喘及多痰的患者。每日 3 次 25～75μg/次或用 100～150μg/ml 的溶液持续雾化吸入。起效时间约 10 分钟，维持 4～6h。少数患者可有口苦或口干等不良反应。

B. 长效抗胆碱药：噻托溴铵是近年发展

的选择性 M1、M3 受体拮抗剂，作用更强，持续时间更久（24h），目前只有干粉吸入剂。主要用于哮喘合并慢阻肺以及慢阻肺患者的长期治疗。

6）IgE 抗体：IgE 抗体是重组鼠抗人 IgE 单克隆抗体，有阻断游离 IgE 与 IgE 效应细胞表面受体结合的作用，但不会诱导效应细胞的脱颗粒反应。主要用于吸入性糖皮质激素（ICS）和 LABA 联合治疗后症状仍未控制且血清 IgE 水平增高的重症哮喘患者。使用方法为每 2 周皮下注射 1 次，持续至少 3～6 个月。该药临床使用的时间尚短，其远期疗效与安全性有待进一步观察。

（2）急性发作期的治疗：治疗目标是尽快缓解气道痉挛，纠正低氧血症，恢复肺功能，预防进一步恶化或再次发作，防止并发症。

轻度	SABA（沙丁胺醇）	第 1h 内每 20min 吸入 1～2 喷，3～4h 吸入 1～2 喷	+缓释茶碱片/短效抗胆碱药气雾剂
中度	SABA（沙丁胺醇）	第 1h 内可持续雾化吸入	+短效抗胆碱药+激素混悬液+iv 茶碱类
重度及危重度	SABA+短效抗胆碱药、激素混悬液以及 iv 茶碱，	持续雾化吸入	吸氧.尽早静脉应用激素

（3）慢性持续期的治疗：应在评估和监测患者哮喘控制水平的基础上上，定期根据治疗分级方案作出调整，以维持患者的控制水平。

对哮喘患者进行哮喘知识教育与控制环境、避免诱发因素贯穿于整个治疗阶段。对于大多数未经治疗的持续性哮喘患者，初始治疗应从第 2 级治疗方案开始，如果初始评估提示哮喘处于严重未控制，治疗应从第 3 级方案开始。初治患者 1～3 个月回访，以后每 3 个月随访 1 次。当哮喘控制维持至少 3 个月后，治疗方案可以降级。

第 1 级	第 2 级	第 3 级	第 4 级	第 5 级
哮喘教育、环境控制；按需使用短效 β_2 受体激动剂				
控制性药物	选用 1 种	选用 1 种	在第 3 级基础上选用 1 种或 1 种以上	在第 4 级基础上加 1 种
	低剂量糖皮质激素	低剂量糖皮质激素加 LABA	中、高剂量 ICS 加 LABA	口服最小剂量糖皮质激素
	白三烯受体阻断剂	中、高剂量糖皮质激素	白三烯受体阻断剂	抗 IgE 治疗
		低剂量糖皮质激素+白三烯受体阻断剂	缓释茶碱	
		低剂量糖皮质激素缓释茶碱		

（4）咳嗽变异性哮喘的治疗原则：与典型治疗相同，大多数患者吸入低剂量糖皮质激素联合支气管舒张剂（β_2 受体激动剂或缓释茶碱）即可，或用两者的联合制剂如布地奈德/福莫特罗、氟替卡松/沙美特罗，必要时可短期口服小剂量糖皮质激素治疗。疗程则可以短于典型哮喘。咳嗽变异性哮喘治疗不及时可以发展为典型哮喘。

（5）难治性哮喘的治疗：指采用包括吸入糖皮质激素和 LABA（xx 特罗）两种或更

多种的控制药物，规范治疗至少 6 个月仍不能达到良好控制的哮喘。治疗包括：①首先排除患者治疗依从性不佳，并排除诱发加重或使哮喘难以控制的因素。②给予高剂量 ICS 联合/不联合口服激素，加用白三烯受体阻断剂、抗 IgE 抗体联合治疗。③其他可选择的治疗包括免疫抑制剂，支气管热成形术等。

2. 用药注意事项与患者教育

（1）用药注意事项

1）长期、规范治疗完全可以有效地控制哮喘。治疗必须个体化，以最小量、最简单的联合，不良反应最少、达到最佳哮喘控制为原则。

2）掌握各类药物的作用机制、使用方法及不良反应。

3）依据我国《支气管哮喘防治指南》，哮喘者在应用吸入型糖皮质激素时宜注意下列事项：

A. 吸入型糖皮质激素仅能较低程度地起到支气管扩张作用，且给药后需要一定的潜伏期，在哮喘发作时不能立即奏效，不适宜用于急性哮喘患者，不应作为哮喘急性发作的首选药。对哮喘急性发作患者宜合并应用肾上腺素能 β_2 受体激动剂，以尽快松弛支气管平滑肌。

B. 应当依据持续型哮喘的严重程度给予适当剂量，分为起始和维持剂量。起始剂量需依据病情的严重程度给予，分为轻度、中度和重度持续，维持吸入剂量应以能控制临床症状和气道炎症的最低剂量确定，分 2～4 次给予，一般连续应用 2 年。当严重哮喘或哮喘持续发作时，可考虑给予全身性激素治疗，待缓解后改为维持量或转为吸入给药。

（2）患者教育

1）对哮喘患者进行哮喘知识的健康教育、有效控制环境、避免诱发因素，需贯穿于整个哮喘治疗过程中。

2）结合每位患者的具体情况，找出诱因以及避免诱因的方法，如减少过敏原吸入（避免接触挥发性化学物品，哮喘患者家中不应饲养宠物，花粉过敏的患者在春秋季节、大风季节应减少外出、郊游等），避免剧烈运动，忌用可以诱发哮喘的药物。

3）掌握正确的吸入技术。

4）学会在家中自行监测病情变化，并进行评定。

5）熟悉哮喘发作的先兆表现，学会哮喘发作时进行简单的紧急自我处理办法。

【真 题 再 现】

（1～2）

A. 多索茶碱注射液　B. 布地奈德混悬液

C. 孟鲁斯特纳咀嚼片　D. 沙丁胺醇气雾剂

E. 异丙托溴铵气雾剂

1. 患者，男，48 岁，患有青光眼 3 年。今日因支气管哮喘急性发作，给予舒张支气管、抗炎等治疗，该患者应慎用的药物是

2. 患者，男，48 岁，患有青光眼 3 年。今日因支气管哮喘急性发作，给予舒张支气管、抗炎等治疗，应告知该患者用药后需漱口的药物是

（2016 年，B 型题，81～82 题）

答案： 1. E　2. B

解析： 异丙托溴铵气雾剂为短效抗胆碱药 M 受体阻滞剂，青光眼患者慎用。布地奈德混悬液用药后需漱口。

（3～5）

A. 异丙托溴铵气雾剂

B. 孟鲁司特钠咀嚼片

C. 茶碱片　D. 沙丁胺醇气雾剂

E. 布地奈德吸入剂

3. 适用于阿司匹林哮喘伴有过敏性鼻炎的预防和维持治疗的药物是

4. 与环丙沙星有相互作用合并使用应做血液浓度监测的药物是

5. 起效较缓慢，应告知患者用后漱口的药物是

（2015 年，B 型题，84～86 题）

答案： 3. B　4. C　5. E

解析： 白三烯受体阻断剂尤其适用于阿司匹林哮喘、运动性哮喘和伴有过敏性鼻炎患者的哮喘治疗，常用的药物有孟鲁司特和扎鲁斯特。磷酸二酯酶抑制剂茶碱，有条件的应在用药期

间检测血药浓度，合用西咪替丁、喹诺酮类、大环内酯类、普萘洛尔等药物可影响茶碱代谢。环丙沙星属于奎诺酮类药物。应用吸入性糖皮质激素，少数患者可出现口咽白色念珠菌感染，声音嘶哑，吸药后用清水漱口可减轻局部反应和胃肠吸收。

（6～7）

患者，女，44 岁，半年前诊断为支气管哮喘，间断服用沙丁胺醇 4mg，tid 治疗，没有规律用药治疗。因秋冬季交替出现明显喘憋，话不成句，被紧急送医预防治疗。

6. 该患者出现支气管哮喘急性发作，应首选治疗药物是

A. 沙丁胺醇片

B. 布地奈德气雾剂

C. 沙丁胺醇气雾剂

D. 沙美特罗氟替卡松粉吸入剂

E. 异丙托溴铵气雾剂

7. 该患者支气管哮喘的长期维持治疗宜选用

A. 沙丁胺醇片　　B. 布地奈德气雾剂

C. 沙丁胺醇气雾剂

D. 沙美特罗氟替卡松粉吸入剂

E. 氨茶碱

（2015 年，C 型题，93～94 题）

答案：6. C　7. D

解析：治疗哮喘急性发作，首选吸入，常用沙丁胺醇。长效 β_2 受体激动剂与糖皮质激素联合应用是目前最常用的哮喘控制方案，联合制剂有氟替卡松/沙美特罗吸入干粉剂、布地奈德/福莫特罗干粉剂。

【强 化 练 习】

最佳选择题

1. 支气管哮喘发作的主要病理基础是

A. 细菌感染

B. 支气管痉挛

C. 副交感神经兴奋

D. 气道的非特异性炎症

E. 病毒感染

2. 治疗窗窄以及代谢存在较大的个体差异的药物是

A. 茶碱　　B. 顺铂　　C. 地高辛

D. 苯妥英钠　E. 普萘洛尔

3. 支气管哮喘患者持续发作 24 小时，大汗淋漓，发绀，端坐呼吸，双肺散在哮鸣音。首选的治疗是

A. 山莨菪碱静脉注射

B. 补液+氨茶碱+β_2 受体激动剂

C. 沙丁胺醇雾化吸入+溴化异丙托品吸入

D. 色甘酸钠吸入+糖皮质激素

E. 补液+糖皮质激素静脉滴注+氨茶碱静脉滴注

4. 哮喘急性发作的首选药为

A. 沙丁胺醇　　B. 福莫特罗

C. 沙美特罗　　D. 布地奈德

E. 糖皮质激素

配伍选择题

A. 地塞米松　　B. 沙丁胺醇

C. 异丙托溴铵　D. 沙美特罗

E. 沙美特罗+布地奈德

1. 支气管哮喘急性发作期（轻度）可选用的药物是

2. 支气管哮喘慢性持续期可选用的药物是

3. 咳嗽变异性哮喘可选用的药物是

答案：

最佳选择题　1. D　2. A　3. E　4. A

配伍选择题　1. B　2. E　3. E

第三节　慢性阻塞性肺病

考点一　慢性阻塞性肺病的治疗及用药注意事项

1. 概述　慢性阻塞性肺病（chronic obstructive pulmonari diseases copd）简称慢阻肺，是一种以不完全可逆的气流受限为特征的常见慢病，主要表现为反复咳嗽、可叹、气短、活动耐力下降

风险因素有：吸烟；大气污染和粉尘、职业粉尘；感染；遗传因素（如 α_1-抗胰蛋白酶缺乏症）和肺发育不良；副交感神经功能亢进，气道高反应性；营养不良；社会经济地位较差。

2. 临床表现与分期

（1）临床表现

1）咳嗽、咳痰：慢性支气管炎并发肺气肿时，咳嗽频繁，咳痰多，冬季加重，甚至常年不断。若伴感染时可有脓痰，咳嗽剧烈时痰中带血。

2）呼吸困难：病情迁延时，在咳嗽和咳痰的基础上出现逐渐加重呼吸困难。最初仅劳动、上楼时气促，随病变发展，平地活动甚至在静息时也感觉气短当慢性支气管炎急性发作时，支气管分泌物增多，加重通气功能障碍，胸闷气短加重，严重时可出现呼吸衰竭。

3）体征：早期体征并不明显，随着疾病进展，出现桶状胸、肋间隙增宽，触诊语颤减弱或消失，叩诊呈过清音、肝浊音界下降，听诊呼吸音减弱、呼气相延长。感染时肺部可有湿性啰音、呼吸衰竭、长期缺氧时出现口唇发绀、杵状指。

4）全身异常（肺外表现）：表现有营养不良、肌少症、骨质疏松、贫血、抑郁、肺动脉高压、心力衰竭等。

（2）诊断：任何有慢性咳嗽或咳痰，呼吸困难，且有暴露于危险因素病史的患者，肺功能检查一秒钟用力呼气容积（EFV_1）与用力肺活量（FVC）的比值＜70%即明确存在持续的气流受限，在除外其他疾病（哮喘、支气管扩张、充血性心衰、肺结核等）后可诊断。

（3）分期

1）稳定期：咳嗽、咳痰、气短等症状稳定或症状轻。

2）急件加重期：出现超过日常状况的持续恶化，咳嗽气急加重，痰量增多呈脓性或黏脓性。

3. 治疗　治疗目标：预防和控制症状，减少急性加重频次和程度，改善健康状况和运动耐力。

（1）预防与一般治疗

1）患者教育和管理戒烟可减少 COPD 患者肺功能进行性下降；康复锻炼；营养支持。

2）慢性低氧血症者需长期氧疗。

3）流感疫苗和冀炎球菌疫苗可预防或减少其肺部感染的风险，降低因感染导致的死亡率。

（2）COPD 分期治疗原则

1）急性加重期：针对性使用抗菌药物，首选短效支气管舒张剂吸入或茶碱类静脉应用，必要时可短期加用口服或静脉糖皮质激素；促进排痰，加强营养支持，保持大便通畅。

2）COPD 稳定期：应规律应用 β_2 受体激动剂、抗胆碱能药物等支气管舒张剂。FEV_1＜50%预计值且有临床症状及反复加重的 COPD 患者可长期规律吸入激素，并推荐联合应用 β_2 受体激动剂为宜；稳定期不主张应用口服或静脉激素。稳定期慢阻肺患者根据肺功能进行严重程度分级后，不同级别推荐的治疗方案见表 9-3、表 9-4。

表 9-3　COPD 的分级

0 级	Ⅰ级	Ⅱ级	Ⅲ级	Ⅳ级
正常肺功能暴露于危险因素	FEV_1/FVC＜70% FEV_1≥80%预计值	FEV_1/FVC＜70% 50%≤FEV_1＜80%预计值	FEV_1/FVC＜70% 30%≤FEV_1＜50%预计值	FEV_1＜30%预计值或 FEV_1＜50%预计值

补充：一秒用力呼气容积（FEV_1）：最大深吸气后做最大呼气，最大呼气第一秒呼出的气量的容积为一秒用力呼气容积。

临床上常以 FEV_1/用力肺活量 FVC 的比值（FEV_1%）做判定，正常值为 83%；阻塞性或者混合型是轻度降低到明显降低；限制性是数值正常或轻微升高。FEV_1%测定是判定哮喘和 COPD 的一个常用指标，哮喘主要是出现呼气性的呼吸困难，所以 FEV_1%测定会降低或者明显降低。

表 9-4　COPD 的治疗方案

<table>
<tr><th>分级</th><th>0 级</th><th>Ⅰ级</th><th>Ⅱ级</th><th>Ⅲ级</th><th>Ⅳ级</th></tr>
<tr><td rowspan="5">治疗方案</td><td colspan="5">避免危险因素，接种流感疫苗</td></tr>
<tr><td rowspan="4"></td><td colspan="4">根据需要加用短效支气管舒张剂</td></tr>
<tr><td rowspan="3"></td><td colspan="3">加用 1 种或多种长效支气管舒张剂
加用康复治疗</td></tr>
<tr><td rowspan="2"></td><td colspan="2">如果反复加糖皮质激素吸入</td></tr>
<tr><td></td><td>慢性呼吸衰竭治疗加长期氧疗；
必要时加用抗菌药物；
可考虑外科治疗</td></tr>
</table>

（3）治疗药物

1）支气管扩张剂：是 COPD 治疗的核心药物，包括 β_2-受体激动剂、胆碱能受体阻断剂、磷酸二酯酶抑制剂、过敏介质阻释剂、糖皮质激素和白三烯受体阻断剂。可两种或两种以上合用支气管舒张药（表 9-5）。

2）糖皮质激素：吸入激素和 β_2-受体激动剂联合应用对于 COPD 稳定期患者可改善症状，减少急性发作频率。如氟地卡松/沙美特罗、布地奈德/福莫特罗。COPD 急性加重时全身使用糖皮质激素和抗菌药物对治疗有益，促进病情缓解，缩短康复时间，改善肺功能。

3）镇咳药：咳嗽是保护性反射，有助于排出肺部分泌物。镇咳药一般只用于剧烈咳嗽影响生活和睡眠，不建议日间过度止咳。常用药物如复方甲氧那明胶囊、复方甘草片、棕胺合剂等。

4）祛痰药和黏痰调节剂：常用药物盐酸氨溴索（30～60mg，tid）、乙酰半胱氨酸（600mg，qd～bid）、标准桃金娘油（儿童：120mg，bid；成人：300mg，tid）、羧甲司坦（0.25g，tid）等。长期使用是否有效尚不明确。

5）抗菌药物：只用于有感染的情况，不需长期使用。

（4）机械通气：若患者病情加重，出现呼吸性酸中毒、严重呼吸困难、呼吸肌疲劳、血流动力学不稳定、神志异常等表现时，可考虑机械通气（无创、有创机械通气）。

表 9-5　COPD 常用支气管舒张剂

	日剂量	用法次数	主要不良反应
β_2受体激动剂　吸入剂型，剂量（μg/d）			
沙丁胺醇（短效）	800～1200	bid～qid	骨骼肌震颤、低血钾、心律失常
特布他林（短效）	800～1200	bid～qid	
福莫特罗（长效）	4.5～9	bid	
茚达特罗（长效）	150～300	qd	
胆碱能受体阻滞剂　吸入剂型，剂量（μg/d）			
异丙托溴铵（短效）	60～160	tid～qid	头痛、恶心、口干、心悸、心率增快，眼压增高，胃肠道蠕动紊乱，尿潴留等；闭角型青光眼禁用
噻托溴铵（长效）	18	qd	
磷酸二酯酶-4（PDE-4）抑制剂　口服，剂量（mg/d）			
罗氟司特	0.5	qd	腹泻、恶心、头痛、失眠、背痛、食欲下降和头晕 不推荐用于年龄小于 18 岁的患者
磷酸二酯酶抑制剂　口服，剂量（mg/d）			
茶碱	300～600	tid	头痛、恶心、呕吐、失眠、消化不良、震颤和眩晕
*茶碱缓释片	成人 400～900	qd～bid	

续表

	日剂量	用法次数	主要不良反应
*茶碱缓释片	12 岁以上儿童 10～16mg/(kg·d)（单次剂量＜300mg，日剂量＜800mg）	bid	
*茶碱控释片	成人 200～400	qd～bid	
	12 岁以上儿童 10～16mg/(kg·d)	bid	
*茶碱控释胶囊	16 岁 400～600	qd～bid	头痛、恶心、呕吐、失眠、消化不良、震颤和眩晕
	1～9 岁儿童 200	bid	
	9～16 岁儿童 400	bid	
*茶碱缓释胶囊	成人 200～600	bid	
	3 岁以上儿童从 100mg 开始治疗，每日最大剂量不应超过 10mg/（kg·d）	bid	
氨茶碱	成人 300～600	tid	呕吐、易激动、失眠、心动过速、心律失常
	儿童 9～15mg/（kg·d）	tid	
二羟丙茶碱	300～500	tid	
白三烯受体阻断剂	口服，剂量（mg/d）		
扎鲁司特	40	bid	头痛、胃肠道反应、皮疹、过敏、水肿
普仑司特	450～900	bid	
孟鲁司特	成人 10mg/d	qd	腹痛和头痛
	2～6 岁儿童 4mg/d	qd	
	6～14 岁儿童 5mg/d	qd	
	＞14 岁儿童 10mg/d	qd	
塞尼司特	80	qd	心悸、头痛、头晕、嗜睡、倦怠、水肿、腹痛、肝功能异常、口渴、贫血

4. 用药注意事项与患者教育

（1）用药注意事项

1）规范应用抗菌药物

严格把握抗菌药物使用指证：COPD 患者出现呼吸困难加重、痰量增加、脓性痰时，或患者需要无创或有创机械通气时可考虑应用抗菌药物。尽早明确细菌学诊断，分离病原微生物，作药物敏感试验，并保留细菌标本，以便需要时做联合药敏试验和血清杀菌试验，为合理应用抗菌药物确立先决条件。

熟悉各种抗菌药物的抗菌活性、抗菌作用和抗菌谱、药动学特征和不良反应，结合药敏试验结果制定或调整用药方案。

应按照患者生理、病理、免疫状态而合理用药，注意特殊人群如新生儿、老年人、妊娠与哺乳期妇女、肝肾功能减退、重度营养不良、低蛋白血症与免疫缺陷者等抗感染药选用品种、剂量、疗程的特殊性，确保用药安全。

2）规范应用糖皮质激素

A. 吸入型糖皮质激素为控制呼吸道炎症的预防性用药，起效缓慢且须连续和规律地应用 2 天以上方能充分发挥作用。

B. 吸入型糖皮质激素仅能较低程度地起到支气管扩张作用，且给药后需要一定的潜伏期，对 COPD 患者宜合并应用肾上腺素能 β_2-受体激动剂，以尽快松弛支气管平滑肌。

C. 当 COPD 急性加重时可考虑短期给予全身性激素治疗，待缓解后改为维持量或转为吸入给药。FEV_1＜50%预计值且有临床症状及反复加重的 COPD 患者建议长期规律吸入激素，并推荐联合应用 β_2 受体激动剂为宜。稳定期不主张应用口服或静脉激素。

D. 吸入型糖皮质激素长期、高剂量用药时，可能发生全身反应，包括肾上腺皮质功能低下、儿童青少年发育迟缓、骨内矿物质密度减少、白内障和青光眼，虽上述反应发生的可能性和程度远小于口服糖皮质激素治疗，但对长期接受吸入型糖皮质激素治疗的患儿建议定期监测身高。另从接受口服激素治疗转为用吸入丙酸氟替卡松治疗的患者有可能出现肾上腺功能减退，所以应特别小心，并定期监测其肾上腺皮质功能

E. 患有活动性肺结核者及肺部真菌、病毒感染者，儿童、妊娠及哺乳期妇女慎用吸入型糖皮质激素。

F. 鉴于少数患者在用药后可发生声音嘶哑和口腔咽喉部位的念珠菌感染，吸入后应立即漱口，以降低进入体内的药量和减少口腔真菌继发感染的机会。

G. 如发生感染，则应给予抗菌药物，应用抗菌药物前宜采样进行细菌培养和药物敏感试验。

H. 联合应用茶碱等磷酸二酯酶抑制剂时，建议宜进行血药浓度监测。

3）规范应用白三烯受体阻断剂

A. 白三烯受体阻断剂的起效时间慢，作用较弱，一般连续应用 4 周后才见疗效，且有蓄积性，仅适用于轻、中度哮喘和 COPD 稳定期的控制，或合并应用以减少糖皮质激素和 β_2 受体激动剂的剂量。

B. 在治疗 COPD 时不宜单独应用，对 12 岁以下儿童、妊娠及哺乳妇女宜在权衡利弊后慎重应用。

C. 体外试验表明，高浓度的扎鲁司特可抑制 CYP1A2，竞争性抑制氨茶碱的代谢，使茶碱血药浓度升高，在与茶碱合用时，应监测茶碱的血药浓度。

4）规范应用黏痰调节剂

A. 司坦类黏液调节剂均有可能引起消化道刺激症状，常见恶心、呕吐、腹胀、腹泻、腹痛、便秘、食欲减退、胃灼热、胃肠出血或味觉异常，有时出现头晕、头痛、皮疹等不良反应。对消化道溃疡者慎用

B. 司坦类黏液调节剂可能导致肝脏功能障碍或心脏衰竭者病情恶化，对心、肝功能不全者谨慎应用。

C. 鉴于被稀释后的痰液借助咳嗽反射而排出，在使用司坦类黏液调节剂后暂缓应用强效镇咳剂，以免被稀释的痰液滞留而堵塞气道。

5）规范应用磷酸二酯酶抑制剂

A. 多索茶碱对急性心肌梗死者禁用，不得与其他黄嘌呤类药物同时使用，与麻黄碱或其他肾上腺素类药物同时使用须慎重。如过量使用会出现严重心律不齐、阵发性痉挛等。此为初期中毒症状，应暂停用药，监测血药浓度，在上述中毒迹象和症状完全消失后可继续使用。

B. 二羟丙茶碱对活动性消化溃疡和未经控制的惊厥性疾病患者禁用。对哮喘急性严重发作的患者不选本品。对高血压或消化道溃疡出血史患者慎用。大剂量可致中枢兴奋，预服镇静药可防治。对妊娠及哺乳期妇女慎用。

C. 对茶碱类药过敏者禁用茶碱缓释片和氨茶碱。对急性心肌梗死、严重心肌炎、活动性消化溃疡者、惊厥者禁用。对心律失常、青光眼、充血性心力衰竭、肺源性心脏病者、高血压、冠心病、严重低氧血症、甲状腺功能亢进者、妊娠及哺乳期妇女慎用。

6）β_2-受体激动剂　对心血管功能不全、高血压、甲状腺功能亢进患者及妊娠期妇女慎用；老年及对 β-受体激动剂敏感者慎用；使用时应从小剂量开始，逐渐加大剂量。

7）异丙托溴铵：对妊娠期妇女慎用；对阿托品类药过敏者禁用；患有闭角型青光眼、良性前列腺增生者可导致急性尿潴留）慎用。为使治疗成功，应正确使用计量气雾装置。与 β_2-受体激动剂、磷酸二酯酶制剂及肾上腺糖皮质激素合用可增强支气管平滑肌扩张作用

8）规范应用过敏介质阻释剂

A. 酮替芬对驾驶员、机械操作者、高空作业者慎用；妊娠期妇女禁用。急性哮喘者应先使用支气管扩张药控制后再使用酮替芬或与之合用。严重肝、肾功能不全者剂量酌减。

B. 色甘酸钠在获得疗效后，可减少给药次数，如需停药，亦应逐步减量后再停，不能突然停药，以免哮喘复发。

（2）患者教育

1）戒烟；避免吸入粉尘、烟雾、有害气

体等。

2）秋冬季防寒保暖，预防感冒；保持室内空气新鲜，定时开窗通风。

3）学会自我控制疾病的技巧：缓解期可进行呼吸操训练，如腹式呼吸、缩唇呼吸锻炼、吹气球等，加强康复锻炼，如散步、踏车等，减少氧耗量增大湖气量，消除肺内气体陷闭。

4）改善营养状态，在呼吸衰竭期避免摄入高碳水化合物

5）控制性低浓度氧疗

6）抗菌药物不宜滥用，严格把握用药指证，治疗开始前留取痰标本，首先晨起后清洁口腔，用力咳出肺内深部的痰液，放入无菌痰标本盒内，及时送检。

7）注射流感疫苗和肺炎球菌疫苗可预防COPD患者并发流感及肺炎球菌感染，减少其肺部感染的风险，减少因感染导致的死亡率。

8）掌握吸入剂的正确使用方法。

9）按照病情的程度，选择适宜的治疗方案，规律用药，定期随诊。

10）排痰化痰：照料者应鼓励患者咳嗽，帮助变换体位，轻拍背，痰干结者给予超声雾化或氧压雾化吸入药化痰，也可用口服药物祛痰。

11）若有严重肺功能不全、精神不安者，慎用镇静药，因能抑制呼吸，促使肺性脑病的发生。必要时可用少量镇静剂，如水合氯醛，但禁用吗啡、可待因等。

【真 题 再 现】

患者，男，65岁，良性前列腺增生病史3年，高血压病史2年，咳嗽，咳痰10余年，伴哮喘，尤以活动后明显，因近半月咳嗽加重入院，主诉便秘，每周2次排便，长期口服硝苯地平控释片30mg/d，血压控制良好。体格检查：体温36.6℃，P82次/分，R22次/分，端坐位，喘息貌，桶状胸，双肺叩诊过清音，散在干啰音，双肺下少许湿罗音，辅助检查：血常规 $11.2\times10^9/L$，肺功能：$FEV_1FVC=60\%$，$FEV_1=55\%$。治疗方案如下：

氨溴索注射液：30mg，tid，iv，gtt。

莫西沙星氯化钠注射液：0.4g，bid，ivgtt。

异丙托溴铵溶液：0.5mg，bid，雾化吸入。

布地奈德混悬液：1ml，bid，雾化吸入。

1. 以上用药中，给药频次错误的是（2016年，C型题，96题）

A. 硝苯地平控释片　　B. 氨溴索注射液

C. 异丙托溴铵溶液　　D. 布地奈德混悬液

E. 莫西沙星氯化钠注射液

2. 该患者经以上药物治疗后，症状好转，但出现尿潴留，应考虑调整的药物是（2016年，C型题，99题）

A. 硝苯地平控释片　　B. 氨溴索注射液

C. 异丙托溴铵溶液　　D. 布地奈德混悬液

E. 莫西沙星氯化钠注射液

答案： 1. E　2. C

解析： 莫西沙星半衰期时间长，一般推荐剂量是0.4，qd，iv，gtt。异丙托溴铵溶液是M受体阻断剂，导致膀胱尿道平滑肌扩张，导致尿潴留。

【强 化 练 习】

最佳选择题

1. 对于“药物治疗慢性阻塞性肺疾病的目的”叙述错误的是

A. 减少急性加重的频次

B. 预防和控制症状　　C. 排痰化痰

D. 减少急性加重的程度

E. 改善健康状况和运动耐力

2. 茶碱类支气管平滑肌松弛剂用于治疗慢阻肺疾病，产生的主要不良反应是

A. 口渴　　B. 尿频　　C. 肝功能异常

D. 水肿　　E. 失眠

3. 非药物治疗慢性阻塞性肺病的主要措施是

A. 戒烟　　B. 咳嗽　　C. 户外锻炼

D. 减少体重　E. 镇静催眠

4. “吸入型糖皮质激素不应作为治疗慢阻塞肺病人哮喘剂型发作首选药”的作用机制是

A. 无止咳作用　　B. 无排痰作用

C. 停药后容易复发　　D. 无抗炎作用

E. 仅能较低程度地起到支气管扩张作用

5. 以下治疗慢性阻塞性肺病的支气管平滑肌松弛剂当中，适宜用于急性发作的是

A. 泼尼松　　B. 酮替芬　　C. 茶碱

D. 曲尼司特　E. 扎鲁司特

配伍选择题

A. 氨茶碱　B. 多索茶碱　C. 孟鲁司特

D. 曲尼司特　E. 羧甲司坦

1. 属于黏痰调节剂的是

2. 属于过敏介质阻释剂的是

3. 属于白三烯受体阻断剂的是

多项选择题

1. 慢性阻塞性肺病的高危因素包括

A. 吸烟　B. 感染　C. 饮酒

D. 大气污染和粉尘

E. 遗传因素和肺发育不良

2. 有关规范应用白三烯受体阻断剂的叙述中，正确的是

A. 起效较快　B. 无蓄积性

C. 不宜突然代替糖皮质激素

D. 不宜应用于COPD急性加重期的治疗

E. 不适用于解除哮喘急性发作时的支气管痉挛

答案：

最佳选择题　1. C　2. E　3. A　4. E　5. C

配伍选择题　1. E　2. D　3. C

多项选择题　1. ABDE　2. CDE

第四节　肺　结　核

考点一　肺结核的治疗及药物不良反应

1. 治疗　肺结核患者一经确诊就要及时给予治疗。合理的化学治疗（简称“化疗”）的目标是消除传染性、阻断传播和治愈患者。传统的休息、日光浴和充足的能量、蛋白质及微营养素的摄入起到重要的辅助治疗作用。

治疗原则“早期、联合、适量、规律和全程用药”。

联合：指根据病情及抗结核药的作用特点，联合两种以上药物，以增强与确保疗效。

适量：掌握发挥药物最大疗效而又产生最小的毒副作用，并根据不同病情及不同个体，给予适合的给药剂量。

规律：在强化阶段和巩固阶段每日1次用药或每周2～3次间歇用药，均应有规律，不可随意更改方案或无故随意停药，亦不可随意间断用药。

全程：完成抗结核杆菌的全程治疗，满足连续用药的时间，短程化疗通常为6～9个月。

（1）抗结核药物的分类

1）早期杀菌活性药物：迅速杀伤结核菌，最大限度降低传染性药物，主要包括异烟肼、利福平、链霉素、阿米卡星和乙胺丁醇等。

2）灭菌活性药物：消灭组织内（包括细胞内）的结核菌，最大限度减少复发，主要包括利福平、吡嗪酰胺（通常儿童不宜应用）和异烟肼。

3）防止耐药的药物：异烟肼、利福平、乙胺丁醇、氧氟沙星、左氧氟沙星、莫西沙星和克拉霉素。

常用抗结核药品的用法、用量见表9-6。

表9-6　常用抗结核药品的用量

药名	每日疗法			间歇疗法	
	成人（g）		儿童	成人（g）	
	＜50kg	≥50kg	（mg/kg · d）	＜50kg	≥50kg
异烟肼（H）	0.3	0.3	10～15（总量不超过0.3g/d）	0.6	0.6
链霉素（S）	0.75	0.75	20（不超过0.75g/d）	0.75	0.75
利福平（R）	0.45	0.6	10～20（不超过0.45g/d；体重＞50g，＜0.6g/d）	0.6	0.6
利福喷汀（L）	–	–	–	0.6	0.6
乙胺丁醇（E）	0.75	1.0	–	1.0	1.25
吡嗪酰胺（Z）	1.5	1.5	20～30	1.5	2.0

（2）化疗方案：视病情轻重、有无痰菌和细菌耐药情况，以及经济状况、药源供应等，

选择化疗方案。初治活动性肺结核化疗方案常选用一线抗结核药物短程联合治疗，即 2 种杀菌药（异烟肼、利福平）及 2 种抑菌药（吡嗪酰胺、乙胺丁醇）治疗 6 个月。

分类中出现几率高：

1）2HRZE/4HR

强化期：异烟肼、利福平、吡嗪酰胺、乙胺丁醇，每日 1 次，共 2 个月。

持续期：异烟肼、利福平，每日 1 次，共 4 个月。（字母前面的数字代表用药月数）

2）$2H_3R_3Z_3E_3/4H_3R_3$（右下角数字为 1 周用药次数）

强化期：异烟肼、利福平、吡嗪酰胺、乙胺丁醇，隔日 1 次，共 2 个月。

持续期：异烟肼、利福平，隔日 1 次，共 4 个月，用药 60 次。

在治疗过程中观察体温、肺部情况的变化，进行痰菌检查，若痰菌检查仍为阳性，提示治疗失败，需复治及耐多药结核患者需就诊于专科医院，进行化疗方案的调整。

2. 用药注意事项与患者教育

（1）用药注意事项

1）结核病的治疗必须遵循“早期、联合、适量、规律和全程”的原则。结核分枝杆菌难以被完全杀灭，其细胞壁富含脂质，药物难以通过；结核菌侵入人体后具有滞留性、潜伏性、冬眠性及突变性等特点，使结核病在病程上易迁延不愈，往往需较长程的联合化疗，否则易于复发，甚至发展为耐药结核病、耐多药结核病，乃至严重耐多药结核病，成为难治结核病。

2）采用全程督导服药。提高用药的依从性，避免因不规则的药物治疗而致病程迁延，并诱发耐药。

3）提倡联合用药。可交叉杀灭对其耐药菌株，提高治愈率，降低复发率。

4）联合化疗方案的注意事项：各种药物有各自的不良反应，需注意肝、肾功能，血常规，过敏反应等，必要时在方案组成及剂量用法上作相应的调整。

5）常用药物的注意事项

A. 异烟肼（肝药酶抑制剂）

a. 治疗量的异烟肼不良反应少，毒性小。

b. 可发生周围神经病（肌肉痉挛、四肢感觉　异常、视神经炎、视神经萎缩等），尤其是嗜酒、糖尿病、肾脏疾病、营养不良的患者。有癫痫、嗜酒、精神病史者慎用。同服维生素 B_6 可防止和减轻周围神经病，50～100mg/d，分 1～2 次服。

c. 亚临床肝炎（ALT 和 AST 升高）：常见 10%～20%。

d. 异烟肼可加强香豆素类、某些抗癫痫药、降压药、抗胆碱药、三环类抗抑郁药的作用；抗酸药尤其是氢氧化铝可抑制异烟肼的吸收。利福平可加速异烟肼代谢为肝毒性代谢产物，须监测肝功能。

B. 利福平

a. 常见不良反应有消化道症状（恶心、呕吐、食欲不振等），肝功能受损。

b. 服药后排泄物呈橘红色：

c. 长期大量用药时，不良反应多且严重，如流感样症状、血液系统反应和肝毒性。

d. 肝不全者慎用，用药期间监测血常规和肝肾功能

e. 是 CYP3A 的强诱导剂，可加速多种药物的代谢如口服避孕药、HIV 蛋白酶抑制剂、环孢素、维拉帕米（异博定）、妥卡尼、普罗帕酮、甲氧苄啶、香豆素或茚满二酮衍生物、口服降血糖药、促皮质素，氨苯砜、洋地黄苷类、丙吡胺、奎尼丁。这些药物与利福平合用需增加剂量。应用利福平时，应选择非激素类避孕药或采用其他避孕方法。

C. 对氨基水杨酸盐

a. 主要不良反应：胃肠道不适、肝炎、狼疮样综合征

b. 可能影响利福平的吸收，使利福平血药浓度降低。

c. 充血性心力衰竭、胃溃疡、葡萄糖-6-磷酸脱氢酶（G-6-PD）缺乏症、严重肝功能损害、严重肾功能损害者慎用。

D. 乙胺丁醇：推荐剂量（15～25mg/kg）用药时不良反应少见。

不良反应：

a. 球后视神经炎（视力模糊、红绿色盲、视野受限），通常停药后可恢复；需要测定基

线的视力和红绿分辨能力，定期评估。

b. 抑制尿酸排泄，可发生高尿酸血症，需要定期监测血尿酸水平。

c. 肝功能损害，注意监测肝功能。

d. 不宜用于13岁以下小儿。

e. 与乙硫异烟胺合用可增茄不良反应；与氢氧化铝同用能减少本品的吸收；与神经毒性药物合用可增加本品神经毒性。

F. 吡嗪酰胺：不良反应与剂量疗程有关。

a. 高尿酸血症，出现非痛风性多关节痛；肝功能减退者、糖尿病、痛风患者慎用。

b. 三岁以下儿童不宜应用。

c. 与环孢素同用时可能减低环孢素的血浓度，需测血浓度以调整剂量。

F. 利福喷汀：抗菌谱性质与利福平相同，但不适用与结核性脑膜炎。该品不良反应比利福平轻微。

G. 链霉素

a. 氨基糖苷类药：肾毒性、耳毒性、神经肌肉阻滞

b. 过敏反应：以皮疹、瘙痒、药物热、嗜酸性粒细胞增多症较多见，偶可引起血管神经性水肿、过敏性出血性紫癜、过敏性休克等。

c. 孕妇禁用，老年及儿童、肾功能不全者均应慎用

6）免疫调节剂的使用：对耐药、难治的结核患者，在抗结核药治疗时可考虑联合使用。

（2）患者教育

1）肺结核患者的消毒与隔离

A. 咳嗽、打喷嚏和高声讲话时不能直向旁人，同时要用手或手帕掩住口鼻，手帕应煮沸消毒。

B. 不随地吐痰，做好痰液的消毒处理，痰吐在纸上和擦拭口鼻分泌物的纸张一起烧掉。

C. 患者所用食具应于餐后煮沸消毒。

D. 将患者所用卧具每日在阳光下暴晒2小时。

E. 密切接触者应作卡介苗接种。

2）增强体质增加高蛋白和维生素的摄入，日光浴。

3）肺结核进展期患者应卧床休息，尤其是有发热、咯血和肺代偿功能不全者；没有明显中毒症状者可进行一般活动，保证充分休息时间；好转期过渡到稳定期，应循序渐进增加活动量，不宜过度劳累。

4）口服抗结核药应早晨空腹顿服，如果耐受性较差，可由医生决定改为饭后或分服。

5）充分了解抗结核药物服用中可能出现的不良反应。一旦出现要及时报告医生。出现轻微不良反应（如胃肠道反应和关节痛等），可在医生观察指导下继续用药。如不良反应较重，应及时就诊，经临床观察决定是否停用导致不良反应的药品

6）定期随诊，监测血常规和肝肾功能。

【真 题 再 现】

（1～2）

A. 异烟肼　B. 利福平　C. 乙胺丁醇

D. 吡嗪酰胺　E. 对氨基水杨酸

1. 患者，男，40岁，因肺结核使用抗结核药后，四肢出现针刺感，导致这种症状的药物是

2. 患者平日佩戴隐形眼镜，使用抗结核药后，导致患者隐形眼镜染色的药物是

（2016年，B型题，83～84题）

答案：1. A　2. B

解析：异烟肼可导致外周神经炎。利福平导致肝功能损伤，体液变红。链霉素导致听神经损伤耳毒性明显。

3. 患者，男，54岁，因出现午后低热、乏力、盗汗就诊，诊断为肺结核，给予抗结核治疗，要是对患者的用药指导，正确的有（2016年，X型题，118题）

A. 症状缓解后即可停药

B. 应规律、全程用药

C. 限制高蛋白和维生素的摄入

D. 注意消毒与隔离

E. 告知用药注意事项及不良反应

答案：3. BDE

解析：肺结核的用药指导是应规律、全程用药，注意消毒与隔离，告知用药注意事项及不良反应。

（4～5）

A. 吡嗪酰胺　B. 利福平　C. 链霉素

D. 乙胺丁醇　E. 左氧氟沙星

4. 用药后有可能出现球后视神经炎的抗结核药物是
5. 用药期间尿液可呈橘红色的抗结核药物是（2015 年，B 型题，87～88 题）

答案：4. D 5. B

解析：乙胺丁醇用后会出现球后视神经炎。利福平用药期间会出现橘红色尿液。

【强 化 练 习】

最佳选择题

1. 结核病最重要的传染源是
A. 原发性肺结核患者
B. 血行播散型肺结核患者
C. 干酪性肺结核患者
D. 纤维空洞性肺结核患者
E. 浸润性肺结核

2. 下述“抗结核药的合理应用”中，不正确的是
A. 顿服以提高血药峰浓度
B. 至少同时服用 3 种药物
C. 采用 WHO 推荐的 4 个月短程疗法
D. 最大限度防止耐药菌株的产生
E. 遵循“早期、联合、适量、规律和全程”的原则

3. 以下说明利福平容易引起肝损害的作用机制中，正确的是
A. 分子量小 B. 降解产物 C. 酶诱导作用
D. 抗生素后效应
E. 由直接毒性作用或变态反应产生

4. 以下药物中，不属于 WHO 划定的一线抗结核药物是
A. 链霉素（S） B. 异烟肼（H）
C. 利福平（R） D. 吡嗪酰胺（Z）
E. 乙胺丁醇（E）

配伍选择题

A. SM B. PZA C. EMB D. RFP E. PAS
1. 能引起球后视神经炎
2. 严重胃肠道反应
3. 可损害第Ⅷ对颅神经
4. 可能发生高尿酸血症

多项选择题

肺结核主要分为
A. 原发性肺结核 B. 继发性肺结核
C. 血型播散型肺结核 D.急性粟粒型肺结核
E. 急性肺结核

答案：
最佳选择题 1. B 2. C 3. E 4. A
配伍选择题 1. C 2. E 3. A 4. B
多项选择题 ABCD

【单 元 测 试】

最佳选择题

1. 治疗肺炎的抗菌药物疗程一般为
A. 3 天 B. 5 天 C. 7～10 天
D. 15 天 E. 30 天

2. 青壮年和无基础疾病的 CAP 患者，一般不选用的药物是
A. 青霉素类 B. 第一代头孢菌素
C. 红霉素 D. 莫西沙星
E. 吉米沙星

3. 肺炎用药注意事项不符的是
A. 肺炎的抗菌药物治疗应尽早进行，一旦怀疑为肺炎即马上给予首剂抗菌药物
B. 肺炎的药物治疗应避免使用抗生素，其他药物无效时再考虑使用抗生素
C. 观察疗效抗菌药物治疗后 48～72h 应对病情进行评价
D. 体温正常 48～72h，无肺炎任何一项临床不稳定征象可停用抗菌药物
E. 高危人群可注射流感疫苗和肺炎球菌疫苗，肺炎疫苗可以在全年任何时间接种，也可以与流感疫苗同时接种，使用不同的注射器在不同部位接种

4. 下述“药物治疗慢性阻塞性肺病的目的”中，不正确的是
A. 排痰化痰 B. 预防和控制症状
C. 减少急性加重的频次
D. 减少急性加重的程度
E. 改善健康状况和运动耐力

5. 治疗肺炎链球菌肺炎首选抗菌药物为
A. 氧氟沙星 B. 青霉素 C. 环丙沙星
D. 红霉素 E. 链霉素

6. 一名肺炎球菌感染患者对青霉素过敏，可宜选用的有效抗菌药物是

A. 阿米卡星 B. 左氧氟沙星 C. 头孢氨苄
D. 阿莫西林 E. 多西环素

7. 医院获得性肺炎无感染高危因素患者的最常见病原体是
A. 大肠杆菌 B. 流感嗜血杆菌
C. 金黄色葡萄球菌 D. 肺炎链球菌
E. 肺炎克雷伯杆菌

8. 肺炎用药注意事项错误的是
A. 体温正常48～72h，无肺炎任何一项临床不稳定征象可停用抗菌药物
B. 高危人群可注射流感疫苗和肺炎球菌疫苗，肺炎疫苗可以在全年任何时间接种，也可以与流感疫苗同时接种，使用不同的注射器在不同部位接种
C. 肺炎的抗菌药物治疗应尽早进行，一旦怀疑为肺炎即马上给予首剂抗菌药物
D. 肺炎的药物治疗应避免使用抗生素，其他药物无效时再考虑使用抗生素
E. 观察疗效——抗菌药物治疗后48～72h应对病情进行评价

9. 下列选项中有关哮喘特征描述不准确的是
A. 典型发作时可闻及哮鸣音
B. 不同程度的可逆性气道阻塞
C. 反复发作性呼气性呼吸困难
D. 凡气道高反应性者都是支气管哮喘
E. 可自行缓解或治疗后缓解

10. 支气管哮喘患者，持续发作24h，大汗淋漓，发绀，端坐呼吸，双肺散在哮鸣音。首选治疗的是
A. 补液+糖皮质激素静脉滴注+氨茶碱静脉滴注
B. 补液+氨茶碱+β_2受体激动剂
C. 沙丁胺醇雾化吸入+异丙托溴铵吸入
D. 色甘酸钠吸入+糖皮质激素
E. 654-2静脉注射

11. 不属于重度哮喘的处理的是
A. 补液 B. 给予糖皮质激素 C. 吸氧
D. 注射毛花苷C（西地兰） E. 静点氨茶碱

12. 多数结核病患者的临床表现为
A. 低热 B. 咳嗽 C. 无显著症状
D. 食欲减退 E. 盗汗乏力

13. 药物治疗结核病的标准方案中，其中间歇疗法是指
A. 一日用药1次 B. 一日用药1～2次
C. 一周用药2～3次 D. 一周用药1次
E. 一月用药1～2次

14. 结核病化学治疗成功的关键措施是
A. 采用长程疗法 B. 避免与克服细菌耐药
C. 采用短程疗法 D. 采用间歇疗法
E. 采用大剂量

15. 治疗结核病患者的注意事项，叙述错误的是
A. 口服抗结核药可自行决定饭后服用
B. 增强体质、增加高蛋白和维生素的摄入、日光浴
C. 患者所用食具应于餐后煮沸消毒
D. 定期随诊，监测血常规和肝肾功能
E. 充分了解抗结核药物服用中可能出现的不良反应，一旦出现要及时报告医生

16. 男性，30岁。因咳嗽、咯血10天来就诊，确诊为肺结核。根据医生的解释和忠告，其最需重视的是
A. 坚持正规抗结核化疗 B. 去疗养院疗养
C. 尽量加强营养 D. 禁止剧烈活动
E. 绝对休息

配伍选择题

（1～3）
A. 异丙托溴铵气雾剂 B. 孟鲁司特钠咀嚼片
C. 茶碱片 D. 沙丁胺醇气雾剂
E. 布地奈德吸入剂

1. 适用于阿司匹林哮喘伴过敏性鼻炎的预防和维持治疗的药物是
2. 与环丙沙星有相互作用，合并使用时应做血药浓度监测的药物是
3. 起效较缓慢，应告知患者使用后需漱口的药物是

（4～8）
A. 氧氟沙星 B. 青霉素
C. 氧氟沙星+红霉素 D. 红霉素
E. 美罗培南

4. 社区获得性肺炎，老年人、有基础疾病或需要住院的CAP患者可用
5. 社区获得性肺炎，青壮年和无基础疾病的CAP患者可用

6. 医院获得性肺炎除氟喹诺酮类外一般可用
7. 重症肺炎可用
8. 因肺炎链球菌对其普遍耐药，故不单独使用的是
（9～10）
A. 地塞米松 B. 异丙托溴铵
C. 沙丁胺醇 D. 沙美特罗
E. 沙美特罗+布地奈德
9. 支气管哮喘急性发作期（轻度）可选用
10. 支气管哮喘慢性持续期可选用
（11～12）
A. 提高药物疗效 B. 减少不良反应
C. 治疗多种疾病 D. 加速细菌胞壁破裂
E. 延缓细菌耐药性的产生
11. 异烟肼+盐酸吡多辛（维生素 B_6）治疗结核可
12. 异烟肼+链霉素+对氨基水杨酸钠治疗结核可
（13～14）
A. 链霉素 B. 吡嗪酰胺
C. 对氨基水杨酸 D. 异烟肼
E. 乙胺丁醇
13. 会引起球后视神经炎的是
14. 会损害第Ⅷ对脑神经的是
（15～17）
药物治疗结核病的方案
A. $1HS/11H_2S_2$ B. 2S（E）HRZ/4HR
C. 2S（E）HRZ/$4H_3R_3$
D. 2HSP（E）/10HP（E）
E. $2S_3$（E_3）$H_3R_3Z_3/4H_3R_3$
15. 巩固期隔日用药、初治短程化疗方案是
16. 1 日 1 次用药、初治短程化疗方案是
17. 全程间歇用药、初治短程化疗方案为
（18～20）
A. 提高药物疗效 B. 减少药物不良反应
C. 治疗多种疾病 D. 延缓细菌耐药性的产生
E. 加速细菌细胞壁破裂
18. 异烟肼+链霉素+对氨基水杨酸钠治疗结核病属于
19. 单胺氧化酶抑制剂+氯丙嗪治疗紧张和烦躁症状属于
20. 异烟肼+盐酸吡哆辛（维生素 B_6）治疗结核病属于

综合分析题

（1～3）

杨某，女，19 岁，咳嗽、有脓性痰，并伴有胸痛；发热 39℃；肺闻及湿性啰音；WBC ＞13×10^9/L。

1. 根据李某病情的临床表现，可诊断为
A. 肺结核 B. 社区获得性肺炎
C. 支气管炎 D. 哮喘
E. 医院获得性肺炎
2. 根据诊断结果，优先选用的治疗药物是
A. 青霉素 G B. 链霉素 C. 左氧氟沙星
D. 利福霉素 E. 布地奈德
3. 根据选用的治疗药物，该药物禁用于
A. 性病 B. 胃溃疡 C. 心脏病
D. 过敏者 E. 18 岁以下儿童

（4～6）

男性，30 岁。确诊哮喘入院治疗 3 周，经治疗病情缓解，仅偶有胸闷，出院时医生嘱咐为巩固疗效。

4. 患者应继续用哪种药物控制气道炎症
A. 酮替酚 B. 异丙托溴铵气雾剂
C. 特布他林气雾剂 D. 二丙酸倍氯米松气雾剂
E. 氨茶碱
5. 出院时医生嘱咐患者应禁用
A. β-受体激动剂 B. 钙离子拮抗剂
C. 抗胆碱能药物 D. β-受体阻断剂
E. 白三烯受体拮抗剂
6. 患者出院时向医生咨询下列哪些办法能够彻底根治哮喘，您的回答应为
A. 避免上呼吸道感染
B. 避免吸入花粉和尘螨
C. 避免吸入冷空气 D. 避免剧烈运动
E. 以上都不是

多项选择题

1. 下列疾病抗感染治疗的原则，哪些是正确的
A. 肺炎球菌肺炎首选青霉素 G 治疗，体温正常 3 天后停药
B. 金黄色葡萄球菌肺炎可选用青霉素及 I 代头孢霉素
C. 克雷伯杆菌肺炎首选大环内酯类抗生素治疗至体温正常，咳痰基本消失即可停药

D. 疗程肺炎的抗菌药物疗程至少 5 天

E. 肺炎的抗菌药物治疗应尽早进行，一旦怀疑为肺炎即马上给予首剂抗菌药物。

2. 医院获得性肺炎的临床表现主要有

A X 线检查出现新的或进展的肺部浸润影

B. 发热超过 38℃

C. WBC＞10×10^9/L 或＜4×10^9/L，伴或不伴中性粒细胞核左移

D. 血白细胞增多或减少

E. 脓性气道分泌物

3. 社区获得性肺炎可选用的治疗抗菌药物有

A. 阿奇霉素 B. 磷霉素 C. 莫西沙星

D. 美罗培南 E. 头孢哌酮/舒巴坦

4. COPD 的分期包括

A. 急性发作期 B. 慢性持续期

C. 稳定期 D. 急性加重期

E. 重度哮喘

5. 可用于治疗慢性阻塞性肺病的药物是

A. 可待因 B. 氨茶碱 C. 异丙托溴铵

D. 扎鲁司特 E. 倍氯米松

6. 重度至危重度哮喘急性发作期药物主要包括

A. 持续雾化吸入 SABA B. 短效抗胆碱药

C. 缓释茶碱片 D. 静脉茶碱类药物

E. 激素混悬液

7. 具有舒张支气管作用的药物是

A. 茶碱 B. β 受体阻滞剂

C. β_1受体激动剂 D.β_2受体激动剂

E. 胆碱能受体阻断剂

8. 对于规范应用白三烯受体阻断剂的叙述，正确的有

A. 作用较快

B. 不适用解除哮喘急性发作时的支气管痉挛

C. 不宜突然代替糖皮质激素

D. 不宜应用于急性发作的治疗

E. 无蓄积性

9. 对于规范应用白三烯受体阻断剂的叙述，正确的有

A. 作用较快

B. 不适用解除哮喘急性发作时的支气管痉挛

C. 不宜突然代替糖皮质激素

D. 不宜应用于急性发作的治疗

E. 无蓄积性

10. 慢性阻塞性肺病的高危因素有

A. 遗传因素和肺发育不良 B. 吸烟

C. 感染 D. 饮酒 E. 大气污染和粉尘

11. 临床治疗结核病，推荐“顿服”的有

A. 利福平 B. 异烟肼 C. 利福喷汀

D. 对氨基水杨酸钠 E. 氟喹诺酮类

答案：

最佳选择题 1. C 2. C 3. B 4. A 5. B 6. B 7. D 8. D 9. D 10. A 11. D 12. C 13. C 14. B 15. A 16. A

配伍选择题 1. B 2. C 3. E 4. A 5. B 6. E 7. C 8. D 9. C 10. E 11. B 12. E 13. E 14. A 15. C 16. B 17. E 18. D 19. A 20. B

综合分析题 1. B 2. C 3. E 4. D 5. D 6. E

多项选择题 1. ABDE 2. ABDE 3. ACDE 4. CD 5. BCDE 6. ABDE 7. ADE 8. BCD 9. BCD 10. ABCE 11. ABCE

第十章　心血管系统常见疾病

章 节 概 述

本章节的内容包括心血管系统常见疾病的治疗相关知识，依据历年的考试分析来看，本章节占分约 14 分，占整个科目的 12%的分值比例。

本章节共计分为 6 个小节，分值主要分布在第一节高血压，其次是第三节血脂异常和第二节冠状动脉粥样硬化性心脏病。第六节深静脉血栓形成在 2015 年没有分值分布，但在 2016 年有 1 分的分值分布。

在复习本章时，重点掌握第一节高血压的药物治疗及注意事项，对于第三节和第二节内容也要基本能够掌握重点的药物治疗及注意事项。近两年考查范围在扩大，因此，对近两年没有考查的内容也要复习到位。

章节	内容	分值
第一节	高血压	7～8 分
第二节	冠状动脉粥样硬化性心脏病	2 分
第三节	血脂异常	3～4 分
第四节	心力衰竭	0
第五节	心房颤动	0
第六节	深静脉血栓形成	0
合计		12～14 分

第一节　高　血　压

考点一　高血压的治疗

1. 概述　高血压（hypertension）是以体循环动脉压升高、周围小动脉阻力增高同时伴有不同程度的心排血量和血容量增加为主要表现的临床综合征，可导致心、脑、肾及周围血管、眼底等靶器官病理损害并致功能障碍的常见心血管疾病。临床上分为原发性及继发性两类。原发性高血压又称高血压病，与遗传、环境有关，约占高血压患者的 95%。另有 5%是继发性高血压，继发于原发性醛固酮增多症、嗜铬细胞瘤、肾动脉狭窄等疾病。本章节重点讲原发性高血压。

2. 高血压的定义和分类　见表 10-1。

表 10-1　高血压的定义和分类

分类	收缩压（mmHg）		舒张压（mmHg）
正常血压	＜120	和	＜80
正常高值	120～139	和/或	80～89
高血压	≥140	和/或	≥90
1 级高血压（轻度）	140～159	和/或	90～99
2 级高血压（中度）	160～179	和/或	100～109
3 级高血压（重度）	≥180	和/或	≥110
单纯收缩期高血压	≥140	和	＜90

3. 治疗

（1）治疗目标：一般主张血压控制目标值应 140/90mmHg。

对于合并糖尿病、慢性肾脏病、心力衰竭或病情稳定的冠心病的高血压患者：140/90mmHg

老年高血压患者，建议控制在＜150/90mmHg。

老年收缩期高血压患者：收缩压控制于 150mmHg 以下，如果能够耐受可降至

140mmHg 以下降压并非越快越好，在数周至数月内将血压逐渐降至目标水平。

年轻、病程较短的高血压患者，可较快达标；老年人、病程较长或已有靶器官损害或并发症的患者，降压速度宜适度缓慢。降压治疗方案除了必须有效控制血压，还应兼顾对糖代谢、脂代谢、尿酸代谢等多重危险因素的控制。

（2）药物治疗

1）降压药物应用基本原则

A. 小剂量：初始治疗时，通常应采用较小的有效治疗剂量，根据需要逐步增加剂量。

B. 优先选择长效制剂：尽可能使用每天给药 1 次而有持续 24 小时降压作用的长效药物，从而有效控制夜间血压与晨峰血压，更有效预防心脑血管并发症。如使用中、短效制剂，则需给药每天 2～3 次，以达到平稳控制血压的目的。

C. 联合用药：可增加降压效果又不增加不良反应，在低剂量单药治疗效果不满意时可以采用两种或两种以上降压药物联合治疗。2 级以上高血压常需联合治疗。

对血压≥160/100mmHg 或高于目标血压 20/10mmHg 或高危及以上患者，起始即可采用小剂量两种药物联合治疗或用固定复方制剂。

D. 个体化：根据患者具体情况、药物有效性和耐受性，兼顾患者经济条件及个人意愿，选择适合患者的降压药物。

2）降压药物种类　表 10-3、表 10-4。

A. 钙通道阻滞剂（CCB）

{二氢吡啶类(—地平）如：氨氯地平、硝苯地平
　非二氢吡啶类 如：维拉帕米、地尔硫䓬缓释片

a. 以二氢吡啶类钙通道阻滞剂为基础的降压治疗方案可显著降低高血压患者脑卒中风险。与其他 4 类药联合应用，尤其适用于老年高血压、单纯收缩期高血压、伴稳定性心绞痛、冠状动脉或颈动脉粥样硬化及周围血管病患者。

常见不良反应包括反射性交感神经激活导致心跳加快、面部潮红、脚踝部水肿、牙龈增生等。

b. 二氢吡啶类 CCB 没有绝对禁忌证，但心动过速与心力衰竭患者应慎用，如必须使用，应慎用氨氯地平长效药物。急性冠脉综合征一般不推荐短效硝苯地平。

非二氢吡啶类钙通道阻滞剂主要包括维拉帕米和地尔硫䓬两种药物，也可用于降压治疗。

常见不良反应包括抑制心脏收缩功能和传导功能，有时也会出现牙龈增生。2～3 度房室传导阻滞、心力衰竭患者禁止使用。因此，在使用非二氢吡啶类 CCB 前应详细询问病史，并进行心电图检查。

B. 血管紧张素转换酶抑制剂（ACEI）：如卡托普利。依那普利、雷米普利、培哚普利。此类药物对于高血压患者具有良好的靶器官保护和心血管终点事件预防作用。ACEI 对糖脂代谢无不良影响。限盐或加用利尿剂为协同效应，尤其适用于伴慢性心力衰竭、心肌梗死后伴心功能不全、糖尿病肾病、非糖尿病肾病、代谢综合征、蛋白尿或微量白蛋白尿患者。

最常见不良反应为持续性干咳，多见于用药初期，症状较轻者可坚持服药，不能耐受者可改用 ARB。其他不良反应有低血压、皮疹，偶见血管神经性水肿及味觉障碍。

ACEI 及 ARB 类与保钾利尿剂、补钾剂、含钾替代盐合用及有肾功能损害者，可能出现高钾血症。长期应用有可能导致血钾升高，应定期监测血钾和血肌酐水平。禁忌证为双侧肾动脉狭窄、高钾血症及妊娠妇女（3～6 个月胎儿肾衰竭死亡）。

C. 血管紧张素Ⅱ受体拮抗剂（ARB）如：氯沙坦、缬沙坦、厄贝沙坦、替米沙坦、坎地沙坦、奥美沙坦。

此类药物对于高血压患者同样具有良好的靶器官保护和心血管终点事件预防作用。ARB 的适应证同 ACEI，也用于不能耐受 ACEI 的患者。不良反应少见，偶有腹泻，长期应用可升高血钾，应注意监测血钾及肌酐水平变化。禁忌证也同 ACEI。

D. 利尿剂
- 噻嗪类　如：氢氯噻嗪、吲达帕胺、吲达帕胺缓释片
- 袢利尿药　如：呋塞米
- 留钾利尿药　如：阿米洛利、氨苯蝶啶
- 醛固酮受体拮抗剂　如：螺内脂

通过利钠排水、降低高血容量负荷发挥降压作用。用于控制血压的利尿剂主要是噻嗪类利尿剂，在我国常用氢氯噻嗪和吲达帕胺。吲达帕胺可明显减少脑卒中再发危险。小剂量氢氯噻嗪（6.25～25mg）对代谢影响很小，与其他降压药（尤其ACEI或ARB）合用可显著增加后者的降压作用。此类药物尤其适用于老年高血压、单纯收缩期高血压或伴心力衰竭患者，也是难治性高血压的基础药物之一。

不良反应与剂量密切相关，故通常应采用小剂量。

噻嗪类利尿剂可引起低血钾，长期应用者应定期监测血钾，并适量补钾。痛风者禁用；高尿酸血症、明显肾功能不全者慎用，后者如需使用利尿剂，应使用袢利尿剂，如呋塞米等。

保钾利尿剂如阿米洛利、醛固酮受体拮抗剂，如螺内酯等有时也可用于控制血压。在利钠排水的同时不增加钾的排出，在与其他具有保钾作用的降压药如ACEI或ARB合用时需注意发生高钾血症的危险。

螺内酯长期应用有可能导致男性乳房发育等不良反应（同西咪替丁）。

E. β-受体阻断剂
- β-受体阻断剂　如：比索洛尔、美托洛尔（平片、缓释片）、阿替洛尔
- β-、α-受体阻断剂　如：卡维地洛、阿罗洛尔

主要通过抑制过度激活的交感神经活性、抑制心肌收缩力、减慢心率发挥降压作用。美托洛尔、比索洛尔对β_1受体有较高选择性，因阻断β_2受体而产生的不良反应较少，既可降低血压，也可保护靶器官、降低心血管事件风险。

β-受体阻断剂尤其适用于伴快速性心律失常、冠心病心绞痛、交感神经活性增高以及高动力状态的高血压患者、慢性心力衰竭。

常见的不良反应有疲乏、肢体冷感、激动不安、胃肠不适等，还可能影响糖脂代谢。长期应用者突然停药可发生反跳现象，即原有的症状加重或出现新的表现，较常见有血压反跳性升高，伴头痛、焦虑等，称之为撤药综合征。

高度心脏传导阻滞为禁忌证。

非选择性β_1-受体阻断剂禁用于哮喘患者。

慢阻肺、运动员、周围血管病或糖耐量异常者慎用；必要时也可慎重选用高选择性β_1受体阻断剂。（β_1在心脏，β_2平滑肌）

F. α-受体阻断剂　如：多沙唑嗪、哌唑嗪、特拉唑嗪

不作为一般高血压治疗的首选药，适用高血压伴前列腺增生患者，也用于难治性高血压患者的治疗，开始用药应在入睡前，以防直立性低血压发生，使用中注意测量坐立位血压，最好使用控释制剂。直立性低血压者禁用。心力衰竭者慎用。

其他药物：利血平、可利定。

3）降压药的联合应用：≥2种降压药物。

A. 联合用药的适应证：Ⅱ级高血压和（或）伴有多种危险因素、靶器官损害或临床疾患的高危人群，往往初始治疗即需要应用2种小剂量降压药物，如仍不能达到目标水平，可在原药基础上加量或可能需要3种、4种以上降压药物。（1种无效、危险人群）

B. 联合用药的方法：两种药联合时，降压作用机制应具有互补性，因此，具有相加的降压作用，并可互相抵消或减轻不良反应。

ACEI或ARB加噻嗪类利尿剂。二氢吡啶类钙通道阻滞剂（D-CCB）加ACEI或ARB：钙通道阻滞剂加噻嗪类利尿剂。二氢吡啶类钙通道阻滞剂加β-受体阻滞剂。

三药联合的方案：在上述各种两药联合方式中和上另一种降压药物便构成三药联合方案.二氢吡啶类钙通道阻滞剂+ACEI（或ARB）+噻嗪类利尿剂常用。

四药联合的方案：主要通用于难治性高血

压患者，可以在上述三药联合基础上加用第四种药物如β-受体阻断剂、螺内酯、可乐定或α-受体阻断剂等。

表 10-2 常用的各种降压药名称、剂量及用法

常用的各种降压药名称剂量及用法			
口服降压药物	每天剂量（mg）	分服次数	主要不良反应
钙通道阻滞剂			
二氢吡啶类			
氨氯地平	2.5～10	1	
硝苯地平	10～30	2～3	
硝苯地平缓释片	10～20	2	
硝苯地平控释片	30～60	1	踝部水肿，头痛，面部潮红，牙龈增生
左旋氨氯地平	1.25～5	1	
非洛地平缓释片	2.5～10	1	
尼群地平	20～60	2～3	
口服降压药物	每天剂量（mg）	分服次数	主要不良反应
非二氢吡啶类			
维拉帕米	40～120	2～3	
维拉帕米缓释片	120～240	1	房室传导阻滞，心功能抑制
地尔硫䓬缓释片	90～360	1～2	
利尿药			
噻嗪类利尿药			
氢氯噻嗪	6.25～25	1	
吲哒帕胺	0.625～2.5	1	血钾减低，血钠减低，血尿酸升高（升糖/升脂/升尿酸）
吲哒帕胺缓释片	1.5	1	
袢利尿药			血钾减低
呋塞米	20～80	2	
留钾利尿药			
阿米洛利	5～10	1～2	血钾增高
氨苯蝶啶	25～100	1～2	
醛固酮拮抗剂			血钾增高，男性乳房发育
螺内酯	20～40	1～3	
	β-受体阻断剂		
比索洛尔	2.5～10	1	
美托洛尔片	50～100	2	支气管痉挛，心功能抑制
美托洛尔缓释片	47.5～190	1	
阿替洛尔	12.5～50	1～2	
α，β-受体阻断剂			
卡维地洛	12.5～5	2	直立性低血压，支气管痉挛
阿罗洛尔	10～20	1～2	
ACEI 类			
卡托普利	25～300	2～3	
依那普利	2.5～40	2	咳嗽，血钾升高，血管性水肿
雷米普利	1.25～20	1	

续表

常用的各种降压药名称剂量及用法			
培哚普利	4～8	1	咳嗽，血钾升高，血管性水肿
ARB 类			
氯沙坦	25～100	1	血钾升高，血管性水肿（罕见）
缬沙坦	80～160	1	
厄贝沙坦	150～300	1	
替米沙坦	20～80	1	
坎地沙坦	4～32	1	
奥美沙坦	20～40	1	
α-受体阻断剂			
多沙唑嗪	1～16	1	直立性低血压
哌唑嗪	1～10	2～3	
特拉唑嗪	1～20	1～2	
其他药物			
利血平	0.05～0.25	1	抑郁，心动过缓，消化性溃疡
可乐定	0.1～0.8	2～3	低血压，口干，嗜睡

表 10-3　固定配方比复方降压制剂

主要成分与剂量	剂量（片/日）	次数（次/日）
复方利血平片 （利血平 0.032mg/氢氯噻嗪 3.1mg/双肼屈嗪 4.2mg/异丙嗪 2.1mg）	1～3	2～3
珍菊降压片 （可乐定 0.03mg/氢氯噻嗪 5mg）	1～2	2～3
氯沙坦钾/氢氯噻嗪 （氯沙坦钾 50mg/氢氯噻嗪 12.5mg） （氯沙坦钾 100mg/氢氯噻嗪 12.5mg）	1	1
缬沙坦/氢氯噻嗪 （缬沙坦 80mg/氢氯噻嗪 12.5mg）	1～2	1
厄贝沙坦/氢氯噻嗪 （厄贝沙坦 150mg/氢氯噻嗪 12.5mg）	1	1
培哚普利/吲达帕胺 （培哚普利 4mg/吲达帕胺 1.25mg）	1～2	1
氨氯地平/缬沙坦 （氨氯地平 5mg/缬沙坦 80mg）	1	1

（3）特殊人群的降压治疗

1）老年人：收缩压增高，舒张压下降，脉压增大；血压波动性大，容易出现直立性低血压及餐后低血压；血压昼夜节律异常，白大衣高血压和假性高血压相对常见。

老年患者：降至 150/90mmHg 以下；过低血压会引起头晕、跌倒等问题。逐步降压，避免过快降压。CCB、ACEI、ARB、利尿剂或 β-受体阻断剂都可以考虑。

2）儿童青少年：通常没有明显的临床症状，与肥胖密切相关，近一半儿童高血压患者可发展为成人高血压。血压明显升高者多为继发性高血压，肾性高血压是首位病因。绝大多数儿童与青少年高血压患者通过非药物治疗即可达到血压控制目标

ACEI 或 ARB 和 CCB 通常作为首选的儿科降压药物，利尿剂、β-受体阻断剂和 α-受体

阻断剂因为不良反应的限制多用于儿童青少年严重高血压的联合用药。

3）妊娠高血压：非药物措施（限盐、富钾饮食、适当活动、情绪放松）是妊娠合并高血压安全有效的治疗方法，应作为药物治疗的基础。

在接受非药物治疗措施以后，血压≥150/100mmHg时应开始药物治疗，治疗目标是将血压控制在130～140/80～90mmHg。

常用的降压药物有硫酸镁、甲基多巴、拉贝洛尔、美托洛尔、氢氯噻嗪及硝苯地平；硫酸镁是治疗严重先兆子痫的首选药物。妊娠期间禁用ACEI或ARB。详见表10-4。

表10-4　妊娠期高血压的常用治疗药物

药物名称	降压机制	常用剂量	安全级别	注意事项
甲基多巴	降低脑干交感神经张力	20～500mg，q12h～q6h	B	抑郁，过度镇静，直立性低血压
拉贝洛尔	α-，β-受体阻滞剂	50～500mg，q12h	C	胎儿心动过缓；孕妇皮肤瘙痒
美托洛尔	β1受体阻断剂	25～100mg，q12h	C	胎儿心动过缓；胎盘阻力增高
氢氯噻嗪	利钠、利尿	6.25～12.5mg，qd	B	大剂量可影响胎盘血流
硝苯地平	抑制动脉平滑肌细胞钙内流	5～20mg，q8h 或缓释制剂10～20mg，q12h 或控释制剂30～60mg，qd	C	低血压
硫酸镁	神经-肌肉阻滞剂，具有抑制钙离子内流的作用	5g稀释至20ml，静脉缓慢推注5分钟，维持1～2g/h 或5g稀释到20ml，深部肌内注射，每4小时重复注射1次； 总量25～30g/d	A	低血压、肌无力

（4）高血压合并其他疾病：高血压可以合并脑血管病、冠心病、心力衰竭、慢性肾功能不全和糖尿病等。

对于合并脑血管病者：目的是减少脑卒中再发。

对老年患者、双侧或颅内动脉严重狭窄者及严重体位性低血压患者应该慎重进行降压治疗，降压过程应该缓慢、平稳，最好不减少脑血流量。

对于合并心肌梗死和心力衰竭患者，首先考虑选择ACEI或ARB和β受体阻滞剂，降压目标值为＜130/80mmHg。

慢性肾功能不全合并高血压者，降压治疗的目的主要是延缓肾功能恶化，预防心、脑血管病发生。ACEI或ARB在肾功能不全早、中期能延缓肾功能恶化，病情晚期（肌酐清除率＜30ml/min或血肌酐超过265mol/L）有可能反而使肾功能恶化。

2型糖尿病伴高血压：常伴有肥胖和血脂代谢紊乱，属于心血管疾病高危群体；ACEI或ARB能有效减轻和延缓糖尿病肾病的进展，作为首选，降压目标为＜130/80mmHg。

伴同型半胱氨酸血升高的高血压者（H型高血压）需同时控制血压和同型半胱氨酸水平，适量补充叶酸（0.4～2mg/d）与维生素B_6（30mg/d）和维生素B_{12}（500μg/d），可降低血浆同型半胱氨酸水平。

4. 用药注意事项与患者教育　高血压的非药物治疗和患者的自我管理非常重要，包括提倡健康生活方式，消除不利于心理和身体健康的行为和习惯，减少高血压以及心血管病的发病危险。

（1）控制体重：将BMI尽可能控制在＜24kg/m^2；体重降低对于血压管理，改善胰岛素抵抗、糖尿病、血脂异常和左心室肥厚均有益。

（2）限盐：每人每日食盐量不超过6g。

（3）补充钾盐：每日吃新鲜蔬菜和水果。

（4）减少脂肪摄入：减少食用油摄入（＜25g/d），鼓励摄入单不饱和脂肪酸（橄榄油等），少吃或不吃肥肉和动物内脏。

（5）戒烟少酒。

（6）增加运动：运动有利于减轻体重和改

善胰岛素抵抗，提高心血管调节适应能力，稳定血压水平。

（7）减轻精神压力，保持心态平衡。

（8）抗高血压药物：可以控制但不能治愈高血压，必须坚持长期治疗来控制血压及预防靶器官损害。

（9）血压计的正确使用

1）使用水银血压计时，有良好的气密性，且不应漏水银。要选水银柱上升灵活、无断开，不泄漏水银的血压计。使用时打气不要过猛，搬动水银血压计应竖直（即水银槽在下面），用后及时将血压计往右倾斜45°，关闭水银阀。否则水银可能溢出，造成污染。

2）使用电子血压计时，将电子血压计与临床上医师测得的血压值相比可能会有一定的误差，但这种相对误差不能太大（一般＜10mmHg）。

3）血压测量操作规程：患者半小时内禁烟、禁咖啡，安静环境下休息至少5分钟，取仰卧或坐位测血压，被检查者上肢裸露伸直并轻度外展，肘部置于心脏同一水平，将气袖均匀紧贴支肤缠于上臂，使其下缘在肘窝以上约2～3cm。气袖之中位于肱动脉的表面。检查者触及肱动脉搏动后，将听诊器体件置于搏动处听诊。

然后，向袖袋内充气，边充气边听诊，待肱动脉搏动声消失，再升高 20～30mmHg 后，缓慢放气，双眼随汞柱下降，平视汞柱表面，根据听诊读出血压值，首先听到的响亮拍击声代表收缩压，最终声音消失前的血压值为舒张压。

医院单次测量血压升高有可能是白大衣高血压，在家庭或社区的血压测量值很重要，对于部分患者还需要连续性检测。

（10）在没有医生建议的情况下，不能随意开始或停止服药或改变剂量。

（11）高血压患者出现胸闷、气短、运动耐力下降者应及时到医院就诊。

（12）新加用降压药物的患者若出现相应不良反应（如面部潮红、脚踝水肿、高钾血症、干咳等）且不能耐受时，应及时就医换药

【真 题 再 现】

1. 患者，女，48岁，患有胃食管反流病，服用兰索拉唑治疗，近期诊断为高血压，血压160/90mmHg，为了避免加重胃食管反流症状，应避免使用的降压药是（2016年，A型题，27题）

A. 吲达帕胺 B. 哌唑嗪 C. 卡托普利

D. 氯沙坦 E. 硝苯地平

答案：1. E

解析：硝苯地平是钙通道拮抗剂，会使肌肉收缩力减弱，不利于胃排空，加重胃食管反流。

2. 患者，男，50岁，血压70/95mmHg，伴有双侧肾动脉狭窄，单药治疗控制血压效果不佳，宜选用的联合用药方案是（2015年，A型题，21题）

A. 利尿剂+ARB B. B受体阻滞剂+ARB

C. 利尿剂+CCB D. A受体阻滞剂+ACEI

E. ACEI+CCB

答案：2. C

解析：目前降压药分类：利尿剂、B受体阻滞剂、钙通道阻滞剂（CCB）、血管紧张素转化酶抑制剂（ACEI）、血管紧张素Ⅱ受体拮抗剂（ARB）。其中 ACEI 和 ARB 禁忌证为双侧肾动脉狭窄，高钾血症和妊娠妇女。

（3～4）

A. 硝苯地平 B. 卡托普利 C. 氢氯噻嗪

D. 普萘洛尔 E. 特拉唑嗪

3. 高血压伴前列腺增生患者适宜选用的药物是

4. 高血压伴痛风的患者慎用的药物是

（2016年，B型题，85～86题）

答案：3. E 4. C

解析：特拉唑嗪是α-受体阻断剂，既能降低血压也能缓解前列腺增生肥大。氢氯噻嗪在糖尿病、高血脂、痛风患者慎用。

患者，男，65岁，良性前列腺增生病史3年，高血压病史2年，咳嗽，咳痰10余年，伴哮喘，尤以活动后明显，因近半月咳嗽加重入院，主诉便秘，每周2次排便，长期口服硝苯地平控释片30mg/d，血压控制良好。体格检查：体温36.6℃，P82次/分，R22次/分，端坐位，喘息貌，桶状胸，双肺叩诊过清音，散在干啰音，双肺下少许湿罗音，辅助检查：血常

规 11.2×10^9/L，肺功能：FEV_1/ FVC=60%，FEV_1=55%。

治疗方案如下：

氨溴索注射液：30mg，tid，iv，gtt。

莫西沙星氯化钠注射液：0.4g，bid，iv，gtt。

异丙托溴铵溶液：0.5mg，bid，雾化吸入。

布地奈德混悬液：1ml，bid，雾化吸入。

5. 查体发现，该患者有踝部水肿，引起不良反应的药物可能是（2016 年，C 型题，97 题）

A. 硝苯地平控释片　B. 氨溴索注射液

C. 异丙托溴铵溶液　D. 布地奈德混悬液

E. 莫西沙星氯化钠注射液

答案：5. A

解析：硝苯地平容易引起双踝水肿。

患者，男，50 岁，诊断为高血压、冠心病。医师处方，氨氯地平片 10mg，po，qd；美托洛尔缓释片 47.5mg，po，qd；贝那普利片 20mg，po，qd；阿司匹林肠溶片 100mg，po，qd；辛伐他汀片 40mg，po，qd。

6. 该患者化验结果同时显示血钾 6.1mmol/L，需要调整的药物是（2016 年，C 型题，103 题）

A. 氨氯地平片　B. 美托洛尔缓释片

C. 贝那普利片　D. 阿司匹林肠溶片

E. 辛伐他丁片

答案：6. C

解析：普利类药物在使用过程中会导致高钾血症，所以高钾时需调整贝那普利的剂量。

（7～8）

患者，女，28 岁，妊娠 27 周，头晕 3 天。入院查体：血压 160/100mmHg，诊断为：妊娠高血压。

7. 该患者降压治疗应首选的药物是

A. 福辛普利　B. 卡托普利　C. 缬沙坦

D. 拉贝洛尔　E. 特拉唑嗪

8. 患者出现先兆子痫，急救时首选的药物是

A. 硫酸镁注射液

B. 甲氧氯普胺注射液

C. 葡萄糖酸钙注射液

D. 尼莫地平注射液

E. 乌拉地尔注射液

（2016 年，C 型题，104～105 题）

答案：7. D　8. A

解析：妊高症首选的降压药是洛尔类或者地平类。

患者，女，62 岁。医师处方如下：姓名：××；性别：女；年龄：62；临床诊断：2 型糖尿病；高血压；2 期；高血脂；PCI 术后。

二甲双胍片：0.25×48×3 盒/0.5g，tid，po。

餐中阿卡波糖片：50mg×30×3 盒/50mg，tid，po，与第一口饭同服。

氯吡格雷片：75mg×7×4 盒/750mg，tid，po，清晨。

氨氯地平片：5mg×7×4 盒/5mg，tid，po，餐后。

辛伐他丁片：20mg×7×4 盒/20mg，tid，po，清晨。

9. 本处方中，给药次数错误的是（2015 年，C 型题，95 题）

A. 二甲双胍片　B. 阿卡波糖片

C. 氯吡格雷片　D. 氨氯地平片

E. 辛伐他丁片

答案：9. D

解析：氨氯地平 每天剂量 2.5～10mg，分服次数为 1。

（10～11）

患者，男 64 岁，身高 174cm，体重 92kg，既往有高血压、高脂血症及心肌梗死病史，近日因反复胸闷就诊，特拉唑嗪片、氨氯地平片、阿司匹林肠溶片、曲美他嗪片、单硝酸异山梨酯注射液进行治疗。

10. 该患者使用的药物中，降压作用的药物是

A. 特拉唑嗪片、氨氯地平片、阿司匹林肠溶片

B. 特拉唑嗪片、氨氯地平片、单硝酸异山梨酯注射液

C. 特拉唑嗪片、氨氯地平片、辛伐他丁

D. 特拉唑嗪片、辛伐他丁、阿司匹林肠溶片

E. 氨氯地平片、曲美他嗪片、单硝酸异山梨酯注射液

11. 患者使用药中，在首次使用药、剂量增加或停药后重新用药时，应该让患者平卧、以免发生眩晕而跌倒的药物是

A. 氨氯地平片　　B. 曲美他嗪片
C. 阿司匹林肠溶片　　D. 特拉唑嗪片
E. 辛伐他丁
（2015 年，C 型题，98～99 题）
答案： 10. B　11. D
解析： 三药联合：二氢吡啶类钙通道阻滞剂+ACEI（ARB）+噻嗪类利尿剂组成的联合方案最为常用。特拉唑嗪是 α-受体阻断药，开始用药应在入睡前，以防直立性低血压出现。使用中注意测量坐立位低血压，最好使用控释制剂，直立性低血压禁用。
（12～14）
患者，女，51 岁，体检时发现血压 160/105mmHg，糖耐量试验餐后 2 小时血糖为 9.56mmol/L（参考范围＜7.8mmol/L），甘油三酯 1.52mmol/L（参考范围 0.56～1.70mmol/L），总胆固醇 6.26mmol/L（参考值范围＜5.2mmol/L），低密度脂蛋白胆固醇 4.85mmol/L（参考值范围 2.1～3.1mmol/L），高密度脂蛋白胆固醇为 1.20mmol/L（参考值范围 1.2～1.65mmol/L），肌酐 50μmol/L（参考值范围 45～84μmol/L）。蛋白尿：++。临床诊断为高血压、高脂血症、糖耐量异常。
12. 该患者宜选用治疗高血压的药物是
A. 氢氯噻嗪　　B. 复方利血平
C. 依那普利　　D. 特拉唑嗪
E. 螺内酯
13. 应该告知患者用药过程中可能出现的不良反应是
A. 踝关节水肿　　B. 牙龈出血
C. 心悸　　D. 便血　　E. 干咳
14. 对该患者的健康教育，说法错误的是
A. 控制体重　　B. 不必限盐
C. 增加运动　　D. 减少脂肪摄入
E. 戒烟限酒
（2015 年，C 型题，105～108 题）
答案： 12. C　13. E　14. B
解析： ACEI 类尤其适用于伴慢性心衰、心肌梗死后伴心功能不全，糖尿病肾病，非糖尿病肾病，代谢综合征，蛋白尿或微量蛋白尿患者。ACEI 类药物最容易出现的不良反应是干咳。高血压患者需限盐。

15. 患者，女，65 岁，因高血压长期使用硝苯地平控释片，血压控制良好。为防止药物相互作用导致低血压，在今后用药中，应该避免使用的药物是（2016 年，X 型题，112 题）
A. 胺碘酮　　B. 克拉霉素　　C. 西咪替丁
D. 卡马西平　　E. 伊曲康唑
答案： 15. AD
解析： 胺碘酮抑制 K^+通道，同时也能抑制 α、β 受体，容易降低血压，若与硝苯地平合用容易导致低血压。卡马西平会维持细胞膜稳定性，对 Na^+、Ca^{2+}通道的通透性降低，硝苯地平也使 Ca^{2+}通道阻断剂，合用会增加 Ca^{2+}阻断作用，导致低血压。

【强 化 练 习】

最佳选择题

1. 高血压合并消化性溃疡者宜不用
A. 甲基多巴　B. 利血平　　C. 硝苯地平
D. 酚妥拉明　E. 依那普利
2. 下述有关高血压的非药物治疗中，不正确的是
A. 控制体重　B. 合理、均衡膳食
C. 保持心理平衡　D. 增强体育活动
E. 针对发病机制用药
3. 下列症状不是高血压临床表现的是
A. 头痛　　B. 头晕　　C. 口干
D. 心悸　　E. 耳鸣
4. 以下二氢吡啶类钙通道阻滞剂中，儿童高血压病人不宜应用的是
A. 硝苯地平　B. 氨氯地平　C. 非洛地平
D. 尼群地平　E. 拉西地平
5. 患者，女性，57 岁，高血压病史 20 年，伴慢性心功能不全，给予地高辛每日维持量治疗，突然出现窦性心动过缓，宜选用的治疗药物是
A. 肾上腺素　B. 阿托品　　C. 维拉帕米
D. 普萘洛尔　E. 奎尼丁

配伍选择题

（1～3）
抗高血压药用药注意事项
A. 联用他汀类　　B. 给予硫酸亚铁
C. 慎用甲基多巴　D. 停用 ACEI 或减量

E. 麻黄碱、萘甲唑啉滴鼻勿过量
1. 男性高血压患者应
2. 如果ACEI引起干咳可
3. 一旦血肌酐升幅大于30%～50%应
（4～6）
高血压病的治疗原则
A. 立即进行抢救治疗
B. 立即使用抗高血压药物
C. 观察相当一段时间，再决定是否进行药物治疗
D. 先观察（血压及危险因素）数周，然后决定是否进行药物治疗
E. 一经诊断，立即开始对高血压及并存危险因素和临床症状进行药物治疗
4. 低危患者
5. 中危患者
6. 高危患者

综合分析题

李某，男，45岁，近日感觉头痛、头晕、心悸，眼花、耳鸣、失眠、乏力等症状，血压为160/100mmHg。

1. 根据李某病情的临床表现，可诊断为
A. 心律失常 B. 冠心病 C. 高血压
D. 心力衰竭 E. 低血压
2. 根据诊断结果，可选用的治疗药物是
A. 呋塞米 B. 卡托普利 C. 硝酸甘油
D. 维拉帕米 E. 普罗帕酮
3. 该治疗药物属于
A. ARB B. ACEI C. 利尿剂
D. β受体阻断剂 E. 钙通道阻滞剂

多项选择题

1. 抗高血压药合并用药原则是
A. 给药途径一致 B. 作用机制不同
C. 治疗作用协同或至少相加
D. 合用品种不宜过多、每种剂量不大
E. 不良反应相互抵消或至少不重叠或相加
2. 下述抗高血压药物治疗原则中，正确的是
A. 降压谷峰比值＞20%
B. 采用较小的有效剂量
C. 合用两种或多种抗高血压药
D. 选择一日一次给药、能持续24小时作用的药物
E. 血压平稳控制1～2年后，酌情逐渐减少药物品种和剂量
3. 高血压药物应用原则正确的是
A. 尽量采用最小有效剂量 B. 个体化治疗
C. 高剂量单一用药优于低剂量多药合用
D. 通常需要终身治疗
E. 最好选用可一天一次可持续24小时降压的药物

答案：
最佳选择题 1. B 2. E 3. C 4. B 5. B
配伍选择题 1. C 2. B 3. D 4. C 5. D 6. E
综合分析题 1. C 2. B 3. B
多项选择题 1. BCDE 2. BDE 3. ABDE

第二节 冠状动脉粥样硬化性心脏病

考点一 冠状动脉粥样硬化性心脏病

冠状动脉粥样硬化性心脏病：指冠状动脉发生粥样硬化引起管腔狭窄或闭塞，导致心肌缺血缺氧或坏死而引起的心脏病，简称冠心病（CHD），也称缺血性心脏病。

冠心病可分为五种临床类型：无症状性心肌缺血型、心绞痛型、心肌梗死型、缺血性心肌病性、猝死型。心绞痛分为稳定型心绞痛和不稳定型心绞痛，不稳定型心绞痛和心肌梗死合称急性冠脉综合征。

1. 稳定型心绞痛 稳定型心绞痛也称劳力性心绞痛，是在冠状动脉固定性严重狭窄基础上，由于心肌负荷的增加引起心肌急剧的、暂时的缺血缺氧的临床综合征。其特点为阵发性的前胸压榨性疼痛或憋闷感觉，常发生于劳力负荷增加时，持续数分钟，休息或用硝酸酯制剂后疼痛消失。疼痛发作的程度、频度、性质及诱发因素在数周至数月内无明显变化。

（1）临床表现

以发作性胸痛为主要临床表现，其特点为：

1）部位：胸骨体之后，波及心前区，常放射至左肩、左臂内侧达无名指和小指，或至颈、咽或下颌部。

2）性质：胸痛常为压迫、发闷或紧缩性，也可有烧灼感或仅觉胸闷，但不是针刺或刀扎样锐性痛，偶伴濒死的恐惧感觉。发作时，患者往往被迫停止正在进行的活动，直至症状缓解。

3）诱因：发作常由体力劳动或情绪激动所诱发，饱食、寒冷、吸烟、心动过速、休克等亦可诱发。疼痛多发生于劳力或激动的当时，而不是在劳累之后。常在相似的条件下重复发生。

4）持续时间：数分钟至十余分钟，多为3～5分钟，很少超过半小时。

5）缓解方式：一般在停止原来诱发症状的活动后即可缓解；舌下含用硝酸甘油等硝酸酯类药物也能在几分钟内缓解。

（2）辅助检查

1）实验室检查血清心肌损伤标志物包括心肌肌钙蛋白I或T、肌酸激酶（CK）及同工酶（CK-MB）正常。

2）心电图（ECG）检查 ①静息时心电图：约半数患者在正常范围，也可能有陈旧性心肌梗死的改变或非特异性ST段和T波异常。②心绞痛发作时心电图：绝大多数患者可出现暂时性心肌缺血引起的ST段移位。常见反映心内膜下心肌缺血的ST段压低（≥0.1mV），发作缓解后恢复：有时出现T波倒置。

3）可进一步做超声心动图、平板运动试验、核素心肌显像、冠状动脉CT成像及冠脉造影检查明确诊断，冠脉造影为有创性检查手段，是诊断冠心病的金标准。

（3）治疗

1）发作时的治疗

A. 发作时立刻休息。

B. 药物治疗：含服硝酸酯制剂。

硝酸甘油0.5mg，舌下含服，1～2分钟即开始起作用，约半小时后作用消失。延迟见效或完全无效时提示患者并非患冠心病或为更严重的冠心病。

硝酸异山梨酯5～10mg，舌下含化，2～5分钟见效，作用维持2～3小时。

不良反应：有头痛、面色潮红、心率反射性加快和低血压等，首次含用硝酸甘油时，应注意可能发生直立性低血压。硝酸甘油除片剂外，还有供喷雾吸入用的制剂。

2）缓解期的治疗

A. 调整生活方式，避免各种诱因。

B. 药物治疗

抗血小板药物：只要没有用药禁忌证都应该服用。阿司匹林：为75～150mg/d。主要ADR为胃肠道出血或对阿司匹林过敏，不能耐受阿司匹林的患者可改用氯吡格雷：主要用于支架植入以后及阿司匹林有禁忌证的患者。常用维持剂量为75mg，qd。可以延缓溃疡的愈合，活动性消化性溃疡或肠息肉切除后患者应暂时停服一段时间。

β-受体阻断剂：抑制心脏，降低心肌耗氧量以减少心绞痛发作和增加运动耐量。长期服用可显著降低心血管事件及死亡率。用药后要求静息心率降至55～60次/分。β-受体阻断剂的使用剂量应个体化，从较小剂量开始，逐级增加剂量。禁忌证：有严重心动过缓、高度房室传导阻滞及支气管哮喘急性发作的患者禁用。外周血管疾病及严重抑郁是相对禁忌证。慢性肺心病的患者可小心使用高度选择性的β_1-受体阻断剂如比索洛尔。

ACEI或ARB：可显著降低冠心病患者的心血管死亡、非致死性心肌梗死等主要终点事件的发生风险。在稳定型心绞痛患者中，合并高血压、糖尿病、心力衰竭的患者建议使用ACEI。常用药物包括：XX普利ACEI类可引起干咳，不能耐受者可使用ARB类药物。

他汀类药物：能有效降低TC和LDL-C，还有延缓斑块进展、稳定斑块和抗炎等调以外的作用：所有冠心病患者，无论其血脂水平如何，均应给予他汀类药物，并根据目标LDL-C水平调整剂量。临床常用的他汀类应注意监测转氨酶及肌酸激酶等生化指标，及时发现药物可能引起的肝脏损害和肌病。

硝酸酯类药：为内皮依赖性血管扩张剂，能减少心肌需氧和改善心肌灌注，从而减低心绞痛发作的频率和程度，增加运动耐量。缓解期常用的药物包括：硝酸甘油（皮肤贴片 5mg，qd，注意要定时揭去）、硝酸异山梨酯和单硝酸异山梨酯。每天用药时应注意给予足够的无药间期，以减少耐药性的发生。不良反应包括头痛、面色潮红、心率反射性加快和低血压等。

钙通道阻滞剂：抑制钙离子进入细胞内，抑制心肌细胞兴奋-收缩偶联中钙离子的利用，从而抑制心肌收缩，减少心肌氧耗；扩张冠脉，解除冠脉痉挛，改善心内膜下心肌的供血；扩张周围血管，降低动脉压，减轻心脏负荷；同时还降低血黏度，抗血小板聚集，改善心肌的微循环。更适用于伴高血压的患者。常见不良反应有外周水肿、便秘、心悸、面部潮红，低血压；还包括头痛、头晕、无力等。地尔硫䓬和维拉帕米能减慢房室传导，常用于伴有房颤或房扑的心绞痛患者，二者不能用于已有严重心动过缓、高度房室传导阻滞和病态窦房结综合征患者。

其他：曲美他嗪（20～60mg，tid）抑制脂肪酸氧化和增加葡萄糖代谢，提高氧的利用效率而治疗心肌缺血；尼可地尔（2mg，tid）是一种钾通道开放剂，与硝酸酯类制剂具有相似药理特性，对于有微循环障碍的女性冠心病患者更适合。

C. 血管重建治疗：需要根据冠状动脉病变情况和患者对手术的耐受程度及患者意愿等综合考虑。

经皮冠状动脉介入治疗（PCI）：PCI 是指一组经皮介入技术，包括经皮球囊冠状动脉成形术（PT-CA）、冠状动脉支架植入术和粥样斑块消蚀术等。目前已成为冠心病治疗的重要手段。

冠状动脉旁路移植术（CABG）：取患者自身的大隐静脉作为旁路移植材料，一端吻合在主动脉，另一端吻合在有病变的冠状动脉段的远端；或游离内乳动脉与病变冠状动脉远端吻合，以改善缺血心肌的血流供应。术后心绞痛症状可明显改善，生活质量有所提高。适合多支病变和病变广泛的患者。

2. 急性冠状动脉综合征 急性 ST 段抬高型心肌梗死（SITEMI）是指急性心肌缺血性坏死，大多是在冠脉病变的基础上，发生冠脉血供急剧减少或中断，使相应的心肌严重而持久地急性缺血所致。通常原因为在冠脉不稳定斑块破裂、糜烂基础上继发血栓形成导致冠状动脉血管持续、完全闭塞。

（1）临床表现：与梗死的面积大小、部位、冠状动脉侧支循环情况密切相关。

1）先兆：一半以上的患者在发病前数日有乏力，胸部不适，活动时心悸、气急、烦躁、心绞痛等前驱症状，其中以新发生心绞痛（初发型心绞痛）或原有心绞痛加重（恶化型心绞痛）为最突出。

2）疼痛：是最先出现的症状，多发生于清晨，疼痛部位和性质与心绞痛相同，但诱因多不明显，且常发生于安静时，程度较重，持续时间较长，可达数小时或更长，休息和含用硝酸甘油片多不能缓解。患者常烦躁不安、出汗、恐惧，胸闷或有濒死感。少数患者无疼痛，一开始即表现为休克或急性心力衰竭：部分患者疼痛位于上腹部，被误认为胃穿孔、急性胰腺炎等急腹症；部分患者疼痛放射至下颌、颈部、背部上方，被误认为骨关节痛。

3）全身症状：发热、心动过速、白细胞增高和红细胞沉降率增快等，由坏死物质被吸收所引起。一般在疼痛发生后 24～48h 出现，程度与梗死范围常呈正相关，体温一般在 38℃左右，很少达到 39℃，持续约一周。

4）胃肠道症状：心肌缺血剧烈时常伴有频繁的恶心、呕吐和上腹胀痛，与迷走神经受坏死心肌刺激和心排血量降低、组织灌注不足等有关。肠胀气亦不少见：重症者可发生呃逆。

5）心律失常：多发生在起病 1～2 天，而以 24h 内最多见，可伴乏力、头晕、晕厥等。症状：各种心簿失常中以室性心律失常最多，尤其是频发室性期前收缩，阵发性室性心动过速。室颤是 AMI 早期，特别是入院前主要的死因。

6）低血压和休克：疼痛期中血压下降常见，未必是休克。如疼痛缓解而收缩压仍低于 80mmHg，有烦躁不安、面色苍白、皮肤湿冷、脉细而快、大汗淋漓、尿量减少（<20ml/h）、神志迟钝、甚至晕厥者，则为休克表现。休克多在起病后数小时至数日内发生，见于约 20% 的患者，主要是心源性，为心肌广泛坏死，心排血量急剧下降所致。

7）心力衰竭：主要是急性左心衰竭，可在起病最初几天内发生，或在疼痛、休克好转阶段出现，为梗死后心脏舒缩力显著减弱或不协调所致，发生率约为 40%。出现呼吸困难、咳嗽、发绀、烦躁等症状，严重者可发生肺水肿，随后可有颈静脉怒张、肝大、水肿等右心衰竭表现。右心室 MI 者可一开始即出现右心衰竭表现，伴血压下降。

（2）辅助检查

1）心电图：常有进行性的改变。对 MI 的诊断、定位、定范围、估计病情演变和预后都有帮助：STEMI 特征性改变为：ST 段抬高呈弓背向上型，宽而深的 Q 波（病理性 Q 波）及 T 波倒置。

2）超声心动图：有助于了解心室壁的运动和左心室功能，诊断室壁瘤和乳头肌功能失调，检测心包积液及室间隔穿孔等并发症。

3）心肌酶谱：蛋白 I（cTnI）或 T（cT-nT）、肌红蛋白、CK-MB、CK 明显升高并有动态演变。

（3）诊断：据典型的临床表现，特征性的心电图改变以及实验室检查诊断本病并不困难。对老年患者，突然发生严重心律失常、休克、心力衰竭而原因未明，或突然发生较重而持久的胸闷或胸痛者，都应考虑本病的可能。宜先按 AMI 来处理，并短期内进行心电图检查、血清心肌酶谱测定并动态观察以确定诊断。

（4）治疗：STEMI 强调及早发现，及早住院，并加强住院前的就地处理。治疗原则是尽快恢复心肌的血液灌注（到达医院后 30 分钟内开始溶栓或 90 分钟内开始介入治疗）以挽救濒死的心肌，防止梗死扩大或缩小心肌缺血范围，保护和维持心脏功能，及时处理严重心律失常、泵衰竭和各种并发症，防止猝死，使患者不但能度过急性期，且康复后还能保持尽可能多的有功能的心肌。

1）一般治疗

A. 休息：急性期头 12 小时卧床休息，若无并发症，24 小时内应鼓励患者在床上行肢体活动，若无低血压，第 3 天就可在病房内走动；保持环境安静，解除焦虑。

B. 监测：进行心电图、血压和呼吸的监测，除颤仪应随时处于备用状态。密切观察心律、心率、血压和心功能的变化。

C. 吸氧：呼吸困难和血氧饱和度降低者，最初几日间断或持续通过鼻管或面罩吸氧。

D. 解除疼痛：心肌再灌注治疗开通梗死相关血管、恢复缺血心肌的供血是解除疼痛最有效的方法，但在再灌注治疗前可选用吗啡尽快解除疼痛。吗啡 2～4mg 静脉注射，必要时 5～10 分钟后重复，可减轻患者交感神经过度兴奋和濒死感。注意低血压和呼吸功能抑制的不良反应。

2）硝酸酯类药物：大多数 AMI 患者有应用硝酸酯类药物指征。而在下壁 MI、右室 MI 或明显低血压的患者（收缩压低于 90mmHg）不适合使用。

3）β-受体阻断剂：能减少心肌耗氧量和改善缺血区的氧供需失衡，缩小 MI 面积，减少复发性心肌缺血、再梗死、室颤及其他恶性心律失常，对降低急性期病死率有肯定疗效。

4）抗血小板治疗：各种类型的 ACS 均需要联合应用包括阿司匹林和 ADP 受体阻断剂在内的口服抗血小板药物，负荷剂量后给予维持剂量。静脉应用 GP Ⅱb/Ⅲ-a-受体阻断剂主要用于接受直接 PCI 的患者。STEMI 患者抗血小板药物选择和用法与 NSTEMI 相同，见本节的 UA/NSTEMI 部分。

5）抗凝治疗：凝血酶使纤维蛋白原转变为纤维蛋白是最终形成血栓的关键环节，因此抑制凝血酶非常重要。

A. 对溶栓治疗的患者，肝素作为溶栓治疗的辅助用药，一般使用方法是静脉推注 70U/kg，然后静脉滴注 15U/（kg·h）维持，每 4～6h 测定 APTT，使 APTT 为对照组的 1.5～2 倍，一般在 48～72h 后改为皮下注射低分子肝素，q12h，注射 2～3 天。

B. 对未溶栓治疗的患者，临床较多应用低分子肝素，可皮下应用，不需要实验室监测，较普通肝素有疗效肯定、使用方便的优点。

6）再灌注心肌治疗：应在起病 3～6h（最多 12h）内进行，使闭塞的冠状动脉再通，心肌得到再灌注，濒临坏死的心肌可能得以存活或使坏死范围缩小，减轻梗死后心肌重塑，预后改善，是一种积极的治疗措施。

A.经皮冠状动脉介入治疗（PCI）：具备施行介入治疗条件的医院在患者抵达急诊室明确诊断之后，对需施行直接 PCI 者边给予常规治疗和做术前准备，边将患者送到心导管室。

B. 溶栓疗法：无条件施行介入治疗，如无禁忌证应立即（接诊患者后 30 分钟内）行本法治疗。

溶栓药物的应用：以纤维蛋白溶酶原激活剂激活血栓中纤维蛋白溶酶原，使转变为纤维蛋白溶酶而溶解冠状动脉内的血栓。国内常用：尿激酶（urokinase，UK）30 分钟内静脉滴注 150 万～200 万 U；链激酶（streptokinase，SK）或重组链激酶（rSK）以 150 万 U 静脉滴注，在 60 分钟内滴完。

使用链激酶时。应注意寒战、发热等过敏反应：重组组织型纤维蛋白溶酶原激活剂（recombinant tissue-type plasminogen activator，rt-PA）选择性激活血栓部位的纤溶酶原，100mg 在 90 分钟内静脉给予：先静脉注入 15mg，继而 30 分钟内静脉滴注 50mg，其后 60 分钟内再滴注 35mg。

新型的选择性纤溶酶原激活剂（仅作用于血栓部位）包括替奈普酶、阿替普酶和来替普酶。关于溶栓药物的选择，与非选择性纤溶酶原激活剂[作用于全身（尿激酶和链激酶）]比较，建议优选选择性纤溶酶原激活剂。

禁忌证：①既往发生过出血性脑卒中，6 个月内发生过缺血性脑卒中或脑血管时间。②近期（2～4 周）有活动性内脏出血如消化道溃疡。③严重且未控制的高血压（＞180/110mmHg）。

C. 近期（＜3 周）外科大手术。

D. 紧急冠状动脉旁路搭桥术（CABG）：介入治疗失败或溶栓治疗无效有手术指征者，宜争取 6～8h 内施行紧急 CABG 术，但死亡率明显高于择期 CABG 术。

7）血管紧张素转换酶抑制剂或血管紧张素受体阻断剂：ACEI 有助于改善恢复期心肌的重构，减少 AMI 的病死率和充血性心力衰竭的发生。除非有禁忌证，应全部选用。通常在初期 24 小时内开始给药，但在完成溶栓治疗后并且血压稳定时开始使用更理想。一般从小剂量口服开始，防止首次应用时发生低血压，在 24～48 小时逐渐增加到目标剂量。如患者不能耐受 ACEI，可考虑给予 ARB。不推荐联合应用 ACEI 和 ARB。

8）调脂治疗：他汀类调脂药物的使用同 UA/NSTEMI 患者，见本节 UA/NSTEMI 部分。

9）恢复期的处理：提倡 AMI 恢复后，进行康复治疗，逐步作适当的体育锻炼，有助于控制肥胖、高血压、血脂异常以及高血糖等心血管危险因素，并增加心血管储备功能，从而对其预后产生有益影响。经 2～4 个月的体力活动锻炼后，酌情恢复部分工作。以后部分患者可恢复全天工作，但应避免过重体力劳动或精神过度紧张。

3. 用药注意事项与患者教育 正常人群预防冠心病属一级预防，已有冠心病者还应预防再次梗死和其他心血管事件称之为二级预防。

（1）冠心病的一级预防：目前公认的传统危险因素包括：年龄、性别、种族、家族史、高胆固醇血症、吸烟、糖尿病、高血压、腹型肥胖、缺乏运动、饮食缺少蔬菜水果、精神紧张。除年龄、性别、家族史和种族不可改变，其他 8 种传统危险因素是可以预防的。

1）生活方式干预：合理饮食（低盐、低脂、水果和蔬菜）、戒烟、规律运动、控制体重、心理平衡

2）血脂异常干预：血脂检测。

＜40 岁，每 2～5 年检测一次血脂；40 岁以上每年至少进行 1 次血脂检测。

心血管病高危人群每 6 个月检测 1 次血脂。所有血脂异常患者首先进行强化生活方式

干预。

LDL-C 是降脂治疗的首要目标，首选他汀类药物。在 LDL-C 达标时，非 HDL-C 达标是降脂治疗的次级目标

3）血糖监测与控制：健康人 40 岁开始每年检查 1 次空腹血糖及糖化血红蛋白。积极干预糖耐量异常（IGT），首先进行强化生活方式干预，3～6 个月无效可口服二甲双胍或阿卡波糖。

4）血压监测与控制：18 岁以上健康成人至少每 2 年监测血压 1 次，35 岁以上成人至少每年监测 1 次，心血管门诊患者应常规接受血压测量。高血压患者调整治疗期间每日监测至少 2 次，血压平稳后每周监测 2 次。鼓励家庭自测血压。

（2）二级预防

根据患者具体情况，予以个体化治疗。所谓 ABCDE 方案对于指导二级预防有帮助：

A 指阿司匹林和 ACEI，B 指 β 受体阻断剂，C 指控制胆固醇和戒烟，D 指控制饮食和糖尿病，E 指健康教育和运动。

（3）患者教育

1）正常人群需要保持健康的生活方式以预防冠心病，有冠心病者及其危险因素者要规律服用药物，监测并控制血压、直糖、血脂等危险因素。

2）去除诱因：一次进食不应过饱；戒烟限酒；调整日常生活与工作量；减轻精神负担；保持适当的体力活动，但以不致发生疼痛症状为度；一般不需卧床休息。

3）一旦怀疑急性冠心病发作，立即嚼服阿司匹林 300mg，舌下用硝酸酯类，打急救电话 120。同时密切注意血压、心率、心律的变化。

4）首次使用抗血小板聚集药物及抗凝药时应密切监测出血症状，如皮下出现点、大便潜血等。

【真 题 再 现】

（1～2）

A. 双侧肾动脉狭窄　B. 心力衰竭
C. 痛风　D. 冠心病　E. 哮喘

1. 患者，男，46 岁，因心绞痛伴房颤，给予维拉帕米治疗。维拉帕米的禁忌证是
2. 患者，男，60 岁，因心绞痛伴房颤，给予普萘洛尔治疗。普萘洛尔的禁忌证是

（2016 年，B 型题，87～88 题）

答案：1. B　2. E

解析：维拉帕米是钙通道阻断剂，当心力衰竭时，钙通道阻断剂能抑制心脏，导致症状加重。普萘洛尔是 β-受体阻断剂，可以收缩支气管平滑肌，容易加重哮喘症状。

3. 冠状动脉粥样硬化心脏病患者，如没有用药禁忌证，欲服用阿司匹林作为一级预防，最佳剂量范围是（2015 年，A 型题，22 题）

A. 25～70mg/d　B. 25～77mg/d
C. 75～150mg/d　D. 150～300mg/d
E. 300～500mg/d

答案：3. C

解析：阿司匹林的最佳剂量范围是 75～150mg/d。

患者，女，62 岁，医师处方如下：

姓名：×× 性别：女 年龄：62

临床诊断：2 型糖尿病；高血压 2 期；高血脂；PCI 术后。

二甲双胍片：0.25×48×3 盒/0.5g，tid，po，餐中。

阿卡波糖片：50mg×30×3 盒/50mg，tid，po，与第一口饭同服。

氯吡格雷片：75mg×7×4 盒/750mg，tid，po，清晨。

氨氯地平片：5mg×7×4 盒/5mg，tid，po，餐后。

辛伐他丁片：20mg×7×4 盒/20mg，tid，po，清晨。

4. 本处方中，单次给药剂量错误的是（2015 年，C 型题，96 题）

A. 二甲双胍片　B. 阿卡波糖片
C. 氯吡格雷片　D. 氨氯地平片
E. 辛伐他丁片

答案：4. C

解析：氯吡格雷 75mg/d。

患者，男，64 岁，身高 174cm，体重 92kg，既往有高血压、高脂血症及心肌梗死病史，近

日因反复胸闷就诊，特拉唑嗪片、氨氯地平片、阿司匹林肠溶片、曲美他嗪片、单硝酸异山梨酯注射液进行治疗。

5. 关于本病例符合用药指导意见的说法，错误的是（2016 年，C 型题，100 题）

A. 应注意监护血压变化，防止血压过度降低

B. 患者使用抗血小板聚集药物，应注意预防出血

C. 单硝酸异山梨酯能扩张血管引起头痛，即便可忍耐受也必须停药

D. 出现弥漫性肌痛或乏力，同时伴有全身不适时，应及时就医

E. 口服阿司匹林肠溶片时不要嚼碎或掰开服用

答案： 5. C

解析： 单硝酸异山梨酯引起头痛，头痛一段时间后，可自行减轻，因此不是必须要停药。

【强 化 练 习】

最佳选择题

1. 稳定型心绞痛发作时应选用的治疗药物是

A. 阿司匹林 B. 硝酸甘油 C. 美托洛尔

D. 氟伐他汀 E. 硝苯地平

2. 稳定型心绞痛的临床表现不包括

A. 胸痛 B. 压迫、发闷

C. 针刺或刀扎样锐性痛

D. 持续 3～5 分钟

E. 舌下含用硝酸甘油可缓解

3. 冠状动脉粥样硬化性心脏病患者，如无用药禁忌证，欲服用阿司匹林进行治疗，最佳剂量范围是

A. 25～50mg/d B. 25～75mg/d

C. 75～150mg/d D. 150～300mg/d

E. 300～500mg/d

4. 机型冠状动脉综合征患者使用他汀类药物的时机是

A. 3h 内 B. 6h 内 C. 12h 内

D. 24h 内 E. 48h 内

5. 急型冠状动脉综合征患者使用他汀类药物降低 LDL-C 的目标值为

A. ＜70mg/dl B. ＜60mg/dl

C .＜50mg/dl D. ＜40mg/dl

E. ＜30mg/dl

配伍选择题

A. 阿司匹林 B. 硝酸甘油 C. 低分子肝素

D. 氯贝丁酯 E. 阿昔单抗

1. 稳定型心绞痛发作时的治疗选用

2. 稳定型心绞痛缓解期的治疗选用

多项选择题

1. 心绞痛分为

A. 心肌梗死 B. 稳定型心绞痛

C. 不稳定型心绞痛 D. 心肌缺血

E. 急性冠脉综合征

2. 对稳定型和非稳定性心绞痛均有的治疗作用的药物是

A. 硝酸甘油 B. 肝素 C. 硝苯地平

D. 阿司匹林 E. 美托洛尔

3. 根据临床类型将冠心病分为

A. 猝死型 B. 心肌梗死型

C. 缺血性心肌病型 D. 心绞痛型

E. 无症状性心肌缺血型

答案：

最佳选择题 1. B 2. C 3. C 4. D 5. A

配伍选择题 1. B 2. A

多项选择题 1. BC 2. ACDE 3. ABCDE

第三节 血 脂 异 常

考点一 血脂异常的处理原则及药物选择

1. 血脂异常的处理原则及药物选择 纠正血脂异常的目的在于降低缺血性心血管疾病（冠心病和缺血性脑卒中）的患病率和死亡率。TC、LDL-C 和 TG 增高是冠心病的危险因素，其中以 LDL-C 最为重要，而 HDL-C 则被认为是冠心病的保护因素。

（1）治疗原则

1）继发性血脂异常倡议治疗原发病为主。如糖尿病、甲状腺功能减退症经控制后，血脂有可能恢复正常。但是原发性和继发性血脂异常可能同时存在，需给予相应治疗。

2）综合治疗：健康生活方式（见患者教育）是首要的基本的治疗措施，药物治疗需严

格掌握指征。

3）防治目标水平

A. 根据是否有冠心病或冠心病等危症以及有无心血管危险因素，结合血脂水平来综合评估心血管病的发病危险，将人群进行血脂异常危险分层（表 10-5）。危险性越高，则调脂治疗应越积极。

表 10-5　血脂异常危险分层方案[mmol/L（mg/dl）]

危险分层	TC5.18～6.19（200～239）或 LDL-C3.37～4.14（130～159）	TC≥6.21（240）或 LDL-C≥4.14（160）
无高血压且其他危险因素数<3	低危	低危
高血压或其他危险因素数≥3	低危	中危
高血压且其他危险因素数≥1	中危	高危
冠心病及其等危症	高危	高危
ACS 或冠心病合并糖尿病	极高危	极高危

其他危险因素包括：年龄（男≥45 岁，女≥55 岁）、吸烟、低 HDL-C、肥胖和早发缺血性心血管病家族史。

冠心病等危症是指非冠心病者 10 年内发生主要冠状动脉事件的危险与已患冠心病者同等，包括：①有临床表现的冠状动脉以外动脉的动脉粥样硬化（如缺血性脑卒中、周围动脉疾病、腹主动脉瘤和颈动脉狭窄等）。②糖尿病。

B. 根据血脂异常的危险等级指导临床治疗措施及决定 TC 和 LDL-C 的目标水平（表 10-6）。此外，血清 TG 的理想水平是<1.70mmol/L（150mg/dl），HDL-C 的理想水平为≥1.04mmol/L（40mg/dl）。

表 10-6　血脂异常患者开始调脂治疗的 TC 和 LDL-C 值及其目标值[mmol/L（mg/dl）]

危险等级	TLC 开始	药物治疗开始	治疗目标值
低危	TC≥6.21（240） LDL-C≥4.14（160）	TC≥6.99（270） LDL-C≥4.92（190）	TC<6.21（240） LDL-C<4.14（160）
中危	TC≥5.2（200） LDL-C≥3.41（130）	TC≥6.21（240） LDL-C≥4.14（160）	TC<5.2（200） LDL-C<3.41（130）
高危	TC≥4.14（160） LDL-C≥2.6（100）	TC≥4.14（160） LDL-C≥2.6（100）	TC<4.14（160） LDL-C<2.6（100）
极高危	TC≥4.14（160） LDL-C≥2.07（80）	TC≥4.14（160） LDL-C≥2.07（80）	TC<3.1（120） LDL-C<2.07（80）

（2）药物治疗

1）常用调脂药物

A. HMG-CoA 还原酶抑制剂（他汀类）：竞争性抑制胆固醇合成过程中的限速酶（HMG-CoA 还原酶）的活性，从而阻断胆固醇的生成，同时他汀类可以上调细胞表面的 LDL 受体，加速血浆 LDL 的分解代谢。他汀类主要降低血清 TC 和 LDL-C，也在一定程度上降低 TG，轻度升高 HDL-C 水平。

适应证为胆固醇血症和以胆固醇升高为主的混合性高脂血症。他汀类药物是目前临床上最重要、应用最广泛的调脂药物。

主要制剂和日常范围：洛伐他汀 10～80mg；辛伐他汀 5～40ml；普伐他汀 10～40mg；氯伐他汀 10～40mg；阿托伐他汀 10～80mg；瑞舒伐他汀 10～20mg；除阿托代他汀和瑞舒伐他汀可在任何时间服用外，其余制剂均每晚顿服。

不良反应较轻，少数患者出现腹痛、便秘、失眠、转氨酶升高、肌肉疼痛、血清肌酸激酶升高，极少数严重者横纹肌溶解而致急性肾衰竭。与其他调脂药（如贝特类、烟酸等）合用时可增加药物不良反应。

不宜与环孢素、雷公藤、环磷酰胺、大环

内酯类抗菌药物以及咪唑类抗真菌药（如酮康唑）等合用（酶抑作用）。儿童、孕妇、哺乳期妇女和准备生育的妇女不宜服用。

中药血脂康由特制红曲发酵面来，每粒胶囊含洛伐他汀 2.5mg 以及不饱和脂肪酸等成分，适用于轻～中度胆固醇升高、TG 轻度升高及高密度脂蛋白降低、血脂水平边缘升高或不高的冠心病患者，高危患者的调脂治疗，其他他汀类不能耐受的血脂异常患者。

不良反应主要为消化道反应和过敏反应，安全性较好。

血脂康：2 粒（600mg），bid；对于血脂水平达标患者，维持量可为 2 粒（600mg），qd，晚饭后服用。

B. 苯氧芳酸类（贝特类）：可促进 TG 分解以及胆固醇的逆向转运。主要降低血清 TG，也可在一定程度上降低 TC 和 LDL-C，升高 HDL-C。

适应证为高三酰甘油血症和以三酰甘油升高为主的混合性高脂血症。

主要制剂：非诺贝特：0.1g，tid 或微粒型 0.2g，qd；苯扎贝特：0.2g，tid 或缓释型 0.4g，qd。

主要不良反应为胃肠道反应；少数出现一过性肝转氨酶和肌酸激酶升高；皮疹、血白细胞减少；贝特类能增强抗凝药物作用，合用时需调整抗凝药物剂量。

禁用于肝肾功能不良者以及儿童、孕妇和哺乳期妇女。

C. 烟酸类：属 B 族维生素，用量较大时有调节血脂作用，可能与抑制脂肪组织脂解和减少肝脏中胆固醇合成和分泌有关。能使血清 TG、TC 及 LDL-C 降低，HDL-C 轻度升高。

适应证：为高三酰甘油血症和以三酰甘油升高为主的混合性高脂血症。

剂型：有速释剂和缓释剂。速释剂不良反应明显，一般难以耐受，现已多停用；烟酸缓释片能显著改善药物耐受性及安全性，从低剂量开始，渐增至理想剂量，推荐剂量为 1～2g，qn。

主要不良反应有：面部潮红、高尿酸血症、恶心呕吐等、偶见肝损害及诱发溃疡病。禁用于慢性肝病和严重痛风。慎用于高尿酸血症及消化性溃疡。阿昔莫司（氧甲吡嗪）不良反应较少，0.25g，qd～tid。

E. 胆酸螯合剂（树脂类）：在肠道内与胆酸不可逆结合，阻碍胆酸的肠肝循环，促使胆酸随粪便排出，阻断胆固醇的重吸收。

适应证为高胆固醇血症和以胆固醇升高为主的混合性高脂血症。

主要制剂及日剂量范围为：考来烯胺（消胆胺）4～16g/d，考来替哌（降脂宁）5～20g/d，从小剂量开始，1～3 个月内达最大耐受量。

主要不良反应：为恶心、呕吐、腹胀、腹痛、便秘也可干扰药物的吸收：如叶酸、地高辛、贝特类、他汀类、抗生素、甲状腺素、脂溶性维生素等。

E. 肠道胆固醇吸收抑制剂：依折麦布口服后被迅速吸收，结合成依折麦布-葡萄糖醛酸苷，作用于小肠细胞刷状缘，抑制胆固醇和植物固醇吸收。

适应证为高胆固醇血症和以胆固醇升高为主的混合性高脂血症，单药或与他汀类联合治疗。常用剂量为 10mg，qd。

不良反应少，偶有胃肠道反应、头痛、肌肉疼痛及转氨酶升高。

F. 普罗布考：通过渗入到脂蛋白颗粒中影响脂蛋白代谢，而产生调脂作用。可降低 TC 和 LDL-C，而 HDL-C 也明显降低，但可能改变后者的结构和代谢，使其逆向转运胆固醇的功能得到提高。同时还具有强抗脂质过氧化作用。

适应证为高胆固醇血症，尤其是纯合子型家族性高胆固醇血症。常用剂量 0.5g，bid。

不良反应：常见恶心，严重不良反应为 Q—T 间期延长。

G. ω-3 脂肪酸制剂（多烯酸乙酯）：ω-3 多不饱和脂肪酸是海鱼油的主要成分，可降低 TG 和轻度升高 HDL-C，对 TC 和 LDL-C 无影响。

适应证为高三酰甘油血症和以三酰甘油升离为主的混合性高脂血症。常用剂量为 0.5～1g，tid。

不良反应：鱼油腥味所致恶心、腹部不适

是常见的不良反应。有出血倾向者禁用。

2）调脂药物的选择

A. 高胆固醇血症：首选他汀类，如单用他汀不能使血脂达到治疗目标值可加用依折麦布或胆酸螯合剂，强化降脂作用，但联合用药的临床证据仍然较少。

B. 高三酰甘油血症：首选贝特类，也可选用烟酸类和ω-3 脂肪酸制剂。

C. 混合型高脂血症：一般首选他汀类，以降低 TC 与 LDL-C；但当血清 TG≥5.65mmol/L（500mg/dl）时，应首先降低 TG，以避免发生急性胰腺炎的危险，此时首选贝特类；如 TC、LDL-C 与 TG 均显著升高或单药效果不佳，可考虑联合用药。他汀类与贝特类或烟酸类联合使用可明显改善血脂谱，但肌病和肝脏毒性的可能性增加，应予高度重视。

D. 低 HDL-C 血症：可供选择药物相对较少。烟酸为目前升高 HDL-C 水平较为有效的药物，升高 HDL-C 幅度为 15%～35%。他汀类和贝特类升高 HDL-C 幅度一般限于 5%～10%。

（3）其他治疗措施：大部分血脂异常的患者，通过饮食、运动及药物治疗均可以达到比较理想的血脂调节效果，然而有极少数患者的血脂水平非常高，多伴有基因异常，这些患者可通过血浆净化治疗及外科手术治疗（部分回肠末段切除术、门腔静脉分流术等），以达到降低血脂作用。基因治疗技术尚不成熟。

【真题再现】

1. 患者，女，35 岁，临床诊断为高甘油三脂血症，临床上给予非诺贝特治疗，正确的用量为（2016 年，A 型题，20 题）

A. 0.1g，tid　B. 0.2g，qd　C. 0.5g，tid
D. 0.5g，qd　E. 0.8g，tid

答案： 1. B

解析： 非诺贝特的推荐用量

患者，男，50 岁，诊断为高血压、冠心病。医师处方，氨氯地平片 10mg，po，qd；美托洛尔缓释片 47.5mg，po，qd；贝那普利片 20mg，po，qd；阿司匹林肠溶片 100mg，po，qd；辛伐他汀片 40mg，po，qd。

2. 该患者治疗后出现肌肉酸痛，实验室检查提示：肌酸激酶（CK）2000U/L，应考虑停用的药物是（2016 年，C 型题，102 题）

A. 氨氯地平　B. 美托洛尔缓释片
C. 贝那普利片　D. 阿司匹林肠溶片
E. 辛伐他汀片

答案： 2. E

解析： 他汀类药物有肌毒性，使用之后导致 CK 增高，甚至横纹肌溶解。

患者，女，64 岁，患 2 型糖尿病，高脂血症。给予二甲双胍肠溶片 0.5g，tid，po；瑞格列奈片 1mg，tid，po；阿托伐他汀钙片 20mg，qd，po 等药物治疗。

3. 该患者用药一段时间后再次就诊，复查肾功能提示：肌酐清除率 29ml/min，需要调整治疗方案。合理的治疗药物调整方案是（2016 年，C 型题，109 题）

A. 停用二甲双胍肠溶片　B. 停用瑞格列奈片
C. 停用阿托伐他汀钙片
D. 停用瑞格列奈片和阿托伐他汀钙片
E. 停用二甲双胍肠溶片和瑞格列奈片

答案： 3. C

解析： 阿托伐他汀具有很强的肝肾毒性和肌毒性。

（4～5）

A. 洛伐他丁　B. 辛伐他丁　C. 阿托伐他汀
D. 依折麦布　E. 非诺贝特

4. 高三酰甘油血症患者应首选的药物是
5. 中成药血脂康中含有的化学成分是
（2015 年，B 型题，89～90 题）

答案： 4. E　5. D

解析： 辛伐他汀服药时间应在夜间。他汀类药物的适应证为高胆固醇血症和以胆固醇升高为主的混合型高脂血症。

患者，女，62 岁，医师处方如下：

姓名：××　性别：女　年龄：62

临床诊断：2 型糖尿病；高血压 2 期；高血脂；PCI 术后。

二甲双胍片：0.25×48×3 盒/0.5g，tid，po，餐中。

阿卡波糖片：50mg×30×3 盒/50mg，tid，po，与第一口饭同服。

氯吡格雷片：75mg×7×4 盒/750mg，tid，po，清晨。

氨氯地平片：5mg×7×4 盒/5mg，tid，po，餐后。

辛伐他丁片：20mg×7×4 盒/20mg，tid，po，清晨。

6. 在处方中，给药时间错误的是（2015 年，C 型题，97 题）

A. 二甲双胍片　B. 阿卡波糖片

C. 氯吡格雷片　D. 氨氯地平片

E. 辛伐他丁片

答案：6. E

解析：辛伐他汀服药时间应在夜间。

患者，女，51 岁，体检时发现血压 160/105mmHg，糖耐量试验餐后 2 小时血糖为 9.56mmol/L（参考范围<7.8mmol/L），甘油三酯 1.52mmol/L（参考范围 0.56～1.70mmol/L），总胆固醇 6.26mmol/L（参考值范围<5.2mmol/L），低密度脂蛋白胆固醇 4.85mmol/L（参考值范围 2.1～3.1mmol/L），高密度脂蛋白胆固醇为 1.20mmol/L（参考值范围 1.2～1.65mmol/L），肌酐 50μmol/L（参考值范围 45～85μmol/L）。蛋白尿：++。临床诊断为高血压、高脂血症、糖耐量异常。

7. 该患者首选调节血脂的药物是（2015 年，C 型题，106 题）

A. 依折麦布　B. 普罗布考　C. 非诺贝特

D. 阿托伐他汀　E. 多烯酸乙酯

答案：7. D

解析：他汀类药物的适应证为高胆固醇血症和以胆固醇升高为主的混合型高脂血症。

【强 化 练 习】

最佳选择题

1. 以下血浆脂质水平检查结果中，不能判断为高脂血症的是

A. 三酰甘油（TG）高于同年龄正常值

B. 总胆固醇（TC）高于同年龄正常值

C. 低密度脂蛋白胆固醇（LDL-ch）高于同年龄正常值

D. 高密度脂蛋白胆固醇（HDL-ch）高于同年龄正常值

E. 极低密度脂蛋白胆固醇（VLDL-ch）高于同年龄正常值

2. 以下有关合理应用调节血脂药的叙述中，不正确的是

A. 提倡联合用药　B. 提倡晚间服药

C. 初始剂量宜小

D. 为避免不良反应、单一用药

E. 对异常指标跟踪观察

3. 能降 LDL 也降 HDL 的药物是

A. 烟酸　B. 普罗布考　C. 塞伐他汀

D. 非诺贝特　E. 考来替泊

4. 治疗高脂血症的首要步骤应该是

A. 控制饮食　B. 少饮酒、戒烟

C. 考虑药物治疗　D. 应用调节血脂药

E. 采用饮食疗法并长期坚持

5. 下述高脂血症病人初始的临床表现中，最恰当的是

A. 黄色瘤　B. 动脉硬化

C. 脂肪肝或肥胖　D. 脂血症眼底改变

E. 常无任何症状和体征

配伍选择题

治疗高脂血症的首选调节血脂药

A. 氟伐他汀　B. 阿昔莫司　C. 非诺贝特

D. 依折麦布　E. ω-3 脂肪酸

1. 高 TG 血症首选

2. 高 TC 血症首选

3. 以高 TG 为主血症首选

4. 以高 TC 为主血症首选

多项选择题

以下对调高血脂药物的选择正确的是

A. 血脂异常较轻的老年人宜用弹性酶

B. 高凝血倾向宜用苯扎贝特、烟酸肌醇酯，不宜用泛硫乙胺

C. 溃疡病和痛风不宜用烟酸

D. 糖尿病宜用苯扎贝特、阿西莫斯和烟酸

E. 使用免疫抑制剂环孢素者不宜用他汀类

答案：

最佳选择题　1. D　2. D　3. B　4. E　5. E

配伍选择题　1. C　2. A　3. C　4. A

多项选择题　ACE

第四节 心 力 衰 竭

考点一 心力衰竭的治疗

1. 概述 心力衰竭（HF）是各种心脏结构或功能性疾病导致心室充盈和（或）射血功能受损，心排血量不能满足机体组织代谢需要，以肺循环和（或）体循环淤血，器官、组织血液灌注不足为临床表现的综合征，主要表现为呼吸困难、体力活动受限和体液潴留。心力衰竭可分为急性心力衰竭及慢性心力衰竭，也可分为收缩性心力衰竭及舒张性心力衰竭。慢性心力衰竭是心血管疾病的终末期表现和最主要的死因。

2. 临床表现与分级

（1）左心衰竭

1）不同程度的呼吸困难（表 10-7）

表 10-7 不同程度的呼吸困难

特点	阶段	缓解措施
劳力性呼吸困难	左心衰竭最早出现的症状	运动量减少
端坐呼吸	肺淤血达到一定程度时	不能平卧、高枕卧位、半卧位甚至端坐时方可好转
夜间阵发性呼吸困难	憋气而惊醒、哮鸣音（心源性哮喘）	端坐休息后缓解

2）咳嗽、咳痰、咯血：咳嗽、咳痰是肺泡和支气管黏膜淤血所致，开始常于夜间发生，坐位或立位时咳嗽可减轻，白色浆液性泡沫状痰为其特点，偶见痰中带血。急性左心衰发作时可出现粉红色泡沫样痰。（肺炎、肺结核区分）

3）组织灌注不足及代偿性心率加快所致的症状：表现为乏力、疲倦、运动耐量减低、头晕、心慌。

4）少尿及肾功能损害：严重的左心衰竭血液进行再分配时，肾血流量首先减少，可出现少尿。慢性肾血流量减少可出现血尿素氮、肌酐升高。

5）体征：肺部湿性啰音：由于肺毛细血管压增高，液体渗出到肺泡而出现湿性啰音，可从局限于肺底部直至全肺。

心脏体征：除基础心脏病的固有体征外，一般均有心脏扩大及相对性二尖瓣关闭不全的反流性杂音、肺动脉瓣区第二心音亢进及舒张期奔马律。

（2）右心衰竭：以体循环淤血为主要表现（表 10-8）。

1）消化道症状：胃肠道及肝淤血引起腹胀、食欲不振、恶心、呕吐等是右心衰最常见的症状。

2）劳力性呼吸困难：继发于左心衰的右心衰存在呼吸困难。

3）体征：水肿：体静脉压力升高出现身体下垂部位的对称性可凹性水肿，也可表现为双侧或右侧的胸腔积液，可能与右隔下肝淤血有关。

肝颈静脉回流征阳性，颈静脉充盈、怒张。

心脏体征：除基础心脏病的相应体征外，可因右心室显著扩大而出现三尖瓣关闭不全的反流性杂音。

肝淤血：肝脏肿大常伴压痛，慢性可致心源性肝硬化。

表 10-8 左心衰竭与右心衰竭

	左心衰竭	右心衰竭
主要表现	肺循环淤血、心排血量降低	体循环淤血
呼吸困难	+	+
咳嗽、咳痰	白色浆液性泡沫状痰 急性发作：粉红色泡沫样痰	减轻
消化道		最常见
肝		药物性肝炎、肝硬化
肾	少尿，血尿素氮、肌酐升高	
心	心脏扩大、二尖瓣关闭不全的反流性杂音、肺动脉瓣区第二心音亢进、舒张期奔马律	右心室扩大 三尖瓣关闭不全的反流性杂音
颈动脉		怒张
水肿		下垂部位、对称

（3）全心衰竭：右心衰竭继发于左心衰竭而形成全心衰竭。同时具有左心衰竭和右心衰竭的症状和体征，但右心衰竭时右心排血量减少，因此阵发性呼吸困难等肺淤血　症状反而有所减轻。

（4）心力衰竭分级：美国纽约心脏病学会（NYHA）的心功能分级方法如下：

Ⅰ级：日常活动量不受限制，一般活动无症状。

Ⅱ级：轻度受限，休息无症状，一般活动有症状。

Ⅲ级：明显受限，低于平时一般活动即有症状。

Ⅳ级：不能从事体力活动，休息有症状，活动加重。

缺点是仅凭患者的主观感受和（或）医生的主观评价，短时间内变化的可能性较大，个体差异较大。

3. 治疗

（1）一般治疗

1）病因治疗：对所有可能导致心脏功能受损的常见疾病如高血压、冠心病、糖尿病、代谢综合征等，在尚未造成心脏器质性改变前即应早期进行有效治疗。对于少数病因未明的疾病如原发性扩张型心肌病等亦应早期积极干预，延缓疾病进展。

2）消除诱因：常见的诱因为感染（特别是呼吸道感染）、心律失常（特别是心房颤动）、甲状腺功能亢进、贫血等，应积极治疗。

（2）药物治疗：药物包括利尿剂、肾素血管紧张素醛固酮系（RAAS）抑制剂、β-受体阻断剂及正性肌力药物，按需要联合用药。

每种药物的对心衰的治疗作用不同：

利尿剂：是心力衰竭治疗中改善症状的基石，是心衰治疗中惟一能够控制体液潴留的药物，但不能作为单一治疗；原则上在慢性心衰急性发作和明显体液潴留时应用；其中抗醛固酮制剂（螺内酯）能够阻断醛固酮效应，抑制心血管重塑，改善心衰的远期预期。

ACEI：通过改善血流动力学，降低心衰患者神经—体液代偿机制的不利影响，改善心室重塑；早期足量应用除可缓解症状，还能延缓心衰进展，降低死亡率。当 ACEI 引起干咳、血管性水肿不能耐受时，可改用 ARB，已使用 ARB 且症状控制良好者不需换为 ACEI。

β 受体阻断剂：可抑制交感神经激活对心力衰竭代偿的不利作用，长期应用能减轻症状、改善预后、降低死亡率和住院率。

强心苷类正性肌力药：可显著减轻轻、中度收缩性心衰患者的临床症状，改善生活质量，提高运动耐量，减少住院率，但对生存无明显改变。

1）利尿剂：适量应用至关重要，剂量不足则体液潴留，将降低 RASS 抑制剂的疗效并增加 β 受体阻断剂的负性肌力作用；剂量过大则容量不足，将增加 RASS 抑制剂及血管扩张剂的低血压及肾功能不全风险。

袢利尿剂：对轻度心衰患者从小剂量（20mg，qd）起始，逐渐加量，一般控制体重下降每天 0.5～1.0kg 直至干重；重度慢性心力衰竭者可增至 100mg，bid；静脉注射效果优于口服。注意低血钾。

噻嗪类利尿剂：轻度心力衰竭可首选，12.5～25mg/qd 起始，逐渐加量，可增至每日 75～100mg，分 2～3 次服用，常与保钾利尿剂合用 GFR＜30ml/min（单位时间内从肾小球滤过的血浆容量，80～120 正常）时作用明显受限。该药因抑制尿酸排泄而引起高尿酸血症，长期大剂量应用可影响糖、脂代谢。

保钾利尿剂：多与上述两类利尿剂联用以加强利尿效果并预防低血钾。常用的有螺内酯、氨苯蝶啶和阿米洛利。电解质紊乱是利尿剂长期使用最常见的不良反应，特别是低血钾或高血钾均可导致严重后果，应注意监测。

2）RAAS 抑制剂：血管紧张素转换酶抑制剂（ACEI）：

小剂量起始，如能耐受则逐渐加量至目标剂量，开始用药后 1～2 周内检测肾功能与血钾，后定期复查，长期维持用药。

ACEI 的不良反应主要包括低血压、肾功能一过性恶化、高血钾、干咳和血管性水肿等。

有威胁生命的不良反应（血管性水肿和无尿性肾衰竭）、妊娠期妇女及 ACEI 过敏者应禁用；低血压、双侧肾动脉狭窄、血肌酐明显升高（＞265μmol/L）、高血钾（＞5.5mmol/L）者慎用。NSAIDs 会阻断 AECI 的疗效并加重其不良反应，应避免使用。

血管紧张素受体拮抗剂（ARB）：坎地沙坦 4～32mg/d，缬沙坦 40～320mg/d，奥美沙坦 10～40mg/d，氯沙坦 25～100mg/d，厄贝沙坦 150～300mg/d，替米沙坦 40～80mg/d。

目前不主张 ACEI 禁止与 ARB 联用。

醛固酮受体拮抗剂：常用剂量为 20mg/d，必须注意血钾的监测，近期有肾功能不全、血肌酐升高或高钾血症者不宜使用。依普利酮是一种新型选择性醛固酮受体拮抗剂，可显著降低轻度心衰患者心管事件的发生风险、减少住院率、降低心血管病死亡率，且尤适用于老年、糖尿病和肾功能不全患者。

肾素抑制剂：血浆肾素活性是动脉粥样硬化、糖尿病和心力衰竭等患者发生心血管事件和预测死亡率的独立危险因素。新一代口服肾素抑制剂阿利吉仑能通过直接抑制肾素，降低血浆肾素活性，但其对心力衰竭治疗的有效性有待进一步研究以获得更广泛的循证依据，目前不推荐用于 ACEI/ARB 的替代治疗。

3）β-受体阻断剂

常用药为选择性 β_1-受体阻断剂（美托洛尔、比索洛尔）与非选择性肾上腺素能 α_1、β_1，和 β_2-受体阻断剂（卡维地洛）。

β_1-受体阻断剂的禁忌证为支气管哮喘、严重心动过缓、Ⅱ度及Ⅱ度以上房室传导阻滞、严重周围血管疾病（如雷诺病）和重度急性心衰。

所有病情稳定并无禁忌证的心功能不全患者一经诊断均应立即以小剂量起始，逐渐增至目标剂量并维持治疗。其主要目的在于延缓疾病进展，改善心重构，减少猝死。

用药注意：

从极低剂量开始，如：美托洛尔缓释片 12.5mg，qd，比索洛尔 1.25mg，qd，卡维地洛 3.125mg，bid。

如患者能够耐受，可每隔 2～4 周将剂量加倍，如果出现不良反应，可延迟加量直至不良反应消失。

治疗前和治疗期间患者必须体重恒定，已无明显液体潴留，利尿剂已维持在最合适剂量。如患者有体液不足，易产生低血压；如有液体潴留，则有心力衰竭恶化的风险。

确定 β-受体阻断剂治疗心力衰竭的剂量，原则与 ACE 抑制剂相同，并不按患者的治疗反应来定，清晨静息心率 55～60 次/分，为达到目标剂量或最大耐受，一般不宜低于 55 次/分，应避免过快或突然撤药，以防引起病情恶化。亦应避免发生低血压、心动过缓及房室传导阻滞。

4）正性肌力药物

A. 强心苷类药物

地高辛：每日 0.125～0.25mg 起始并维持，70 岁以上、肾功能损害或体重低的患者应予更小剂量（0.125mg，qd 或 qod）起始。

毛花苷 C（西地兰）、毒毛花苷 K 均为快速起效的静脉注射用制剂，适用于急性心力衰竭或慢性心衰加重时。

伴有快速心房颤动/扑动的收缩性心力衰竭是应用洋地黄的最佳适应证，其他适应证还包括扩张型心肌病、二尖瓣或主动脉瓣病变、陈旧性心肌梗死及高血压心脏病所致慢性心力衰竭。但对代谢异常引起的高排血量心衰如贫血性心脏病、甲状腺功能亢进所致心衰，效果欠佳。

禁忌证：肺心病慎用常伴低氧血症，易发生强心苷类中毒；肥厚型心肌病禁用；风湿性心脏病单纯二尖瓣狭窄伴窦性心律的肺水肿患者因增加右心室收缩功能可能加重肺水肿程度而禁用。严重窦性心动过缓或房室传导阻滞患者禁用。

B. 非强心苷类正性肌力药

β-受体激动剂：多巴胺、多巴酚丁胺均只能短期静脉应用，在慢性心衰加重时起到帮助患者渡过难关的作用，连续用药超过 72h 可能出现耐药，长期使用将增加死亡率。

磷酸二酯酶抑制剂：包括米力农、氨力农等，短期应用可改善心衰症状，长期应用米力农治疗重症慢性心力衰竭，患者的死亡率增加。因此，该药已很少应用，仅对心脏急性收缩性心力衰竭、难治性心力衰竭及心脏移植前的终末期心力衰竭的患者短期应用。

4. 用药注意事项与患者教育

（1）用药注意事项

1）治疗心力衰竭不仅要缓解症状，更重要的是降低死亡率和再住院率，改善长期预后。因此，应当坚持长期使用足够剂量的ACEI和β-受体阻断剂，除非患者不能耐受。

2）开始治疗后数日，应监测血钾和肌酐，病情稳定后，可延长检测时间至数周或数月1次。

3）强心苷类中毒及其处理

A. 强心苷类中毒表现：最重要的表现为各类心律失常，常见有室性期前收缩，多表现为二联律。非阵发性交界区心动过速，房性期前收缩，心房颤动及房室传导阻滞等。快速房性心律失常伴传导阻滞是强心苷类中毒的特征性表现。胃肠道表现可有恶心、呕吐，神经系统症状可有视力模糊、黄视、绿视等。

B. 强心苷类中毒的风险因素：地高辛血药浓度＞2.0ng/ml（纳克每毫升）易发生强心苷类中毒，但在心肌缺血、缺氧及低血钾、低血镁、甲状腺功能减退的情况下则中毒剂量更小：心血管病常用药物如胺碘酮、维拉帕米及奎尼丁等均可降低地高辛的经肾排泄率而增加中毒的可能性。

C. 强心苷类中毒的处理：发生强心苷类中毒后应立即停药。单发性室性期前收缩、Ⅰ度房室传导阻滞等停药后常自行消失；快速性心律失常：钾低则补钾，如血钾不低，可用利多卡因或苯妥英钠。传导阻滞及缓慢性心律失常阿托品静脉注射。电复律一般禁用，因易致心室颤动，异丙肾上腺素易诱发室性心律失常，不宜应用。

（2）患者教育

1）了解心力衰竭知识。患者及家属应得到准确的有关疾病知识和管理的指导，内容包括健康的生活方式、平稳的情绪、诱因的规避、规范的药物服用、合理的随访计划等。

日常体重检测。能简便直观地反映患者体液潴留情况及利尿剂疗效，帮助指导调整治疗方案。

2）体重改变往往出现在临床体液潴留症状和体征之前。

3）饮食管理。心衰患者体内水钠潴留，故控制液体入量、减少钠盐摄入有利于改善上述情况。

4）休息与活动：急性期或病情不稳定者应限制体力活动，卧床休息，以降低心脏负荷，有利于心功能的恢复。

长期卧床危害：易发生深静脉血栓形成甚至肺栓塞，同时也可能出现消化功能减低、肌肉萎缩、坠积性肺炎、压疮等，适宜的活动能提高骨骼肌功能，改善活动耐量。因此，应鼓励病情稳定的心衰患者主动运动，根据病情轻重不同，在不诱发症状的前提下从床边小坐开始逐步增加有氧运动。

【真 题 再 现】

A. 卡维地洛　B. 氢氯噻嗪　C. 呋塞米
D. 比索洛尔　E. 地高辛

1. 患者心力衰竭症状加重而发生水钠潴留时，应选用的利尿剂是

2. 患有轻度液体潴留，伴高血压而肾功能正常的心理衰竭患者应选用的利尿剂是

（2014年，B型题，100～101题）

答案： 1. C　2. B

解析： 患者心力衰竭症状加重而发生水钠潴留时，应选用袢利尿剂呋塞米。患有轻度液体潴留，伴高血压而肾功能正常的心理衰竭患者应选用的噻嗪类利尿剂。

【强 化 练 习】

最佳选择题

1. 强心苷正性肌力作用的机理是什么
A. 增加兴奋时心肌细胞内 Ca^{2+} 量
B. 增强心肌物质代谢　C. 增加心肌能量供应
D. 影响心肌收缩蛋白　E. 影响心肌调节蛋白

2. 右心衰竭最常见的症状是
A. 腹胀、食欲不振、恶心、呕吐
B. 夜间阵发性呼吸困难　　C. 端坐呼吸

D. 劳力性呼吸困难
E. 粉红色泡沫样痰
3. 左心衰竭最早出现的症状是
A. 夜间阵发性呼吸困难　B. 端坐呼吸
C. 劳力性呼吸困难　D. 粉红色泡沫样痰
E. 乏力
4. 能有效地防止和逆转心衰患者的心肌重构的药物是
A. 地高辛　B. 多巴酚丁胺　C. 米力农
D. 氢氯噻嗪　E. 依那普利
5. 高血压合并心力衰竭不宜用下哪种药物
A. 普萘洛尔　B. 卡托普利　C. 哌唑嗪
D. 氢氯噻嗪　E. 依那普利

配伍选择题

A. RAAS 抑制剂　B. β 受体阻断剂
C. 利尿剂　D. 强心苷
E. 磷酸二酯酶抑制剂
1. 心力衰竭的妊娠期妇女禁用
2. 心力衰竭的支气管哮喘禁用
3. 心力衰竭的风湿性心脏病禁用

多项选择题

可用于治疗心力衰竭的药物有
A. 洋地黄　B. 硝酸甘油　C. 美托洛尔
D. 呋塞米　E. 卡托普利

答案：

最佳选择题　1. A　2. A　3. C　4. E　5. A
配伍选择题　1. A　2. B　3. D
多项选择题　ACDE

第五节　心房颤动

考点一　房颤的治疗及临床表现

1. 概述　心房颤动（atrial fibrillation，AF）简称房颤，是一种常见的心律失常，是指规则有序的心房电活动丧失，代之以快速无序的颤动波。房颤可致心室律（率）紊乱、心功能受损和心房附壁血栓形成。流行病学调查显示，我国房颤总患病率为 0.77%，在 50～59 岁人群中为 0.5%，在≥80 岁人群中高达 7.5%。房颤分类：①首诊房颤：首次确诊（首次发作或首次发现）。②阵发性房颤：持续时间≤7 天，能自行终止。③持续性房颤：持续时间＞7 天，非自限性。④长期持续性房颤：持续时间≥1 年，患者有转复愿望。⑤永久性房颤：持续时间＞1 年，不能终止或终止后又复发，患者无转复愿望。

2. 临床表现

（1）房颤的症状受心室率的影响。房颤时心房有效收缩消失，心排血量比窦性心律时减少达 25%或更多。心室率不快时，患者可无症状；心室率超过 150 次/分，患者可发生心绞痛与充血性心力衰竭。

（2）房颤并发体循环栓塞的风险性大。

（3）心电图表现：P 波消失，代之以小而不规则的基线波动，称为 f 波，频率约 350～600 次/分。

心室率极不规则，通常在 100～160 次/分。

QRS 波形态通常正常。

3. 治疗　首先应积极寻找房颤的病因及诱因，作出相应处理

（1）抗凝、抗血小板治疗：房颤患者的栓塞发生率较高。对于合并瓣膜病患者，需应用华法林抗凝。对于非瓣膜病患者，需要评估后再决定应用何种药物。

1）华法林：香豆素类口服抗凝药物，疗效确切。

华法林的代谢易受到药物、食物和酒精等影响，患者国际标准化比值（INR）波动较大。INR2.0～3.0 时，可以有效预防脑卒中事件。

华法林起始用剂量 2.0～3.0mg/d，2～4 天起效，5～7 天达治疗高峰。因此，在开始治疗时应每周监测 INR1～2 次，抗凝强度稳定后（连续 3 次 INR 均在治疗目标内），每月复查 INR1～2 次。开始治疗时常合并应用低分子肝素皮下注射 3～5 天，以降低初单用华法林时的高凝状态。

不良反应为皮疹、胃肠道反应。严重者致大出血。不建议阿司匹林与华法林联合应用，因其抗凝作用并不优于单独应用华法林，而出血的危险却明显增加。

2）抗血小板药：阿司匹林 75～150mg/d，氯吡格雷 75mg/d，其优点是不需要监测 INR，出血危险性低，但预防卒中的效益远不如华法林，氯吡格雷+阿司匹林＜华法林。

3）新型抗凝药物：可特异性阻断凝血瀑布中的某关键环节，不需常规监测，与食物和药物相互作用小。目前研究表明，新型抗凝药物在房颤患者预防栓塞方面的疗效相当于华法林，出血发生率低，可以作为华法林的替代药物治疗。

目前已经上市药物有达比加群酯直接作用于凝血酶（Ⅱa 因子）发挥抗凝疗效，达比加群酯：110～150mg，bid；利伐沙班：10mg，qd；阿哌沙班：2.5mg，bid，均为直接 Xa 因子抑制剂，具有显著的抗凝疗效。

转复并维持窦性心律

1）转复房颤的药物

A. 胺碘酮：静脉注射胺碘酮转复房颤的成功率为 34%～69%，常用剂量为 3～7mg/kg。通常需静脉滴注维持数小时以提高转复成功率、减少复发。口服胺碘酮转复成功率为 15%～40%。当合并器质性心脏病和心力衰竭时，IC 类抗心律失常药物（普罗帕酮）则为禁忌，而用胺碘酮复律则相对安全。胺碘酮：不良反应有心动过缓、低血压、视力模糊、甲状腺功能异常、肝功能损害、静脉炎等。

B. 普罗帕酮：日服后 2～6h 起效，静脉注射起效快。对近期发生的房颤口眼 600mg 后，57%～83%可转复为窦性心律。不良反应包括传导阻滞、心房扑动、室性心动过速、低血压、转复后心动过缓等。对合并器质性心脏病、心力衰竭或严重阻塞性肺病患者应慎用

C. 依布利特：静脉注射后 1h 起效。转复心房扑动的效果优于转复房颤，对近期发生的房颤疗效较好：约 4%患者服药后可发生扭转性室性心动过速，因此，应在医生监护下使用。

2）维持窦律的药物：常用药物有胺碘酮、多非利特、普罗帕酮、β-受体阻断剂、索他洛尔等。

A. 胺碘酮：对阵发性和持续性房颤，胺碘酮维持窦律的疗效优于Ⅰ类抗心律失常药和索他洛尔。由于其不良反应发生率较高，在很多情况下将其列为二线用药。但对伴有明显左心室肥大、心力衰竭、冠心病的患者，胺碘酮为首选药物，其致心律失常风险低。

B. β-受体阻断剂：对阵发或持续性房颤，不论是否合并器质性心脏病，β-受体阻断剂均有预防房颤复发的作用。其维持窦律的疗效弱于Ⅰ类或Ⅲ类抗心律失常药，但长期应用其不良反应也明显少于Ⅰ类和Ⅲ类抗心律失常药。此外，β-受体阻断剂减慢心室率的作用还可减轻房颤复发时的症状。

索他洛尔：转复房颤的疗效差，但预防房颤复发的作用与普罗帕酮相当。对合并哮喘、心力衰竭、肾功能不全或 Q—T 间期延长的患者应避免使用。

C. 多非利特：在复律后，多非利特减少房颤复发。用药后扭转性室速的发生率约为 0.8%，大多发生在用药的前 3 天之内。因此开始用药阶段患者应住院

D. 普罗帕酮：能有效预防房颤复发。不用于缺血性心脏病、心功能不全和明显左心室肥厚的患者。

3）控制心室率：近来的研究表明，对于持续性房颤，减慢心室率同时预防血栓的预后与经复律后维持窦性心律者并无显著差别，并且更简便易行，尤其适用于老年患者。

控制心室率的药物包括 β-受体阻断剂、钙通道阻滞剂或地高辛，但应注意这些药物的禁忌证。

无器质性心脏病患者：目标是控制心室率＜110 次/分。

合并器质性心脏病房颤患者：目标心率应个体化。

对于房颤伴快速心室率、药物治疗无效者，可施行房室结阻断消蚀术，并同时安置心室按需或双腔起搏器。常用药物如下：

1）β-受体阻断剂：直接抑制房室传导。常用药为美托洛尔、阿替洛尔、比索洛尔等。

2）钙通道阻滞剂：主要指非二氢吡啶类钙通道阻滞药，如地尔硫䓬、维拉帕米，可延长房室结不应期，减慢房室结传导速度，减慢安静及运动时房颤的心室率，特别是当患者合并有支气管哮喘时更为适用。紧急时采用维拉帕米注射液 5～10mg 缓慢静注，非紧急时口服 30～60mg，tid。

3）强心苷类：对于有明显症状或伴有血流动力学变化的快速房颤，可给予去乙酰毛花苷 0.2～0.4mg 溶于 5%葡萄糖 20ml 中缓慢静注，至心室率达到满意程度，需要注意的是去乙酰毛花苷对于预激综合征伴房颤要慎用。对于慢性房颤控制心室率，一般用地高辛 0.125～0.25mg/d，qd。地高辛可与 β-受体阻断剂合用，协同控制房颤患者的心室率。

4. 用药注意事项与患者教育

（1）华法林：个体差异大，治疗窗窄。

1）告知患者抗凝治疗的风险，注意避免外伤，规律饮食，尽量不要同时应用其他抗血栓药物；定期检测 INR；高血压患者在抗凝治疗期间必须严格控制血压。华法林主要副反应是各种各样的出血表现。如伤口出血不止、吐血、柏油便、肌肉血肿、皮下青紫、偏瘫或昏迷等，不论 INR 值是多少，都应该立即就医。

2）掌握药物剂量，按时服药。假如忘服 1 次华法林，如果漏服数天，就必须按照停药后重新开始服药处理。

3）了解药物及食物对华法林疗效的影响。增强华法林抗凝作用的常用药物有抗血小板药、非甾体抗炎药、抗菌药物、鱼油及一些中药（如丹参、当归、银杏等）。食物有大蒜、洋葱、葡萄柚、芒果等。减弱华法林抗凝作用的常用药物有维生素 K、苯巴比妥、雌激素、糖皮质激素、口服避孕药、螺内酯及一些中药（人参、西洋参、圣约翰草等）；食物有西兰花、白菜、韭菜、莴苣、菠菜、花菜、甘蓝等。当同时需要使用其他药物时，需要向医生或药师咨询。

【强 化 练 习】

1. 下列哪种药对洋地黄中毒引起的快速型心律失常疗效最佳

A. 苯妥英钠 B. 阿托品 C. 普鲁卡因胺
D. 普萘洛尔 E. 奎尼丁

2. 应用强心苷治疗心律失常的描述哪一项是错误的

A. 用于治疗阵发性室上性心动过速
B. 用于治疗心房扑动
C. 用于治疗心房纤颤
D. 可使心房扑动转为心房纤颤
E. 可加快房室传导

3. 房颤合并支气管哮喘患者，适用于控制心室率的药物为

A. 利伐沙班 B. 胺碘酮 C. 硝苯地平
D. 地尔硫䓬 E. 去乙酰毛花苷

4. 下列药物中，可用于房颤时控制心室率的药物为

A. 利伐沙班 B. 胺碘酮 C. 普罗帕酮
D. 依布利特 E. 地尔硫䓬

5. 预激综合征伴房颤患者，控制心室率时慎用的药物为

A. 利伐沙班 B. 胺碘酮 C. 硝苯地平
D. 去乙酰毛花苷 E. 地尔硫䓬

6. 下列药物中，可用于房颤时转复并维持窦性心律的药物为

A. 利伐沙班 B. 胺碘酮 C. 硝苯地平
D. 去乙酰毛花苷 E. 地尔硫

配伍选择题

房颤时，药物选择

A. 硝苯地平 B. 血凝酶 C. 华法林
D. 多非利特 E. 地尔硫䓬

1. 抗凝、抗血小板治疗
2. 转复并维持窦性心律
3. 控制心室率

多项选择题

可用于治疗心房颤动的药物有

A. 华法林 B. 阿司匹林 C. 达比加群酯
D. 胺碘酮 E. 美托洛尔

答案：

最佳选择题 1. A 2. A 3. D 4. E 5. D 6. B
配伍选择题 1. C 2. D 3. E
多项选择题 ABCDE

第六节 深静脉血栓形成

考点一 深静脉血栓的治疗

1. 概述 深静脉血栓形成（deep venous thrombosis，DVT）是指血液在深静脉内不正常凝结引起的病症，多发生于下肢，血栓脱落可引起肺栓塞。目前国内还缺乏关于 DVT 发

病率的准确统计学资料，美国静脉血栓每年新发病例超过 100 万例。病因有：静脉壁损伤、血流缓慢和血液高凝状态。风险因素有：肥胖、吸烟、剑伤、骨折、手术、制动、日服避孕药，肾病综合征、糖尿病、心力衰竭、恶性肿瘤、中心静脉置管、长途航空旅行等。

2. 临床表现 患肢肿胀、疼痛，活动后加重，抬高患肢可好转。偶有发热。体征有血栓远端肢体肿胀，重症可呈青紫色，系静脉内淤积的还原血红蛋白所致，称之为蓝色炎性疼痛症。有时髂、股深静脉血栓形成后腿部明显水肿使组织内压超过微血管灌注压而导致局部皮肤发白。称之为白色炎性疼痛症。血栓发生在小腿肌肉静脉丛时，可出现血栓部位压痛，偶有腓肠肌局部疼痛及压痛、发热、肿胀等。发病后期血栓机化后，可出现静脉功能不全、浅静脉曲张、色素沉着、溃疡、肿胀等。

3. 治疗 目的是预防肺栓塞，早期治疗，越早越好。

（1）卧床：抬高患肢超过心脏水平，直至水肿及压痛消失。

（2）抗凝：防止血栓增大，并可启动内源性溶栓过程。

1）肝素：5000～10000U 一次静脉注射，之后 1000～1500U/h 持续静脉滴注，其滴速以激活的部分凝血活酶时间（APTT）2 倍于对照值为调整指标。随后肝素间断静注或低分子肝素皮下注射。用药时间一般不超过 10 天。

2）华法林：在用肝素后 1 周内开始或与肝素同时开始使用。与肝素重叠用药 4～5 天。

调整华法林剂量的指标为凝血酶原时间国际标准化比值（INR）维持在 2.0～3.0，急性近端 DVT 抗凝治疗至少持续 6～12 个月以防复发。对复发性病例或恶性肿瘤等高凝状态不能消除的病例，抗凝治疗的持续时间可无限制。长期抗凝治疗的患者，应定期监测 INR

3）新型抗凝药物：达比加群酯，直接作用于凝血酶（Ⅱa 因子）发挥抗凝疗效，利伐沙班和阿哌沙班为直接Ⅹa 因子抑制剂，对游离型和结合型Ⅹa 因子以及结合在凝血酶原酶复合物上的Ⅹa 因子均有强效抑制作用，具有显著的抗凝疗效。目前研究表明，新型抗凝药物；在 DVT 的预防和治疗方面的疗效不劣于或优于低分子肝素和华法林，出血发生率低，可以作为华法林的替代药物治疗。

（3）溶栓治疗：溶栓药物治疗早期 DVT 是否能减少肺栓塞的发生目前尚有争议。但对血栓形成早期也有一定的效果，仅限于某些较严重的髂股静脉血栓患者。常用药物有链激酶、尿激酶和阿替普酶（rt-PA）。

（4）下腔静脉滤器放置术：如因出血倾向而不宜用抗凝治疗者，或深静脉血栓进展迅速已达膝关节以上者，预防肺栓塞可用经皮穿刺做下腔静脉滤器放置术。

（5）预防：为避免肺栓塞的严重威胁，对所有易发生 DVT 的高危患者均应提前进行预防。

4. 用药注意事项与患者教育

（1）很多因素可影响华法林的疗效，如饮食、旅行、环境等，另外与其他处方药、非处方药合用时可能会产生有害的相互作用，若需要同时使用其他药物，需向医生咨询，尤其是阿司匹林或含 NASID 的药物。由于个体对药物反应的变异大，需要个体化用药。

（2）使用抗凝治疗时，应尽量避免肌内注射，以避免形成血肿。

（3）使用华法林时，开始时需要每周 2～3 次监测 PT/INR 值，然后每月 1 次，监测其疗效。

（4）间断查血常规、大便潜血、尿常规，并注意皮肤黏膜的出血、淤血和咯血等情况。

【真 题 再 现】

患者，男，50 岁，诊断为高血压、冠心病。医师处方，氨氯地平片 10mg，po，qd；美托洛尔缓释片 47.5mg，po，qd；贝那普利片 20mg，po，qd；阿司匹林肠溶片 100mg，po，qd；辛伐他汀片 40mg，po，qd。

该患者对阿司匹林不耐受，可选用的替代药物是（2016 年，C 型题，101 题）

A. 华法林片　　B. 双嘧达莫片

C. 氯吡格雷片　　D. 对乙酰氨基酚片

E. 布洛芬胶囊

答案：C

解析：治疗深静脉血栓时，对阿司匹林不耐受，可选用的替代药物为氯吡格雷片。

【强化练习】

最佳选择题

1. 下列药物中属于溶栓药物的是

A. 华法林 B. 利伐沙班 C. 阿替普酶
D. 血凝酶 E. 低分子肝素

2. 使用华法林的目标 INR 值为

A. 0.5～1 B. 1～1.5 C. 1.5～2
D. 2～2.5 E. 2～3

配伍选择题

A. 氯吡格雷 B. 利伐沙班 C. 华法林
D. 肝素 E. 血凝酶

1. 属于香豆素类抗凝药的是
2. 属于抗血小板药的是
3. 属于 Xa 因子抑制剂的是

综合分析题

男性，35 岁，髋关节置换术后 7 天，患者右侧下肢肿胀、疼痛，抬高患肢后可好转。

1. 该患者最可能发生了

A. 下肢深静脉血栓形成 B. 下肢动脉栓塞
C. 肺动脉栓塞 D. 病理性骨折
E. 脉管炎

2. 该患者不宜选用的药物为

A. 肝素 B. 华法林 C. 氯吡格雷
D. 利伐沙班 E. 阿替普酶

3. 可以减弱华法林抗凝作用的药物为

A. 阿司匹林 B. 布洛芬 C. 抗菌药物
D. 糖皮质激素 E. 阿替普酶

多项选择题

1. 可用于治疗深静脉血栓形成的药物有

A. 华法林 B. 肝素 C. 达比加群酯
D .尿激酶 E. 利伐沙班

2. 深静脉血栓形成的病因有

A. 吸烟 B. 血流缓慢
C. 心力衰竭 D. 血液高凝状态
E. 静脉壁损伤

答案：

最佳选择题 1. C 2. E
配伍选择题 1. C 2. A 3. B
综合分析题 1. A 2. C 3. D
多项选择题 1. ABCDE 2. BDE

【单元测试】

最佳选择题

1. 治疗老年高血压的目标是血压降低至

A. ＜125/75mmHg B. ＜130/80mm.Hg
C. ＜140/90mmHg D. ＜150/90mmHg
E. 收缩压＜150mmHg 或更低些

2. 患者，女，68 岁，既往有高血压，双侧肾动脉狭窄，因水肿复诊，体检和实验室检查，血压 172/96mmHg，尿蛋白大于 2g/24h（正常值＜150mg/24h），血尿酸 416μmol/L（正常值 180～44μmol/L），血钾 6.1mmol/L（正常值 3.5～5.5mmol/L）在已经服用氨氯地平的基础上。应考虑联合应用的抗血压药品是

A. 螺内酯 B. 依那普利 C. 卡托普利
D. 呋塞米 E. 拉西地平

3. 男性，72 岁。高血压病 3 年，血压 165/95mmHg，伴 2 型糖尿病。首选降压药物是

A. 利尿剂 B. β-受体阻滞剂
C. ACEI 类 D. 心痛定 E. 利血平

4. 非杓型高血压病人的合理给药时间是

A. 睡前给药 B. 清晨给药 C. 早晚给药
D. 一日三餐后给药
E. 清晨给药，下午补服短效药物

5. 以下的论述哪项是错误的

A. 普萘洛尔可抑制肾素的分泌
B. 氢氯噻嗪不可与普萘洛尔合用于治疗高血压
C. 硝普钠可用于高血压危象和慢性心功能不全
D. 氢氯噻嗪作为基础降压药可单用于轻度高血压，也可与其他降压药合用，提高疗效，减少不良反应
E. 尼群地平可与 β-受体阻断药合有提高降压作用

6. 高血压合并心力衰竭不宜用下哪种药物

A. 普萘洛尔 B. 卡托普利 C. 哌唑嗪
D. 氢氯噻嗪 E. 依那普利

7. 通过阻断 α_1 和 β-受体而发挥抗高血压作用的药物是
A. 哌唑嗪 B. 普萘洛尔 C. 硝苯地平
D. 卡托普利 E. 拉贝洛尔
8. HMG-CoA 还原酶抑制剂可能出现的严重不良反应是
A. 腹泻 B. 肌病 C. 腹痛 D. 皮疹 E. 胃痛
9. 能明显降低血浆胆固醇的药是
A. 烟酸 B. 苯氧烷酸类
C. 多烯脂肪酸 D. 抗氧化剂
E. HMG-CoA 还原酶抑制剂
10. 羟甲戊二酰辅酶 A 还原酶抑制剂(他汀类)与贝丁酸类调节血脂药联合应用时，可能引起死亡严重不良反应是
A. 输尿管结石 B. 十二指肠溃疡
C. 急性心肌梗死 D. 横纹肌溶解
E. 糖尿病性坏疽
11. 以下"合理联用他汀类和贝丁酸类"的叙述中，最正确的是
A. 早晨服用 B. 晚间服用
C. 早晚分别服用
D. 晚上服用贝丁酸类、而晨服用他汀类
E. 晨服用贝丁酸类、而晚上服用他汀类
12. 治疗高胆固醇血症的首选药物是
A. 烟酸 B. 益多脂 C. 吉非贝齐
D. 考来替泊 E. 阿托伐他汀钙
13. 洋地黄中毒的特征性表现为
A. 恶心 B. 视力模糊 C. 黄视、绿视
D. 快速房性心律失常伴传导阻滞
E. 粉红色泡沫样痰
14. 洋地黄中毒的特征性表现为
A. 恶心 B. 视力模糊 C. 黄视、绿视
D. 快速房性心律失常伴传导阻滞
E. 粉红色泡沫样痰
15. 关于房颤时抗凝剂的使用，下列说法不正确的为
A. 注意避免外伤，规律饮食
B. 尽量不要同时应用其他抗血栓药物
C. 定期检测 INR
D. 掌握药物剂量，按时服药
E. 假如忘服 1 次华法林，不用补服
16. 氯贝特的不良反应中哪一项是错误的
A. 皮肤潮红 B. 皮疹、脱发 C. 视力模糊
D. 血象异常 E. 腹胀、腹泻、恶心、乏力
17. 下列药物中，属于溶栓药物的为
A. 华法林 B. 利伐沙班 C. 阿替普酶
D. 血凝酶 E. 低分子肝素
18. 中枢性降压药是
A. 可乐定 B. 利血平 C. 拉贝洛尔
D. 肼苯哒嗪 E. 硝苯地平
19. 关于新型抗凝药物，下列说法不正确的为
A. 可特异性阻断凝血瀑布中的某关键环节
B. 需监测 INR
C. 与食物和药物相互作用小
D. 达比加群酯直接作用于凝血酶（Ⅱa 因子）
E. 利伐沙班和阿哌沙班为直接 Xa 因子抑制剂
20. 可减弱华法林抗凝作用的食物为
A. 大蒜 B. 白菜 C. 洋葱 D. 葡萄柚 E. 芒果
21. 对于 ACEI 类药描述错误的是
A. 抑制血管紧张素转化酶（ACE）活性
B. 唯一的抑制心肌及血管重构药物
C. 明显降低全身血管阻力
D. 抑制交感神经活性作用
E. 保护血管内皮细胞
22. 通过直接阻断 α_1 受体而降压的药物是
A. 利血平 B. 甲基多巴 C. 哌唑嗪
D. 硝苯地平 E. 氢氯噻嗪
23. 以下二氢吡啶类钙通道阻滞剂中，儿童高血压病人不宜应用的是
A. 硝苯地平 B. 氨氯地平 C. 非洛地平
D. 尼群地平 E. 拉西地平
24. 治疗高胆固醇血症的首选药物是
A. 烟酸 B. 益多脂 C. 吉非贝齐
D. 考来替泊 E. 阿托伐他汀钙
25. 能明显降低血浆甘油三酯的药物是
A. 胆汁酸结合树脂 B. 抗氧化剂
C. 洛伐他汀 D. 氟伐他汀
E. 苯氧烷酸类
26. 以下的论述哪项是错误的
A. 普萘洛尔可抑制肾素的分泌
B. 氢氯噻嗪不可与普萘洛尔合用于治疗高血压
C. 硝普钠可用于高血压危象和慢性心功能不全

D. 氢氯噻嗪作为基础降压药可单用于轻度高血压，也可与其他降压药合用，提高疗效，减少不良反应

E. 尼群地平可与 β-受体阻断药合有提高降压作用

27. 血管紧张素转化酶抑制剂是

A. 硝普钠 B. 卡托普利 C. 肼苯哒嗪

D. 哌唑嗪 E. 尼群地平

配伍选择题

（1～2）

A. 地高辛 B. 洋地黄毒苷 C. 米力农

D. 卡维地洛 E. 毒毛花苷 K

1. 通过抑制磷酸二酯酶，升高 cAMP 水平，加强心肌收缩力的非苷类药物是

2. 通过阻断 β-受体，同时具有血管扩张作用的非苷类药物是

（3～6）

抗高血压药物

A. 缬沙坦 B. 氢氯噻嗪 C. 依那普利

D. 氨氯地平 E. 美托洛尔

3. 利尿降压药

4. 钙通道阻滞剂

5. β-受体阻断剂

6. 血管紧张素Ⅱ受体阻断剂

（7～10）

A. 他汀类 B. 贝特类 C. 烟酸

D. ω-3 脂肪酸 E. 胆酸螯合剂

7. 高胆固醇血症，首选的治疗药物是

8. 高三酰甘油血症，首选的治疗药物是

9. 混合型高脂血症，首选用的药物是

10. 低 HDL-C 血症，宜选用的药物是

（11～13）

调节血脂药的合理应用

A. 螺内酯 B. 依曲康唑 C. 依折麦布

D. 他汀类与烟酸联用

E. 中等剂量他汀类和贝丁酸类联用

11. 可显著升高 HDL-ch 的是

12. 应该早晚或隔日交替服用的是

13. 与胆酸螯合剂合用，应提前至少 2h 服用的是

（14～17）

A. 地高辛 B. 洋地黄毒苷 C. 米力农

D. 卡维地洛 E. 毒毛花苷 K

14. 血浆半衰期最长的强心苷类药物是

15. 起效最快、半衰期短的强心苷类药物是

16. 通过抑制磷酸二酯酶，升高 cAMP 水平，加强心肌收缩力的非苷类药物是

17. 通过阻断 β-受体，同时具有血管扩张作用的非苷类药物是

（18～21）

A. 地高辛 B. 多巴酚丁胺 C. 氨力农

D. 硝普钠 E. 依那普利

18. 抑制血管紧张素Ⅰ转化酶，可消除慢性心衰症状，降低病死率

19. 抑制磷酸二酯酶，增加细胞内 cAMP 含量，缓解慢性心衰症状

20. 降低心脏前、后负荷，对急性心梗及高血压所致慢性心衰效果较好

21. 激动 $β_1$-受体，对慢性心衰疗效较好

（22～25）

A. 阿米洛利 B. 雷米普利 C. 阿利吉仑

D. 依普利酮 E. 氨力农

22. 保钾利尿剂

23. 肾素抑制剂

24. 醛固酮受体拮抗剂

25. 血管紧张素转化酶抑制剂

综合分析题

（1～3）

女性，40 岁，既往有风湿性心脏病病史，近 2 年来出现劳累性呼吸困难，1 天前因受凉出现发热、咳嗽，咳粉红色泡沫样痰，不能平卧，查体：半卧位，口唇发绀，两肺大量水泡音及哮鸣音。

1. 该患者最可能的诊断为

A. 支气管哮喘 B. 大叶性肺炎

C. 急性左心衰竭 D. 急性心肌炎

E. 肺栓塞

2. 可以选用下列哪种药物

A. 阿替洛尔 B. 西地兰 C. 卡托普利

D. 硝普钠 E. 硝苯地平

3. 该药的特征性不良反应为

A. 高血钾 B. 心动过缓

C. 快速房性心律失常伴传导阻滞

D. 体位性低血压 E. 踝部水肿

（4～6）

某女性，64 岁，既往高血压病病史 15 年，活动后心悸、气短 3 年，2 小时前无明显诱因突发发生喘憋。体检：端坐体位，BP190/110mmHg，R30 次/分，Bp108 次/分，心界向左侧扩大，双肺可闻及广泛湿啰音。

4. 该患者突然发生喘憋的最可能原因是
A. 慢性支气管炎急性发作
B. 支气管哮喘
C. 急性左心衰竭
D. 肺动脉栓塞
E. 慢性肺源性心脏病

5. 心电图示 P 波消失，代之以 f 波，不规律，QRS 波群形态正常。该患者心律不齐的最可能诊断为
A. 心房颤动 B. 室性期前收缩
C. 心室颤动 D. 阵发性室上性心动过速
E. 阵发性室性心动过速

6. 该患者目前治疗首选
A. 硝苯地平 B. 西地兰 C. 多索茶碱
D. 硝普钠 E. 胺碘酮

多项选择题

1. 使用 HMG-CoA 还原酶抑制剂须慎重，以下情况应及时停药的是
A. 血清 AST 值为 40U
B. 血清 AST 值为 130U
C. 血清 CPK 值为 0～200U
D. 严重急性感染、创伤或大手术
E. 有弥散性肌痛、肌软弱、赤褐色尿

2. 考来烯胺降血脂作用是
A. 与胆酸络合而中断胆酸的肝肠循环
B. 增加胆固醇向胆酸转化
C. 影响胆固醇的吸收
D. 减少胞内 CAMP 含量
E. 增加胞内 CAMP 含量

3. "控制饮食"是非药物治疗高脂血症的主要方面，要求包括
A. 戒烟 B. 控制摄盐
C. 减少饮酒或戒烈性酒
D. 选择植物甾醇、可溶性纤维食物
E. 减少饱和脂肪酸和胆固醇的摄入

4. 关于心力衰竭的药物治疗，以下说法正确的为
A. 使用 β-受体阻断剂时，应从大剂量开始
B. 应当坚持长期使用足够剂量的 ACEI 和 β-受体阻断剂
C. 控制液体入量、减少钠盐摄入
D. 急性期或病情不稳定者应限制体力活动
E. 病情稳定的心衰患者，可从事正常体力活动

5. 关于 ACE 抑制剂治疗心力衰竭（CHF）叙述正确的是
A. 能防止和逆转心肌肥厚
B. 保护血管内皮细胞
C. 抑制交感神经活性
D. 降低血管阻力和减少肾血流量
E. 抑制心肌及血管重构

6. 美托洛尔的使用禁忌证包括
A. 支气管哮喘 B. 心源性哮喘
C. 严重心动过缓 D. 重度急性心衰
E. 雷诺病

7. 强心苷毒性所致快速型心律失常，可用下列哪些药物治疗
A. 静脉滴注或口服钾盐 B. 利多卡因
C. 苯妥英钠 D. 阿托品 E. 胺碘酮

8. 禁用地高辛的情况包括
A. 肥厚型心肌病
B. 风湿性心脏病单纯二尖瓣狭窄伴窦性心律的肺水肿患者
C. 严重窦性心动过缓
D. 房室传导阻滞
E. 伴有快速心室率的心房颤动

9. 深静脉血栓形成的患者使用抗凝药物，下列说法正确的是
A. 使用肝素时，应监测部分凝血活酶时间（APTT）
B. 使用华法林时，应监测 INR 值
C. 肝素用药时间一般不超过 10 天
D. 华法林在用肝素后 1 周内开始
E. 为避免静脉炎的发生，尽量采用肌内注射

10. 洋地黄中毒的处理，正确的为
A. 缓慢停药，以避免戒断症状
B. 立即停药

C. 补钾　　D. 静脉注射利多卡因
E. 电复律

11. 洋地黄中毒的风险因素有
A. 心肌缺血缺氧　B. 低血钾
C. 低血镁　D. 甲状腺功能减退
E. 同时使用胺碘酮

12. 通过抑制磷酸二酯酶而加强心肌收缩力的药物是
A. 地高辛　B. 米力农　C. 洋地黄毒苷
D. 维司力农　E. 多巴酚丁胺

13. 强心苷毒性所致快速型心律失常，可用下列哪些药物治疗
A. 静脉滴注或口服钾盐　B. 利多卡因
C. 苯妥英钠　D. 阿托品
E. 胺碘酮

14. 具有减慢心率和加强心肌收缩力的药物是
A. 洋地黄毒苷　B. 奎尼丁
C. 毒毛花苷 K　D. 维拉帕米
E. 普鲁卡因胺

15. 下列药物中，可增强华法林抗凝效果的药物有
A. 抗血小板药　B. 非甾体抗炎药
C. 丹参注射液　D. 螺内酯
E. 西洋参

答案：

最佳选择题　1. E 2. D　3. C　4. A　5. B　6. A　7. E　8. B　9. E　10. D　11. E　12. E 13. D　14. D　15. E　16. A　17. C　18. A　19. B　20. B　21. D　22. C　23. B　24. E　25. E　26. B　27. B

配伍选择题　1. C　2. D　3. B　4. D　5. E 6. A　7. D　8. B　9. D　10. C　11. D　12. E　13. C　14. A　15. E　16. C　17. D　18. E　19. C　20. E　21. B　22. A　23. C　24. D　25. B

综合分析题　1. C　2. B　3. C　4. C　5. A　6. B

多项选择题　1. BDE　2. ABC　3. BCDE　4. BCD　5. BDE　6. ACDE　7. ABCD　8. ABCD　9. ABCD　10. BCD　11. ABCDE　12. BD　13. ABCD　14. BDE　15. ABC

第十一章　神经系统常见疾病

章节概述

本章节的内容包括神经系统常见疾病治疗的相关知识，依据历年的考试分析来看，本章节占分值为6分左右。

本章节共计8个小节，分值分布主要分布在第一节缺血性脑血管病、第三节癫痫、第四节帕金森病、第五节痴呆、第七节抑郁症和第八节失眠症，每个小节分值相对平均，大多为1分。本章内容多，占分较少，复习时掌握重点疾病的药物治疗和注意事项即可。

章节	内容	分值
第一节	缺血性脑血管病	1分
第二节	出血性脑血管病	0
第三节	癫痫	0～1分
第四节	帕金森病	1分
第五节	痴呆	0～1分
第六节	焦虑症	0
第七节	抑郁症	0～2分
第八节	失眠症	0～1分
合计		3～6分

第一节　缺血性脑血管病

考点一　缺血性脑卒中的治疗及注意事项

1. 缺血性脑卒中的概念　缺血性脑卒中（脑梗死）指因脑部血液循环障碍，缺血、缺氧所致的局限性脑组织的缺血性坏死或软化。血管壁病变、血液成分和血流动力学改变是引起脑梗死的原因。来源于心脏和颈动脉的栓子也是脑梗死的原因之一。脑梗死的诊治重在抢时间，以减少脑组织坏死，减少失能率。

2. 缺血性脑卒中的治疗　脑梗死的治疗应根据病因、发病机制、临床类型、发病时间等制定治疗方案，实施以分型、分期为核心的个体化治疗。按病程可分为急性期（1个月），恢复期（大于1个月，小于6个月）和后遗症期（大于6个月）。

（1）分期治疗策略

1）急性期：急性缺血性卒中溶栓治疗的缺血性脑卒中（脑梗死）指因脑部血液循环时间窗非常短暂（3h），在时间窗内迅速明确诊断，没有禁忌证者应予溶栓治疗，极大降低致残率。腔隙性脑梗死不宜脱水，主要是改善循环；大、中梗死应积极抗脑水肿降颅压，防止脑疝形成。在内科支持治疗的基础上，酌情选改善脑循环、脑保护、抗脑水等降颅压等措施。

2）恢复期：以康复锻炼，改善功能为目标，并进行心脑血管疾病的二级预防。

3）后遗症期：护理和功能代偿，并进行心脑血管疾病的二级预防。

（2）药物治疗

1）脱水治疗：甘露醇、呋塞米、甘油果糖、七叶皂苷钠、皮质类固醇激素

2）溶栓治疗：发病3h内用重组组织型纤溶酶原激活物阿替普酶（rt-PA）的静脉溶栓疗法。减少死亡及严重残疾的危险性，还改善生存者的生活质量。颅内出血，近2周内外科手术，近1周内不可压迫部位的动脉穿刺，近3个月脑梗死或心肌梗死史，严重心、肾、肝功能不全或严重糖尿病者，妊娠期禁用。

3）抗血小板制剂：常用阿司匹林，对于不符合溶栓适应证且无禁忌证的急性脑梗死患者在发病后尽早给予，推荐剂量150～300mg/d。急性期后改为预防剂量（50～150mg）。溶栓治疗者，阿司匹林等抗血小板药物应在溶栓24h后开始使用。对不能耐受阿司匹林者，可考虑选用氯吡格雷。

4）抗凝治疗：溶栓后24h内不主张使用抗凝治疗；监测APTT（部分凝血活酶时间）肝素和低分子肝素。

5）降纤治疗：常用巴曲酶、降纤酶，其他制剂还有蚓激酶、蕲蛇酶等。

6）中药治疗：丹参、川芎嗪、三七、葛根素、银杏叶

7）神经保护剂：丁基苯酞、胞二磷胆碱、依达拉奉、钙通道阻滞剂等。

（3）用药注意事项：卒中后 3h 内溶栓可以很好地避免脑血栓后遗症，对于高风险人群应有预案，寻找 30min 车程内有开展溶栓治疗的 24/7d 医疗机构。

【真 题 再 现】

1. 患者，男，70 岁，两周前因缺血性脑卒中入院治疗，经积极治疗，病情显著缓解后出院、目前无其他伴随疾病，为进行心脑血管事件的二级预防，应首选的药物是（2016 年，A 型题，21 题）

A. 肝素　B. 氯吡格雷　C. 阿司匹林

D. 利伐沙班　E. 噻氯匹定

答案： 1. C

解析： 心脑血管事件的二级预防中，长期用药是阿司匹林。

2. 下列关于脑梗死急性期药物治疗的说法，正确的是（2015 年，A 型题，23 题）

A. 急性脑梗死的溶栓治疗时间窗是 48h

B. 血小板计数＜100×10^9/L 时应禁用溶栓药

C. 甘油果糖脱水作用较甘露醇强且快

D. 应在使用溶栓药的同时联合使用阿司匹林

E. 应在使用溶栓药的同时联合使用抗凝药

答案： 2. B

解析： 急性脑梗死的溶栓治疗时间窗是 3h，在时间窗内迅速明确诊断，没有禁忌证者应予溶栓治疗。甘油果糖的脱水作用比较温和。阿司匹林等抗血小板制剂应在溶栓后 24h 使用。溶栓后 24h 之内不主张使用抗凝治疗。

【强 化 练 习】

最佳选择题

1. 急性脑血管病中病死率最高的疾病为

A. 脑出血　B. 原发性蛛网膜下腔出血

C. 脑梗死　D. 短暂性脑缺血发作

E. 颅内动脉瘤

2. 卒中后 3h 内溶栓可以降低脑血栓后遗症发生率

A. 50%　B. 60%　C. 70%　D. 80%　E. 90%

3. 下列药物中，不可用于短暂性脑缺血发作治疗的药物有

A. 阿司匹林　B. 双嘧达莫　C. 巴曲酶

D. 华法林　E. 尿激酶

4. 原发性蛛网膜下腔出血常见病因为

A. 脑血管畸形　B. 高血压性动脉硬化

C. 颅内动脉瘤　D. 动脉炎

E. 颅内肿瘤

5. 急性缺血性脑卒中溶栓治疗的时间窗为

A. 0.5h　B. 1h　C. 2h　D. 3h　E. 6h

配伍选择题

A. 2 周　B. 1 个月内　C. 1～3 个月

D. 1～6 个月　E. ＞6 个月

1. 急性期脑梗死的分期

2. 恢复期脑梗死的分期

3. 后遗症期脑梗死的分期

多项选择题

短暂性脑缺血发作的临床表现为

A. 起病突然

B. 椎-基底动脉 TIA 多表现为眩晕、头晕、构音障碍、跌倒和共济失调

C. 持续时间短暂，最长不超过 1 天

D. 部分患者遗留神经功能缺损体征

E. 颈动脉超声常可显示动脉硬化斑块

答案：

最佳选择题　1. A　2. E　3. E　4. C　5. D

配伍选择题　1. B　2. D　3. E

多项选择题　ABCE

第二节　出血性脑血管病

考点一　出血性脑血管病的治疗及注意事项

1. 出血性脑血管病的治疗

（1）内科治疗

1）一般治疗

A. 卧床休息：脑出血：一般应卧床 2～4 周，蛛网膜下隙出血：绝对卧床 4～6 周，避免情绪激动及血压升高。

B. 保持气道通畅。

C. 吸氧有意识障碍、缺氧现象的患者应予吸氧。

D. 鼻饲：昏迷或有吞咽困难者。

E. 对症治疗过度烦躁不安的患者可适量用镇静药；便秘者可选用缓泻剂。(对症处理)

F. 预防感染：加强口腔护理，及时吸痰；昏迷患者可酌情用抗菌药物预防感染。

G. 定期翻身、肢体被动活动、气垫床等措施防治压疮。

H. 病情监测：严密注意患者的意识、瞳孔、血压、呼吸等改变，有条件时应对昏迷患者进行监护。

2）降低颅内压：首先以高渗脱水药为主，如甘露醇或甘油果糖、甘油氯化钠等，注意尿量、血钾及心肾功能。可酌情选用呋塞米。不使用类固醇。

3）控制血压

A. 脑出血时不急于降血压，应先降颅内压，再根据血压情况决定是否进行降血压治疗。①血压≥200/110mmHg 时，在降颅压的同时可慎重平稳降血压治疗，使血压维持在略高于发病前水平或 180/105mmHg 左右；血压降低幅度不宜过大。收缩压＜165mmHg 或舒张压＜95mmHg，不需降血压治疗。②血压过低者应升压治疗，以保持脑灌注压。

B. 蛛网膜下腔出血，去除疼痛等诱因后，如果收缩压＞180mmHg，可在血压监测下使血压下降，保持收缩压在 160mmHg 以下可降低再出血风险。

4）止血药物：一般不用。有凝血功能障碍可应用，时间不超过 1 周。

5）防治脑血管痉挛：蛛网膜下隙出血患者宜早期使用钙通道阻滞剂，常用尼莫地平 40～60mg，每日 4～6 次，疗程 3 同，必要时可静脉使用，应注意其低血压等不良反应。同时注意维持正常血容量、避免过度脱水。

6）亚低温治疗：越早应用越好。有条件可试用。

7）康复治疗。

(2）手术治疗：手术目的主要是尽快清除血肿、降低颅内压、挽救生命。

1）休息与活动：急性期绝对卧床休息，定期翻身，防止压疮；翻身时注意保护头部，动作轻稳，以免加重出血，抬高床头 15°～30°，以减少脑部血流量，减轻脑水肿；要保持瘫痪肢体功能位；保证患者安静休息，严格控制探视人员。

2）饮食指导：有昏迷、吞咽困难患者予鼻饲流食；尚能进食者吃流食或半流食，喂食不宜过多过急；抬高床头；病情平稳后可进普通饮食，限盐 2～5g/d，保证充足水量和补充膳食纤维，防止大便干燥。

3）避免诱因：如情绪激动、兴奋、排便用力。天气剧变时发病较多。积极控制高血压，坚持服药、劳逸结合、戒烟忌酒等。

4）康复指导：病情平稳后，锻炼越早疗效越好。先做被动运动，防止关节挛缩和肌肉萎缩，待瘫痪肢体肌力恢复后进行主动运动。进入恢复期要有步骤、循序渐进地进行各功能锻炼，包括生活自理能力、语言、思维训练，以达到最佳康复效果。

5）出院指导：保持心情舒畅、情绪稳定、二便通畅。饮食清淡、戒烟忌酒，养成良好的生活习惯，合理休息，适量运动，遵医嘱按时按量服药，定期复查。高血压、糖尿病患者应坚持长期服药并定期查血压、血糖，了解血压情况防止再出血，如有不适，及时就诊。

第三节 癫　痫

考点一 癫痫的治疗

1. 癫痫的治疗

(1)常用药物：常用口服抗癫痫药物包括：

①一线药物：卡马西平、丙戊酸钠、苯妥英钠等。②二线抗癫痫药物：奥卡西平、托吡酯、拉莫三嗪、左乙拉西坦等。药物控制不佳或其他特殊癫痫综合征可请神外科会诊。

(2）一般治疗原则

1）依发作类型及用药史、疗效选择抗癫痫药物。

局灶性发作：卡马西平（或奥卡西平）、丙戊酸钠、托吡酯、拉莫三嗪、左乙拉西坦等。

全面性发作：丙戊酸钠、卡马西平、苯妥英钠、苯巴比妥、托吡酯、拉莫三嗪、左乙拉西坦等。

2）药物选择时还需要考虑以下因素：禁忌证、可能的不良反应、特殊治疗人群（如育龄妇女、儿童、老人等）、药物之间的相互作用以及药物来源和费用等，个体化给药。

3）在专科医生指导下进行药疗。

4）遵循单药治疗原则。选择适当的单药治疗，50%～70%的癫痫患者能够完全控制发作，其优势在于减少药物不良反应并有更好的耐受性。

5）小剂量起始，逐渐增量，长期规律用药。有条件应测定药物的血浆浓度。每次用药间隔时间应短于其半衰期，用药时间超过5个半衰期才能达到稳态浓度，发挥最大疗效（表11-2）。

6）定期随诊患者对药物的耐受性和不良反应。

7）终止用药应视患者的具体病情决定。应逐渐停药，停药的过程为半年至1年。停药后复发率为20%～40%，多出现在停药后2年以内。

（3）癫痫持续状态的治疗：在癫痫持续状态中80%为惊厥持续状态，如持续超过30min会造成全身及神经系统损害，病死率达10%～12%。所以应尽可能在短时间内控制发作。对癫痫持续状态的患者紧急处理如下：

1）慢慢躺下，仰卧位、头偏向一侧以防误吸。缠有纱布的压舌板垫在上下牙列之间；解开约束（如领带及绷紧的衣物等）。

2）当患者抽搐停止进入昏睡期后，应迅速抽去牙列垫塞物（侧头），使口中唾液和呕吐物流出，避免窒息。改为侧卧；保暖；保持周围安静。

3）注意心脏、呼吸情况。抽搐后呼吸未能及时恢复应做人工呼吸。

4）尽快送医院抢救。首选苯二氮䓬类药物iv。药物选择：成人地西泮 10～20mg 静脉注射（每分钟不超过 2～5mg）可使 85%的患者在5分钟内控制发作，儿童为0.1～1.0mg/kg，应注意静脉注射速度过快可抑制呼吸。如无效可于 20 分钟后再用同一剂量。也可用苯妥英钠，用量为20mg/kg，静脉注射，速度不应过快，应低于50mg/min，可在10～30分钟内使41%～90%的患者控制发作。应同时监测血压及心电图。

5）发现和处理诱因和病因。在处理发作的同时就应开始积极寻找诱因或病因，并及时做相应的处理。完全控制发作后，应建立正规抗癫痫药治疗方案，避免再发。

（4）癫痫的外科治疗：20%的癫痫患者药物治疗无效时，考虑外科治疗。

1）适应证

药物抵抗性癫痫：至少曾用两种一线抗癫痫药物单药或联合治疗，疗效不佳；成人需要至少2年的观察。

适合于外科治疗的癫痫综合征。

2）禁忌证

原发性癫痫。

病灶位于重要脑功能区如运动皮质、语言中枢。

智商低于70。

进行性内科或神经系统病变。

病灶对侧半球功能障碍（包括记忆力、认知功能及心理功能）。

2. 癫痫用药注意事项与患者教育

（1）开始用药前应作脑电图、血常规及肝、肾功能检查，作为基础记录。

（2）治疗过程中应定期随访，发作频繁者应每2周、一般患者应每月随访1次。应询问发作频率的增减、发作类型有否变化、是否有不良反应以及是否按医嘱服药。

（3）肝功能、血常规每3个月测1次。丙戊酸钠每月测肝功能1次。（第3个月抽血肝、每月丙戊酸；半年脑电图、随时做检查）。

（4）脑电图可每6个月检查1次。发作次数增多时应及时作脑电图检查。

（5）有条件的医院在下列情况可以测药物血浓度：①治疗开始估计已达到稳态血浓度时，作为基础值。②确定依从性。③确定剂量相关的不良反应。④多药治疗加用或停用1种抗癫痫药时。⑤未能控制或治疗中发作增多者。⑥患者具在可能使药物浓度改变的情况时，如低蛋白血症、妊娠、肝肾功能不全、胃肠道疾患等。

（6）肝功能损害慎用丙戊酸钠。根据肾功能情况酌减药物用量。过敏体质患者慎用卡马西平、奥卡西平、拉莫三嗪等。

（7）特殊人群：育龄期妇女酌情选用卡马西平（或奥卡西平、拉莫三嗪）；孕前 3 个月和孕初 3 个月每日加用叶酸 5mg。老年患者酌减药物用量。儿童按公斤体重计算药物用量。

【真 题 再 现】

治疗癫痫持续状态，首选的药物是（2016 年，A 型题，22 题）

A. 注射用丙戊酸钠　B. 卡马西平片
C. 苯巴比妥片　D. 苯妥英钠片
E. 地西泮注射液

答案：E

解析：癫痫持续状态一般首选地西泮。

【强 化 练 习】

最佳选择题

1. 育龄期癫痫患者可酌情选用
A. 丙戊酸钠　B. 卡马西平　C. 乙琥胺
D. 托吡酯　E. 苯巴比妥

2. 癫痫持续状态的好发年龄段
A. 55 岁以上　B. 65 岁以上
C. 1 岁以内及 65 岁以上
D. 6 岁以内　E. 14 岁以内

配伍选择题

癫痫的药物治疗
A. 卡马西平　B. 丙戊酸钠　C. 苯妥英钠
D. 拉莫三嗪　E. 地西泮

1. 癫痫大发作首选
2. 失神发作首选
3. 癫痫持续状态首选
4. 适用于各型癫痫的药物

综合分析题

某女孩，6 岁，2 个月来反复突发突止的意识障碍，表现为突然动作中断，呆立凝视，呼之不应，手中物体掉落，但从不跌倒，持续数秒钟缓解。

1. 该患儿诊断为
A. 失神发作　B. 复杂部分性发作
C. 肌阵挛发作　D. 简单部分性发作
E. 癫痫持续状态

2. 该患者首选的治疗药物是
A. 苯妥英钠　B. 卡马西平　C. 地西泮
D. 丙戊酸钠　E. 苯巴比妥

多项选择题

适用于癫痫局灶性发作的药物有
A. 卡马西平　B. 托吡酯　C. 卡马西平
D. 苯妥英钠　E. 左乙拉西坦

答案

最佳选择题　1. B　2. C
配伍选择题　1. C　2. A　3. E　4. B
综合分析题　1. A　2. D
多项选择题　ABCD

第四节　帕金森病

考点一　帕金森的治疗

1. 药物治疗

药物治疗原则无法根治、只能缓解、尽量延缓病程

1）疾病早期鼓励社会参与和医学体疗，可适当暂缓用药。如疾病影响患者的日常生活和工作能力，则应开始症状性治疗。药物治疗在病程晚期多数疗效不佳。

2）药物治疗的目标是延缓疾病进展，尽可能延长症状控制的年限。

3）药物治疗坚持“10w”和“s10w”原则，从小剂量开始，缓慢滴定增量。尽可能的维持低剂量，以最小剂量达到满意效果，尽量减少药物的不良反应和并发症。治疗要考虑结合共病因素，采取个体化的方案。

2. 治疗药物选择　老年前期（＜65 岁）患者，不伴认知障碍：①多巴胺受体（DR）激动剂。②司来吉兰，或加用维生素 E。③复方左旋多巴+儿茶酚氧位甲基转移酶（COMT）抑制剂。④金刚烷胺和（或）抗胆碱能药：震颤明显而其他抗 PD 药物效果不佳时，选用抗胆碱能药。⑤复方左旋多巴一般在①、②、④方案治疗效果不佳时可加用。

老年（≥65 岁）患者，或伴认知障碍：首选复方左旋多巴，必要时可加用 DR 激动剂、

MAO-B 抑制剂或 COMT 抑制剂。老年男性患者尽可能不用苯海索，除非有严重震颤并明显影响日常生活的患者。

【真 题 再 现】

1. 患者，男，60 岁，呈典型“面具脸”“慌张步态”及“小字症”表现，确诊为帕金森病，患者同时患有闭角型青光眼，不宜选用的治疗帕金森病的药物是（2016 年，A 型题，23 题）

A. 左旋多巴　B. 普拉克索　C. 多奈哌齐
D. 司来吉兰　E. 金刚烷胺

答案：1. A

解析：同时患有闭角型青光眼，不宜选用的治疗帕金森病的药物左旋多巴，如需选用，需要间隔 2～3 个小时。

2. 患者，男，70 岁，右手抖动和行走缓慢 3 个月，经过神经科检查后诊断为帕金森病，既往前列腺肥大史 3 年，临床上对该患者不宜选用（2015 年，A 型题，25 题）

A. 苯海索　B. 左旋多巴
C. 多巴丝肼　D. 司来吉兰
E. 金刚烷胺

答案：2. A

解析：帕金森病治疗，苯海索为抗胆碱能药，有扩张平滑肌的功能，禁忌证：闭角型青光眼及前列腺肥大患者禁用。

【强 化 练 习】

最佳选择题

1. 不宜晚上服用的抗帕金森病药物为

A. 苯海索　B. 左旋多巴　C. 司来吉兰
D. 恩托卡朋　E. 金刚烷胺

2. 帕金森病患者跌倒的最常见原因为

A. 体位性低血压　B. 不宁腿综合征
C. 姿势反射障碍　D. 神经精神障碍
E. 异动症

3. 老年（≥65 岁）患者，抗帕金森病首选药物为

A. 司来吉兰　B. 左旋多巴　C. 苯海索
D. 金刚烷胺　E. 恩托卡朋

配伍选择题

A. 金刚烷胺　B. 苯海索
C. 苄丝肼左旋多巴　D. 恩托卡朋
E. 司来吉兰

1. 易诱发致残性运动并发症的帕金森病治疗药为

2. 可导致丙氨酸氨基转移酶升高的帕金森病治疗药为

多项选择题

1. 帕金森病药物治疗原则有

A. 疾病早期适当暂缓用药
B. 当疾病影响患者的日常生活和工作能力时，则应开始症状性治疗
C. 药物治疗的目标是延缓疾病进展，直至治愈
D. 药物治疗坚持“low”和“slow”原则
E. 治疗要考虑结合共病因素，采取个体化的方案

2. 帕金森病的临床表现有

A. 静止性震颤　B. 肌强直
C. 运动迟缓和步态异常　D. 平衡障碍
E. 治疗要考虑结合共病因素，采取个体化的方案

答案：

最佳选择题　1. E　2. C　3. B
配伍选择题　1. C　2. D
多项选择题　1. ABDE　2. ABCDE

第五节　痴　呆

考点一　痴呆的治疗

痴呆是由多种病因引起的脑功能损害的一种临床综合征。

根据病因分：

（1）阿尔茨海默病（AD）是最常见的痴呆，约占 60%。大脑的改变有：脑普遍萎缩。

（2）血管性痴呆（VD）是第二位痴呆常见病因，占总病例数的 15%～25%，有部分与 AD 共病。

（3）其他类型痴呆如路易体痴呆、额颞叶痴呆

（4）药物（抗胆碱能药物）、代谢、甲状腺疾病、硬膜下血肿、正常颅压脑积水等引起的痴呆，约占 2%～5%。

根据痴呆的不同病因进行针对性治疗：血管性痴呆应针对脑血管病进行二级预防，甲状腺功能减低者应进行甲状腺素替代治疗；对叶酸和维生素 B_{12} 缺乏者应予以补充；酒精中毒者应补充维生素 B_1；而变性病如 AD 目前尚无有效治疗。

1. 治疗

（1）AD 治疗原则

1）治疗目标通过加强认知功能、情绪和行为治疗，最大程度地维持 AD 患者的功能状态。

2）诊治共存的躯体疾病。

3）避免使用抗胆碱能药物（如颠茄、苯海拉明、羟嗪片、奥昔布宁、三环类抗抑郁药、氯氮唑、硫利达嗪）。

4）充分重视非药物治疗，在此基础之上采用改善认知功能的药物。

5）重视照料者的身心健康。

（2）非药物治疗：对痴呆患者更重要，具体见患者教育。

（3）改善认知功能的药物治疗

1）胆碱酯酶抑制剂：通过抑制乙酰胆碱酯酶，增加中枢神经系统的乙酰胆碱浓度和活性，多用于治疗轻一中度 AD 患者，常用的胆碱酯酶抑制剂有 3 种：①多奈哌齐用于轻度至重度 AD 患者。②卡巴拉汀用于 AD 和帕金森病的轻度至中度痴呆症。③加兰他敏用于早期 AD 患者：胆碱酯酶抑制剂对认知功能、情绪、行为症状和日常生活功能有适度改善，但无证据表明超过 1 年以上长期治疗能够获益。早期治疗不能改变痴呆进程，也未被证实可以延缓 MCI 患者转化为痴呆，但能使功能更长时间地维持在较高的水平，可缓解非认知功能症状，延迟入住护理机构。长期服用需要评估对体重和胃肠道带来的影响。

2）美金刚：中等强度的非竞争性 N-甲基天冬氨酸受体拮抗剂，可阻断谷氨酸浓度病理性升高导致的神经元损伤。美金刚与多奈哌齐合用对中至重度 AD 患者有效。

（4）兴奋性症状的处理

1）明确患者行为是否会伤及本人或他人，查找诱因（如过度刺激、陌生的环境、有挫败感的刺激），排除潜在躯体不适（如疾病或用药），予以针对性处理。

2）首先考虑非药物治疗策略。

3）认知功能增强剂可能延缓功能恶化，如果停药也可引起兴奋症状加重。

4）不建议使用抗精神病药物。如果必须使用，可用小剂量奥氮平或利培酮，但疗效有限，且是适应证以外用药；与安慰剂组相比，抗精病药物增加了痴呆患者的死亡风险。

5）AD 晚期患者不建议管饲营养，因为没有提高生活质量也没有减少吸入的风险。

2. 用药注意事项与患者教育

（1）用药注意事项

1）用药后监测患者的精神状态和日常生活能力的改善情况。疾病终末期患者功能丧失殆尽，如已经类植物状态，则可考虑停用认知功能增强剂。

2）监测药物的不良反应，应用胆碱酯酶抑制剂要监测胃出血。

3）药物相互作用

A. 胆碱酯酶抑制剂：多奈哌齐、加兰他敏主要通过肝脏的 CYP2D6、CYP3A4 代谢，酮康唑、红霉素、帕罗西汀（抑制肝药酶）使作用增强。卡巴拉汀 97%以代谢产物从尿液排出。

B. 美金刚：50%以原形尿排出，部分通过肾小管分泌。所以，尿液碱化剂（碳酸酐酶抑制剂、碳酸氢钠）可降低美金刚的清除率而使药物血浆浓度升高。当尿液 pH=8 时美金刚的清除率下降约 80%。氯化铵可酸化尿液增加美金刚的排泄。与其他经肾小管分泌排泄的药物（氢氯噻嗪、氨苯蝶啶、二甲双胍、西咪替丁、雷尼替丁、奎尼丁、烟碱）同服，理论上会改变美金刚和其他药物血药浓度

（2）患者及照料者教育

1）解释 AD 的病程。目前针对 AD 尚无有效的治疗办法，改善认知功能的药物仅能改善症状，维持功能，并不能改变疾病进程和结局。

2）对痴呆患者的照顾和调整日常生活方式非常重要。

A. 让患方了解疾病全貌和预后，鼓励患

者预立医疗自主计划。

B. 改善功能措施：①改变行为方式：定期如厕，对尿失禁患者定时提醒排尿。②分级护理：支持对日常活动尽可能的不予帮助，以提高患者的独立性。

C. 针对有问题的行为：用餐和沐浴时放音乐，行走和小量的运动锻炼，用录像和录音磁带模拟家属的出现，宠物疗法，在患者可以理解的水平说话，使用肢体语言，维持环境光线明亮、避免过多噪音。

3）服药：卡巴拉汀需要于早晨和晚上与食物同服。

4）若出现1次漏服改善认知功能的药物，请尽快补上，但若接近下次服药时间，则无需补服。美金刚避免与金刚烷胺、氯胺酮和右美沙芬同时使用。

5）若出现眩晕、晕厥、头痛、思维混乱等症状，需向医生汇报。

【真 题 再 现】

阿尔兹海默病患者应该避免使用的药物是（2016年，A型题，24题）

A. 美金刚　B. 卡巴拉汀　C. 颠茄

D. 多奈哌齐　E. 加兰他敏

答案： C

解析： 阿尔茨海默症是因为中枢内乙酰胆碱减少引起的，所以治疗应补充胆碱，颠茄是抗胆碱药物，需避免使用。

【强 化 练 习】

最佳选择题

1. 用于治疗痴呆的胆碱酯酶抑制剂不包括

A. 多奈哌齐　B. 卡巴拉汀　C. 加兰他敏

D. 美金刚　E. 石杉碱甲

2. 早期AD患者可选用

A. 多奈哌齐　B. 卡巴拉汀　C. 苯海索

D. 美金刚　E. 加兰他敏

3. 用药时须与食物同服的增加认知功能药物为

A. 多奈哌齐　B. 卡巴拉汀　C. 苯海索

D. 加兰他敏　E. 美金刚

4. 阿尔茨海默病患者应该避免使用的药物是

A. 美金刚　B. 卡巴拉汀　C. 颠茄

D. 多奈哌齐　E. 加兰他敏

多项选择题

关于抗痴呆药物的使用，下列说法正确的为

A. 酮康唑可使多奈哌齐作用增强

B. 碳酸氢钠可使美金刚血药浓度降低

C. 卡巴拉汀需要于早晨和晚上与食物同服

D. 1次漏服改善认知功能的药物，若接近下次服药时间，则无需补服

E. 应用胆碱酯酶抑制剂要监测患者有无胃出血

答案：

最佳选择题　1. D　2. E　3. B　4. C

多项选择题　ACDE

第六节　焦　虑　症

（略）

第七节　抑　郁　症

考点一　抑郁症的治疗

1. 药物治疗　药物治疗是抑郁症治疗指南中推荐的一线治疗，运用最广泛，使用方便，效果肯定，可强缓解症状、减少发作和降低复发风险。尤其适用于既往有类似发作史、家族史阳性、女性、立看、慢性躯体疾病、精神压力大、缺乏社会支持等的高危人群。国外抑郁症药物治疗规范，一般推荐SSRIs、SNRIs及NaSSA作为一线药物。

（1）三环类抗抑郁药（TCAs）：第一代环类抗抑郁药，包括丙米嗪、阿米替林、多塞平等。该类药物属于非选择性单胺摄取抑制剂，主要阻断NE和5-HT递质的再摄取，从而使突触间隙的递质浓度增高，促进突触传递功能而发挥抗抑郁作用。

不良反应较多：抗胆碱能、心血管和镇静等不良反应，常见口干、便秘、视力模糊、排尿困难、心动过速、直立性低血压、心率改变和嗜睡等。可诱发躁狂发作。老年体弱患者用药剂量要减小，必要时应注意监护。原有心血管疾病的患者不宜使用。

（2）单胺氧化酶抑制剂：单胺氧化酶抑制剂（MAOIs）如苯乙肼、环苯丙胺等，由于会引起肝实质损害，且与富含酪胺的食物（奶酪、

酵母、鸡肝、酒类等）合用时可发生高血压危象，目前已极少使用。

新型的单胺氧化酶抑制剂吗氯贝胺是一种可逆性、选择性单胺氧化酶 A 抑制剂，克服了非选择性、非可逆性 MAOIs 的高血压危象、肝毒性及直立性低血压等不良反应的缺点，适用于各类抑郁发作，包括非典型抑郁、恶劣心境、老年抑郁。不良反应有头晕、恶心、口干、便秘、失眠，少数患者血压降低。

（3）选择性 5-羟色胺再摄取抑制剂：SSRls 类药物具有抗抑郁和焦虑的双重作用。很少引起镇静作用，不损害精神运动功能，对血管和自主神经系统功能影响很小。不良反应显著少于三环类抗抑郁药物，是全球范围内公认的一线抗抑郁药物。

目前临床应用的有氟西汀、帕罗西汀、舍曲林、氟伏沙明、西酞普兰及艾司西酞普兰等。其中艾司西酞普兰是西酞普兰的立体异构体，它对 5-HT 的再摄取抑制能力几乎是西酞普兰右旋异构体的 30 倍或更多，在单胺再摄取机制和神经递质受体相互作用的选择性方面也更突出。SSRIs 的剂量效应曲线平坦，一般每天给药一次即可。可用于各种抑郁症，包括轻至重度抑郁症，双向情感性精神障碍抑郁相等。常见的不良反应有恶心、呕吐、厌食、便秘、腹泻、口于、震颤、失眠、焦虑及性功能障碍，偶尔出现皮疹。少数患者能诱发躁狂。不能与 MAOIs 合用。

（4）5-HT 与 NE 再摄取抑制剂：SNRIs 代表药物为文拉法辛和度洛西汀。对肾上腺素能受体、胆碱能受体和组胺受体无亲和力。故无 TCAs 和 MAOls 常见的不良反应，安全性和耐受性较好特点是疗效与剂量有关，低剂量时作用谱、不良反应与 SSRIs 类似，剂量增加后作用谱增宽，不良反应也相应增加，如引起血压增高。主要用于抑郁症和广泛性焦虑症，对 SSRI 无效的严重抑郁症患者也有效。SNRIs 均可诱发躁狂发作，不能与 MAOIs 合用。

（5）去甲肾上腺素和特异性 5-羟色胺能抗抑郁药：NaSSAs 是近年开发的具有对 NE 和 5-HT 双重作用机制的抗抑郁药，代表性药物为米氮平。较少发生与 5-HT 相关的不良反应，如焦虑、失眠、恶心、呕吐、头痛和性功能障碍。此外，米氮平还能减少快动眼（REM）睡眠，延长 REM 睡眠潜伏期，改善深睡眠。米氮平适用于各神抑郁症的急性期及维持期治疗，特别是治疗伴有睡眠障碍或焦虑障碍的抑郁症、伴有焦虑激越或焦虑躯体化的抑郁症患者。米氮平起效比 SSRIs 快，安全、耐受性好，最常见的不良反应是体重增加，偶见直立性低血压。

（6）其他药物

1）贯叶金丝桃提取物（路优泰）：其药理机制复杂，对 5-HT、NE、DA 再摄取均有明显的抑制作用，并具有相似的效价。疗效与马普替林、阿米替林相当，耐受性优于阿米替林。适用于轻、中度的抑郁症，同时能改善失眠及焦虑。在欧洲及美国，该药作为非处方用药。有严重肝肾功能不全者慎用或减量，出现过敏反应者禁用。不良反应有胃肠道反应、头晕、疲劳和镇静，相对严重的是皮肤的光过敏反应。

2）曲唑酮：作用机制是抑制 5-HT 和 NE 的再摄取。疗效与 TCA 的丙米嗪及其他老一代抗抑郁药相当。适用于各种轻、中度抑郁发作，重度抑郁效果稍逊。常见不良反应包括头疼、镇静、直立性低血压、口干、恶心、呕吐、无力，少数可能引起阴茎异常勃起。该药可加强中枢抑制剂（包括酒精）的抑制作用，也不宜和降压药联用，和其他 5-HT 能药联用可能引起 5-HT 综合征，禁与 MAOIs 联用。

2. 抗抑郁药的合理应用与药学监护

（1）抗抑郁药物是当前治疗各种抑郁症的主要药物。

（2）诊断要确切。对抑郁症的药物治疗应在明确诊断后尽早实施，避免造成病程慢性化，影响功能恢复和预后。因人而异地个体化合理用药。

（3）剂量逐步递增，尽可能采用最小有效剂量，使不良反应减至最小，以提高服药依从性。小剂量疗效不佳时，根据不良反应和耐受情况，增至足量（药物有效剂量的上限）和足够长的疗程（＞4～6 周）；如仍无效，可考虑换药，改用同类其他药物或作用机制不同的另一类药物。应注意氟西汀需停药 5 周才能换用 MAOIs,其他 SSRIs需停药 2 周再换用 MAOIs。MAOIs 停 2 周后才能换用 SSRIs。

（4）应尽可能单一用药，应足量、足疗程治疗；当换药治疗无效时，可考虑两种作用机制不同的抗抑郁药联合使用。一般不主张联用两种以上抗抑郁药。

（5）对抑郁症应实施全程治疗，急性期治疗至少 3 个月；其中症状完全消失者进入巩固期治疗 4～9 个月，尽量使用原有效药物和原有效剂量；巩固期治疗时间长短可根据患者抑郁症的危险因素强弱判断：发病年龄小、女性、有家族史、伴随精神病性症状、相对比较难治为易复发的危险因素，巩固期应尽量延长，相反，巩固期可适当缩短；复发病例在巩固期后视复发次数和频度还应进行 1～5 年的维持期治疗。

（6）药物治疗前向患者及家人阐明药物性质、作用和可能发生的不良反应及对策，争取他们的主动配合，能遵医嘱按时按量服药；治疗期间密切观察病情变化和不良反应并及时处理；积极治疗与抑郁共病的焦虑障碍、躯体疾病、物质依赖等。

（7）各种抗抑郁药均不宜与 MAOls 类药物联合使用。多数药物通过再摄取抑制作用或促进释放作用使突触间隙单胺神经递质浓度升高，而 MAOIs 抑制神经递质降解，两药同时使用则极易产生 5-羟色胺综合征这样的严重不良反应。

（8）5-羟色胺综合征主要发生在 SSRIs 与单胺氧化酶抑制剂合用时，由于 SSRls 抑制 5-HT 再摄取，单胺氧化酶抑制剂抑制 5-HT 降解，两者对 5-HT 系统具有激动作用，合用可出现腹痛、腹泻、出汗、发热、心动过速、血压升高、意识改变（瞻妄）、肌阵挛、动作增多、激惹、敌对和情绪改变；严重者可导致高热、休克、甚至死亡。

（9）大多数抗抑郁药通过肝脏细胞色素 P450 酶降解代谢，其中有些药物，特别是一些 SSRIs 类药物对这些酶有较强的抑制作用，与它们长期联合使用的药物的降解有可能减缓而血药浓度升高，引起不良反应，尤其对治疗指数较窄或容易引起中毒的药物。P450 酶功能有较大的个体差异，对一些缺乏某种酶、且对药物呈慢代谢型的患者更易发生上述不良反应。

（10）SSRI 可通过乳汁分泌而影响婴儿，对妊娠或准备怀孕的妇女及哺乳期妇女慎用；对重度肾功能不全患者慎用；肝硬化者单次服用 SSRI 后，几乎所有 SSRI 的血浆半衰期均延长 1 倍，尤其老年人血药浓度更高：因此肝病患者宜减少 SSRI 剂量与使用频率。

（11）长期阻断某些神经递质再摄取，它们的受体会适应性地下调，在停药后受体无法立即适应这种变化而出现戒断症状。抗胆碱能戒断症状见于有高度胆碱能 M 受体阻断作用的三环类药物，主要表现为腹泻、尿频、头痛、唾液增多；具有 SRI 作用的药物戒断症状通常为感冒样症状、疲乏、肌痛、腹泻、恶心、头晕目眩、不安、静坐不能和感觉障碍；SSRls 停药后出现戒断症状顺序依次为：氟伏沙明和帕罗西汀＞西酞普兰＞舍曲林＞氟西汀。药物使用时间越长，药物的半衰期越短，越容易发生戒断反应；戒断反应常被误判为症状复发，适当放慢减药速度可以减少戒断反应。

（12）抑郁症患者常有消极悲观厌世观念，有意或误服过量的抗抑郁药中毒自杀时有发生。以 TCAs 过量中毒危害最大；TCAs 中毒主要表现为神经、心血管和外周抗胆碱能症状（阿托品中毒症状）、昏迷、痉挛发作、心律失常等。一次吞服 2.5g 即可致死；治疗中应提高警惕及早发现和积极治疗。

【真 题 再 现】

1. 对于有睡眠障碍的抑郁症患者，适宜选用的抗抑郁药是（2016 年，A 型题，25 题）
A. 地西泮　　B. 雷美尔通　C. 米氮平
D. 佐匹克隆　E. 唑吡坦

答案： 1. C

解析： 对于有睡眠障碍的抑郁症患者，适宜选用的抗抑郁药为米氮平。

2. 某患者因抑郁症用文拉法辛（75mg，bid）

治疗，用药 7 天，疗效不佳，下列药师用药指导意见，正确的是（2016 年，A 型题，26 题）
A. 药物剂量太小，应增大剂量
B. 此药疗效差，建议换用氟西汀
C. 此药疗效差，建议换用丙米嗪
D. 单一用药无效，建议联合使用福莱帕明
E. 抗抑郁药多数需要至少 2 周才会有显著的情绪改善，建议继续服药
答案：2. E
解析：抗抑郁药的注意事项。

【强 化 练 习】

最佳选择题
1. 抑郁症患者的核心症状为
A. 思维迟缓 B. 心境低落 C. 认知功能损害
D. 意志活动减退 E. 睡眠障碍、乏力
2. 以下抗抑郁症药物的合理使用的叙述中，不正确的是
A. 个体化用药 B. 从小剂量开始
C. 显效慢即换药 D. 尽可能单一用药
E. 在足量、足疗程治疗无效时，考虑合用两种作用机制不同的药物
3. 下列药物中，不属于三环类抗抑郁药的为
A. 阿米替林 B. 氯米帕明 C. 氟伏沙明
D. 麦普替林 E. 多塞平
4. 下列抗抑郁症药物中，属于选择性 5-羟色胺再摄取抑制剂（SSRI）的是
A. 吗氯贝胺 B. 氯米帕明 C. 米安色林
D. 马普替林 E. 帕罗西汀
5. 关于抗抑郁药的合理使用，下列说法错误的为
A. 多数需要至少 2 周才会有显著的情绪反应
B. 不能突然停止使用，以避免出现症状反弹和戒断综合征
C. 在单胺氧化酶使用的 14 天内不能使用抗抑郁药物
D. 如单药治疗无效时，考虑两种作用机制不同的抗抑郁药联合使用
E. 抑郁症的药物治疗应在明确诊断后尽早实施

配伍选择题
A. 丙咪嗪 B. 阿米替林 C. 帕罗西汀
D. 氟伏沙明 E. 文拉法辛
1. 抗抑郁症药物的合理使用，起效较快的药物是
2. 抗抑郁症药物的合理使用，适合治疗伴有焦虑症的抑郁者的药物是
3. 抗抑郁症药物的合理使用，经选择性 5-HT 再摄取抑制剂治疗失败者可使用的药物是
4. 抗抑郁症药物的合理使用，既无兴奋、镇静作用，又无抗胆碱、抗组胺作用的药物是

多项选择题
下列药物中，可用于治疗抑郁症的药物有
A. 氯米帕明 B. 吗氯贝胺 C. 氟伏沙明
D. 阿普唑仑 E. 度洛西汀

答案：
最佳选择题 1. B 2. C 3. C 4. E 5. D
配伍选择题 1. E 2. C 3. E 4. D
多项选择题 ABCE

第八节 失 眠 症

考点一 失眠症的药物选择

失眠的药物治疗

目前临床治疗失眠的药物主要包括苯二氮䓬类受体激动剂（BZRAs）、褪黑素受体激动剂和具有催眠效果的抗抑郁药物。

1. BZRAs 分为传统的苯二氮䓬类药物和新型非苯二氮䓬类药物（non-BZDs）。

（1）苯二氮䓬类药物：包括地西泮（安定）、氯氮䓬（利眠宁）、硝西泮（硝基安定）、艾司唑仑（舒乐安定）等。BZDs 通过非选择性激动 γ 氨基丁酸受体 A（GABA）上不同的 α 亚基发挥作用，有催眠、抗焦虑、解痉和肌肉松弛等药理作用。可以缩短入睡时间、减少觉醒时间和次数、增加总睡眠时间不良反应包括日间困倦、头昏、肌张力下降、跌倒和认知功能减退等。老年患者应用时须注意跌倒风险。

中～短效 BZDs：可能引起反跳性失眠。

持续使用 BZDs：停药时可能会出现戒断症状，长期大量使用会产生耐受性和依赖性。

BZDs 禁用于妊娠或泌乳期妇女、肝肾功能损害者、OSAS（阻塞性睡眠呼吸暂停综合

征）患者以及重度通气功能缺损者。

本类药物多数经 CYP3A4 酶代谢，因而易受该酶诱导剂和抑制剂的影响，与其他药物发生相互作用。

（2）非苯二氮䓬类药物：包括唑吡坦、唑吡坦控释剂、佐匹克隆、右佐匹克隆和扎来普隆等。

选择性 GABA 受体。

ω-1 受体：镇静。

ω-2 受体：记忆和认知。

新型的非苯二氮䓬类药物仅有单一的催眠作用，无肌松弛和抗惊厥作用。

non-BZDs 半衰期短，次日残余效应被最大程度降低。一般不产生日间困倦，产生药物依赖的风险较传统 BZDs 低，临床治疗的一类药物。

2. 褪黑素和褪黑素抗体激动剂　褪黑素参与调节睡眠-觉醒周期，可以改善时差症状、睡眠时相延迟综合征和昼夜节律失调性睡眠障碍，3～6mg，qn，规律服用。因不良反应减小，可在老年人群中使用，也用于倒时差。

褪黑素受体激动剂包括雷美尔通、阿戈美拉汀等。

雷美尔通是目前临床使用的褪黑素受体 MT1 和 IE 激动剂，可缩短睡眠潜伏期、提高睡眠效率、增加总睡眠时间，可用于治疗以入睡困难为主诉的失眠以及昼夜节律失调性睡眠障碍。无药物依赖性、不产生戒断症状，已获准长期治疗失眠。

阿戈美拉汀既是褪黑素受体激动剂也是 5-羟色胺受体拮抗剂，因此具有抗抑郁和催眠双重作用。

3. 抗抑郁药物　部分抗抑郁药具有催眠镇静作用，在失眠伴随抑郁、焦虑心境时应用较为有效。

（1）低剂量的多塞平（3～6mg/d），因有专一性抗组胺机制可以改善成年和老年慢性失眠患者的睡眠状况，具有临床耐受性良好，无戒断效应的特点。

（2）选择性 5-羟色胺再摄取抑制剂：没有特异的催眠作用，但能够通过治疗抑郁和焦虑来改善失眠症状。

反之，对于部分镇静催眠药物无效的慢性失眠患者，虽然有关量表评分并未达到抑郁或焦虑的诊断标准，但某些抗抑郁药物能够显著改善或治愈其失眠。

（3）小剂量米氮平（15～30mg/d）能缓解失眠症状。

（4）抗抑郁药物与 BZRAs 联合应用，慢性失眠常与抑郁症状同时存在，在应用抗抑郁药物治疗的开始阶段，同时联合使用短效 BZRAs 有益于尽快改善失眠症状，提高患者依从性。例如，唑吡坦和帕罗西汀联用可以快速缓解失眠症状，同时协同改善抑郁和焦虑症状。

【真 题 再 现】

为减少共济失调，幻觉及“宿醉现象”，老年人失眠患者宜选用（2015 年，A 型题，24 题）

A. 苯巴比妥　B. 劳拉西泮　C. 佐匹克隆
D. 水合氯醛　E. 地西泮

答案：C

解析：老年失眠患者推荐使用非苯二氮䓬类药物（唑吡坦、佐匹克隆、扎来普隆）和褪黑素受体激动剂（雷美尔通、阿戈美拉汀）。

【强 化 练 习】

最佳选择题

1. 具有临床耐受性良好，无戒断效应的治疗失眠症的药物为

A. 艾司唑仑　　B. 低剂量的多塞平
C. 阿戈美拉汀　　D. 小剂量米氮平
E. 佐匹克隆

2. 失眠症的临床表现为

A. 思维迟缓　B. 心境低落　C. 认知功能损害
D. 意志活动减退　E. 睡眠障碍、乏力

3. 焦虑障碍最常见的表现形式为

A. 急性焦虑　B. 惊恐发作　C. 广泛性焦虑
D. 社交焦虑障碍　E. 金刚烷胺

4. 原发性失眠首选

A. 氯氮䓬　B. 唑吡坦　C. 阿戈美拉汀
D. 米氮平　E. 地西泮

5. 因不良反应很小，可在老年人群中使用的治疗失眠症的药物为

A. 艾司唑仑 B. 佐匹克隆 C. 雷美尔通
D. 米氮平 E. 唑吡坦和帕罗西汀联用

多项选择题

1. 下列药物中，可用于治疗失眠症的药物有
A. 艾司唑仑 B. 佐匹克隆 C. 雷美尔通
D. 米氮平 E. 唑吡坦和帕罗西汀联用

2. 焦虑障碍的治疗，说法正确的为
A. 尽可能单一用药 B. 足量治疗
C. 足疗程治疗
D. 与长半衰期药物比较，短至中半衰期苯二氮类药物更容易出现上述问题
E. 妊娠或哺乳期间禁止药物治疗

答案：

最佳选择题 1. B 2. E 3. C 4. D 5. C
多项选择题 1. ABCDE 2. ABCD

【单 元 测 试】

最佳选择题

1. 服用帕罗西汀等选择性 5-羟色胺再摄取抑制剂的患者，如果更换用单胺氧化酶抑制剂，必须先停用
A. 5 天 B. 7 天 C. 10 天 D. 14 天 E. 21 天

2. 曲唑酮的作用机制为
A. 抑制 5-HT 再摄取 B. 抑制 NE 再摄取
C. 抑制 5-HT 和 NE 的再摄取
D. 抑制单胺氧化酶
E. 激动 5-HTIA 受体部分

3. 米氮平最常见的不良反应是
A. 直立性低血压 B. 性功能障碍
C. 口干、便秘 D. 嗜睡
E. 体重增加

4. 美金刚的作用机制为
A. 抑制 N-甲基天冬氨酸受体
B. 抑制胆碱酯酶 C. 脑循环改善剂
D. 钙离子拮抗剂 E. 他汀类

5. 禁与单胺氧化酶抑制剂联用的药物不包括
A. 5-HTIA 受体部分激动剂
B. 三环类药物 C. 苯二氮草类药物
D. 选择性 5-羟色胺再摄取抑制剂
E. 5-羟色胺和去甲肾上腺素再摄取抑制剂

6. 下列药物中，可逆性、选择性单胺氧化酶 A 抑制剂
A. 阿米替林 B. 氯米帕明 C. 氟伏沙明
D. 吗氯贝胺 E. 多塞平

7. 下列药物中，可逆性、选择性单胺氧化酶 A 抑制剂
A. 阿米替林 B. 氯米帕明 C. 氟伏沙明
D. 吗氯贝胺 E. 多塞平

8. 在使用左旋多巴时，饮食方面应注意
A. 避免同时进食蛋白质类食物
B. 同时补充蛋白质类食物
C. 避免同时进食淀粉类食物
D. 避免同时进食脂肪类食物
E. 同时补充脂肪类食物

9. 急性缺血性脑卒中抗血小板药物治疗的时机为
A. 溶栓后 12h B. 溶栓同时 C. 溶栓前 12h
D. 溶栓后 24h E. 溶栓前 24h

10. 患者，男，76 岁，临床诊断为“痴呆”，肌酐清除率 8ml/min，禁用的药物为
A. 多奈哌齐 B. 卡巴拉汀 C. 加兰他敏
D. 美金刚 E. 恩托卡朋

配伍选择题

（1～4）
A. 苯海索 B. 左旋多巴 C. 司来吉兰
D. 恩托卡朋 E. 拉莫三嗪
1. 抗胆碱能药
2. MAO-B 抑制剂
3. COMT 抑制剂
4. 多巴胺受体激动剂

（5～8）
A. 阿替普酶 B. 阿司匹林 C. 低分子肝素
D. 巴曲酶 E. 丁基苯酞
5. 溶栓治疗脑梗死的治疗药物
6. 降纤治疗脑梗死的治疗药物
7. 神经保护剂脑梗死的治疗药物
8. 抗凝治疗脑梗死的治疗药物

（9～11）
A. 苯海索 B. 左旋多巴 C. 司来吉兰
D. 恩托卡朋 E. 拉莫三嗪
9. 适用于年轻、震颤突出的患者
10. 适用于 L-dopa 治疗伴发疗效减退、症状波动的患者

11. 适用于早期、轻度症状者

（12～15）

A. 艾司唑仑　B. 丁螺环酮　C. 阿米替林

D. 舍曲林　E. 度洛西汀

12. 5-HTIA 受体部分激动剂

13. 苯二氮䓬类药物

14. 选择性 5-羟色胺再摄取抑制剂

15. 5-羟色胺和去甲肾上腺素再摄取抑制剂

（16～19）

A. 氯米帕明　B. 吗氯贝胺　C. 氟伏沙明

D. 米氮平　E. 度洛西汀

16. 去甲肾上腺素和特异性 5-羟色胺能抗抑郁药

17. 选择性单胺氧化酶 A 抑制剂

18. 选择性 5-羟色胺再摄取抑制剂

19. 5-羟色胺和去甲肾上腺素再摄取抑制剂

（20～23）

A. 艾司唑仑　B. 唑吡坦　C. 阿戈美拉汀

D. 米氮平　E. 帕罗西汀

20. 苯二氮䓬类药物

21. 选择性 GABAA 复合受体拮抗剂

22. 褪黑素受体激动剂

23. 选择性 5-羟色胺再摄取抑制剂

综合分析题

某男性患者，57 岁，既往高血压病史 10 年，与儿子吵架后突然起病，言语不清，左侧肢体无力，意识不清，查体：BP220/120mmHg，中度昏迷，瞳孔不等大，对光反射消失，强痛刺激，左侧肢体不活动，左侧巴宾斯基征阳性。

1. 该患者最可能的诊断为

A. 缺血性脑卒中　B. 脑出血

C. 短暂性脑缺血发作

D. 脑血栓形成　E. 腔隙性脑梗死

2. 该患者的首选治疗方法为

A. 止血　B. 脱水　C. 扩容

D. 降压　E. 预防感染

多项选择题

1. 下列药物中可使加兰他敏作用增强

A. 酮康唑　B. 利福平　C. 红霉素

D. 帕罗西汀　E. 苯妥英钠

2. 关于抗抑郁药的合理使用，下列说法正确的为

A. 抗抑郁药物治疗各种抑郁症的有效率约 60%～80%

B. 剂量逐步递增，尽可能采用最小有效剂量

C. 常需联合用药

D. 各种抗抑郁药均不宜与 MAOIs 类药物联合使用

E. 抗抑郁药中，以 TCAs 过量中毒危害最大

3. 关于苯海索的使用，下列说法正确的为

A. 与左旋多巴联合使用，需隔开 2～3h

B. 与三环类抗抑郁药合用，会增强抗胆碱作用

C. MAO 抑制剂合用，会增强抗胆碱作用

D. 症状一旦控制，需立即停药

E. 闭角型青光眼及前列腺肥大患者禁用

4. 抑郁症患者认知功能损害的临床表现为

A. 远事记忆力下降　B. 注意力障碍

C. 抽象思维能力差　D. 警觉性增高

E. 语言流畅性差

5. 关于选择性 5-羟色胺再摄取抑制剂，说法正确的为

A. 具有抗抑郁和焦虑的双重作用

B. 很少引起镇静作用

C. 不损害精神运动功能

D. 对心血管和自主神经系统功能影响较大

E. 为提高治疗效果，常需与 MAOIs 合用

6. 脑出血的治疗原则为

A. 卧床 2～4 周　B. 一般不用止血药物

C. 降低颅内压首先高渗脱水药

D. 昏迷患者应加强抗菌药物预防肺部感染

E. 不急于降血压

7. BZDs 禁用于

A. 妊娠期妇女　B. 泌乳期妇女

C. 肝肾功能损害者　D. OSAS 患者

E. 重度通气功能缺损者

8. 以下抑郁症的非药物治疗方法中，正确的是

A. 心理治疗　B. 认知疗法　C. 体育疗法

D. 声波疗法　E. 电休克治疗

9. 癫痫患者的用药注意事项为

A. 肝功能损害慎用丙戊酸钠

B. 根据肾功能情况酌减药物用量

C. 过敏体质患者慎用卡马西平、奥卡西平、拉莫三嗪等

D. 治疗过程中应定期随访，发作频繁者应每 2 周、一般患者应每月随访 1 次
E. 丙戊酸钠每月测肝功能 1 次

10. 以下年龄段人群，可能出现抑郁症的是
A. 10～16 岁 B. 16～20 岁 C. 16～35 岁
D. 45～55 岁 E. 50～60 岁

11. 抗癫痫药包括
A. 丙戊酸钠 B. 扑米酮 C. 卡马西平
D. 苯妥英钠 E. 乙琥胺

12. 失眠症的临床表现为
A. 入睡困难 B. 睡眠维持障碍 C. 早醒
D. 睡眠质量差 E. 易醒

13. 选择性 5-羟色胺再摄取抑制剂的共性有
A. 对各种抑郁状态均有效 B. 高效性
C. 起效缓，通常需 2～3 周方能起效
D. 依从性好
E. 不良反应少，耐受性好

14. 癫痫的治疗原则包括
A. 依发作类型、以前用药及疗效情况选择抗癫痫药物
B. 个体化给药 C. 单药治疗
D. 小剂量开始 E. 及时停药

15. 关于特殊人群失眠症的药物治疗，下列说法正确的为
A. 老年失眠患者首选非药物治疗手段
B. 老年失眠患者如必需使用 BZDs 药物时，应先给予大剂量，症状改善后，逐渐减量
C. 为避免药物通过乳汁而影响婴儿，哺乳期失眠患者，推荐采用非药物干预手段
D. 对于围绝经期和绝经期的失眠妇女，依据症状和激素水平给予必要的激素替代治疗
E. 共病精神障碍患者，应该由精神科执业医师按专科原则治疗和控制原发病，同时治疗失眠症状

16. 关于失眠症的药物治疗，下列说法正确的为
A. 使用最低有效剂量 B. 每日给药
C. 常规用药不超过 3～4 周
D. 缓慢减药 E. 每天减掉原药的 30%

17. 动脉硬化性血栓性脑梗死的临床表现为
A. 多于静息时急性起病
B. 病情多在数小时或几天内达到高峰
C. 决定于梗死灶的大小和部位
D. 为局灶性神经功能缺损的症状和体征，如偏瘫、偏身感觉障碍、失语、共济失调等
E. 部分患者可有头痛、呕吐、昏迷等全脑症状

18. 一线抗癫痫药物有
A. 奥卡西平 B. 卡马西平 C. 丙戊酸钠
D. 苯妥英钠 E. 拉莫三嗪

答案：

最佳选择题 1. D 2. C 3. E 4. A 5. C 6. D 7. D 8. A 9. D 10. C

配伍选择题 1. A 2. C 3. D 4. B 5. A 6. D 7. E 8. C 9. A 10. D 11. C 12. B 13. A 14. D 15. E 16. D 17. B 18. C 19. E 20. A 21. B 22. C 23. E

综合分析题 1. B 2. B

多项选择题 1. ACD 2. ABDE 3. ABCE 4. BCDE 5. ABC 6. ABCE 7. ABCDE 8. ABCE 9. ABCDE 10. CDE 11. ABCDE 12. ABCDE 13. ABCDE 14. ABCD 15. ACDE 16. ACD 17. ABCDE 18. BCD

第十二章　消化系统常见疾病

章 节 概 述

本章节的内容较少，包括消化系统常见疾病的治疗相关知识，依据历年的考试分析来看，本章节占分为2分左右。

本章节共计有3个小节，分值主要分布在第一节胃食管反流病和第二节消化性溃疡，近两年第三节都没有分值分布。复习时常握重点疾病的药物治疗及注意事项即可。

章节	内容	分值
第一节	胃食管反流病	1～2分
第二节	消化性溃疡	1分
第三节	胆石症和胆囊炎	0
合计		2分

第一节　胃食管反流病

考点一　胃食管反流病的治疗及用药注意事项

1. 胃食管反流病（GERD）治疗　GERD治疗的目的在于缓解症状、治愈食管炎、减少复发和并发症。

（1）非药物治疗：首先采取非药物治疗，但效果很有限。

（2）药物治疗：GERD常用药物见表12-1。反流性食管炎（RE）治疗通常需要强力抑酸治疗，然后维持治疗。对于轻度RE和NERD，不建议维持治疗，而是按需治疗。

质子泵抑制剂：埃索拉唑、奥美拉唑、雷贝拉唑、兰索拉唑。埃索拉唑、奥美拉唑（a）抑制肝药酶，氯吡格雷（活化后起效）作用降低；其余作用增强。

长期使用本类药物：钙、维生素B_{12}、维生素C吸收障碍，骨质疏松（建议用枸橼酸钙补钙），增加感染风险，便秘、口干。

H_2受体拮抗剂（H_2RA）：法莫替丁、雷尼替丁、西咪替丁。西咪替丁：抗雄性激素作用。其余共性：肝损伤、睡眠障碍、白细胞减少。

黏膜保护剂（含铝、铋制剂）：铝碳酸镁、硫糖铝片、硫糖铝混悬液、复方氢氧化铝、枸橼酸铋钾、胶体果胶铋。临时用，餐前1h，睡前用。连续服用不要超过1周。铝制剂：便秘，含铝制剂可影响华法林、地高辛、雷尼替丁等药物的吸收，间隔2h服用；不与钙、铁、磷等同服；可与镁同服。铋制剂：黑便，脑肾毒性。促动力药：餐前15～20min服用，多潘立酮、伊托必利、莫沙比利。多潘立酮：男乳女化，可能引起心脏相关风险（阿司咪唑、特非那丁）。

1）反流性食管炎（RE）：需要强力抑酸治疗，PPI，bid，约8周，然后维持治疗8～12周，对于晚间基础胃酸分泌可改用法莫替丁抑制，以后根据有无反流症状间断维持治疗；RE有并发症（食管狭窄、Barrett食管）及严重食管裂孔疝患者需要持续维持治疗。促动力剂没有确切疗效。

2）非糜烂性胃食管反流症（NERD）：抑酸治疗4周，改为根据反流症状的频繁程度、是否影响到生活，采取按照需要治疗（按需治疗）。不宜长期用抑酸剂。部分NERD患者对于抑酸剂的疗效不如RE患者，与伴有抑郁焦虑等精神心理因素有关，同时抗抑郁治疗有效。短期服用促动力剂或临时服用抗酸/黏膜保护剂也可能有效。

3）反流性胸痛发作：如果胸痛偶发，或每周不超过3次，可临时对症处理，铝碳酸镁、硫糖铝悬液。食管痉挛胸痛剧烈者可临时用硝酸甘油或硝苯地平，但不宜长期服用，反而会引起下食管括约肌松弛，加重反流。

（3）其他治疗：对于有严重并发症如狭窄、癌变的患者可选用内镜下或手术治疗。有严重食管裂孔疝、且不能耐受长期抑酸治疗患者可考虑抗反流手术治疗，但疗效不高。

2. 用药注意事项与患者教育

（1）用药注意事项

1）应警惕长期服用抑酸剂带来的不良反应，如降低钙吸收，引起骨质疏松和脆性骨折，社区获得性肺炎，肠道感染，维生素 B_{12} 和维生素 C 吸收障碍。

2）RE 患者抑酸治疗为主，且强度和时间超过消化性溃疡，促动力剂不能起到治疗作用。

3）多潘立酮（吗丁啉）可能引起心脏相关风险，建议限制使用。没有恶心呕吐的老年患者可先选择其他促动力药物。

4）食管外反流表现如夜间哮喘可诊断性晚间抑酸剂治疗，观察疗效；慢性咽炎则需要至少抑酸治疗 3～6 个月方能见效，要充分考虑长期抑酸剂治疗的不良反应。

5）幽门螺杆菌（Hp）感染对 GERD 症状严重性、是否复发及疗效无影响：考虑到长期服用抑酸药物可能增加胃体萎缩发生的风险。进而增加胃癌发生的风险，中华医学会消化病学分会 Hp 学组建议根除 Hp 治疗。

（2）患者教育

1）控制体重。

2）避免饱餐和餐中饮水、睡前 3 小时内进食。每餐 8 分饱，可在两餐之间加餐（如上午 10 点、下午 3 点）。

3）避免凉食、辛辣、酸性饮食和咖啡；减少脂肪摄入。

4）戒烟少酒。

5）餐后散步，不要立即平卧。夜间反流严重者可头侧床脚加高 10～20cm。

6）避免引起负压增高，如穿紧身衣、慢性便秘、咳嗽、举重。

7）避免可能加重反流症状的药物，如钙通道阻滞剂、α-受体激动剂、β-受体激动剂、茶碱类、硝酸盐、镇静剂、雌激素。停服多西环素、氯化钾、铁剂、奎尼丁、阿仑膦酸盐等可能引起食管损害的药物。阿仑膦酸盐广泛用于骨质疏松，正确方法是空腹用 200～250ml 白开水送服，并保持立/坐位 30 分钟。

【真 题 再 现】

（1～2）

患者，女，55 岁，因“反复发作胸骨后疼痛 2 年，伴反酸，胃灼热，间断积食”而就诊。食管测压提示食管下括约肌（LES）压力＜6mmHg，结合胃镜检查结果，临床诊断为胃食管反流病，医师处方：奥美拉唑肠溶片 20mg，bid，强化抑酸治疗。

1. 关于奥美拉唑肠溶片用药教育的说法，错误的是（2016 年，C 型题，106 题）

A. 适宜餐前 30 分钟服用

B. 应整片吞服

C. 用药后可能出现口干，便秘等不良反应

D. 长期用药后可能会出现维生素 K 缺乏

E. 长期用药后可能会出现骨质疏松

答案：1. C

解析：西平类、替丁类、丙谷胺等抑制抑制腺体分泌的药物会出现口干、便秘，但奥美拉唑是质子泵抑制剂，不引起上述症状。

2. 胃食管反流病的治疗应注意调整生活方式。对于本病例患者调整生活方式的说法，错误的是（2016 年，C 型题，107 题）

A. 戒烟酒　B. 餐中多饮水　C. 控制体重

D. 避免高脂饮食　E. 抬高床头

答案：2. B

解析：西平类、替丁类、丙谷胺等抑制抑制腺体分泌的药物会出现口干、便秘，但奥美拉唑是质子泵抑制剂，不引起上述症状。餐中多饮水，导致胃压过大，反而更容易引起反流。

3. 胃食管反流的患者应避免使用的药物是（2015 年，A 型题，27 题）

A. 阿司匹林　B. 阿仑膦酸钠　C. 他拉唑嗪

D. 美托洛尔　E. 多潘立酮

答案：3. B

解析：应避免可能加重反流症状的药物，如钙通道阻滞剂、α 受体激动剂、β 受体激动剂、茶碱类、硝酸盐、镇静剂、雌激素。停服多西环素、氯化钾、铁剂、奎尼丁、阿伦磷酸盐等可能引起食管损害的药物。

【强 化 练 习】

最佳选择题

1. 胃食管反流病患者应避免使用的药物是
A. 阿司匹林　B. 阿仑膦酸钠　C. 特拉唑嗪
D. 美托洛尔　E. 多潘立酮
2. 患者，女，48 岁，患有胃食管反流病，服用兰索拉唑治疗，近期诊断为高血压，血压 160/90mmHg，为了避免加重食管反流症状，应避免使用的降压药是
A. 吲达帕胺　B. 哌唑嗪　C. 卡托普利
D. 氯沙坦　E. 硝苯地平

配伍选择题

A. 埃索美拉唑　B. 法莫替丁　C. 铝碳酸镁
D. 多潘立酮　E. 碳酸氢钠
1. H_2受体拮抗剂
2. 质子泵抑制剂
3. 黏膜保护剂
4. 促动力药

多项选择题

可能加重反流症状的药物为
A. 钙通道阻滞剂　B. 镇静剂
C. 雌激素　D. 茶碱类　E. α-受体激动剂

答案

最佳选择题　1. B　2. E
配伍选择题　1. B　2. A　3. C　4. D
多项选择题　ABCDE

第二节　消化性溃疡

考点一　消化性溃疡的药物治疗

1. 消化性溃疡（PU）的药物治疗

（1）根除胃黏膜幽门螺杆菌（Hp）治疗：根除 Hp 不但可以促进溃疡愈合，而且可以预防溃疡复发。因此，只要是有 Hp 感染的 PU，无论初发或复发、活动期或愈合期、有无并发症，均应根除 Hp。

表 12-1　根除幽门螺杆菌的方案

一线方案	示例	备注
四联疗法，Hp 根除率高		
PPI[a] +克拉霉素+阿莫西林+铋剂 7～14 天	埃索美拉唑 20mg，bid，餐前 30min 枸橼酸铋钾 0.6g，bid，餐前 30min 阿莫西林 1.0g，bid，餐后 30min 克拉霉素 500mg，bid，餐后 30min	无青霉素过敏者，且用药前应做皮试 克拉霉素避免与他汀类同服 分餐制，避免再感染
PPI+克拉霉素+甲硝唑+铋剂 7～14 天	甲硝唑 0.4g，bid，餐后 30min 其他同上	用于青霉素过敏者，但耐药性较高
三联疗法，上述方案去除铋剂，适用于肾功能减退、不耐受铋剂者，但 HP 根除率下降		

阿莫西林、呋喃唑酮和四环素的耐药率很低；克拉霉素、甲硝唑和左氧氟沙星的耐药率高（不可重复应用）。

（2）抑制胃酸治疗：溃疡愈合时间：DU（十二指肠溃疡）4 周，GU6～8 周，愈合速度与抑酸治疗的强度和持续时间成正比，溃疡过于快速愈合将影响愈合质量。H_2 受体拮抗剂（H_2RA）可以有效地抑制基础胃酸分泌，但是对于餐后的最大胃酸分泌的抑制作用不如 PPI。长期服用 PPI 可出现夜间“酸突破”现象（表 12-2）。

表 12-2　抑制胃酸治疗

溃疡		治疗	维持抑酸治疗
DU	Hp（+）	根除 Hp2 周+抑酸治疗 2 周	无
	Hp（−）	抑酸治疗 4 周	12 周
CU	Hp（+）	根除 Hp2 周+抑酸治疗 4～6 周	无
	Hp（−）	抑酸治疗 6～8 周	12 周

（3）抗酸药及胃黏膜保护剂

1）抗酸药：多为弱碱性药物，可即刻中和或吸附胃酸，减轻疼痛（如碳酸氢钠、三硅酸镁）；同时还具有黏膜保护作用（如氢氧化铝、铝碳酸镁等）。抗酸药通常作为对症药物短期服用，多在上腹痛前、腹痛时；铝碳酸镁还能够可逆性结合胆酸，可用于胆汁反流性损害（晚上服）。

2）黏膜保护剂：具有增强黏膜抗损伤能力和加速溃疡愈合的作用，有前列腺素类似物：米索前列醇、恩索前列素等。米索前列醇用于 NSAIDs 引起的胃黏膜损害，但腹泻、腹痛、呕吐等胃肠道不良反应使得许多患者难以耐受，所以对于必须长期服用阿司匹林的患者首选同时服用 PPI。

吉法酯：每 400mg 中含吉法酯 50mg 和铝硅酸镁 50mg。

替普瑞酮：提高防御因子、促前列腺素合成。

瑞巴派特：减少 Hp 在胃黏膜的吸附。

铋盐：酸性环境下能与溃疡基底膜坏死组织上的蛋白质结合，形成一层保护膜覆盖于溃疡表面，有杀伤、抑制 Hp 分泌的酶的作用。

3）复方制剂：多种抗酸剂和黏膜保护剂组成复方药物。

2. 用药注意事项与患者教育

（1）用药注意事项

1）根除 Hp：权衡全身情况，核查患者用药记录单，避免出现药物不良反应。例如他汀类药物与克拉霉素同服增加肌溶解风险，可暂时停服；对于患有心律失常的患者，应权衡利弊，慎用克拉霉素。

2）服用最高剂量二甲双胍的糖尿病患者，长期服用 PPI，可导致维生素 B_{12} 缺乏，需要补充。

3）使用抗酸剂和铋剂，要注意：①肾功能情况。②询问排便情况，如氢氧化铝凝胶和铋剂有便秘作用，铝碳酸镁有轻泻或便秘作用。③老年人长期服用氢氧化铝片或凝胶时，可影响肠道吸收磷酸盐，导致骨质疏松；铝盐：引起老年性痴呆；骨折患者不宜服用；氢氧化铝可增加阑尾穿孔的危险，应禁用。

4）抗酸药、铋盐、氢氧化铝凝胶和铝碳酸镁等形成保护膜制剂不要餐后服用，多在上腹痛前、腹痛时临时服用；不要与铁剂、钙剂及喹诺酮类等药物合用。

5）溃疡活动期应停用胃黏膜损害药物，如 NSAIDs；如果需要服用这些药物，应事先询问消化道疾病史和有无出血、上腹痛等病史；并先行根除 Hp 治疗；可选用胃肠损害相对小的药物，或最小有效剂量，或联合使用抑酸药物（如 H_2RA，PPI）。

（2）患者教育

1）生活规律，按时进餐，每餐 8 分饱，可在两餐之间加餐；避免食用一些刺激胃酸分泌的食物（如红薯）；采取分餐制避免再感染。

2）戒烟酒。

3）如出现季节性（如秋冬、冬春）上腹不适，可每晚服用维持量 H_2RA。

4）需告知患者 Hp 根除方案的潜在不良反应及用药依从性的重要性。

【真题再现】

可作为根除幽门螺杆菌感染的一线治疗方案是（2015 年，A 型题，28 题）

A. 埃索美拉唑 20mg，bid+克拉霉素 500mg，qd+阿莫西林 0.5g，tid

B. 埃索美拉唑 20mg，bid+克拉霉素 500mg，tid+枸橼酸铋钾 0.6g，bid

C. 埃索美拉唑 20mg，qd+克拉霉素 1.0g，qd+枸橼酸铋钾 0.6g，bid

D. 埃索美拉唑 20mg，bid+克拉霉素 500mg，bid+阿莫西林 1.0g，bid+枸橼酸铋钾 0.6g，bid

E. 埃索美拉唑 20mg，bid+克拉霉素 500mg，tid+阿莫西林 1.0g，tid+枸橼酸铋钾 0.6g，tid

答案：D

解析：一线方案：埃索美拉唑 20mg，bid（餐前 30min）+克拉霉素 500mg，bid（餐后 30min）+阿莫西林 1.0g，bid（餐后 30min）+枸橼酸铋钾 0.6g，bid（餐前 30min）埃索美拉唑 20mg，bid（餐前 30min）+克拉霉素 500mg，bid（餐

后 30min）+甲硝唑 0.4g，bid（餐后 30min）+枸橼酸铋钾 0.6g，bid（餐前 30min）三联疗法，上述方案去除铋剂，适用于肾功能减退，不耐受铋剂者，但 Hp 根除率下降。

【强 化 练 习】

最佳选择题

1. 消化性溃疡发病机制中的防御因子为
A. 前列腺素 E　B. 酒精　C. Hp 感染
D. 大面积烧伤　E. 胆盐

2. 消化性溃疡抗 Hp 的三联疗法正确的是
A. 兰索拉唑+阿莫西林+法莫替丁
B. 奥美拉唑+阿莫西林+阿奇霉素
C. 胶体次碳酸铋+硫糖铝+甲硝唑
D. 胶体次碳酸铋+哌仑西平+替硝唑
E. 兰索拉唑+克拉霉素+甲硝唑

3. 治疗幽门螺杆菌感染的一线方案典型组方中不包括的药物是
A. 铋剂　B. 甲硝唑　C. 克拉霉素
D. 质子泵抑制剂　E. 组胺 H_2 受体阻断剂

4. 导致消化性溃疡病的重要病因是
A. 吸烟　B. 遗传因素　C. 化学物质的刺激
D. 强烈的精神刺激
E. 胃窦部幽门螺杆菌感染

5. 消化性溃疡发病机制中的攻击因子为
A. 前列腺素 E　B. 碳酸氢盐分泌
C. 黏膜血流　D. 胃黏液屏障
E. 口服铁剂

配伍选择题

常用抗消化性溃疡药的合理应用
A. 抗酸药　B. 质子泵抑制剂
C. 胃黏膜保护剂　D. 解痉、镇痛药
E. 组胺 H_2 受体阻断剂

1. 服用时不宜嚼碎的是
2. 餐后 1～2h 服用的是
3. 餐后口服、不宜与促胃动力药联合应用的是

多项选择题

1. 关于消化性溃疡，下列说法正确的是
A. 对于 Hp 感染的十二指肠溃疡患者，2 周 Hp 根除治疗+2 周抑酸治疗即可
B. 抑酸方案为常规剂量的 PPI 早餐前 1 次，H_2RA 晚餐后 1 次
C. 对于非 Hp 感染的十二指肠溃疡患者，4 周抑酸治疗+12 周维持治疗，以降低溃疡复发
D. 对于 Hp 感染的胃溃疡患者，2 周 Hp 根除治疗+2 周抑酸治疗即可
E. 对于非 Hp 感染的胃溃疡患者，4 周抑酸治疗+12 周维持治疗，以降低溃疡复发

2. 治疗消化性溃疡的口服抑酸剂包括
A. 胃黏膜保护剂　B. 质子泵抑制剂
C. 胆碱受体阻断剂
D. 胃泌素受体阻断剂
E. 组胺 H_2 受体阻断剂

3. 老年消化性溃疡病人的主要并发症是
A. 穿孔　B. 胃癌　C. 出血
D. 心肌梗死　E. 幽门梗阻

答案：

最佳选择题　1. A　2. E　3. E　4. E　5. E
配伍选择题　1. B　2. A　3. E
多项选择题　1. ABC　2. BCDE　3. ACE

第三节　胆石症和胆囊炎

考点一　胆囊炎及胆石症的药物选择

1. 胆石症的药物治疗

（1）匹维溴铵：作为钙拮抗剂解除含 Oddi 括约肌在内的消化道平滑肌痉挛，没有抗胆碱能作用和心血管不良反应，可用于排石后，餐时 50mg，tid，po，吞服不可掰嚼，非卧位服用。

（2）熊去氧胆酸：长期服用可增加胆汁酸分泌，改变胆汁成分，降低胆汁中胆固醇及胆固醇脂，利于胆固醇结石溶解。用于不宜手术治疗的、胆囊有收缩功能的、较小的胆固醇结石患者，但效果不太显著。胆管梗阻、肝功能异常及慢性腹泻者慎用。

2. 胆囊炎的治疗

（1）消炎利胆片：功效为清热、祛湿、利胆，用于急性胆囊炎恢复期。

（2）教育患者：见胆石症相关内容，对症处理。因发生胆囊癌的风险增加，建议定期 B 超检查。

【强化练习】

最佳选择题

1. 匹维溴铵的作用机制为
A. M-受体阻断剂 B. β-受体阻断剂
C. M-受体激动剂 D. 钙拮抗剂
E. 钠拮抗剂

2. 对于胆石症的治疗叙述错误的是
A. 对于大多数无症状的胆石症采取等待观察
B. 对于1年来有过胆绞痛发作，或胆石超过2cm的患者，建议看外科
C. 胆石症排石出现胆绞痛和合并胆系感染，应急诊就医
D. 因胆囊癌的发生风险增加，定期做B超检查
E. 需针对胆石症或慢性胆囊炎长期服用中药或溶石药物

3. 对于胆囊息肉的叙述错误的是
A. B超检查发现胆囊息肉很罕见,通常患者无症状
B. 多数为胆固醇结晶，少数为胆囊腺瘤
C. 有发展为胆囊癌的风险
D. 当胆囊息肉直径超过8mm时，建议看外科
E. 小胆囊息肉每年B超随诊，不必用药

多项选择题

1. 下列药物中,可用于急性胆囊炎抗感染治疗的药物为
A. 头孢哌酮舒巴坦钠 B. 哌拉西林他唑巴坦
C. 头孢氨苄 D. 头孢曲松 E. 阿奇霉素

2. 急性化脓性胆管炎的临床表现为
A. 上腹剧痛 B. 感染性休克 C. 寒战高热
D. 谵妄 E. 梗阻性黄疸

3. 可用于胆石症的药物为
A. 头孢哌酮舒巴坦钠 B. 哌替啶
C. 匹维溴铵 D. 头孢曲松 E. 熊去氧胆酸

答案：

最佳选择题 1. D 2. E 3. A
多项选择题 1. AB 2. ABCDE 3. CE

【单元测试】

最佳选择题

1. 下述“质子泵抑制剂的合理应用与治疗监护点”中，不正确的是
A. 高龄患者慎用 B. 肝功能障碍患者慎用
C. 妊娠及哺乳期妇女、儿童禁用
D. 多数为肠溶制剂，服药时不宜嚼碎
E. 合用经CYP2C19代谢的地西泮等药物、血浆半衰期延长

2. 非甾体抗炎药导致消化性溃疡病的主要机制是
A. 促进胃酸分泌 B. 抑制胃酸分泌
C. 破坏胃黏膜屏障
D. 影响胃十二指肠协调运动
E. 减少十二指肠碳酸氢盐分泌

3. 消化性溃疡抗Hp的四联疗法使用疗程为
A. 8～12周 B. 6～8周 C. 1～2周
D. 4～6周 E. 8～10周

4. 近年应用的胃黏膜保护剂是
A. 铋盐 B. 硫糖铝 C. 胃分泌素类似物
D. 肾上腺素类似物 E. 前列腺素类似物

5. 消化性溃疡抗Hp的四联疗法正确的是
A. 兰索拉唑+阿莫西林+克拉霉素+胶体次碳酸铋
B. 奥美拉唑+甲硝唑+阿奇霉素+胶体次碳酸铋
C. 雷尼替丁+阿莫西林+胶体次碳酸铋++甲硝唑+
D. 西咪替丁+胶体次碳酸铋+哌仑西平+替硝唑
E. 兰索拉唑+克拉霉素+甲硝唑+硫糖铝

6. 在消化性溃疡形成中起到关键作用的因素为
A. Hp感染 B. 胃酸 C. 黏膜屏障的完整性
D. 黏膜血流减少 E. 前列腺素E分泌过少

7. 下列药物中，可影响性功能的药物为
A. 雷尼替丁 B. 法莫替丁 C. 西咪替丁
D. 泮托拉唑 E. 莫沙必利

8. 下列药物中，可引起黑便的药物为
A. 铝碳酸镁 B. 枸橼酸铋钾 C. 硫糖铝片
D. 复方氢氧化铝 E. 莫沙必利

9. 治疗幽门螺杆菌感染的一线方案，其典型组方中不包括的有药物是
A. 铋剂 B. 甲硝唑 C. 克拉霉素
D. 质子泵抑制剂 E. 组胺 H_2 受体拮抗剂

10. 铋盐的正确服用时间是
A. 餐前 30min　B. 餐中　C. 餐后
D. 空腹　E. 上腹痛前、腹痛时临时使用
11. 患者，女，51 岁，临床诊断为“胃食管反流病”，CrC 145ml/min，以下哪种药物需要调整给药剂量
A. 沙莫替丁　B. 兰索拉唑　C. 多潘立酮
D. 硫糖铝　E. 胶体果胶铋
12. 以下药物中，可影响华法林吸收的为
A. 奥美拉唑　B. 雷尼替丁　C. 硫糖铝
D. 胶体果胶铋　E. 伊托必利
13. 以下药物中，可引起白细胞计数降低的药物为
A. 埃索美拉唑　B. 法莫替丁　C. 铝碳酸镁
D. 枸橼酸铋钾　E. 莫沙必利

配伍选择题

（1～3）
常用抗消化性溃疡药的种类
A. 哌仑西平　B. 替普瑞酮　C. 三硅酸镁
D. 奥美拉唑　E. 溴丙胺太林
1. 属于抗酸药的是
2. 属于解痉、镇痛药的是
3. 属于胃黏膜保护剂的是
（4～6）
A. 奥美拉唑　B. 阿托伐他汀
C. 复方氢氧化铝　D. 伊托必利
E. 碳酸氢钠
4. 餐前 15～20min 服用的药物是
5. 餐前 1h 服用的药物是
6. 餐前 30min 服用的药物是

综合分析题

某男性，27 岁，间断上腹痛 3 年，表现为餐后痛，约 1～2h 后缓解，以冬春季多发。
1. 此患者最可能的诊断为
A. 浅表性胃炎　B. 萎缩性胃炎
C. 十二指肠溃疡　D. 反流性食管炎
E. 胃溃疡
2. 该患者可以使用的药物，不包括
A. 兰索拉唑　B. 氢氧化铝　C. 氯化钾片
D. 法莫替丁　E. 胶体果胶铋
3. 该患者 Hp 阳性，根除 Hp 的方案为
A. PPI+克拉霉素+阿莫西林+铋剂
B. PPI+西咪替丁+阿莫西林+铋剂
C. PPI+克拉霉素+阿莫西林+铝碳酸镁
D. 法莫替丁+克拉霉素+阿莫西林+铋剂
E. 以上都不对

多项选择题

1. 以下有关组胺 H_2 受体阻断剂的合理应用与治疗监护点的叙述中，正确的是
A. 急性胰腺炎者慎用
B. 餐后口服比餐前效果佳
C. 餐前口服比餐后效果为佳
D. 不宜与促胃动力药联合应用
E. 雷尼替丁、西咪替丁、法莫替丁能引起幻觉、定向力障碍
2. Charcot 三联征指
A. 上腹剧痛　B. 感染性休克　C. 寒战高热
D. 谵妄　E. 梗阻性黄疸
3. 消化性溃疡患者的用药注意事项，下列说法正确的为
A. 阑尾炎或急腹症时，服用氢氧化铝可使病情加重，可增加阑尾穿孔的危险，应禁用
B. 铝碳酸镁不要餐后服用，多在上腹痛前、腹痛时临时服用
C. 铋盐不要与铁剂、钙剂及喹诺酮类等多种药物合用，以免影响药物吸收
D. 为缓解消化性溃疡患者腹痛，可使用布洛芬对症治疗
E. 他汀类药物与克拉霉素同服增加肌溶解风险，避免同时服用
4. 吸烟是促成消化性溃疡病的一个外部因素，其机制可能是
A. 抑制胃酸分泌　B. 促进胃酸分泌
C. 破坏胃黏膜屏障
D. 影响胃十二指肠协调运动
E. 减少十二指肠碳酸氢盐分泌
5. 具有黏膜保护作用的抗酸药为
A. 碳酸氢钠　B. 三硅酸镁　C. 氢氧化铝
D. 铝碳酸镁　E. 替普瑞酮
6. 消化性溃疡治疗的目的是
A. 缓解症状　B. 治愈和促进溃疡愈合
C. 防止严重并发症　D. 防止溃疡复发
E. 消除能够去除的攻击因子
7. 关于胃食管反流病的药物治疗，下列说法正

确的为

A. 长期使用质子泵抑制剂影响钙吸收，建议补充枸橼酸钙

B. 法莫替丁可引起白细胞增高

C. 反流性食管炎患者抑酸治疗为主，促动力剂不能起到治疗作用。

D. 幽门螺杆菌（Hp）感染对 GERD 症状严重性、是否复发及疗效无影响

E. 避免饱餐和餐中饮水、睡前 3h 内进食

答案：

最佳选择题　1. E　2. C　3. C　4. E　5. A　6. B　7. C　8. B　9. E　10. E　11. A　12. C　13. B

配伍选择题　1. C　2. E　3. B　4. D　5. C　6. A

综合分析题　1. E　2. C　3. A

多项选择题　1. ABDE　2. ACD　3. ABCE　4. BDE　5. CD　6. ABCD　7. ACDE

第十三章　内分泌及代谢性疾病

章节概述

本章节的内容包括内分泌及代谢性疾病治疗的相关知识，依据历年的考试分析来看，本章节占用的分值为7分左右。

本章节共计有7小节，分值最多的是第三节糖尿病，第一节甲状腺功能亢进症在2015年没有分值分布，但在2016年有1分的分值分布，第五节佝偻病在2015年有1分的分值，在2016年则没有考查。其余各小节分值分布近两年都是有1分的分值分布。

在本章的复习过程中，要重点掌握第三节，同时也要掌握其余各小节的内容，重点掌握药物治疗及注意事项。

章节	内容	分值
第一节	甲状腺功能亢进症	0～1分
第二节	甲状腺功能减退症	0～1分
第三节	糖尿病	2～4分
第四节	骨质疏松症	1分
第五节	佝偻病	0～1分
第六节	高尿酸血症与痛风	1分
合计		6～7分

第一节　甲状腺功能亢进症

考点一　甲亢药物治疗及用药注意事项

1. 药物治疗　甲亢的主要治疗药物是应用抗甲状腺药，如丙硫氧嘧啶、甲巯咪唑；其他治疗药物有碳酸锂，可抑制甲状腺激素分泌，主要用于对于抗甲状腺药和碘剂均过敏的患者，临时控制甲状腺毒症，300～500mg，q8h。

对甲亢初治患者、新生儿、儿童和20岁以下的患者，首选抗甲状腺药治疗，分三阶段。

（1）初治阶段：丙硫氧嘧啶：成人初始剂量为300～450mg/d，TID 10岁以上150～300mg/（kg・d），6～10岁起始剂量为50～150mg/d或4mg/（kg・d）。甲巯咪唑：一般1～2个月后甲状腺功能恢复正常。

服药3个月如症状仍明显，应检查有无干扰因素，如不规则服药，服用碘剂、精神或感染应激等。

（2）减药阶段：当症状显著减轻，体重增加，心率下降至80～90次/分钟，T_3或T_4接近正常时，可根据病情每2～4周递减药量1次。在减药过程中应定期随访临床表现，包括基础心率、体重监测血白细胞、T_4、必要时查TSH（促甲状腺激素）。药物递减不宜过快，尽量保持甲状腺功能正常和稳定性，逐步过度至维持阶段，一般约需2～3个月。

（3）维持阶段：甲状腺功能在1～3个月内恢复正常，之后改为维持量，丙硫氧嘧啶成人50～100mg/d，儿童25～75mg/（kg・d）；甲巯咪唑5～10mg/d，维持期约1～1.5年，在疗效不稳定而不愿采用其他方案者，维持阶段可延至2～3年或更长。在整个疗程中，应避免间断服药，如有感染或精神因素等应激，宜随时酌增药量，待稳定后再进行递减。

常用抗甲状腺药见表13-1。

表13-1　常用抗甲状腺药

抗甲状腺药	日计量（mg）	用法	主要不良反应
甲巯咪唑	30～45（最大剂量60）	tid	皮疹、白细胞计数减少、粒细胞计数缺乏、肝功能损害
丙硫氧嘧啶	300～450（最大剂量600）	qd起始，可增加至tid	关节痛、头痛、瘙痒、皮疹、药物热、轻度粒细胞计数减少、脉管炎、肝功能损害
碘化钾	180～750	tid	过敏、发热、红斑、关节痛、淋巴结肿大、腹泻、腹痛
碳酸锂	300～500	q8h	口干、消化道不适（恶心、呕吐、腹痛、腹泻、便秘）、神经系统症状（手抖、嗜睡、视物模糊）、白细胞升高

2. 用药注意事项与患者教育

（1）用药注意事项

1）妊娠伴甲亢宜采用最小有效剂量的抗甲状腺药物。妊娠期用药甲巯咪唑、丙硫氧嘧啶等可透过胎盘并引起胎儿甲状腺肿大及功能减退，在分娩时造成难产、窒息。

甲巯咪唑：新生儿皮肤缺损的致畸报道。

丙硫氧嘧啶：妊娠期妇女、哺乳期妇女甲亢首选。

2）抗甲状腺药物在白细胞数偏低、肝功能异常（ADR）、对硫脲类过敏等情况下慎用。结节性甲状腺肿合并甲亢者、甲状腺癌患者禁用。

3）甲巯咪唑、丙硫氧嘧啶的药物相互作用：与抗凝药合用可增强抗凝作用。高碘食物或含碘药物可使甲亢病情加重、抗甲状腺药需要量增加，应避免。

磺胺类、对氨基水杨酸、保泰松、巴比妥类、酚妥拉明、妥拉唑林、维生素 B_{12}、磺酰脲类等都有抑制甲状腺功能和甲状腺肿大的作用。

4）服用碳酸锂时应监测药物浓度：当血锂浓度＞1.5mmol/L，可出现不同程度中毒症状，如脑病综合征（意识模糊、震颤、反射亢进、癫痫发作、昏迷）、休克、肾功能损害等；当血锂浓度超过 1.5～2.0mmol/L 可能危及生命。老年患者更易出现。

（2）患者教育

1）避免碘摄入过多：碘摄入不足可以引起地方性甲状腺肿；碘摄入过量可引起甲亢、甲状腺肿和甲状腺炎等。应避免服用含碘的药物（如胺碘酮、西地碘等），并禁食富碘食物（如海带、紫菜、虾皮等海产品、碘盐等）。

2）保证均衡膳食：给予充足热量、蛋白质和维生素（尤其维生素 B、维生素 C）及钙和铁。控制膳食纤维的摄入，因甲亢患者常有腹泻现象，过多膳食纤维会加重腹泻。

3）保持良好生活习惯：按时作息，睡眠充足，劳逸结合，避免情绪波动。患者出汗多，应保证足量饮水；戒烟戒酒，禁用浓茶、咖啡等兴奋性饮料。

4）预防感染。

5）拟妊娠或围产期需专科就诊评估病情，调整药物。

【真 题 再 现】

患者，女，21 岁，未婚，患有甲状腺功能亢进症，应用丙硫氧嘧啶 150mg，tid 治疗 4 个月后，出现体重增加，乏力，怕冷，突眼加重，治疗方案应该调整为（2016 年，A 型题，28 题）

A. 加大丙硫氧嘧啶用量

B. 丙硫氧嘧啶减量并加甲状腺素片

C. 换用另一种抗甲状腺药物

D. 放射性 ^{131}I 治疗　　E. 手术治疗

答案：B

解析：患者此时出现甲减症状了，因此丙硫氧嘧啶要减量，并加甲状腺素片补充甲状腺激素。

【强 化 练 习】

最佳选择题

1. 甲亢患者经抗甲状腺药治疗、控制后，为避免出现甲状腺功能减退应

A. 停药　　B. 及时停药　C. 及时减量

D. 及时补碘　E. 及时中止治疗

2. 在抗甲状腺药治疗甲状腺功能亢进症的整个疗程中，最必须避免的是

A. 感染　　B. 递减药量　C. 间断服药

D. 分阶段用药　　E. 精神因素等应激

3. 妊娠期妇女甲亢首选

A. 甲巯咪唑　B. 丙硫氧嘧啶　　C. 碘化钾

D. 放射性 ^{131}I　　E .碳酸锂

4. 哺乳期妇女甲亢首选

A. 碘化钾　　B. 甲巯咪唑　C. 丙硫氧嘧啶

D. 放射性 ^{131}I　　E. 碳酸锂

5. 下列关于甲状腺功能亢进症的说法中不正确的是

A. 甲亢是由甲状腺功能亢进所致的一种甲状腺毒症

B. 甲亢分为原发性和继发性甲亢，其中继发性甲亢最常见

C. 甲亢在女性、有家族史、有精神创伤和感染者中发病率较高

D. 甲亢发病与环境因素密切相关

E. 毒性弥漫性甲状腺肿，又称为弥漫性甲状腺

肿伴甲亢

配伍选择题

抗甲状腺药治疗剂量

A. 5～15mg B. 15～60mg C. 25～80mg

D. 30～60mg E. 300～600mg

1. 卡比马唑的维持剂量是一日

2. 甲巯咪唑的初治剂量是一日

3. 丙硫氧嘧啶的初治剂量是一日

答案：

最佳选择题 1. C 2. C 3. B 4. C 5. B

配伍选择题 1. A 2. D 3. E

第二节 甲状腺功能减退症

考点一 甲减药物治疗及用药注意事项

1. 药物治疗

（1）左甲状腺素（L-T_4）治疗

治疗目标是将血清 TSH 和甲状腺激素水平恢复到正常范围内，需要终生服药。

1）治疗剂量：取决于患者的病情、年龄、体重和个体差异。T_4的半衰期是7天，所以可以每天早晨服药1次。

2）服用方法：起始的剂量和达到完全替代剂量的需要时间要根据年龄、体重和心脏状态确定。小于 50 岁，既往无心脏病史患者可以尽快达到完全替代剂量，50 岁以上患者服用 L-T_4前要常规检查心脏状态。

一般从 25～50μg/d 开始，每 1～2 周增加 25μg，直到达到治疗目标。患缺血性脏病者起始剂量宜小，调整剂量宜慢，防止诱发和加重心脏病。

补充甲状腺激素，重新建立下丘脑-垂体-甲状腺轴的平衡一般需要 4～6 周，所以治疗初期，每 4～6 周测定激素指标。然后根据检查结果调整 L–T_4剂量，直到达到治疗的目标。治疗达标后，需要每 6～12 个月复查 1 次激素指标。

（2）亚临床甲减的处理：亚临床甲减引起的血脂异常可以促进动脉粥样硬化的发生、发展。部分亚临床甲减发展为临床甲减。目前认为在下述情况需要给予 L-T_4治疗：高胆固醇血症、血清 TSH＞10mU/L。

（3）黏液水肿性昏迷的治疗

1）补充甲状腺激素。首选 T_3静脉注射，每 4 小时 10μg，直至患者症状改善，清醒后改为口服。

2）保温、供氧、保持呼吸道通畅，必要时行气管切开、机械通气等。

3）氢化可的松 200～300mg/d 持续静滴，患者清醒后逐渐减量。

4）根据需要补液，但是液体入量不宜过多。

5）控制感染，治疗原发疾病。

2. 用药注意事项

（1）左甲状腺素钠片应于早餐前半小时，空腹，将 1 日剂量 1 次性用水送服。

（2）对老年患者、冠心病患者以及重度或长期甲状腺功能减退的患者，应特别注意在使用甲状腺素治疗的开始阶段选择较低的初始剂量，剂量增加的间隔要长些，缓慢增加用量，定期监测血甲状腺素水平。

（3）继发于垂体疾病的甲状腺功能减退症，必须确定是否同时伴有肾上腺皮质功能不全，如果存在时，必须首先给予糖皮质激素治疗。

（4）妊娠期间不宜用左甲状腺素与抗甲状腺药物共同治疗甲状腺功能亢进症，因加用左甲状腺素会使抗甲状腺药物剂量增加，而与左甲状腺素不同，抗甲状腺药物能通过胎盘而降低胎儿甲状腺功能。

（5）不良反应：个别病例由于对剂量不耐受或者服用过量，特别是由于治疗开始时剂量增加过快，可能出现甲状腺功能亢进症状，包括手抖，心悸、心律不齐、多汗、腹泻、体重下降、失眠和烦躁，必要时需停药，直至不良反应消失后再从更小的剂量开始。

（6）药物相互作用：①左甲状腺素的使用可能会增强抗凝血药的作用，以及降低降血糖药的效果。②同时使用消胆胺和左甲状腺素治疗，消胆胺会抑制左甲状腺素的吸收，两药服用应间隔 4～5h。③快速静脉注射苯妥英可能导致游离的左甲状腺素和三碘甲状腺原氨酸血浆浓度增加，个别情况可导致心律不齐。④水杨酸盐、双香豆素、大剂量呋塞米（250mg）、安妥明等可促进左甲状腺素从其血

浆蛋白结合位点上转换出来。（游离增多，作用增强，ADR 增多）

【真题再现】

下列关于甲状腺功能减退患者激素替代治疗的说法，错误的是（2015 年，A 型题，29 题）

A. 需要终身服药

B. 服用过量可能出现甲状腺激素功能亢进症状

C. 左甲状腺素应于早餐前半小时空腹服用

D. 妊娠期妇女必须联合使用丙硫氧嘧啶

E. 治疗目标是将 TSH 和甲状腺技术水平回复的正常范围内

答案： D

解析： 治疗目标是血清促甲状腺激素（TSH）和甲状腺激素水平恢复到正常范围，需要终生服药。左甲状腺素钠应于早餐前半小时，空腹，将 1 日剂量 1 次性用水送服。个别病例由于对剂量不耐受或服用过量，可能出现甲状腺功能亢进症状。抗甲状腺药物能通过胎盘而降低胎儿甲状腺功能。

【强化练习】

最佳选择题

1. 黏液水肿性昏迷的治疗，首选药物为

A. T_4 B. T_3 C. L-T_4 D. L-T_3 E. 碘化钾

2. 下列关于甲状腺功能减退患者激素替代疗法的说法，错误的是

A. 需要终生服用

B. 服药过量可能出现甲状腺功能亢进症状

C. 左甲状腺素应于早餐前半小时空腹服用

D. 妊娠期妇女必须联合使用丙硫氧嘧啶

E. 治疗目标是讲 TSH 和甲状腺激素水平恢复到正常范围

多项选择题

1. 左甲状腺素钠片的药物相互作用，说法正确的为

A. 增强抗凝血药的作用

B. 增强降血糖药的效果

C. 消胆胺抑制左甲状腺素素吸收

D. 双香豆素升高左甲状腺素的血药浓度

E. 苯妥英升高左甲状腺素的血药浓度

2. 关于甲状腺功能减退症的治疗，下列说法正确的为

A. 对老年患者，开始阶段选择较低的初始剂量

B. 同时伴有肾上腺皮质功能不全的甲状腺功能减退症，首先给予糖皮质激素治疗

C. 妊娠期间应使用左甲状腺素与抗甲状腺药物共同治疗甲状腺功能亢进症

D. 双香豆素降低左甲状腺素的血药浓度

E. 治疗开始时剂量增加过快，可能出现甲状腺功能亢进症状

3. 左甲状腺素钠片的正确使用方法为

A. 空腹 B. 早餐前半小时 C. 三餐前半小时

D. 1 日剂量 1 次性服用

E. 1 日剂量分 3 次性服用

答案：

最佳选择题 1. B 2. D

多项选择题 1. ACDE 2. ABE 3. ABD

第三节 糖尿病

考点一 糖尿病治疗

1. 治疗的目的 在于减轻症状并将长期并发症的发生风险降到最低，故糖尿病必须严格控制血糖水平。血糖监测：调整治疗方案。根据患者临床情况，进行综合治疗，需要控制血压、血脂，必要时予以抗血小板药和改善微循环药。

（1）非药物治疗：饮食干预、体育锻炼和控制体重是血糖控制的基石。

（2）药物治疗：治疗糖尿病的药物作用机制各异，优势不同，在选药上宜依据糖尿病的分型、体重、肥胖、血糖控制情况、并发症、药物敏感或抗药性、药品不良反应、个体差异等因素综合考虑。

（3）1 型糖尿病治疗：1 型糖尿病患者的胰岛素分泌不足，可选用胰岛素注射给药，或与 α-糖苷酶抑制、双胍类联合使用。

（4）2 型糖尿病的药物治疗

1）2 型肥胖型糖尿病患者（超过理想体重 10%），首选二甲双胍。

2）2 型非肥胖型糖尿病患者：在有良好的

胰岛β细胞储备功能、无高胰岛素血症时可应用促胰岛素分泌剂（磺酰脲类降糖药和格列奈类）。长效磺脲类控制不佳的2型糖尿病容易使胰岛β细胞功能恶化，磺酰脲类降糖药有低血糖不良反应，需密切监测血糖，老年人不建议使用。

3）单纯餐后血糖高，而空腹和餐前血糖不高，首选α-葡萄糖苷酶抑制剂。

4）餐后血糖升高为主，伴餐前血糖轻度升高，首选胰岛素增敏剂噻唑烷二酮类。

5）糖尿病合并肾病首选格列喹酮（95%经肝代谢，5%经肾排出）。

6）老年患者对低血糖的耐受能力差，应选择降糖平稳、安全的降糖药物，如α-糖苷酶抑制剂、GLP-1（胰高血糖素样肽-利拉鲁肽）、DPP-4抑制剂（一种蛋白酶，抑制DPP-4，促GLP-1升高，西格列汀）、甘精胰岛素等。

7）儿童1型糖尿病用胰岛素治疗；2型糖尿病目前仅有二甲双胍被批准用于儿童。

8）经常出差，进餐不规律的患者，选择每日1次用药（如格列美脲）更为方便，依从性好。

9）针对绊发疾病，抗高血压药、调脂药、抗血小板药和改善微循环药综合应用。

（5）胰岛素制剂种类：胰岛素是最有效的降糖药物，按作用时间长短分为超短效、短效、中效、长效、超长效等胰岛素。根据睡前和3餐前血糖水平分别调整睡前和3餐前的胰岛素用量，每3～5天调整1次，每次调整1～4U。

表13-2　胰岛素的制剂种类与其特点

类别	制剂名称	起效时间（小时）	作用达峰时间（小时）	维持时间（小时）	给药时间（分钟）
超短效	门冬或赖普胰岛素	0.12-0.2	0.6-1.5	2-5（皮下）	餐前10min
短效	普通胰岛素	0.5-1	1.5-4	3-6（皮下、肌内）	餐前15-30min
中效	低精蛋白锌胰岛素	1-2	6-12	12-18（皮下）	餐前30-60min
长效	精蛋白锌胰岛素	4-6	14-20	24-36（皮下）	早餐前30-60min，qd
超长效	地特胰岛素	3-6	6-8	6-24（皮下）	睡前30-60min，qd
	甘精胰岛素	2-5	5-24	18-24（皮下）	睡前30-60min，qd
预混*	双时相低精蛋白锌单峰胰岛素	0.5	2-8	24（皮下）	

*预混胰岛素30R、70/30的组成为30%短效胰岛素加70%中效胰岛素；50R、50/50的组成为50%短效胰岛素加50%中效胰岛素。

（6）口服降糖药种类与其特点（表13-3）

表13-3　常用的口服降糖药

口服降糖药	每日剂量（mg）	分服次数	主要不良反应
磺酰脲类促胰岛素分泌剂			
格列本脲	5～10（最大15mg/d）	1～2	低血糖、消化道反应、过敏反应
格列齐特	80～240（最大320mg/d）	1～3	低血糖、消化道反应、过敏反应
格列齐特缓释片	30～120（最大120mg/d）	1	低血糖、过敏反应
格列吡嗪	5～15（最大30mg/d）	2～3	低血糖、消化道反应、过敏反应
格列吡嗪缓释片	5～15（最大20mg/d）	1	低血糖、过敏反应
格列喹酮	9～120（最大180mg/d）	2～3	低血糖、消化道反应、过敏反应
格列美脲	1～4（最大6mg/d）	1	低血糖、消化道反应、过敏反应肝功能异常
非磺酰脲类促胰岛素分泌剂			
瑞格列奈	1.5～12	3	胃肠反应、过敏反应、肝功能异常、低血糖、
那格列奈	180～360	3	肝功能异常、低血糖、皮疹、搔痒、腹痛

续表

口服降糖药	每日剂量（mg）	分服次数	主要不良反应
		双胍类	
二甲双胍	1000～1500（最大 2550mg/d）	2～3	消化道反应、乳酸性酸中毒、体重减轻
		α-葡萄糖苷酶抑制剂	
阿卡波糖	50～300	2～3	腹胀、肠鸣音亢进、腹泻、皮肤反应
伏格列波糖	600（最大 900mg/d）	3	腹胀、肠鸣音亢进、腹泻、皮肤反应
		噻唑烷二酮胰岛素增敏剂	
罗格列酮	2～8	1～2	肝功能异常、心力衰竭、头痛、上呼吸道感染、水肿
吡咯列酮	15～45	1	头痛、肌痛、上呼吸道感染、水肿
		二肽基肽酶-4 抑制剂	
西格列汀	100	1～2	肌痛、关节痛、高血压、头晕
维格列汀	25～100	1	肌痛、关节痛、高血压、低血糖
		胰高血糖素样肽-1 类似物	
利拉鲁肽	1.25～2	1～2	呕吐、低血糖

2. 用药注意事项与患者教育

（1）用药注意事项

1）药物治疗中应根据患者整体情况，制定个体化的治疗方案。需注意各药的禁忌证和不良反应，尤其是降糖药可诱发低血糖和休克，严重者甚至致死，药师应提示患者注意，一旦出现低血糖，立即口服葡萄糖水和糖块、巧克力、甜点或静脉滴注葡萄糖注射液。

2）根据不同药物吸收、生物利用度和药效特点，告知患者适宜的服用时间。

3）注射胰岛素时宜注意：①注射时宜变换注射部位，两次注射点要间隔 2cm，以确保胰岛素稳定吸收，同时防止发生皮下脂肪营养不良。②未开启的胰岛素应冷藏保存，不可冷冻。

4）注射胰岛素时宜注意：③使用中的胰岛素笔芯不宜冷藏，可与胰岛素笔一起使用或随身携带，但在室温下最长可保存 4 周。

5）磺酰脲类注意：监测血糖，警惕低血糖发作。

（2）患者教育

1）建议中老年人每 1～2 年筛查血糖。

2）糖尿病治疗的“五驾马车”：糖尿病现代治疗的 5 个方面，即饮食疗法、运动疗法、药物疗法、血糖监测及糖尿病教育。

3）监测血糖，避免低血糖。

4）定期评估糖尿病相关并发症。

【真 题 再 现】

1. 预混胰岛素 30R 的组成为（2016 年，A 型题，29 题）

A. 30%中效胰岛素，70%短效胰岛素

B. 70%中效胰岛素，30%短效胰岛素

C. 30%超短效胰岛素，70%中效胰岛素

D. 70%超短效胰岛素，30%中效胰岛素

E. 30%中效胰岛素，70%长效胰岛素

答案： 1. B

解析： 预混胰岛素 30R 的组成为 30%短效胰岛素，70%中效胰岛素。

（2～3）

患者，女，64 岁，患 2 型糖尿病，高脂血症。给予二甲双胍肠溶片 0.5g，tid，po；瑞格列奈片 1mg，tid，po；阿托伐他汀钙片 20mg，qd，po 等药物治疗。

2. 药师对该患者的用药指导，错误的是（2016 年，C 型题，108 题）

A. 二甲双胍肠溶片应于餐后服用

B. 瑞格列奈片应于餐前服用

C. 阿托伐他汀钙片可在一天中任何时候固定时间给药

D. 一旦出现低血糖症状，应立即口服葡萄糖水、糖块、巧克力等

E. 用药期间应注意监测肝肾功能

3. 如果该患者需要给予低精蛋白锌胰岛素治疗。下列关于其用药教育说法，错误的是（2016年，C型题，110题）

A. 根据血糖水平调整低精蛋白锌胰岛素用量

B. 每3～5天调整1次 C. 每次调整1～4单位

D. 开启使用中的低精蛋白锌胰岛素必须放入冷藏保存

E. 冰冻后的低精蛋白锌胰岛素不可再用

答案： 2. A 3. D

解析： 二甲双胍应该在餐中服用。未开启的胰岛素应冷藏保存，使用中的不宜冷藏，室温下最多可保存4周。

（3～4）

患者，女，45岁，身高160cm，体重75kg，临床诊断2型糖尿病，实验室检查，空腹血糖8.7mmol/L（参考值范围3.9～6.1mmol/L），餐后2h血糖13.1mmol/L（正常值<7.6mmol/L），糖化红蛋白7.1%（正常值4.8%～6.0%），经饮食控制、规律锻炼、血糖控制认为达到理想水平。

3. 该患者糖尿病治疗，首选药物是（2015年，C型题，109题）

A. 胰岛素 B. 格列齐特 C. 二甲双胍

D. 胰岛素+二甲双胍

E. 罗格列酮+二甲双胍

4. 该患者经治疗2周后，空腹血糖恢复正常，餐后血糖仍未达标，最适宜加用的降糖药物（2015年，C型题，110题）

A. 磺酰脲类 B. 噻唑烷二酮类 C. 双胍类

D. 胰岛素 E. α葡萄糖苷酶抑制剂

答案： 3. E 4. E

解析： 患者为2型肥胖型糖尿病，可选二甲双胍，餐后血糖升高伴餐前血糖轻度升高，可选胰岛素增敏剂噻唑烷二酮类。单纯餐后血糖高，而空腹和餐前血糖不高，首选α葡萄糖苷酶抑制剂。

5. 老年患者对低血糖的耐受能力差，治疗糖尿病时用首选不易导致低血糖反应的降糖药。下列降糖药中，单独使用不会出现低血糖的有（2016年，X型题，119题）

A. 格列齐特 B. 二甲双胍 C. 瑞格列奈

D. 阿卡波糖 E. 吡格列酮

答案： 5. BDE

解析： 有低血糖不良反应的有磺酰脲类、格列奈类、维格列汀和利拉鲁肽。

【强 化 练 习】

最佳选择题

1. 准许为2型糖尿病儿童患者选用的口服降糖药物是

A. 罗格列酮 B. 格列喹酮 C. 格列本脲

D. 二甲双胍 E. 瑞格列奈

2. 老年糖尿病患者不建议使用

A. α-葡萄糖苷酶抑制剂 B. 长效磺脲类

C. 噻唑烷二酮类 D. 双胍类

E. 二肽基肽酶-4抑制剂

3. 以下有关“胰岛素应用注意事项”叙述中，最正确的是

A. 变换注射部位 B. 动物胰岛素致敏

C. 两次注射点间隔2cm

D. 确保胰岛素稳定吸收

E. 防止发生皮下脂肪营养不良

配伍选择题

（1～4）

A. 二甲双胍 B. 阿卡波糖 C. 比格列酮

D. 格列喹酮 E. 胰岛素

1. 单纯餐后血糖高，而空腹和餐前血糖不高的2型糖尿病患者首选

2. 糖尿病合并肾病者首选

3. 2型肥胖型糖尿病患者首选

4. 餐后血糖升高为主，伴餐前血糖轻度升高的2型糖尿病患者首选

（5～7）

A. 胰岛素 B. 瑞格列奈 C. 二甲双胍

D. 阿卡波糖 E. 氯磺丙脲

5. 餐后0.5～1小时给药的是

6. 就餐前15～30分钟给药的是

7. 就餐时随第一、二口食物给药的是

多项选择题

非促胰岛素分泌型口服降糖药包括

A. 双胍类 B. 格列奈类 C. 磺酰脲类

D. α-糖苷酶抑制剂 E. 噻唑烷二酮增敏剂

答案：

最佳选择题 1. D 2. B 3. C

配伍选择题 1. B 2. D 3. A 4. C 5. C 6. A 7. D

多项选择题 ADE

第四节 骨质疏松症

考点五 骨质疏松症

1. 药物治疗 唑来膦酸盐、利塞膦酸盐、阿仑膦酸钠：空腹用水送服，服药后保持直立、不进食≥30min。

依替膦酸二钠：两餐间服用。

雷洛昔芬：常用于预防。

鲑鱼降钙素、依降钙素：用药前补充钙剂和维生素 D 数日。

替勃龙：降低心血管疾病风险，但有雌激素依赖性肿瘤者，阴道出血原因不明，血栓疾病，孕妇和哺乳期妇女禁用。

（1）补充钙剂和维生素 D

1）钙剂：成人每日钙摄入量 800mg/d（元素钙量）是维护骨骼健康的适宜剂量。绝经后女性和老年人 1000～1200mg/d。我国老年人平均每日从饮食中获钙约 400mg，故每日应补充的元素钙量为 500～600mg。

2）维生素 D：成年人每日摄入推荐量为 800U，老年人维生素 D 推荐剂量为 800～1200U/d。口服补充天然维生素 D_3 最为安全。当有肾功能减退时，其 25-OH-VD_3 转变为 1，25-（OH）2-VD_3 的能力降低。宜用阿法骨化醇或骨化三醇。骨化三醇 0.25μg/d 或 0.25μg/d 与 0.5μg/d（分 2 次服）隔日交替服。仅骨化醇 0.25μg/d，qd 或 0.25μg/d 与 0.5μg/d（分 2 次服）隔日交替服。

（2）不同类型 OP 的药物选择

药物包括：①促进骨矿化剂：钙制剂、维生素 D。②骨吸收抑制剂：双膦酸盐、雌激素或选择性雌激素受体调节剂、降钙素。③骨形成刺激剂：甲状旁腺、氟制剂等。

1）老年性骨质疏松症：钙剂+维生素 D+阿仑膦酸钠为目前公认治疗方案。

2）绝经后骨质疏松

A. 激素替代治疗（HRT）：钙制剂+VD+雌激素/选择性雌激素受体调节剂治疗是防治女性绝经后 OP 的有效措施。基于对 HRT 利与弊的全面评估，建议治疗遵循以下原则。

激素替代治疗（HRT）：①适应证：有绝经期症状及（或）骨质疏松症及（或）骨质疏松危险因素的女性，提倡绝经早期开始用获益/风险比值更大。②禁忌证：雌激素依赖性肿瘤（乳腺癌、子宫内膜癌）、血栓性疾病、不明原因阴道出血及活动性肝病和结缔组织病为绝对禁忌证。子宫肌瘤、子宫内膜异位症、有乳腺癌家族史、胆囊疾病和垂体泌乳素瘤者慎用。有子宫者：雌激素+孕激素。子宫切除：雌激素。HRT 的方案、剂量、制剂选择及期限等应个体化，应用最低有效剂量。坚持定期随访和安全性监测（尤其是乳腺和子宫）。是否继续用药应根据每位妇女的特点每年进行利弊评估。

B. 选择性雌激素调节因子类药物：能有效抑制破骨细胞活性，降低骨转换至妇女绝经前水平。雷洛昔芬 60mg，qd：绝经后女性 OP 的防治；孕期妇女禁用；正在或既往有血栓、静脉血栓栓塞性疾病者禁用；过敏者禁用；肝功能不全、胆汁郁积、严重肾功能不全、难以解释的子宫出血、子宫内膜癌患者禁用。

C. 降钙素：能抑制破骨细胞的生物活性和减少破骨细胞的数量，突出特点是能明显缓解骨痛，对脆性骨折或骨骼变形所致的慢性疼痛以及骨肿瘤等疾病引起的骨痛均有效，可提高脊柱的骨密度并减少椎体骨折的发生。目前用于临床的制剂有鲑鱼降钙素和鳗鱼降钙素类似物，使用剂型有皮下（肌内）注射和鼻喷剂型。鼻喷用药不良反应较少，患者更能接受，但是疗效较弱：少数患者可有面部潮红、恶心等不良反应，偶有过敏现象。①鲑鱼降钙素通常剂量 50U，皮下或肌注，根据病情每周 2～5 次；鲑鱼降钙素鼻喷剂 200U/d。②鳗鱼降钙素 20U/w，肌注。

D. 双膦酸盐：能有效抑制破骨细胞活性、降低骨转换，对重度骨质疏松的绝经后女性有益，可降低椎体骨折和髋骨骨折发生率。阿伦膦酸已被批准用于早绝经女性 OP 的防治，预防剂量为 5mg/d 或 35mg/w，治疗剂量为 10mg/d 或 70mg/w。如果单用无效（骨丢失＞4%或开始治疗 3 个月内发生骨折）：+雷洛昔芬/HRT。

E. 甲状旁腺素（特立帕肽）：有促进骨形成的作用，间断使用能够有效地治疗绝经后严重骨质疏松，增加骨密度，降低椎体和非椎体骨折发生的危险，适用于严重骨质疏松症患者。

治疗时间不宜超过 2 年。一般剂量是 20μg/d，肌内注射，监测血钙水平，防止高钙血症。雌激素+间断特立帕肽（多肽激素，促进骨吸收、骨形成）＞雌激素治疗；阿伦膦酸盐+特立帕肽合用对骨骼有叠加效应。

（3）继发性骨质疏松：继发性骨质疏松往往具有特定的病因，如甲状旁腺功能亢进、多发性骨髓瘤、肾小管酸中毒及药物等。

1）高尿钙继发甲亢：氢氯噻嗪 12.5～25mg/d 减轻尿钙的丢失；另外可选择双膦酸盐或降钙素。

2）糖皮质激素所致 OP：糖皮质激素刺激破骨细胞的骨吸收和抑制成骨细胞的骨骼形成。可用双膦酸盐+钙+维生素 D。

3）抗癫痫药所致 OP：口服维生素 D。

4）接受去势治疗的前列腺癌患者：如果骨密度提示骨质疏松、有骨折史、年龄＞80 岁，值得用二膦酸盐治疗。

2. 用药注意事项与患者教育

（1）用药注意事项

1）雌激素

A. 严格掌握适应证，严格控制雌激素的禁忌证，并定期监测血浆雌激素水平。需长期用药维持治疗，若症状缓解后立即停药容易复发。提倡围绝经期即开始应用。

B. 采用联合用药，雌激素与钙制剂、维生素 D、孕激素、雄激素联合用药的预防或治疗效果会优于单一用药，也可减少雌激素的用量。

C. 监测雌激素不良反应，定期检查盆腔、乳房、血脂、骨密度等指标。

2）降钙素

A. 对蛋白质过敏者可能对降钙素过敏，用前宜作皮肤敏感试验，对有皮疹、气管哮喘者慎用。

B. 大剂量短期治疗时，少数患者出现继发性甲状旁腺功能低下。妊娠期妇女慎用。

3）双磷酸盐

A. 为减少不良反应，不要同时使用 2 种双膦酸盐药。

B. 食管炎为主要不良反应，粪潜血阳性，有食管裂孔疝、消化性溃疡者不宜应用。为了避免消化道不良反应也可静脉给药。

C. 低钙血症者禁用；心血管疾病、儿童、妊娠及哺乳期妇女、驾驶员慎用；过敏者禁用。

D. 多价阳离子可使双膦酸盐的吸收下降，使用过程中应监测血浆钙、磷等和血小板计数。

E. 严重肾功能不全者（Ccr＜35ml/min）禁用。高浓度快速注入时，在血液中可能与钙螯合形成复合物导致肾衰竭。缓慢注射 2～4h，可避免肾衰竭。

F. 静脉注射大剂量的双膦酸盐，有时出现急性反应（短时间低热并伴血常规改变），应予注意观察。

G. 不宜与 NSAIDs 联合应用。与抗酸药、铁剂或含 2 价金属离子的药物合用，会降低本品的生物利用度。建议在服用二膦酸盐后 1h 才可服用抗酸药、钙剂等。

H. 用药几年可能引起骨骼、关节或肌肉疼痛、下颌骨坏死、枕骨炎等，要给予重视。

I. 口服双膦酸盐应于早晨空腹给药，以避免对食管和胃的刺激。建议用足量水送服，保持坐位或立位，服后 30 分钟内不宜进食和卧床，不宜喝牛奶、咖啡、茶、矿泉水、果汁和含钙的饮料。如在药疗中发生咽痛、吞咽疼痛和胸痛，应及时治疗。

4）维生素 D 及其衍生物

A. 防止高钙血症和高尿钙症，定期监测血钙水平和尿钙排量。

B. 维生素 D 中毒：维生素 D 的推荐剂量为 800～1200U，与中毒剂量相差甚远。一般成人超过 50000U/d，儿童超过 20000U/d，连续数月可能会发生中毒。

C. 配伍禁忌：活性维生素 D 代谢物与噻嗪利尿剂（排钾、钠、磷、镁，保钙）合用，有发生高钙血症的风险；（高尿钙继发甲亢）糖皮质激素对维生素 D 有拮抗作用，可减少消化道对钙、磷的吸收，降低血钙浓度，定期测定尿钙水平。

雌激素增加钙吸收，应相应减少活性维生素D用量。阿法骨化醇与含镁铜剂并用，可致高镁血症，应予慎用。考来烯胺、矿物油、硫糖铝等均能减少小肠对维生素D的吸收。洋地黄与维生素D同用时应谨慎，因为维生素D可引起高钙血症，易诱发心律失常。

D. 有高钙、高磷和高脂血症，动脉硬化和心功能不全者慎用；高磷血症伴肾性佝偻疾病禁用；妊娠期使用过量可导致胎儿畸形、甲状旁腺功能抑制而使新生儿长期低血钙抽搐，应慎用。

E. 降钙素与维生素D同用可抵消前者对高钙血症的疗效。

F. 各种OTC中钙和维生素D配比不同，要求患者仔细阅读说明书，确认剂量适当。

（2）患者教育：脆性骨折是可防治的，早期诊断、及时预测骨折风险，并采用规范的防治措施十分重要。预防策略：

1）保持健康生活习惯：摄入富含钙、蛋白质和低盐的均衡膳食，适度运动，戒烟少酒，少饮咖啡和碳酸饮料，日光照可以使皮肤维生素D合成增加，促进骨钙沉着。上臂暴露日光浴15～20分钟，隔着玻璃晒太阳、涂防晒霜去户外对增高体内维生素D是没有效果的。北纬35°以北地区冬季的日光照度不足以合成维生素D。

2）预防跌倒和外伤：降低骨折风险。锻炼是OP治疗和预防的重要内容，少动或制动可引起骨质量下降，及肌肉质量的减少，建议缓慢开始，逐渐增加活动量，每天行走30分钟，每周2～3次抗阻运动。

3）女性＞65岁、男性＞70岁（NOF国家骨质疏松基金会）或有骨折史的65岁以上男性至少需要查1次骨密度；骨密度的复查间隔尚无定论。

4）FRAX是WHO评估骨折风险的工具，可通过危险因素的计算来预测10年内发生严重骨质疏松性骨折和髋部骨折的可能性。

5）在医生指导下合理选择、坚持规律服抗OP药，注意服药方式及药物间相互作用。

6）补充钙剂以清晨和睡前各用1次为佳，如采取3次/日的用法，最好是于餐后1小时服用，以减少食物对钙吸收的影响。

【真 题 再 现】

1. 患者，男，65岁，患有骨质疏松症，根据患者饮食习惯，每日需补充元素钙600mg，药师为其推荐碳酸钙（0.5g/片），该患者适宜的用法用量是（2016年，A型题，30题）

A. 1片 tid　B. 2片 tid　C. 4片 qd
D. 6片 qd　E. 8片 tid

答案： 1. A

解析： 碳酸钙成人的用法用量为一日2g，分三次餐后服用，根据该患者需补充的量，该患者的用法用量为1片，tid。

2. 患者，男，70岁，近期发生骨痛、疲劳、驼背，临床诊断为老年性骨质疏松症，该患者不宜选用的药物是（2015年，A型题，30题）

A. 降钙素　B. 维生素D　C. 阿仑膦酸钠
D. 碳酸钙　E. 雷洛昔芬

答案： 2. E

解析： 老年性骨质疏松症：钙剂、维生素D和一种骨吸收抑制剂（以双膦酸盐尤其是阿仑膦酸钠）的三联药物治疗为目前较为公认的治疗方案。雷洛昔芬（雌激素受体调节剂）60mg，qd已经被批准用于绝经后女性骨质疏松症的治疗。

【强 化 练 习】

最佳选择题

1. 为维护骨骼健康，我国营养学会制定成人每日钙摄入推荐量为

A. 400mg　B. 800mg　C. 1000mg
D. 1200mg　E. 1600mg

2. 已被批准用于早绝经女性OP防治的药物为

A. 依替膦酸二钠　B. 利塞膦酸盐
C. 唑来膦酸盐　D. 阿伦膦酸钠
E. 雷洛昔芬

3. 下列药物中，骨吸收抑制剂为

A. 钙制剂　B. 维生素D
C. 双膦酸盐　D. 甲状旁腺素
E. 氟制剂

4. 下列药物中，骨形成刺激剂剂为
A. 钙制剂　B. 甲状旁腺素　C. 双膦酸盐
D. 甲状旁腺素　E. 雌激素
5. 激素替代治疗妇女绝经后骨质疏松症的主要不良反应是
A. 有增重的倾向　B. 有脑卒中的危险
C. 有静脉出血的危险
D. 有脱发的倾向
E. 有增加子宫内膜病变的危险

配伍选择题

A. 激素替代剂　B. 骨形成刺激剂
C. 促进骨矿化剂　D. 骨吸收抑制剂
E. 雌激素受体调节剂
1. 钙制剂
2. 降钙素
3. 双膦酸盐
4. 甲状旁腺制剂

答案：

最佳选择题　1. B　2. D　3. C　4. B　5. E
配伍选择题　1. C　2. D　3. D　4. B

第五节　佝　偻　病

（略）

第六节　高尿酸血症与痛风

考点一　高尿酸血症的治疗

1. 治疗

（1）一般治疗

1）生活方式改变（详见患者教育）。

2）物理治疗对有炎症的关节可行红外线、透热疗法、矿泉浴、沙泥疗法，推拿按摩。

3）适当碱化尿液碳酸氢钠 3g/d、枸橼酸钠 3g/d，维持尿液 pH=6.5，防止发生肾结石。

（2）药物治疗：治疗目标是急性发作期缓解关节疼痛和炎症，在发作间歇期控制血尿酸水平，预防复发和慢性痛风带来的多系统损害。常用抗痛风药物见表 13-5。

合并心血管或代谢性疾病危险因素者：男性＞420μmol/L、女性＞360μmol/L 降尿酸治疗。无心血管或代谢性疾病的危险因素者：建议生活方式指导（低嘌呤饮食等），血尿酸水平超过 540μmol/L（9.0mg/dl）开始降尿酸药物治疗。

急性发作期：首选秋水仙碱，次选糖皮质激素；可联用对乙酰氨基酚（非甾体抗炎药）。

其余各期：丙磺舒、苯溴马隆、别嘌醇、非布索坦。

2. 用药注意事项与患者教育

（1）用药注意事项：用药前及用药期间应定期检查血尿酸及 24 小时尿酸水平，以此作为调整药物剂量的依据。并应定期检查血常规及肝肾功能。

1）秋水仙碱

A. 不宜长期应用，若长期应用可引起骨髓抑制，血尿、少尿、肾衰竭，胃肠道反应等不良反应。胃肠道反应是严重中毒的前驱症状，一出现时也应立即停药。小剂量用法疗效相当，严重不良反应发生率减少。

B. 严重肾功能不全者、妊娠期妇女禁用；年老、体弱者、骨髓造血功能不全、严重心功能不全和胃肠疾病者慎用。

2）别嘌醇

A. 痛风急性期禁用：不仅无抗炎镇痛作用，而且会使组织中的尿酸结晶减少和血尿酸下降过快，促使关节内痛风石表面溶解，形成不溶性结晶而加重炎症反应，引起痛风性关节炎急性发作。通常在痛风发作控制后 2 周开始服用，但对在缓解期已应用的患者在急性发作时可继续应用。

B. 应用初期可发生尿酸转移性痛风发作，故于初始 4～8 周内与小剂量秋水仙碱联合服用。

C. 滴定增量，监测血尿酸水平。在单纯痛风的长期治疗需从 50～100mg/d 开始，每 2～4 周增加 50～100mg。视肾功能情况调整剂量最终达到治疗目标（尿酸＜300μmol/L），最大剂量不超过 600mg/d。老年人肾功能减退，较低剂即有效。

D. 对与肿瘤化疗相关的高尿酸血症者，别嘌醇的治疗应在肿瘤化疗前开始。

E. 嗜酒、饮茶或喝咖啡均可降低别嘌醇

的疗效。在用药期间，不宜过度限制蛋白质的摄入。

F. 别嘌醇对过敏者、妊娠及哺乳期妇女、严重肝肾功不全者、明显血细胞低下者禁用。对有骨髓抑制者、特发性血红蛋白沉积症病史者慎用。

3）丙磺舒

A. 痛风急性发作期禁用：因无镇痛和抗炎作用。但在服药治疗期间有急性痛风发作，可继续服用原剂量，同时给予秋水仙碱和NSAIDs。

B. 治疗初期，由于尿酸盐由关节析出，可能会加重痛风发作，因此，在用药期间应摄入充足的水分（2500ml/d），并维持尿液呈微碱性，保证尿液 pH 在 6.0～6.5，减少尿酸结晶和痛风结石及肾内尿酸沉积。

C. 与别嘌呤联合应用时需酌情增加别嘌醇的剂量。因丙磺舒可加速别嘌醇的排泄而别嘌醇则可延长丙磺舒的血浆半衰期。

D. 不宜与阿司匹林和水杨酸盐联合服用阿司匹林可抑制丙磺舒的尿酸排出作用，丙磺舒也可抑制阿司匹林由肾小管的排泄，使阿司匹林的毒性增加。

E. 与磺胺药有交叉过敏反应，对磺胺药过敏者、2 岁以下儿童、妊娠及哺乳期妇女、严重肾功能不全者（CrCl≤30ml/min）、肾尿酸性结石者禁用。对老年人、恶血质者、消化性溃疡者、肾结石者、正在使用细胞毒药或放射治疗的肿瘤者慎用。

4）苯溴马隆：同丙磺舒，无与磺胺交叉过敏。

5）避免应用可致血尿酸水平升高的药物

A. NSAIDs、贝诺酯。

B. 利尿剂。

C. 胰岛素。

D. 免疫抑制剂：环孢素、巯嘌呤、麦考酚吗乙酯、他克莫司、西罗莫司、巴利昔单抗（剂量相关效应）

E. 抗菌药物：青霉素、洛美沙星、莫西沙星；抗结核药（吡嗪酰胺、乙胺丁醇）等减少尿酸排泄而引起高尿酸血症。

F. 维生素：维生素 C、维生素 B_1。

G. 抗肿瘤药，如环磷酰胺，治疗时宜同时给予别嘌醇并碱化尿液。

6）痛风急性期不宜用阿司匹林镇痛：阿司匹林可抑制肾小管的分泌转运而致尿酸在肾脏潴留；并可使血浆糖皮质激素浓度受到抑制、血浆胰岛素增高和血尿酸排泄减少，使尿酸在体内潴留，引起血尿酸水平升高。小剂量阿司匹林尽管升高血尿酸，但作为心血管疾病的防治手段不建议停用。

（2）患者教育

1）痛风治疗重要的是应告知其调整生活方式坚持长期治疗，减少痛风反复发作；提高患者治疗的依从性。

2）保持健康生活方式，限制高嘌呤食物（如动物内脏、海鲜、肉汤、干豌豆等）；每日饮水 2000～3000ml；戒烟限酒（啤酒、白酒）；加强锻炼，控制体重；增加碱性食物（香蕉、西瓜、南瓜、黄瓜、草莓、苹果、菠菜、萝卜、四季豆、莲藕、海带）的摄取。

3）了解病因和诱因，减少发作。预防相关慢病如高血脂、高血压、肥胖、高血糖等；对于合并有高血压的患者，必须在降压治疗的同时注意血尿酸水平，特别是联合使用利尿剂时，必要时可选择兼具降压和降尿酸的血管紧张素受体拮抗剂（氯沙坦）。

4）别嘌醇：服用后可出现眩晕，用药期间不宜驾驶车船、飞机和操作机械。在用药期间不宜过度限制蛋白质的摄入。

5）避免同时应用引起血尿酸升高的药物。

6）高尿酸血症的高危人群包括高龄、男性、肥胖、一级亲属中有痛风史、静坐缺乏运动等不良生活方式、合并代谢性疾病者；对于高危人群，应进行筛查，及早发现。

【真 题 再 现】

1. 患者，男，54 岁，2 周前痛风急性发作，经治疗后病情缓解，后期针对其痛风的治疗不宜选用的药物是（2016 年，A 型题，31 题）

A. 别嘌醇　B. 秋水仙碱　C. 非布索坦

D. 苯溴马隆　E. 碳酸氢钠

答案：1. B

解析：秋水仙碱是急性发作期的用药。

2. 痛风急性发作期应禁用的药物是（2015 年，A 型题，32 题）
A. 碳酸氢钠　B. 别嘌醇　C. 秋水仙碱
D. 布洛芬　E. 吲哚美辛
答案： 2. B
解析： 别嘌醇痛风急性期禁用，不仅无抗炎阵痛作用，而且会使组织中的尿酸结晶减少和血尿酸下降过快，促使关节内痛风石表面溶解，形成不溶性结晶而加重炎症反应，引起痛风性关节炎急性发作。

【强 化 练 习】

最佳选择题
1. 服用抗痛风药时，宜同服硫酸氢钠而不宜多食醋是
A. 减少药物对胃肠的刺激和利于尿酸的排泄
B. 减少药物对胃肠的刺激
C. 有利于尿酸的排泄
D. 为减少药物对消化系统的刺激
E. 为增加药物对消化系统的刺激
2. 痛风病人应增加碱性食物，例如一日给予碳酸氢钠或枸橼酸钠
A. 1g　B. 2g　C. 3g　D. 4g　E. 5g
3. 治疗急性痛风的首选药物
A. 苯溴马隆　B. 对乙酰氨基酚
C. 秋水仙碱　D. 别嘌醇
E. 糖皮质激素
4. 对有剧痛的急性痛风的首选药物为
A. 对乙酰氨基酚　B. 布洛芬
C. 尼美舒利　D. 吲哚美辛
E. 塞来昔布
5. 使用后可出现眩晕的抗痛风药为
A. 丙磺舒　B. 别嘌醇　C. 苯溴马隆
D. 秋水仙碱　E. 糖皮质激素
配伍选择题
A. 别嘌醇　B. 泼尼松　C. 苯溴马隆
D. 秋水仙碱　E. 阿司匹林
1. 每一疗程期间应停药 3 天的是
2. 嗜酒、饮茶、喝咖啡均可降低疗效的是
3. 对痛风急性发作者不宜服用，以防发生转移性痛风的是
多项选择题
以下药物中，不适宜痛风病人应用的是
A. 氯噻嗪　B. 利血平　C. 胰岛素
D. 环孢素　E. 维生素 D
答案：
最佳选择题　1. A　2. C　3. C　4. A　5. B
配伍选择题　1. D　2. A　3. C
多项选择题　ABCD

【单 元 测 试】

最佳选择题
1. 甲状腺功能亢进症以中青年女性最多见，其发病的最主要内因是
A. 哺乳期　B. 妊娠期　C. 严重感染
D. 强烈精神刺激　E. 体内雌激素水平较高
2. 甲亢的诱因不包括
A. 感染　B. 外伤　C. 精神紧张
D. 妊娠早期　E. 放射性 ^{131}I
3. 以下抗痛风药物中，最适宜痛风急性期应用的是
A. 别嘌醇　B. 丙磺舒　C. 苯溴马隆
D. 秋水仙碱　E. 阿司匹林
4. 痛风病人应多饮水：保持日尿量在
A. 1～2L　B. 2～3L　C. 3～4L
D. 3～5L　E. 4～5L
5. 使用中的胰岛素笔芯不宜冷藏，在室温下最长能够保存
A. 1 周　B. 2 周　C. 3 周
D. 4 周　E. 6 周
6. 临床应用双膦酸盐实践中，罕见的不良反应的是
A. 脱发　B. 白血病　C. 急性肾衰
D. 胃肠道反应　E. 肌肉骨骼疼痛、头痛
7. 下列药物中，促进骨化剂为
A. 钙制剂　B. 雌激素　C. 双膦酸盐
D. 甲状旁腺素　E. 氟制剂
8. 下列口服降糖药中，最适宜 PBG 高者选用的口服降糖药是
A. 格列美脲　B. 格列本脲　C. 格列齐特
D. 格列吡嗪　E. 甲苯磺丁脲
9. 易发生乳酸性酸中毒的口服降糖药为
A. 二甲双胍　B. 阿卡波糖　C. 罗格列酮

D. 维格列汀 E. 利拉鲁肽

10. 下列关于硫脲类抗甲状腺药的不良反应的描述，哪一项是错误的

A. 粒细胞缺乏 B. 药疹、瘙痒

C. 中毒性肝炎 D. 咽痛、发热

E. 肾功能减退

11. 胰高血糖素样肽-1 类似物为

A. 维格列汀 B. 伏格列波糖

C. 比格列酮 D. 格列喹酮

E. 利拉鲁肽

12. 依据生物钟规律，补充钙制剂的适宜时间是

A. 餐中给药 B. 清晨顿服 C. 睡前顿服

D. 餐后给药 E. 清晨和睡前各服用一次

13. 能明显缓解骨痛的药物为

A. 钙制剂 B. 甲状旁腺素 C. 双膦酸盐

D. 鲑鱼降钙素 E. 雌激素

14. 严重肾功能不全者禁用

A. 钙制剂 B. 甲状旁腺素 C. 双膦酸盐

D. 鲑鱼降钙素 E. 雌激素

15. 非人类降钙素的最主要不良反应是

A. 眩晕 B. 高钙血症 C. 过敏性皮疹

D. 注射后面部、手部潮红

E. 可发生抗体和过敏性皮疹

16. 富含嘌呤的食物是

A. 牛奶 B. 鸡蛋 C. 动物内脏

D. 黄瓜 E. 米饭

17. WHO 推荐妊娠及哺乳期妇女每日碘摄入量为

A. 50μg B. 120μg C. 200μg

D. 150μg E. 300μg

18. 以下药品中，容易进入乳汁中并可抑制婴儿甲状腺功能的是

A. 甲睾酮 B. 甲硝唑 C. 甲基多巴

D. 甲巯咪唑 E. 甲地孕酮

19. 归属于噻唑烷二酮胰岛素增敏剂的降血糖药是

A. 那格列奈 B. 罗格列酮 C. 福辛普利钠

D. 格列喹酮 E. 伏格列波糖

20. 二甲双胍的不良反应为

A. 肝功能异常 B. 心力衰竭 C. 头痛

D. 体重增加 E. 乳酸性酸中毒

配伍选择题

（1～3）

A. 粒细胞缺乏 B. 甲状腺功能亢进

C. 甲状腺功能减退 D. 中枢抑制

E. 血管神经性水肿

1. 放射性碘的不良反应是

2. 硫脲类抗甲状腺药最严重的不良反应是

3. 碘制剂的不良反应是

（4～5）

A. 苯溴马隆 B. 秋水仙碱 C. 碳酸氢钠

D. 别嘌醇 E. 糖皮质激素

4. 急性痛风性关节炎期首选药物是

5. 尿酸生成过多的高尿酸血症的首选药物是

（6～8）

A. 原发性骨质疏松 B. 老年性骨质疏松

C. 妇女绝经后骨质疏松

D. 抗癫痫药所致的骨质疏松

E. 肾上腺皮质激素所致的骨质疏松

6. 治疗时需长期口服维生素 D

7. 钙制剂+维生素 D+双膦酸盐

8. 钙制剂+维生素 D+雌激素（雌激素受体调节剂）

（9～12）

A. 雷洛昔芬 B. 阿法骨化醇 C. 乳酸钙

D. 帕米膦酸二钠 E. 雌二醇

9. 属于维生素 D 类的药物是

10. 属于选择性雌激素调节因子类药物的是

11. 属于钙剂的是

12. 抗骨吸收的药物是

（13～15）

A. 格列喹酮 B. 格列本脲 C. 甲苯磺丁脲

D. 格列吡嗪控释片 E. 格列齐特缓释片

13. PBG（餐后 2h 血糖）高者宜选用的是

14. FBG（空腹血糖）较高者宜选用作用快且强的药物是

15. 适用轻中度肾功不全者的是由肝胆排泄的

多项选择题

1. 以下药品与食物中，甲状腺亢进病人应禁食的是

A. 蛋黄 B. 紫菜 C. 洋葱

D. 胺碘酮 E. 聚维酮碘

2. 放射性 ^{131}I 治疗的禁忌证为
A. 25 岁以上 B. 血白细胞低下者
C. 重度浸润性突眼症 D. 甲亢危象
E. 结节性甲状腺肿伴甲亢者
3. 以下有关“治疗糖尿病的综合治疗方案”的叙述中，正确的是
A. 减肥和降低血脂
B. 采用“精细降糖”策略
C. 尽早地采用药物治疗、联合治疗、胰岛素治疗
D. 定期测定相关指标、调整治疗方案或尽早查出并发症
E. 包括饮食控制、运动治疗、血糖监测和糖尿病健康教育
4. 以下降糖药中，适用于肥胖型 2 型糖尿病患者的是
A. 胰岛素 B. 二甲双胍 C. 阿卡波糖
D. 格列齐特 E. 甲苯磺丁脲
5. 痛风急性发作期禁用的药物有
A. 秋水仙碱 B. 别嘌醇 C. 丙磺舒
D. 苯溴马隆 E. 糖皮质激素
6. 关于维生素 D，下列说法正确的为
A. 成年人每日摄入推荐量为 800U
B. 老年人每日推荐剂量为 800～1200U
C. 补充天然维生素 D_3 最为安全
D. 当有肾功能减退时，宜增加维生素 D 剂量
E. 当有肾功能减退时，宜用阿法骨化醇或骨化三醇
7. 以下有关“双膦酸盐应用注意事项”的叙述中，正确的是
A. 过敏者禁用 B. 不能合用双膦酸盐
C. 可配伍氨基糖苷类抗生素
D. 可配伍非甾体消炎镇痛药
E. 缓缓注入，避免导致肾衰竭
8. 可能减少小肠对维生素 D 吸收的药物包括
A. 硫糖铝 B. 矿物油 C. 巴比妥类
D. 考来烯胺 E. 肾上腺皮质激素
9. 下列药物中，可引起血尿酸升高的抗菌药物有
A. 洛美沙星 B. 乙胺丁醇 C. 吡嗪酰胺
D. 阿奇霉素 E. 红霉素
10. 注射胰岛素时宜注意
A. 注射时宜变换注射部位，两次注射点要间隔 2cm
B. 注射时宜变换注射部位，两次注射点要间隔 1cm
C. 使用中的胰岛素笔芯不宜冷藏，室温下最长可保存 4 周
D. 未开启的胰岛素应冷藏保存
E. 冷冻后的胰岛素，待恢复室温后方可使用
11. 维生素 D 的使用，下列说法正确的为
A. 一般小儿每曰服用（2～5）万 U，或每日 2000U/kg，连续数周或数月即可发生中毒
B. 中毒的主要症状为血压高，头痛，激惹，口渴，食欲不振，间质性肾炎，肾结石等
C. 血钙＞12mg/dl（3mmol/L），25-OH-D_3 水平＞150～400ng/ml，有助于诊断维生素 D 中毒
D. 维生素 D 中毒后处理立即停止维生素 D，停饮牛奶改豆浆
E. 使用泼尼松
12. 以下药物中，不适宜痛风病人应用的是
A. 氯噻嗪 B. 利血平 C. 胰岛素
D. 环孢素 E. 维生素 D
13. 为预防骨质疏松症脆性骨折的发生，下列说法正确的为
A. 摄入富含钙、蛋白质和低盐的均衡膳食
B. 少动或制动 C. 坚持规律服抗 OP 药
D. 补充钙剂以清晨和睡前各用 1 次为佳
E. 上臂暴露日光浴 15～20 分钟，促进维生素 D 合成
14. 关于双膦酸盐的使用，正确的为
A. 应于早晨空腹给药，用足量水送服
B. 低钙血症者禁用
C. 保持坐位或立位，服后 30 分钟内不宜进食和卧床
D. 服后 30 分钟内不宜喝牛奶、咖啡、茶、矿泉水、果汁和含钙的饮料
E. 不宜与 NSAIDs 联合应用
15. 下列药物中，可引起血尿酸升高的有
A. 胰岛素 B. 青霉素 C. 环孢素
D. 阿司匹林 E. 氢氯噻嗪
16. 关于钙制剂，下列说法正确的为
A. 成人每日钙摄入推荐量 800mg

B. 绝经后女性和老年人每日钙摄入推荐量为1000～1200mg

C. 补充钙剂睡前服用 1 次为佳

D. 补充钙剂以清晨和睡前各用 1 次为佳

E. 如采取 3 次/日的用法，最好是于餐后 1 小时服用

答案：

最佳选择题 1. E 2. E 3. D 4. B 5. D 6. A 7. A 8. D 9. A 10. D 11. D 12. E 13. D 14. C 15. E 16. C 17. C 18. D 19. B 20. E

配伍选择题 1. C 2. A 3. E 4. B 5. D 6. D 7. B 8. C 9. B 10. A 11. C 12. D 13. A 14. B 15. A

多项选择题 1. BDE 2. BCDE 3. ABCDE 4. ABC 5. BCD 6. ACDE 7. ABE 8. ABD 9. ABC 10. ACD 11. ABCDE 12. ABCD 13. ACDE 14. ABCDE 15. ABCD 16. ABDE

第十四章　泌尿系统常见疾病

章 节 概 述

本章节的内容主要是泌尿系统常见疾病诊治的相关知识，依据历年的考试分析来看，本章节占分不多，近两年都会有 1 分的分值分布。

本章节共计分为 3 个小节，内容较少，2015 年在第一节尿路感染中有 1 分分布，2016 年在第三节下尿路症状、良性前列腺增生症有 1 分的分值分布。本章节内容少，把握常见疾病的药物治疗为主。

章节	内容	分值
第一节	尿路感染	0～1 分
第二节	尿失禁	0
第三节	下尿路症状及良性前列腺增生症	0～1 分
合计		1 分

下尿路症状及良性前列腺增生症

考点一　下尿路症状及良性前列腺增生症的治疗

1. 概述　下尿路症状（LUTS）是所有排尿障碍表现的总称。

导致老年男性 LUTS 最常见的原因是良性前列腺增生症（BPH），其他还有膀胱疾病引起的逼尿肌无力或肾脏疾病引起的夜间多尿等也是 LUTS 的常见病因，一般将 BPH 导致的 LUTS 定义为 BPH/LUTS，以区别其他原因导致的 LUTS。膀胱过度活动症（OAB）指以尿急为特征的症候群，常伴有尿频和夜尿症状，可伴有或不伴有急迫性尿失禁。

2. 临床表现

（1）储尿期症状：主要是尿次增多（夜尿频）、尿失禁。夜尿是最为困扰患者的症状，会导致其他老年综合征的发生（睡眠障碍、跌倒）。

（2）排尿期症状：主要是排尿困难（尿流变细、分叉间断，排尿踌躇、费力），是 BPH/LUTS 最主要的症状。

（3）排尿后症状：主要指排尿后滴沥、尿不尽。

（4）尿路梗阻的并发症主要有尿潴留、感染、肾盂积水、尿毒症等。

3. 治疗与合理用药

（1）治疗原则：在治疗 BPH/LUTS 同时需要考虑其他共存疾病，注意药物间相互作用，避免进一步损害和增加患者已有患病器官负担。在药物治疗同时要注意行为治疗。

治疗 BPH 应首先明确治疗指征，先排除类似 BPH 的疾病（如前列腺炎、前列腺癌、神经源性紊乱等）；药物治疗的短期目标是缓解下尿路症状，长期目标是延缓疾病的临床进展，预防并发症的发生，保持患者较高的生活质量。

（2）药物治疗：常用治疗前列腺增生症的药物见表 14-1。

表 14-1　常用治疗良性前列腺增生症的药物

药物	日剂量（mg）	服药时间口服	主要不良反应
α 肾上腺素能受体阻断剂			直立性低血压（坦索罗辛罕见）、头晕、头痛、心悸、晕厥，逆向射精
多沙唑嗪	4～8	qn，睡前	
阿夫唑嗪	2.5～10	qd，tid	
特拉唑嗪	5～10	qn，睡前	
坦索罗辛	0.2～0.4	qn	

续表

药物	日剂量（mg）	服药时间口服	主要不良反应
5-α 还原酶抑制剂			
非那雄胺	5	qd	性功能减退、射精障碍、瘙痒、皮疹、乳房增大
度他雄胺	0.5	qd，整片吞服	
M 受体阻断剂			
奥昔布宁	5～30	qd	口干、尿潴留、严重胃肠动力障碍，重症肌无力、闭角型青光眼、正在使用强效 CYP3A4 抑制剂的重度肾功能不全和（或）肝功能障碍患者禁用
索利那新	5～10	qd	
托特罗定	2	bid	

1）α 肾上腺素能受体阻断剂：通过抑制前列腺和膀胱颈部平滑肌表面的肾上腺素能受体（主要是 α_{1A} 和 α_{1D}），减轻前列腺张力和膀胱出口梗阻，达到减轻症状的目的。而分布在前列腺外如血管和中枢神经系统的 α_1 受体，特别是 α_{1B} 亚型，是 α_1 受体阻滞剂治疗不良反应的中介物。

α_1 受体阻滞剂（多沙唑嗪、阿呋唑嗪、特拉唑嗪）和高选择性 α_{1A} 受体阻滞剂（坦索罗辛）。剂量适当的各种 α_1 受体阻断剂取得的疗效相似，可使 IPSS 评分降低 35%～40%。患者前列腺体积和年龄不影响 α_1 受体阻断剂的疗效，中长期疗效研究结果表明，α_1 受体阻滞剂可维持至少 4 年以上的疗效。

α_1 受体阻滞剂的治疗优势在于数小时到数天后症状即有改善，不影响前列腺体积和血清前列腺特异抗原（PSA）水平。

不良反应包括直立性低血压（伴高血压的老年患者）、眩晕、头痛、乏力、困倦、逆行射精等。坦索罗辛在血管不良事件方面与安慰剂无差异。

2）5-α 还原酶抑制剂：5-α 还原酶抑制剂特异性抑制Ⅱ型 5-α 还原酶发挥作用，抑制前列腺内双氢睾酮水平，达到降低雄激素水平，提高最高尿流率的作用。

5-α 还原酶抑制剂治疗 6～12 个月后，可诱导前列腺上皮细胞的凋亡，使前列腺体积缩小 15%～25%，血清 PSA 水平降低约 50%。

一般经过 3～6 个月治疗后，可观察到 BPH/LUTS 缓解。由于 5-α 还原酶抑制剂的作用可逆的，停药后其血浆双氢睾酮和前列腺体积可以复旧，建议维持用药的时宜较长。

因此适应证是伴有前列腺体积增大的 BPH 患者，可缩小前列腺体积和减少急性尿潴留发生的风险。

不良反应包括性欲降低、勃起功能减退、射精障碍等。用药前测定 PSA 水平，其后观察该指标的变化对临床有重要意义。

度他雄胺显效快，服用 1 个月内即能缓解症状，造成此种显著差异是由于度他雄胺具有双重作用，可同时阻断 1 型和 2 型两种 5-α 还原的同工酶。

3）抗胆碱能药物：阻断 M_2 受体和 M_3 受体，包括奥昔布宁、索利那新、托特罗定，用于针对伴发膀胱过度活动（OAB）的 BPH 患者。

主要不良反应是口干、尿潴留等。严重胃肠动力障碍、重症肌无力、闭角型青光眼、正在使用酮康唑等强力 CYP3A4 抑制剂的重度肾功能不全和（或）肝功能障碍患者禁用。便秘患者慎用。

4）联合治疗：α_1-受体阻断剂和 5-α 还原酶抑制剂合用：产生协同作用，长期研究证实无论是改善症状还是预防疾病进展均优于任一单药治疗，不良反应均与单药相当。考虑到 5-α 还原酶抑制剂显效时间较长，因此只有预期寿命超过 12 个月的患者应用联合治疗方可显示其疗效。

α_1-受体阻断剂与 M 受体阻断剂合用：同时拮抗下尿路 α_1 肾上腺素能受体与胆碱能受体，从而达到协同作用。用于临床表现为伴发 OAB 的 BPH 患者，在缓解尿频、减少夜尿方面优于单药治疗，但有明显残余尿的 BPH/LUTS 患者应慎用 M 受体阻断剂，需要咨询泌尿外科医生。

5）植物制剂：锯叶棕（疗效不确定，但不良反应很少）、普适泰。

4. 用药注意事项与患者教育

（1）良性前列腺增生是中老年男性的常见问题，可以应用药物缓解下尿路症状，提高生活质量。

（2）因为前列腺癌和前列腺增生有许多相同的症状，且可合并存在，故在加用药物治疗前应排除前列腺癌。

（3）应用 α_1-受体阻断剂有利于快速控制下尿路症状，5-α 还原酶抑制剂则需长时间使用控制前列腺体积。

（4）使用 α_1-受体阻断剂，尤其是与降压药合用时，要注意监测血压，注意预防直立性低血压。当从卧位或坐位突然转为立位时可能会发生头晕、轻度头痛甚至晕厥，出现这些症状时应躺下，然后在站立前稍坐片刻以防症状再次发生。多数情况下连续用药阶段不会再发生该反应。

（5）5-α 还原酶抑制剂降低 PSA（前列腺特异性抗原）水平，为了校正对 PSA 的影响，使用超过 6 个月以上的患者，其 PSA 值应该乘以 2，然后和未接受该类药物治疗的 BPH 患者的正常值上限比较，警惕前列腺癌可能。

（6）对 BPH 程度较轻患者的建议

1）注意行为治疗，戒烟忌酒，禁食辛辣、凉冷食物，避免劳累、感染，防止性生活过度或性交中断，以免引起前列腺充血；如有慢性前列腺炎、尿道炎、膀胱炎，应尽早彻底治愈。

2）保证营养充足，适量饮水，注意劳逸结合，避免久坐和过度疲劳，切勿憋尿，注意下半身保暖，避免受寒、受湿；常进行一些力所能及的户外活动与锻炼。

【真 题 再 现】

为减少 α_1 受体阻断剂的副作用，适宜的服药时间是（2016 年，A 型题，32 题）

A. 早餐前 B. 早餐后 C. 晚餐前

D. 晚餐中 E. 晚餐后临睡前

答案：E

解析：α_1 受体阻断剂主要不良反应：直立性低血压（坦索罗辛罕见）、头晕、头痛、心悸、晕厥，逆向射精。

【强 化 练 习】

1. 用于前列腺增生症的选择性 α_1-受体阻滞剂

A. 奥昔布宁 B. 依立雄胺 C. 特拉唑嗪

D. 托特罗定 E. 以上均是

2. 托特罗定主要作用于何种胆碱能受体

A. M_1 B. M_2 C. M_3 D. M_4 E. M_2+M_3

配伍选择题

A. 索利那新 B. 哌唑嗪 C. 特拉唑嗪

D. 度他雄胺 E. 哌仑西平

1. 减轻前列腺张力和膀胱出口梗阻

2. 抑制前列腺内双氢睾酮水平，达到降低雄激素水平，提高最高尿流率

3. 不良反应是口干、尿潴留

多项选择题

关于良性前列腺增生症的药物治疗，下列说法正确的为

A. α_1-受体阻断剂有利于快速控制下尿路症状

B. 使用 α_1-受体阻断剂，注意预防直立性低血压

C. 5-α还原酶抑制剂则需长时间使用控制前列腺的体积

D. 正在使用酮康唑的患者，建议使用奥昔布宁治疗良性前列腺增生症

E. 药物治疗的短期目标是缓解下尿路症状，长期目标是延缓疾病的临床进展，预防并发症

答案：

最佳选择题 1. C 2. E

配伍选择题 1. C 2. D 3. A

多项选择题 ABCE

【单 元 测 试】

最佳选择题

1. 导致老年男性下尿路症状最常见的原因是

A. 前列腺炎 B. 良性前列腺增生症

C. 膀胱炎 D. 肾盂肾炎 E. 尿潴留

2. 用于前列腺增生症的高选择性 α_{1A}-受体阻滞剂

A. 索利那新 B. 坦索罗辛 C. 特拉唑嗪

D. 托特罗定 E. 奥昔布宁

3. 选择治疗良性前列腺增生的药物的主要依据是

A. 残尿量 B. 日尿量 C. 雄激素的水平

D. 雌激素的水平

E. 前列腺特异抗原（PSA）的水平

配伍选择题

A. 氟他胺 B. 雌三醇 C. 黄酮哌酯

D. 依立雄胺 E. 特拉唑嗪

1. 属于5-α还原酶抑制剂的是

2. 属于肾上腺素能α-受体阻断剂的是

A. 非那雄胺 B. 阿夫唑嗪 C. 特拉唑嗪

D. 氟伏沙明 E. 度他雄胺

3. 起效较慢，服用3个月才可以改善由前列腺增生导致的尿路梗阻，减少残余尿量的5-α还原酶抑制剂是

4. 起效较快，服用1个月即可以改善由前列腺增生导致的尿路梗阻，减少残余尿量的5-α还原酶抑制剂是

多项选择题

1. 治疗良性前列腺增生症，常用的联合治疗方案为

A. 特拉唑嗪和非那雄胺合用

B. 索利那新和多沙唑嗪合用

C. 坦索罗辛与依立雄胺合用

D. 多沙唑嗪与度他雄胺合用

E. 奥昔布宁与度他雄胺合用

2. 以下所列症状中，药物治良性前列腺增生之前需要排除的是

A. 尿潴留 B. 前列腺炎 C. 前列腺癌

D. 尿道狭窄 E. 膀胱张力低下

答案：

最佳选择题 1. B 2. B 3. E

配伍选择题 1. D 2. E 3. A 4. E

多项选择题 1. ABCD 2. BCDE

第十五章　血液系统疾病

章节概述

本章节的内容主要为血液系统常见疾病诊疗的相关知识，依据历年的考试分析来看，本章节占用的分值为1～2分左右。

本章节共计分为2个小节，第一节缺铁性贫血在2015年及2016年都有1题的考查，第二节在2015年有1题考查，内容较少，重点了解缺铁性贫血和巨幼细胞性贫血的药物治疗。

章节	内容	分值
第一节	缺铁性贫血	1分
第二节	巨幼细胞性贫血	0～1分
合计		1～2分

第一节　缺铁性贫血

考点一　缺血性贫血的治疗

缺血性贫血（IDA）：是指由于体内铁缺乏导致血红蛋白合成减少而引起的一种低色素性贫血贫血。临床上以小细胞低色素性贫血、血清铁蛋白减少和铁剂治疗有效为特点。

1. 发病机制和病因

（1）铁吸收：铁剂主要从十二指肠吸收，铁缺乏时也可在胃与小肠下部吸收。其吸收受多种因素影响。

1）铁剂常与酸生成盐形式存在，以二价铁（Fe^{2+}）形式吸收；胃酸和维生素C可促使三价铁（Fe^{3+}）还原成Fe^{2+}，使铁易于被吸收。

2）体内贮铁量影响铁吸收，贮铁量多时，血浆铁的运转率降低，铁吸收减少。正常人对铁的吸收率为10%～20%，缺铁时可达20%～30%。

（2）缺铁性贫血可分为三期

1）铁负平衡期：身体所需要的（或丢失）的铁超过从饮食中吸收的铁，机体动员储存铁代偿，铁储存检查出现异常，包括血清蛋白下降或骨髓铁染色显示缺铁。

2）缺铁造血期：储存铁耗竭，血清铁开始下降。当血清铁＜15μg时提示储存铁耗竭，但是只要血清铁正常，红系造血就不会受到影响。转铁蛋白饱和度下降至15%～20%时将会影响红系造血。

3）缺铁性贫血期：此时转铁蛋白饱和度下降至10%～15%，血红蛋白和红细胞比容开始下降。

此期出现小细胞低色素性贫血，并出现一些非血液系统表现。

2. 临床表现

（1）一般情况：乏力、困倦、活动耐力减退

（2）皮肤黏膜：结膜及甲床苍白，皮肤干燥、萎缩

（3）呼吸、循环系统：心悸、气短、心率增快

（4）中枢神经系统：头晕、眼花、耳鸣、头痛、失眠、记忆力减退及注意力不集中

（5）消化系统：消化不良、恶心、呕吐、吞咽困难、腹泻

（6）泌尿生殖系统：女性可有月经增多或继发性闭经；男女均可有性欲减退。

3. 药物治疗

（1）口服铁剂：是治疗缺铁性贫血的首选方法。宜选用二价铁，三价铁剂只有转化为二价铁剂后才能被吸收。三价铁剂在体内的吸收仅相当于二价铁的1/3，且刺激性较大。硫酸亚铁是口服铁剂中的标准制剂，最大缺点是胃肠道不良反应明显，发生率约为15%～20%，主要表现为腹痛、恶心、呕吐或便秘。口服右旋糖酐铁、琥珀酸亚铁和多糖铁复合物含铁量高，不良反应较硫酸亚铁轻，而疗效相当。成人治疗剂量元素铁180～200mg/d，预防剂量元素铁10～20mg/d。

（2）静脉铁剂治疗：胃肠反应重或经胃肠不能吸收，或需要快速补铁的情况下，可以选择静脉或肌注补铁治疗。

有两种给药方式：①大剂量给药：每次至少 500mg；②小剂量长期给药：在血液透析患者中更为常用。每次给予元素铁 100mg，10 周以上，以增强机体对促红素治疗的反应，个体需要的总补铁量计算公式=体重（kg）×2.3×[150–目前 Hb（g/L）]+500 或 1000mg（储存铁）。

静脉注射铁剂有右旋糖酐铁和蔗糖铁，注意首次用药前，先给予试验剂量，并且应具备治疗过敏反应的应急措施，1 小时内无过敏反应再给予足量治疗。

4. 用药注意事项与患者教育

（1）用药注意事项

1）尽管空腹服用亚铁盐吸收最好，但其胃肠反应（胃灼热感、恶心、上腹不适和腹泻等）常使患者不能耐受，因此建议在餐后服用，可有较好的耐受性。

2）食物-铁剂相互作用：肉类、果糖、氨基酸、脂肪、维生素 C 可促进铁剂吸收；牛奶、蛋类、钙剂、磷酸盐、草酸盐等可抑制铁剂吸收（减少 40%～50%）；茶和咖啡中的鞣质与铁形成不可吸收盐。

3）药物-铁剂相互作用：抑酸药物（质子泵拮抗剂、H_2受体拮抗剂）影响三价铁转化为二价铁，避免长期服用；四环素、消胆胺等阴离子药可在肠道与铁络合，碳酸氢钠可与亚铁生成难溶的碳酸铁，均影响铁剂的吸收。口服铁剂可加用维生素 C，胃酸缺乏者与稀盐酸合用有利于铁剂的解离。

4）疗效监测：监测血红蛋白、网织红细胞计数、血清铁蛋白及血清铁。在累积剂量每达 5g 时应检测 Hb 和铁蛋白水平。如口服铁剂治疗有效，骨髓中铁粒幼红细胞和外周血中的网织红细胞最早上升，高峰在 5～10 天。2 周后 Hb 上升，2 个月后达正常。为了补足储存铁，铁剂治疗应该在 Hb 正常后至少再补充铁剂 4～6 个月，或在血清铁蛋白升至 30～50μg/L 后停药。如果 4 周治疗 Hb 较治疗前无改变或下降，需要进一步追查原因。

5）在血色素病或含铁黄素沉着症及不伴缺铁的其他贫血患者（地中海贫血）、肝肾功能严重损害，尤其伴有未经治疗的尿道感染者不宜应用铁剂治疗。

6）对酒精中毒、肝炎、急性感染、溃疡性结肠炎、胰腺炎、消化性溃疡者慎用铁剂治疗。硫酸亚铁的不良反应最明显，如不能耐受，可选择其缓释制剂或其他铁剂。

7）预防铁负荷过重：铁剂在胃肠道的吸收有黏膜自限现象，表现为铁的吸收与体内储存量有关，正常人的吸收率为 10%，缺铁性贫血者为 30%。使用铁制品来煎煮酸性食物，可腐蚀胃黏膜及使血循环中游离铁过量，出现细胞缺氧、酸中毒、休克和心功能不全，应及时清洗胃肠和对症治疗。

2. 患者教育

1）除补铁外，合理膳食同样重要，宜多食含铁丰富的食物如猪肝、黄豆、蔬菜、水果、大枣、蜂乳、芝麻、黑木耳等。提倡使用铁锅烹饪或煮粥，会有助于铁元素的补充同时注意要有足够蛋白质的摄入。

2）老年人用药数量多，应事先核查，注意与其他药物之间的相互作用。注意避免同时服用影响铁吸收的药物或者食物。

3）服药前需要解释：①铁剂可引起肠道蠕动减慢、引起便秘；②部分患者胃肠道反应较重，可在餐后服用；③铁剂使大便颜色变黑，可掩盖消化道出血或引起认为出血的担心。

【真 题 再 现】

1. 患者，女，24 岁，患有缺铁性贫血并伴有慢性腹泻，实验室检查：Hb55g/L，血清铁 12μg/L，首选的治疗方案是（2016 年，A 型题，33 题）

A. 口服铁剂及维生素 C　B. 静脉滴注铁剂
C. 注射维生素 B_{12}　D. 雄性激素治疗
E. 叶酸治疗

答案： 1. B

解析： 患者为重度缺铁性贫血，并且有腹泻，所以应静脉补充铁剂。

2. 患者，女，实验室检查：血红蛋白 95g/L，临床诊断为缺铁性贫血，处方口服硫酸亚铁

片，下列想患者交代的用药注意事项，错误的是（2015 年，A 型题，34 题）

A. 不宜与钙剂同时服用　B. 宜空腹服用

C. 宜同时补充维生素 C

D. 不宜同时进食牛奶和蛋类

E. 避免应用抑酸药

答案： 2. B

解析： 空腹服用亚铁盐吸收最好，但胃肠反应常使患者不能耐受，因此建议餐后服用。肉类、果糖、氨基酸、脂肪、维生素 C 可促进铁剂吸收，牛奶、蛋类、钙剂、磷酸盐、草酸盐可抑制铁剂吸收，茶和咖啡中的鞣质与铁剂形成不可吸收盐。抑酸药物影响三价铁转化成二价铁，避免长期服用。

【强 化 练 习】

最佳选择题

1. 铁剂在胃肠道的吸收特点是

A. 以三价铁形式吸收　B. 主要在胃中吸收

C. 主要从小肠吸收　D. 从十二指肠吸收

E. 以二价铁形式主要从十二指肠吸收

2. 以下有关缺铁性贫血的原因中，最正确的是

A. 缺乏叶酸，红细胞减少

B. 缺乏维生素 B_{12}，红细胞减少

C. 缺乏铁元素，红细胞减少

D. 铁元素缺乏，血红蛋白合成减少

E. 红细胞减少，血红蛋白合成减少

3. 对于铁剂的使用，正确的为

A. 口服铁剂宜选用三价铁

B. 为迅速纠正患者贫血症状，初始治疗用大剂量

C. 碳酸氢钠抑制铁剂吸收

D. 待血红蛋白恢复正常后，仍需继续服 3～6 个月

E. 为提高治疗效果，应空腹服用铁剂

多项选择题

1. 下列食物中，可促进铁吸收的食物有

A. 肉类　B. 脂肪　C. 牛奶

D. 钙剂　E. 氨基酸

2. 下列影响铁剂吸收的因素，正确的是

A. 体内贮铁量　B. 饮食的种类

C. 服药时间与进餐时间

D. 胃和小肠环境的酸碱性

E. 铁剂中二价铁（Fe^{2+}）的比例

3. 下列药物中，可以抑制铁吸收的药物有

A. 抑酸药物　B. 四环素　C. 消胆胺

D. 碳酸氢钠　E. 维生素 C

答案：

最佳选择题　1. E　2. D　3. D

多项选择题　1. ABE　2. ABCDE　3. ABCD

第二节　巨幼细胞性贫血

考点一　巨幼细胞性贫血的治疗

机制：本病 DNA 合成障碍所致的一种贫血，约 95%系体内叶酸和（或）维 B_{12} 缺乏所致。

1. 病因

（1）摄入减少。

（2）需要量增加。

（3）吸收障碍：如恶性贫血。

（4）利用障碍：甲氨蝶呤、氨苯蝶啶、乙胺嘧啶等能竞争性抑制二氢叶酸还原酶的作用，影响四氢叶酸的形成。苯妥英钠、苯巴比妥可能增加叶酸的分解或者抑制 DNA 的合成。此外先天性酶缺陷，如甲基 FH_4 转移酶等也可影响叶酸的利用。

2. 临床表现

（1）血液系统：大细胞性贫血、起病缓慢，常有面色苍白、乏力、耐力下降、头昏、心悸等贫血症状，严重者全血细胞减少，反复感染和出血。

（2）消化系统：舌乳头萎缩表现舌面光滑呈"牛肉样舌"。胃肠道黏膜萎缩引起食欲下降、恶心、腹泻或便秘。

（3）神经精神症状：肢体麻木、深感觉障碍、共济失调或步态不稳等表现。可有抑郁、失眠、记忆力下降、幻觉、人格改变等。单纯叶酸缺乏一般神经症状不明显，可能有抑郁症等情感障碍。

3. 药物治疗　去除病因和诱因；纠正偏食和不良烹饪习惯；同时补充叶酸及维生素 B_{12}。

（1）叶酸缺乏：口服叶酸 5～10mg，tid；

如果胃肠道吸收障碍可以用亚叶酸钙6～9mg，肌注，qd，至血红蛋白恢复正常。如果没有原发病，不需要维持治疗。如果同时有维生素B_{12}缺乏，则需要同时注射维生素B_{12}，否则加重神经系统损伤。

（2）维生素B_{12}缺乏：治疗原则是给予足够维生素B_{12}，其中包括每日造血所必需维生素B_{12}量2～3μg和补足储存量2～5mg。缺乏原因大多与胃肠道吸收障碍有关，肌注维生素B_{12}100～500μg，qd，连续2周，然后减至2次/周，连续1～2个月，直至血常规检查恢复正常。

恶性贫血患者和全胃切除者需要终生维持治疗，肌注维生素B_{12}100μg，1次/月。无吸收障碍者可以口服维生素B_{12}片剂500μg，qd，至血红蛋白恢复正常伴有神经系统表现者，应连续肌注维生素B_{12}250～500μg，有时需要大剂量1000μg，每周一次。对于不能明确是维生素B_{12}缺乏还是叶酸缺乏或同时缺乏者，应同时联合叶酸和维生素B_{12}治疗，否则单用叶酸会加重维生素B_{12}缺乏，加重神经系统损伤。

4. 用药注意事项与患者教育

（1）用药注意事项

1）观察疗效。在服药开始后的第4天起网织红细胞水平上升，Hb可在1个月内恢复正常，神经系统症状恢复较慢或不恢复，需要向患方解释。经上述补充治疗8周后，临床症状、血象及骨髓象无改变，可能无效。除恶性贫血外通常不需要维持治疗。如果叶酸和维生素B_{12}者同时缺乏，或伴有铁或其他营养素缺乏，治疗时应注意同时补充。

2）营养性贫血很多是多因素所致，需要针对多个病因进行干预。对高危人群早期筛查。

3）在不能确定只是单纯叶酸缺乏引起的巨幼细胞性贫血的情况下，要与维生素B_{12}联合治疗，以免加重神经精神损害。

4）应用干扰核苷酸合成药物治疗的患者，应同时补充叶酸和维生素B_{12}。全胃切除术后患者应预防性肌维生素B_{12}，每月1次。

（2）患者教育

1）纠正偏食及不良烹调习惯：适当吃新鲜果蔬，饮食烹调时间过长或温度过高会造成大量叶酸破坏，应避免高温长时间蒸煮。

2）酗酒者戒酒。

3）婴儿提倡母乳喂养，6个月后及时添加辅食（菜泥、果菜汁、肝泥等）；孕妇宜每天补充专用的复合维生素片。

【真题再现】

伴有神经症状的巨幼细胞性贫血患者，在补充叶酸的基础上，还应补充（2015年，A型题，35题）

A. 维生素B_1　　B. 维生素B_2
C. 维生素B_4　　D. 维生素B_6
E. 维生素B_{12}

答案：E

解析：巨幼细胞性贫血约95%是体内叶酸或维生素B_{12}缺乏所致。

【强化练习】

最佳选择题

1. 应用甲氨蝶呤引起的巨幼红细胞性贫血，治疗时应选用
A. 维生素B_{12}　　B. 叶酸
C. 叶酸+维生素B_{12}　　D. 甲酰四氢叶酸钙
E. 红细胞生成素

2. 表现为“牛肉样舌”的疾病为
A. 缺铁性贫血　　B. 巨幼红细胞贫血
C. 再生障碍性贫血　　D. 白血病
E. 骨髓瘤

多项选择题

1. 下列药物中，影响维生素B_{12}吸收的药物有
A. 对氨基水杨酸　B. 二甲双胍　C. 秋水仙碱
D. 苯妥英钠　　E. 苯乙双胍

2. 下列药物中，影响叶酸利用的药物有
A. 甲氨蝶呤　B. 乙胺嘧啶　C. 苯巴比妥
D. 苯妥英钠　E. 秋水仙碱

3. 叶酸缺乏原因包括
A. 偏食　　B. 甲状腺功能亢进症
C. 小肠切除术后　D. 氨苯蝶啶
E. 柳氮磺胺吡啶

4. 巨幼红细胞贫血的药物治疗，下列说法正确的为
A. 服开始后的4天起网织红细胞水平上升

B. 服药开始 1 个月后 Hb 恢复正常

C. 全胃切除术后患者应预防性肌注维生素 B_{12}，每月 1 次

D. 应用干扰核苷酸合成药物治疗的患者，应同时补充叶酸和维生素 B_{12}

E. 恶性贫血患者，需叶酸与维生素 B_{12} 联合使用

答案：

最佳选择题　1. C　2. B

多项选择题　1. ABCE　2. ABCD　3. ABCDE　4. ACDE

【单 元 测 试】

最佳选择题

1. 缺铁性贫血最早和最常见症状是

A. 食欲不振　B. 乏力、困倦、活动耐力减退　C. 头晕　D. 记忆力减退　E. 结膜及甲床苍白

2. 与硫酸亚铁同用可生成难溶性化合物的是

A. 各种白酒　B. 乳酸食品　C. 葡萄柚汁　D. 盐腌海鱼　E. 茶叶

3. 在治疗缺铁性贫血的过程中，摄入过多铁剂的严重不良反应是

A. 柏油便　B. 黑色粪便　C. 恶心、呕吐

D. 腹痛、腹泻、便秘

E. 细胞缺氧、酸中毒、高铁血红蛋白血症

4. 缺铁性贫血者，铁的吸收率

A. 10%　B. 15%　C. 20%　D. 25% E. 30%

配伍选择题

（1～2）

A. 日服 80mg　　B. 日服 0.05mg

C. 日服 180mg　　D. 日服 30～40mg

E. 日服 0.0235～0.05mg 以下

1. 治疗缺铁性贫血给予元素铁（治疗用药的最佳剂量）

2. 治疗维生素 D 缺乏给予维生素

（3～5）

A. 叶酸+维生素 B_{12}　　B. 富马酸亚铁

C. 维生素 K_1　　D. 甲磺酸去铁胺

E. 亚叶酸钙

3. 对缺铁性贫血者应选用

4. 对由营养不良、婴儿期所致的恶性贫血应选用

5. 对由甲氨蝶呤所引发的贫血者，宜合并应用

（6～8）

应用铁剂的影响因素

A. 30%　　B. 40%　C. 10%～30%

D. 10%～20%　　E. 20%～60%

6. “日服 180mg 元素铁”是依据铁剂吸收率为

7. 铁缺乏时铁剂吸收率可达

8. 正常人对铁剂的吸收率为

综合分析题

女性，患者，32 岁，3 年来月经量多，乏力、心悸。检查面色较苍白。血红蛋白 80g/L，呈小细胞低色素性贫血，白细胞 7×10^9/L，血小板 120×10^9/L，血清铁 300μg/L。

1. 根据临床表现，该患者诊断为

A. 缺铁性贫血　　B. 巨幼红细胞性贫血

C. 溶血性贫血　　D. 再生障碍性贫血

E. 白血病

2. 治疗首选

A. 输血　　B. 维生素 B_{12} 肌内注射

C. 硫酸亚铁口服　D. 右旋糖酐铁肌注

E. 骨髓移植

3. 关于铁剂，下列说法正确的为

A. 正常人维持体内铁平衡需要每天从食物摄铁 2～2.5mg

B. 尽量空腹服用亚铁盐，以促进吸收

C. 钙剂可促进铁剂吸收

D. 碳酸氢钠抑制铁剂吸收

E. 缺铁性贫血者铁剂的吸收率为 45%

多项选择题

缺铁性贫血的原因可能有

A. 慢性失血，如钩虫病、痔疮、溃疡病、月经量过多等

B. 长期营养摄入不足

C. 妇女妊娠或哺乳

D. 造血因子（叶酸和维生素 B_{12}）缺乏

E. 脱氧核糖核酸（DNA）成障碍

答案：

最佳选择题　1. B　2. E　3. E　4. E

配伍选择题　1. C　2. E　3. B　4. A　5. E　6. A　7. E　8. D

综合分析题　1. A　2. C　3. D

多项选择题　ABC

第十六章　恶性肿瘤

章节概述

本章节的内容包括恶性肿瘤治疗的相关知识，依据历年的考试分析来年，本章节占分值为 2 分左右。

本章节内容较少，共计分为 2 个小节，第一节治疗原则与注意事项和第二节和缓医疗近两年都有 1 分的分值分布，掌握恶性肿瘤的药物治疗及注意事项即可。

章节	内容	分值
第一节	治疗原则与注意事项	1 分
第二节	和缓医疗	1 分
合计		2 分

第一节　治疗原则与注意事项

考点一　抗肿瘤药物的不良反应及处理

1. 皮肤毒副作用　多柔比星、柔红霉素、环磷酰胺、依托泊苷、紫杉醇等容易引起脱发。氟尿嘧啶可沿静脉出现迂回线状色素淀着和迅速晒黑而无灼痛和红斑；博来霉素可在躯干部引起鞭打状色素沉着和膝肘部及甲周色素沉着；白消安可引起弥漫 性青铜色色素沉着，酷似 Addison 病。皮疹少且无自觉症状时可继续观察；皮疹多或有瘙痒时可用抗组胺药、葡萄糖酸钙、糖皮质激素等治疗；如果皮疹广泛伴全身中毒症状采用糖皮质激素治疗；合并感染则用广谱抗生素治疗。

2. 过敏反应　门冬酰胺酶、紫杉醇、多西紫杉醇、甲基苄肼、替尼泊苷等容易引起过敏反应。

3. 蒽环类抗生素容易引起急、慢性心脏毒性，可导致左心室功能受损、心衰等；可以采用维生素、辅酶 Q 进行预防；但阿霉素等化疗药物引起的心衰用利尿剂及强心苷可能无效；阿霉素应用剂量超过 550mg/m^2，心衰发生率为 30%；大剂量环磷酰胺（超过 1000mg/m^2）可能出现急性心衰而死亡；氟尿嘧啶（尤其静脉滴注）可以引起冠脉痉挛、心肌缺血；紫杉醇引起不同类型心律失常，心动过缓最常见（发生率 30%）；多西紫杉醇无心脏毒性报道。

4. 肺毒性

5. 骨髓抑制　化疗前一般要求白细胞总数＞4.0×10^9L，中性粒细胞＞2.0×10^9/L，血小板＞80.0×10^9/L。白细胞下降多开始于用药后 1W，至 10 天左右达到最低点，在低水平维持 2～3d 后可恢复正常。通常Ⅰ～Ⅱ度白细胞抑制不需要处理，多可自然恢复且不影响下个疗程的化疗；Ⅲ～Ⅳ度白细胞抑制需要用重组人粒细胞集落刺激因子（G-CSF）。G-CSF 用法分为治疗性和预防性用药。

当白细胞下降至＜2.0×10^9L 或中性粒细胞＞1.0×10^9/L 时开如应用。G-CSF5～7μg/kg 体重，一般用到 WBC＞10×10^9/L。

预防性用药：如果患者一个疗程化疗出现Ⅳ度骨髓抑制，为了使下个疗程化疗能够下常进行，可以预防性用 G-CSF3～5μg/kg 体重，多于化疗结束 48h 开始用药，用到患者安全度过白细胞的最低点而开始回升后，多数需要 7～10 天。

6. 恶心、呕吐　用 5-HT$_3$ 受体拮抗剂（格拉司琼、昂丹司琼、托烷司琼等），化疗前 30min 开始给药；与糖皮质激素合用效果会更好。

7. 腹泻　易引起腹泻的药物有 5-氟尿嘧啶，伊立替康等。

表 16-1 部分化疗药药引起的特殊毒副作用及处理

药物名称	主要毒副作用	处理及预防措施
环磷酰胺、异环磷酰胺	出血性膀胱炎	停药，充分水化，化疗前、过程中予美司钠解救
顺铂	耳、肾、神经毒性，消化道反应	停药，控制出入量平衡，必要时使用糖皮质激素；止吐、补液治疗；避免合用肾毒性或耳毒性药物
米托蒽醌、多柔比星、表柔比星、吡柔比星	心脏毒性，骨髓抑制	停药、抗心衰治疗，控制出入量平衡，监测心电图、UCG，计算累积剂量
甲氨蝶呤	肾毒性、肺纤维化、黏膜损伤	水化，亚叶酸钙、四氢叶酸钙解救，口腔护理等
阿糖胞苷	肝损害、高尿酸血症	护肝治疗，促进尿酸排泄
博来霉素、平阳霉素	肺纤维化	停药，换方案，监测肺功能
紫杉醇	过敏反应、心脏传导阻滞、末梢神经炎	停药，另建给药通路，糖皮质激素治疗，营养神经、B 族维生素治疗
长春新碱、硼替佐米	末梢神经炎	减量，严重时停药，营养神经、B 族维生素治疗
5-氟尿嘧啶、伊立替康、卡培他滨	腹泻	停药，监测大便情况，服用洛哌丁胺，补液，控制出入量和电解质平衡

【真 题 再 现】

1. 患者接受顺铂化疗时，药师应重点监测的不良反应是（2016 年，A 型题，34 题）

A. 心脏毒性　　B. 肝脏毒性

C. 肾脏毒性　　D. 肺纤维化

E. 过敏反应

答案： 1. C

解析： 顺铂主要毒副作用：耳、肾、神经毒性，消化道反应。

2. 治疗抗肿瘤药引起的恶心、呕吐等不良反应，可选用的止吐药物是（2015 年，A 型题，36 题）

A. 奥美拉唑　B. 雷尼替丁　C. 昂丹司琼

D. 维生素 B_6　　E. 茶苯海明

答案： 2. C

解析： 抗肿瘤药物引起的恶心、呕吐等症状用 5-HT3 受体拮抗剂（格拉司琼、昂丹司琼、托烷司琼等），化疗前 30min 开始给药。

【强 化 练 习】

配伍选择题

A. 阿霉素　　B. 环磷酰胺　C. 氟尿嘧啶

D. 紫杉醇　　E. 多西紫杉醇

1. 易引起冠脉痉挛、心肌缺血的药物

2. 易引起心动过缓的药物

多项选择题

疗药物引起的主要毒副反应的处理，下列说法正确的为

A. 出现皮疹时可用抗组胺药、葡萄糖酸钙、糖皮质激素等治疗

B. 采用维生素、辅酶 Q 预防心脏毒性

C. Ⅰ～Ⅱ度白细胞抑制需要使用小剂量重组人粒细胞集落刺激因子

D. 服洛哌丁胺治疗化疗药物引起的腹泻

E. 化疗前 2h 开始给托烷司琼预防化疗药物引起的恶心、呕吐

答案：

配伍选择题　1. C　2. D

多项选择题　ABD

第二节 和 缓 医 疗

考点二 和缓医疗常见症状的处理

严重影响疾病晚期及终末期患者生活质量的症状有：疼痛、乏力、食欲减退、恶病质、抑郁、焦虑、谵妄、便秘、腹泻、呼吸困难、呃逆、失眠、口腔问题、恶心、呕吐、多汗、终末期烦乱不安、终末期呼吸问题等。某些严重的症状可以经过预防性措施而减轻，处理好任何一个症状都会使患者生活质量提高。

1. 疼痛控制

（1）总体原则：止痛治疗的基本目标是减轻痛苦。WHO 癌症三阶梯止痛原则是指按患

者疼痛的轻、中、重的程度分别选用第一、二、三阶梯的止痛药物。

具体原则包括：

1）口服给药：能口服尽量口服，提倡无创的给药方式。

2）按时给药：不是按需给药。

3）按阶梯给药：按照疼痛的程度和性质选用不同阶梯的止痛药物。

第一阶梯：非阿片类药物，多指 NSAIDs 药物，对轻度疼痛疗效肯定，并可以增强二、三阶药物的效果，有封顶效应。当疼痛得不到缓解时，不宜换用另一种 NSAIDs 类药物，应该直接升到第二阶梯。

第二阶梯：弱阿片类药物，如可待因、二氢可待因、曲马多等。首次使用弱阿片类药物加 NSAIDs 有良好效果，目前有很多弱阿片类与 VSAIDs 药物的复合剂，弱阿片类药物的安全使用剂量往往被复合制剂中有封顶效应的 NSAIDs 剂量所限。

第三阶梯：强阿片类，以吗啡为代表，无封顶效应，即无天花板效应。主要药物有吗啡（有多种剂型，如注射剂，即释、缓释口服吗啡）、芬太尼透皮贴剂、美沙酮、哌替啶、二氢埃托啡、羟考酮。

4）用药个体化。

5）注意具体细节：如注意不良反应处理。NCCN 成人癌痛指南则强调全面评估并量化疼痛，进行全面的止痛治疗，提倡进行充分的药物滴定。有时可能需要改变给药途径。皮下，肌内，直肠给药，阴道给药表面麻醉，硬膜外给药以及鞘内给药等。

（2）具体实施措施

1）可以采用数字评分法或笑脸评分法等。例如用 0～10 的数字代表不同的疼痛，0 为无痛，10 为最剧烈的疼痛，让患者圈出一个最代表疼痛程度的数字：0 分为无痛，1～3 分为轻度疼痛，4～6 分为中度疼痛，7～10 分为重度疼痛

2）根据疾病分期确定止痛治疗的目标。

早期、正接受积极治疗的患者：治疗目的是充分缓解癌痛，使患者能耐受抗癌治疗所必须的诊治措施，可能为暂时使用镇痛药物。

中期：随着肿瘤进展或治疗失败，只有镇痛药物才能有效地控制疼痛，此后，患者进入需要长期持续使用麻醉剂的阶段。

晚期：充分缓解癌痛、改善其生活质量，并达到相对无痛苦地死亡。

早期以无痛为目标，后期以疼痛不影响睡眠为目标。其次以在白天安静时无疼痛（即解除休息时疼痛）为目标。最后以站立、活动时短暂无疼痛（解除站立或活动时疼痛）为目标。

3）根据疼痛性质选择合适的药物

神经性疼痛：阿片类+皮质类固醇。

传入神经阻滞痛：三环类抗抑郁药或抗惊厥药+阿片类和非阿片类药物。

交感神经性疼痛：交感神经阻滞。

内脏痛：轻度疼痛用非阿片类，中重度疼痛用阿片类+非阿片类。

骨、软组织疼痛：轻中度用非阿片类，重度用阿片类+非阿片类。

其他：颅内压增高用皮质类固醇；肌肉痉挛给予肌肉松弛剂。

（3）镇痛药物

轻度、中度疼痛：对乙酰氨基酚、布洛芬、双氯芬酸、曲马多、可待因。

中度、重度疼痛：吗啡（即释剂或缓释剂）、芬太尼（透皮贴剂）、羟考酮、美沙酮（即释剂）。

神经病理性疼痛：阿米替林、卡马西平、地塞米松、加巴喷丁。

内脏疼痛：丁溴东莨菪碱。

1）非甾体类药物：

特点：剂量极限性（即天花板效应），如对乙酰氨基酚不超过 4g/24h 可为非处方药物；无耐药性、生理或心理依赖性。

应用：①轻度疼痛：单用；②中、重度疼痛：非甾体类药物+阿片类药物；③代表药物：对乙酰氨基酚、布洛芬、双氯芬酸等。

不良反应：抑制前列腺素，容易导致胃肠道溃疡发生和肾功能损害；水杨酸可破坏胃黏膜及加重肝损害。对老年人肝、肾功能不良、溃疡病史者及有出血倾向者则应慎用。

2）阿片类药物

特点：常用的完全激动剂无天花板效应，可因个体止痛之需要而增加剂量，价格低，剂量范围大，对重度疼痛有肯定的疗效。

代表药物：①完全激动剂：吗啡、二氢吗啡酮、可待因、羟考酮、美沙酮、芬太尼，目前多用的是吗啡、芬太尼；②部分激动剂：丁丙诺非。

药理现象：①生理依赖（身体依赖）：药物连续使用一段时间后，突然停药或注射拮抗剂时将出现戒断综合征；②耐受性：是随反复用药之后，作用下降，作用时间也缩短，此时需要逐渐增加剂量或缩短给药时间才能维持其治疗效果。

生理依赖和耐受性为用阿片类药物的正常药理学现象，不应影响药物的继续使用。心理依赖（精神依赖，即“成瘾”）是一种反映心理异常的行为表现，患者不由自主和不择手段地渴望得到药物，目的是为了达到“欣快感”。

A. 弱阿片类包括曲马多，注射液 50～100mg，im 临时使用；缓释片剂 50～100mg，qd 或 q12h，如果用至 200mg/d，未能控制疼痛，应该转为强阿片类药物。

主要不良反应为恶心或便秘，可以对症处理。复方双氢可待因片，每片含有对乙酰氨基酚 500mg，双氢可待因 10mg，1～2 片，q6h 或 q4h，最大剂量每天不超过 8 片，不良反应包括便秘、呕吐等。

B. 强阿片类包括吗啡、哌替啶、可待因、芬太尼等药物。①吗啡：每日 30～60mg，口服；5～10mg 每 4 小时一次，皮下注射。②硫酸吗啡缓释片（美施康定）用药 TIME 原则：调整剂量 10～30mg 每 12 小时一次开始，每 24 小时调整剂量 1 次，至疼痛完全缓解；增加剂量：疼痛无缓解，按 30%～50%的幅度增加剂量，直至疼痛完全缓解；剂型变化：应用速释吗啡处理突破性疼痛，剂量是硫酸吗啡的 1/4～1/3；疗效评估：随时评价患者对疼痛及止痛治疗的反应。③芬太尼透皮贴剂：慢性持续止痛，一贴可持续贴用 72h，口服吗啡 90mg/24h 与芬太尼透皮贴 25μg/h 等效。

该类药物主要的不良反应包括：中枢性通气不足、呼吸衰竭；恶心、呕吐及便秘；失眠、头痛、嗜睡、躁动、头晕、感觉异常、瞳孔缩小等中枢神经系统症状；肺水肿、支气管痉挛等。便秘可以加强通便药物，严重时灌肠治疗；口干可以加强漱口；恶心及呕吐可以使用氟哌啶醇 1.5～3mg，qn 及甲氧氯普胺 10mg，q8h 口服治疗；尿潴留应按时排尿，会阴热敷，膀胱区按摩，导尿等；药物过量，可能引起昏迷和呼吸抑制，心率血压下降，针尖样瞳孔，应进行监护，气道保护，并可给予纳洛酮每 2～3 分钟静脉推注一次，总量小于 4mg（10 支）。

C. 辅助镇痛药物的使用原则包括：治疗特殊类型的疼痛；改善癌症患者通常发生的其他症状；增加主要药物的镇痛效果或减轻不良反应；辅助药物不能常规给予，而应根据患者需要而定，一旦用药勿轻易放弃。

有明显焦虑的患者如同时给予抗惊厥和镇静药：奋乃静、氟哌啶醇、地西泮，不但疼痛减轻，患者同时伴 有的失眠、烦躁均可得到缓解。

有抑郁的患者可同时加用抗抑郁药，增加镇痛作用，又改善心情，对神经源性疼痛效佳。

对由于神经受压或损伤及颅内压增高引起的疼痛，同时给予皮质激素，镇痛效果则明显加强，且减轻脑及脊髓水肿。

三环类抗抑郁药物与吗啡联合应用可以增加血中吗啡的浓度。对烧灼性神经疼痛、针刺撕裂性疼痛或刺痛可能有效。老年人阿米替林或丙米嗪一般以 12.5mg 或 10mg 起始，一般人以 25mg qn 起始，可以每 3～5 日逐渐增加剂量至每日 100～150mg。

抗惊厥类药物对神经性疼痛尤其是突发性刺痛、戳痛、撕裂痛较有效，对持续性感觉异常也有治疗作用。常选择加巴喷丁、卡马西平。65 岁以上的老人加巴喷丁起始剂量为 100mg，qn，次日改为两次给药（100mg，bid）第三日为三次给药（100mg，tid），之后逐渐增加剂量。一般人则以 300mg，qn 起始，剂量增加方法同老年人，如果有效，可以逐渐调高剂量至每日 1800mg。使用卡马西平患者会出现，外周血白细胞或血小板减低，故于初次给药后

2～4 周应复查血常规，白细胞小于 4000/ml 时不建议使用该药物，小于 3000/ml 应停药。口服抗惊厥药物在肠胃吸收率与药物剂量成反比，必要时可以根据药物血浆浓度调整剂量。

（4）消化系统症状处理

1）吞咽困难：非药物性治疗方法包括少量多次给予精致的或者软的食物；避免辣，咸，酸，硬以及过烫或者过冷的食物；进餐后 30 分钟内保持床头抬高；指导患者配戴义齿并充分咀嚼；必要时使用吸引器。

药物性治疗措施包括：

针对痛性黏膜炎：按照 1∶2∶8 的比例配制苯海拉明酏剂：[利多卡因（2%～4%）：抗酸剂（氢氧化铝）：盐酸苯海拉明]作为餐前含漱并吞咽的悬浊液。

针对念珠菌病：克霉唑药片 10mg，每日 5 次或者氟康唑 150mg 口服后 100mg/d，口服治疗，5 天疗程；严重的口臭：抗微生物的漱口水；严格的口腔及牙齿护理；用广谱抗生素治疗可能存在呼吸道感染。

2）恶心，呕吐：使用氟哌啶醇（抗精神药，多巴胺阻断）口服，肌注 0.5～5mg（≤10mg），有症状时每 4～8 小时给一次；昂丹司琼（5-HT_3阻断剂）静脉注射（大于 2～5 分钟）4mg 每 12 小时给药一次，口服 8mg 每 12 小时给药一次；有痉挛和疼痛或出现呕吐：东莨菪碱肌内注射或静脉注射 0.3～0.6mg q4～6h；口服 0.4～0.8mg q4～8h，按需使用。

3）便秘：阿片类药物、抗胆碱能药物的副反应，阿片类药物、抗胆碱能药物的副反应等，可以应用刺激性或者渗透性泻剂。如果 4 天无肠蠕动可以灌肠。评价是否存在肠梗阻或者粪便崁顿。如存在大便嵌塞，应尝试手法解除嵌塞或在应用泻药前灌肠。

4）肠梗阻：鼻胃管、经皮胃造瘘术；姑息性手术；水化、静脉输液，胃肠减压是肠梗阻非手术保守治疗有效手段之一。

5）厌食症、恶病质、脱水是患有严重威胁生命的疾病的患者中比较常见的症状。非药物性治疗方法包括：教育患者以及家属，疾病的进展将会导致患者食欲缺乏以及体重丢失；促进食欲以及使患者能够享受每一餐（例如：如果患者需要，可以饮用含酒精饮料，和患者一起制定食谱，少量多餐，进食冷的或者半冰冻的营养饮料）；良好的口腔护理很重要；用冰片，冰棒，湿布或者人工唾液来缓解口干；药物性治疗措施：醋酸甲地孕酮 200～800mg/d；糖皮质激素：地塞米松 1～2mg 口服 q8h；甲泼尼龙 1～2mg 口服 q12h；泼尼松 5mg 口服 q8h（但上述药物并不会延长生存期，且存在不良反应）。

（5）精神、神经系统症状的处理：对于重症终末期患者，应该采用已证实有效的方法管理抑郁症。对于癌症患者，这些方法包括三环类抗抑郁药、选择性 5-羟色胺再摄取抑制剂（5-HT）治疗或心理干预。

1）抑郁：坦诚地与患者交流感受、恐惧、目前的关注点，包括任何可能给患者造成痛苦的症状。标准的抗抑郁治疗是有效的，大部分药物 2～6 周后才起效。

2）焦虑：劳拉西泮 0.5～2mg，口服、舌下、皮下，q2～4h 或必要时服用。

3）失眠：常见原因包括疼痛、尿频、呼吸困难；使用安眠药物有效；许多患者用药指征不明确，停用可显著改善认知。

4）谵妄：寻找可逆性因素，例如感染、粪嵌塞、疼痛、尿潴留、低氧血症等，可以使用抗精神病药物，小剂量氟哌啶醇或奥氮平。终末期谵妄，氯丙嗪可以减轻痛苦，慎用苯二氮䓬类。

（6）呼吸系统

1）呼吸困难：非药物性治疗方法：教会患者选择易于呼吸的体位，抬高床头；教会患者放松的技巧；减少烟雾以及过敏原；采用室内风扇增加空气循环（面部微风）来保证空气清爽；仅对有低氧血症的患者使用氧气（例如，指氧饱和度 SaO_2<90%）。

药物性治疗措施包括：①阿片类：口服吗啡 5～10mg，有症状时在 10～15 分钟内重复一次；或者每 5～10 分钟静脉注射吗啡 1mg 或者等量阿片类药物。②支气管扩张剂。③如果有容量过多的证据使用利尿剂。④抗焦虑剂（例如：劳拉西泮，po，0.5～2mg，q2～4h，或者有症状时给药；缓慢滴定至有效。

2）分泌物过多：非药物性治疗方法：需要时调整体位以及给予吸引。药物性治疗措施：东莨菪碱0.3～0.6mg皮下注射阿托品0.3～0.5mg 皮下注射 q4h，上述药物均为必要时临时使用。腹泻以及分泌物过多使用洛哌丁胺。

【真 题 再 现】

1. 关于癌症疼痛患者止痛药使用原则的说法，错误的是（2016 年，A 型题，35 题）
A. 按阶梯给药
B. 提倡无创给药方式，尽量口服
C. 疼痛时用药，不痛时不需用药
D. 应个体化用药
E. 注意预防药物的不良反应

答案：1. C

解析：癌症的疼痛用药是按时给药，而不是按需给药。

2. 癌症疼痛的治疗，应按照疼痛的程度选用不同阶段的镇痛药物，下列属于第三阶梯的镇痛药物是（2015 年，A 型题，37 题）
A. 双氯芬酸 B. 塞来昔布 C. 可待因
D. 布桂嗪 E. 吗啡

答案：2. E

解析：第三阶段：强阿片类，以吗啡为代表。

【强 化 练 习】

最佳选择题

1. 下列药物中，属于弱阿片类药物的为
A. 曲马多 B. 吗啡 C. 哌替啶
D. 可待因 E. 芬太尼
2. 属于癌痛治疗第二阶梯止痛药物为
A. 对乙酰氨基酚 B. 二氢可待因
C. 羟考酮 D. 哌替啶
E. 美沙酮
3. 属于癌痛治疗第三阶梯止痛药物为
A. 对乙酰氨基酚 B. 曲马多
C. 羟考酮 D. 可待因
E. 氨酚可待因

多项选择题

1. WHO 癌痛三阶梯止痛原则为
A. 能口服尽量口服 B. 用药个体化
C. 按时给药 D. 按阶梯给药
E. 按需给药
2. 关于癌痛治疗，下列说法正确的是
A. 疼痛评估是规范化镇痛治疗的前提和基础
B. 需要根据疼痛的强度选择理想的药物
C. 按需给药
D. 对于预期生命小于 2 周的患者，不推荐过度应用肠外营养支持治疗
E. 早期止痛治疗的目标是无痛

答案：

最佳选择题 1. A 2. B 3. C

多项选择题 1. ABCD 2. ABDE

【单 元 测 试】

最佳选择题

1. 抗肿瘤药物引起骨髓抑制，需要使用 G-CSF 的指征为
A. WBC＜2.0×10^9/L B. WBC＜1.5×10^9/L
C. WBC＜1.0×10^9/L D. WBC＜0.5×10^9/L
E. WBC＜0.3×10^9/L
2. 抗肿瘤药物引起骨髓抑制，白细胞下降多开始于用药后
A. 第 3 天 B. 第 5 天 C. 第 7 天
D. 第 14 天 E. 第 21 天

配伍选择题

（1～3）
A. 柔红霉素 B. 氟尿嘧啶 C. 博来霉素
D. 白消安 E. 卡培他滨
1. 躯干部出现鞭打状色素沉着
2. 容易引起脱发
3. 沿静脉出现迂回线状色素沉着

（4～7）
A. 动脉注药 B. 静脉注射 C. 肌内注射
D. 腔内注射 E. 口服给药
4. 用于癌性胸水
5. 用于对组织无刺激性药物
6. 最常用的给药途径
7. 用于晚期不宜手术或复发的局限性肿瘤

（8～11）
A. 出血性膀胱炎 B. 心脏毒性
C. 溶血性尿毒症 D. 肺纤维化 E. 过敏反应
8. 环磷酰胺
9. 丝裂霉素

10. 博来霉素
11. 蒽环类药物
（12～15）
A. 顺铂 B. 培美曲塞 C. 放线菌 D
D. 依托泊苷 E. 紫杉醇
12. 作用于 DNA 化学结构的药物
13. 影响核酸转录的药物
14. 影响核酸合成的药物
15. 拓扑异构酶抑制剂

答案：
最佳选择题 1. A 2. C
配伍选择题 1. C 2. A 3. B 4. D 5. C 6. B 7. A 8. A 9. C 10. D 11. B 12. A 13. C 14. B 15. D

第十七章　常见骨关节疾病

章节概述

本章节的内容包括常见骨关节疾病治疗的相关知识，依据历年的考试分析来看，本章节会有 1 分的分值分布。

本章节共计分为 2 个小节，2015 年和 2016 年考查的分值都分布在第一节类风湿性关节炎，近两年第二节没有出现考题。考查的方向为常见骨关节疾病的药物治疗上，复习时仍要以该部分内容掌握为主。

章节	内容	分值
第一节	类风湿性关节炎	1 分
第二节	骨性关节炎	0
合计		1 分

第一节　类风湿性关节炎

考点一　类风湿性关节炎的治疗及用药注意事项

1. 常用药物治疗方案

（1）NSAIDS（非甾体抗炎药）

不良反应：包括胃肠道、肾脏、肝脏、血液系统不良反应，少数患者发生过敏反应（皮疹、哮喘），以及耳鸣、听力下降，无菌性脑膜炎等。

选择性 COX-2 抑制剂（如昔布类）严重胃肠 ADR 少。药物剂量应个体化；避免同时选用≥2 种 NSAIDS；老年人宜选用半衰期短的 NSAIDS，对有溃疡病史的老年人，宜服用选择性 COX-2 抑制剂（如昔布类）以减少胃肠道的不良反应。

NSAIDS 虽能减轻 RA 的症状，但不能改变病程和预防关节破坏，故必须与 DMARDS 联合应用。

（2）DMARDS：改善病情的抗风湿药：RA 一经诊断即开始 DMARDS 治疗。该类药物较 NSAIDS 发挥作用慢，明显改善症状大约需要 1～6 个月，故又称慢作用药。

虽不具备即刻止痛和抗炎作用，但有改善和延缓病情进展的疗效。从疗效和费用等考虑，通常首选甲氨蝶呤，并将它作为联合治疗的基本药物，也可选用柳氮磺吡啶或羟氯喹。

视病情可单用也可采用两种 DMARDS 联合治疗。一般对单用一种 DMARDS 疗效不好，或进展性、预后不良和难治性类风湿关节炎患者可采用机理不同的 DMARDS 联合治疗。

目前常用的联合方案有：MTX +柳氮磺吡啶；MTX+羟氯喹（或氯喹）；MTX+青霉胺；MTX+金诺芬；MTX+硫唑嘌呤；柳氮磺吡啶+羟氯喹。

患者对 MTX 不能耐受，可用来氟米特或其他 DMARDS，难治性类风湿关节炎可用 MTX+来氟米特或多种 DMARDS 联合治疗。联合用药时，可适当减少其中每种药物的剂量。

常用的 DMARDS 如下：

1）甲氨蝶呤（MTX）：口服、肌注或静注均有效。多采用每周 1 次给药。常用剂量为 7.5～25mg/w。常见的不良反应有恶心、口炎、腹泻、脱发、皮疹，少数出现骨髓抑制，听力损害和肺间质变。也可引起流产、畸胎和影响生育力。服药期间，应定期查血常规和肝功能。

2）柳氮磺吡啶（SSZ）：一般服用 4～8 周后起效。从小剂量逐渐加量，每日 250～500mg 开始，之后每周增加 500mg，直至每日 2.0g，如疗效不明显可增至每日 3.0g，如 4 个月内无明显疗效，应改变治疗方案。主要不良反应有恶心、呕吐、厌食、消化不良、腹痛、腹泻、皮疹、转氨酶增高和可逆性精子减少，偶有白细胞、血小板减少，对磺胺过敏者禁用。服药期间应定期查血常规和肝功能。

3）来氟米特（LEF）：剂量为 10～20mg/d。主要不良反应有腹泻、瘙痒、高血压、肝酶升高、皮疹、脱发和一过性白细胞下降等。服药初期应定期查肝功能和白细胞。因有致畸作用，故孕妇禁服。与 MTX 合用有协同作用。服药期间应定期查血常规和肝功能。

4）抗疟药：氯喹（250mg/片）和羟氯喹（100mg/片）两种。起效慢，服药 3～4 个月疗效达高峰，至少连服 6 个月后才能宣布无效，有效后可减量维持。

用法：氯喹 250mg/d，羟氯喹 200～400mg/d。

本药有蓄积作用，易沉淀于视网膜的色素上皮细胞，引起视网膜变性而致失明，服药半年左右应查眼底。另外，用药前后应查心电图，有窦房结功能不全，心率缓慢，传导阻滞等心脏病患者应禁用。头晕、头疼、皮疹、瘙痒和耳鸣等。

5）青霉胺：250～500mg/d，见效后可逐渐减至维持量 250mg/d。不良反应较多，长期大剂量用可出现肾损害和骨髓抑制等，及时停药多数能恢复。其他不良反应有恶心、呕吐、厌食、皮疹、口腔溃疡、嗅觉丧失、淋巴结肿大、关节痛、偶可引起自身免疫病，如重症肌无力、多发性肌炎、系统性红斑狼疮及天疱疮等。治疗期间应定期查血、尿常规和肝肾功能。

6）金诺芬：为口服金制剂，初始剂量 3mg/d，2 周后增至 6mg/d 维持治疗。常见的不良反应有腹泻、瘙痒、皮炎、舌炎和口炎，其他有肝肾损伤、白细胞减少、嗜酸细胞增多、血小板减少或全血细胞减少、再生障碍性贫血。还可出现外周神经炎和脑病。应定期查血尿常规及肝肾功能。孕妇、哺乳期妇女不宜使用。

7）硫唑嘌呤（AZA）：口服后 50%吸收。常用剂量 1～2mg/（kg · d），通常 100mg/d，维持量 50mg/d。不良反应有脱发，皮疹，骨髓抑制（血小板减少、贫血），胃肠反应有恶心、呕吐，可有肝损害，胰腺炎，对精子、卵子有一定损伤，出现致畸，长期应用致癌。服药期间应定期查血常规和肝功能等。

8）环孢素（Cs）：用于重症 RA。常用剂量 3～5mg/（kg·d），维持量 2～3mg/（kg·d）。主要不良反应有高血压、肝肾毒性、神经系统损害、继发感染、肿瘤以及胃肠道反应、齿龈增生、多毛等。不良反应的严重程度、持续时间均与剂量和血药浓度有关。服药期间应查血常规、血肌酐和血压等。

9）环磷酰胺（Cyc 10 phosphamide，CYC）：在多种药物治疗难以缓解病情的特殊情况下，可酌情试用。

（3）生物制剂

1）肿瘤坏死因子（TNF-α）拮抗剂：包括依那西普、英夫利西单抗和阿达木单抗。与 DMARDS 相比，起效快、抑制骨破坏的作用明显、患者总体耐受性好。

依那西普推荐剂量 25mg，皮下注射，每周 2 次或 50mg，每周 1 次。

英夫利西单抗 3mg/kg，静脉输注，第 0、2、6 周各 1 次，之后每 4～8 周 1 次。

阿达木单抗 40mg，皮下注射，每 2 周 1 次。

可能的不良反应有：注射部位反应或输液反应，增加感染和肿瘤风险，偶有药物诱导的狼疮样综合征以及脱髓鞘病变等。用药前应进行结核筛查，除外活动性感染和肿瘤。

2）白细胞介素-6（IL-6）拮抗剂：用于中～重度 RA，对 TNF-a 拮抗剂反应欠佳的患者可能有效。推荐用法 4～10mg，静脉输注，每 4 周给药 1 次。

常见的不良反应是感染、胃肠道症状、皮疹和头痛等。

3）IL-1 拮抗剂：阿那白滞素是目前惟一被批准用于治疗 RA 的 IL-1 拮抗剂。推荐剂量为 100mg/d，皮下注射。主要不良反应是剂量相关的注射部位反应，可能增加感染概率等。

4）抗 CD20 单抗：利妥昔单抗主要用于 TNF-a 拮抗剂疗效欠佳的活动性 RA。推荐剂量用法：第一疗程静脉输注 500～1000mg，2 周后重复 1 次。根据病情可在 6～12 个月后接受第 2 个疗程。每次注射利妥昔单抗之前的半小时内先静脉给予适量甲泼尼龙。

常见的不良反应是输液反应，其他不良反应包括高血压、皮疹、痒、发热、恶心、关节痛等，可能增加感染概率。

5）细胞毒性 T 淋巴细胞相关抗原 4 免疫球蛋白（CTLA4-Ig）：阿巴西普用于治疗病情

较重或 TNF-a 拮抗剂反应欠佳的患者。推荐剂量是：500mg（＜60kg）、750mg（60～100kg）、1000mg（＞100kg），分别在第 0、2、4 周静脉给药，以后每 4 周 1 次。

主要的不良反应是头痛、恶心，可能增加感染和肿瘤的发生率。

（4）糖皮质激素：能迅速减轻关节疼痛、肿胀，在关节炎急性发作、或伴有心、肺、眼和神经系统等器官受累的重症患者，可给予短效激素，其剂量依病情严重程度而调整。

小剂量糖皮质激素（每日泼尼松 10mg 或等效其他激素）可缓解多数患者的症状，并作为 DMARDS 起效前的“桥梁”作用，或 NSAIDS 疗效不满意时的短期措施，必须纠正单用激素治疗 RA 的倾向，用激素时应同时服用 DMARDS。

激素治疗 RA 的原则是尽可能小剂量、短期使用；并在治疗过程中，注意补充钙剂和 VD 以防止骨质疏松。还应监测血压及血糖变化。关节腔注射激素有利于减轻关节炎症状，改善关节功能。但 1 年内不宜超过 3 次。过多的关节腔穿刺除了并发感染外，还可发生类固醇晶体性关节炎。

（5）植物药制剂

1）雷公藤：雷公藤多苷 30～60mg/d，分 3 次饭后服。主要不良反应是性腺抑制，导致男性不育和女性闭经。雷公藤还可以引起纳差、恶心、呕吐、腹痛、腹泻等，可有骨髓抑制作用，并有可逆性肝酶升高和血肌酐清除率下降，其他不良反应包括皮疹、色素沉着、口腔溃疡、指甲变软、脱发、口干、心悸、胸闷、头疼、失眠等。

2）青藤碱：20mg/片，1～4 片，tid，饭前口服。常见不良反应有皮肤瘙痒、皮疹等过敏反应，少数患者出现白细胞减少。

3）白芍总苷：600mg，bid～tid。毒副作用小，不良反应有便次增多、轻度腹痛、纳差。

2. 用药注意事项与患者教育

（1）用药注意事项：RA 治疗药物多种，联合用药时应注意前述每类药物的作用机制及不良反应，详见前文各类药物使用注意事项及监测指标，尤其注意血象、肝肾功能、大便潜血情况，要在临床医生指导下规律使用，定期随诊。

（2）患者教育

1）RA 是一种慢性、以关节症状为主的全身性炎症性疾病，需要早期治疗、长期治疗，避免致残。

2）需要定期监测血常规、肝肾功能。

3）定期就诊，评估病情，调整治疗方案。

4）同时预防骨质疏松。

【真 题 再 现】

1. 患者，女，55 岁，诊断为类风湿关节炎，既往有十二指肠溃疡症史。医生给予甲氨蝶呤用法用量正确的是（2016 年，A 型题，36 题）

A. 7.5mg，qd　B. 7.5mg，tid
C. 7.5mg，god　D. 7.5mg，qw
E. 7.5mg，qm

答案：1. D

解析：多采用每周 1 次给药。常用剂量为 7.5～25mg/w。常见的不良反应有恶心、口炎、腹泻、脱发、皮疹，少数出现骨髓抑制，听力损害和肺间质变。也可引起流产、畸胎和影响生育力。服药期间，应定期查血常规和肝功能。

2. 患者，女，55 岁，关节痛半年，临床诊断为类风湿关节炎，既往有十二指肠溃疡病史，应首选的 NSAID 类药物是（2016 年，A 型题，38 题）

A. 塞来昔布　B. 吲哚美辛　C. 布洛芬
D. 双氯芬酸　E. 萘普生

答案：2. A

解析：有溃疡病史的老年人，宜服用选择性环氧酶-2 抑制剂以减少胃肠道的刺激，如塞来昔布、尼美舒利等。

【强 化 练 习】

最佳选择题

1. 主要用于治疗风湿性和类风湿性关节炎的药物是

A. 布洛芬　B. 对乙酰氨基酚　C. 秋水仙碱
D. 丙磺舒　E. 安乃近

2. 下列药物中，不属于抗风湿药的为

A. 甲氨蝶呤　B. 依那西普　C. 硫唑嘌呤

D. 金诺芬 E. 来氟米特

3. 使用非甾体抗炎药治疗类风湿性关节炎时，为预防其胃肠副作用常并用

A. 钙剂 B. 维生素 K C. H_2受体拮抗剂

D. 碱性药 E. 羟氨苄青霉素

4. 类风湿关节炎的药物治疗中，抗风湿药物首选

A. 柳氮磺胺吡啶 B. 来氟米特 C. 青霉胺

D. 甲氨蝶呤 E. 环孢素

答案：

最佳选择题 1. A 2. B 3. C 4. D

第二节 骨性关节炎

考点一 骨性关节炎的治疗及用药注意事项

1. 治疗 治疗目的是减轻或消除疼痛，矫正畸形，改善或恢复关节功能，改善生活质量。

（1）非药物治疗

1）超重和肥胖者减重。

2）锻炼，关节功能训练，肌力训练。

3）物理治疗，主要增加局部血液循环、减轻炎症反应，包括热疗、水疗、超声波、针灸、按摩、牵引、经皮神经电刺激（TENS）等。

4）辅助工具，如手杖、拐杖、助行器等；矫形支具或矫形鞋。

（2）药物治疗

1）局部药物治疗：对于手和膝关节 OA，在采用口服药前，建议首先选择局部药物治疗。可使用 NSAIDS 的乳胶剂、膏剂、贴剂和非 NSAIDS 擦剂（辣椒碱等）。局部外用药可以有效缓解关节轻～中度疼痛，且不良反应轻微。对于中～重度疼痛可联合使用局部药物与口服 NSAIDS。

2）全身镇痛药物

用药方法：①OA 伴轻～中度疼痛患者通常首选对乙酰氨基酚，每日最大剂量不超过 4000mg，如果有肝肾疾病、摄入危险剂量酒精时、老年人，应减半量。②对乙酰氨基酚治疗效果不佳的 OA 患者，可个体化使用 NSAIDS。胃肠道不良反应的危险性：选用非选择性 NSAIDS 加用抑酸药物（H_2受体拮抗剂、质子泵抑制剂）或米索前列醇等胃黏膜保护剂，或选择性 COX-2 抑制剂。③其他镇痛药物 NSAIDS 治疗无效或不耐受的 OA 患者，可选用曲马多、阿片类镇痛剂，或对乙酰氨基酚与阿片类的复方制剂。

3）关节腔注射：①透明质酸钠，如口服药物治疗效果不显著，可联合关节腔注射透明质酸钠，注射前应抽吸关节液。②糖皮质激素对 NSAIDS 药物治疗 4～6 周无效的严重 OA 或不能耐受 NSAIDS 药物治疗、持续疼痛、炎症明显者，可行关节腔内注射糖皮质激素。值得注意的是，长期使用可加剧关节软骨损害，不主张随意选用关节腔内注射糖皮质激素及多次反复使用，每年最多不超过 3～4 次。

4）改善病情类药物及软骨保护剂包括双醋瑞因、氨基葡萄糖等。此类药物在一定程度上可延缓病程、改善患者症状。

2. 用药注意事项

（1）由于 NSAIDS 减少前列腺素的合成，可出现的不良反应：

1）胃肠道恶心、呕吐、腹痛、腹泻、腹胀、食欲不佳，严重者有消化道溃疡、出血、穿孔等。

2）肾脏肾灌注量减少，出现水钠潴留、高血钾、血尿、蛋白尿、间质性肾炎，严重者发生肾坏死致肾功能不全。

3）血液系统外周血细胞减少、凝血障碍、再生障碍性贫血。

4）少数患者发生过敏反应（皮疹、哮喘），肝功损害，以及耳鸣、听力下降和无菌性脑膜炎等。

（2）选择性 COX-2 抑制剂与非选择性的传统 NSAIDS 相比，能明显减少严重胃肠道不良反应。无论选择何种 NSAIDS，剂量都应个体化。只有在 1 种 NSAIDS 足量使用 1～2 周后，确诊无效才可更改为另 1 种；避免同时服用≥2 种 NSAIDS。

塞来昔布：增加心梗风险；消化道溃疡风险较低；不抑制血小板；与华法林同服，会增加 INR 值；中重度肝功能不全的患者避免使

用；可引起肾损害；磺胺过敏禁用。

（3）老年人宜选用半衰期短的 NSAIDS 药物，对有溃疡病史的老年人，宜服用选择性 COX-2 抑制剂以减少胃肠道的不良反应，但同时应警惕心肌梗死风险。

【强 化 练 习】

最佳选择题

骨性关节炎伴轻～中度疼痛患者，首选

A. 布洛芬　B. 对乙酰氨基酚　C. 曲马多

D. 糖皮质激素　E. 透明质酸钠

多项选择题

骨性关节炎的用药注意事项，下列说法正确的为

A. 只有在 1 种 NSAIDs 足量使用 1～2 周后，无效才更改为另 1 种

B. 老年人宜选用半衰期短的 NSAIDs 药物

C. 避免同时服用两种以上 NSAIDs

D. 磺胺过敏者禁用塞来昔布

E. 塞来昔布抑制血小板活性

答案：

最佳选择题　B

多项选择题　ABCD

【单 元 测 试】

最佳选择题

1. 下列非甾体抗炎药中，胃肠道损害相对较大的为

A. 布洛芬　B. 萘普生　C. 美洛昔康

D. 双氯芬酸　E. 塞来昔布

2. 目前唯一被批准用于治疗类风湿性关节炎的生物制剂为

A. 英夫利西单抗　B. 阿达木单抗

C. 阿那白滞素　D. 阿巴西普

E. 利妥昔单抗

3. 与华法林同时使用，可能增加 INR 值的药物为

A. 塞来昔布　B. 尼美舒利　C. 美洛昔康

D. 洛索洛芬　E. 依托度酸

4. 骨性关节炎治疗的关键为

A. 早期预防　B. 遵医嘱用药　C. 早期就诊

D. 减少运动　E. 避免不良姿势

配伍选择题

A. 布洛芬　B. 塞来昔布　C. 甲氨蝶呤

D. 利妥昔单抗　E. 泼尼松

1. 非选择性 COX-2 抑制剂为

2. 选择性 COX-2 抑制剂为

3. 抗风湿药为

多项选择题

1. 关于类风湿关节炎的糖皮质激素治疗，下列说法正确的为

A. 小剂量使用　B. 短期使用

C. 密切监测血压及血糖变化

D. 关节腔注射，1 年内不宜超过 5 次

E. 使用糖皮质激素时，需同时补充钙剂和维生素 D

2. 属于治疗类风湿关节炎的药物是

A. 双氯芬酸钠　B. 青霉素　C. 青霉胺

D. 雷公藤多苷片　E. 甲氨蝶呤

3. 骨性关节炎全身使用非甾体抗炎药的用药原则为

A. 用药前进行风险评估　B. 剂量个体化

C. 尽量使用最低有效剂量

D. 为达到良好的镇痛效果，尽量使用负荷剂量

E. 用药 3 个月，根据病情选择检查肝肾功能

4. 关于类风湿性关节炎，下列说法正确的为

A. 药物剂量应个体化

B. 联合使用 2 种 NSAIDs

C. 老年人宜选用半衰期长的 NSAIDs

D. 有溃疡病史的老年人，宜服用选择性 COX-2 抑制剂

E. NSAIDs 必须与 DMARDs 联合使用

5. 关于骨性关节炎，下列说法正确的为

A. 重在预防　B. 早期就诊　C. 急性期减少运动

D. 慢性期制度适宜的运动计划

E. 加强体育锻炼

答案：

最佳选择题　1. D　2. C　3. A　4. C

配伍选择题　1. A　2. B　3. C

多项选择题　1. ABCE　2. ACDE　3. ABCE　4. ABE　5. ABCD

第十八章　病毒性疾病

章节概述

本章节的内容主要为病毒性疾病治疗的相关知识，依据历年的考试分析来看，本章节会有1～2分的分值分布。

本章节共计分为4个小节，2015年与2016年第一节病毒性肝炎都有1分的分值分布，2016年第三节有1分的分值分布，其余两节，近两年未有分值分布。相对于其他章节，本章内容较少，分值分布也较少，主要还是掌握所涉及疾病的治疗，尤其是药物治疗的内容。

章节	内容	分值
第一节	病毒性肝炎	1分
第二节	艾滋病	0
第三节	带状疱疹	0～1分
第四节	单纯疱疹	0
合计		1～2分

第一节　病毒性肝炎

考点一　病毒性肝炎的治疗及用药注意事项

1. 药物治疗

（1）各型病毒性肝炎的药物治疗

1）甲型肝炎及戊型肝炎　一般不会变为慢性，主要是支持疗法和对症治疗。

2）乙型病毒性肝炎：慢性乙型肝炎抗病毒治疗的适应证：①HBA-DNA≥105copies/ ml（HBeAg阴性者为 10^4 copies/ml）；②ALT≥2倍正常上限值；③肝组织学显示 Knodell HAI≥4，或≥G2 炎症坏死。具有①并有②或③的患者应接受抗病毒治疗。

抗病毒治疗药物：有α-干扰素和核苷酸类似物体有两大类。

A. α-干扰素有广谱的抗病毒作用。

作用机制是通过产生抗病毒蛋白，可以抑制病毒的复制，对病毒病无直接的杀灭作用；它还可以调节免疫，主要可以增强和促进巨噬细胞、细胞毒性T细胞和自然杀伤（NK）细胞的活性。

剂型：有普通干扰素（短效）和聚乙二醇干扰素（长效PEG-IFN）两种，每种又可分为α-2a和α-2b。

剂量和疗程：普通IFNα，3～5MU，每周3次或隔日1次，皮下或肌内注射，疗程1年或更长。

PEG-IFNα-2a，180μg 或 PEG-IFNα-2b，1.5μg/kg，皮下注射，每周1次，疗程1年或更长。

不良反应：主要包括流感样症候群、骨髓抑制、精神异常、甲状腺功能异常、自身免疫性疾病和少见的肾损害（间质性肾炎、肾病综合征、急性肾衰竭）、心血管并发症（心律失常、缺血性心脏病和心肌炎等）、视网膜病变、听力下降等。治疗过程中应严密进行监测，发生少见的不良反应时，应停止干扰素的治疗。

B. 核苷酸类似物：目前抗乙肝的核苷酸类似物有拉米夫定、阿德福韦、恩替卡韦、替比夫定和替诺福韦。

作用机制：对病毒的聚合酶或逆转录酶的抑制，达到抑制病毒DNA的合成和增殖的效果。

治疗上推荐道选安全性好、耐药屏障高的药物，如替诺福韦和恩替卡韦。恩替卡韦、替比夫定和拉米夫定之间有交叉耐药，而阿德福韦与以上三种药物无交叉耐药性。阿德福韦多用于病毒耐药后的二药治疗。

剂量和疗程：拉米夫定，100mg，po，qd；阿德福韦10mg，po，qd；恩替卡韦，0.5mg，po，qd；替比夫定，600mg，po，qd；替诺福韦，每日300mg，po，qd。

3）丙肝抗病毒治疗

A. 慢性丙型肝炎抗病毒治疗的适应证：因

为大部分患者治疗后可以完全清除病毒，血HCV-RNA检测阳性的患者均应进行抗病毒治疗。

B. 治疗药物

α-干扰素：α-干扰素联合利巴韦林仍是慢性病毒性肝炎的标准治疗方案。干扰素的疗程视病毒的基因型及治疗后HCV-RNA的变化幅度而定。

利巴韦林：干扰素联合利巴韦林，治疗24～48周，400mg～600mg，po，bid。

直接作用抗病毒药物（DAA） 特异性作用于HCV复制周期的DAA类药物获得了长足发展，根据作用位点不同，又可分为NS3/4A蛋白酶抑制剂、NS5A蛋白酶抑制剂、NS5B 聚合酶抑制剂等。这一类药物正在逐步进入国内。

（2）抗炎保肝治疗：可应用甘草酸制剂，维生素及辅酶类（复方维生素B、维生素C、辅酶 A），肝细胞膜保护剂（多烯酸磷脂酰胆碱），解毒保肝类药（葡醛内酯、谷胱甘肽）。

2. 用药注意事项与患者教育

（1）用药注意事项

1）干扰素治疗的禁忌证：妊娠、精神病史（如严重抑郁症）、未能控制的癫痫、未戒断的酗酒/吸毒者、未经控制的自身免疫性疾病、失代偿期肝硬化、有症状的心脏病、治疗前中性粒细胞计数<0.1 和（或）血小板计数<50×10^9/L。

相对禁忌证：甲状腺疾病、视网膜病、银屑病、既往抑郁症史、未控制的糖尿病、高血压、总胆红素>51mmol/L（特别是以间接胆红素为主者）。

2）乙型肝炎治疗需定期（每12周）监测肝功能、乙肝五项和HBV-DNA水平。

3）丙型肝炎 治疗需要定期监测血常规、肝功能、HCV-RNA水平、TSH、血脂水平。

4）干扰素、利巴韦林可引起畸胎或胚胎致死效应，故治疗期间和治疗6个月内，所有育龄期妇女和男性均必须采取避孕措施。

【真 题 再 现】

1. 干扰素治疗乙型病毒性肝炎的禁忌证不包括（2016年，A型题，37题）

A. 妊娠 B. 自身免疫性疾病

C. 失代偿期肝硬化 D. 癫痫

E. 消化性溃疡

答案：1. E

解析：干扰素治疗乙型肝炎的禁忌证包括：①妊娠期妇女；②患有精神病史（如严重抑郁症）的乙肝患者；③乙肝患者患有癫痫，在不能得到有效控制的情况下不能因干扰素治疗；④未能有效戒酒、戒毒的乙肝患者；⑤乙肝患者患有自身免疫性疾病，在未经控制的情况下不能用干扰素治疗；⑥患有失代偿期肝硬化；⑦患有心脏病的乙肝患者，在有症状的情况下也不能用干扰素治疗。

2. 临床上选用治疗乙型病毒性肝炎的药物有（2015年，X型题，118题）

A. 拉米夫定 B. α-干扰素 C. 阿德福韦

D. 阿昔洛韦 E. 恩替卡韦

答案：2. ABCE

解析：有 α-干扰素和核苷酸类似物两大类，ACE属于核苷酸类似物。

【强 化 练 习】

多项选择题

1. 慢性乙型肝炎抗病毒治疗的适应证为

A. HBV-DNA≥10^5copies/ml，并且ALT≥2倍正常上限值

B. HBV-DNA≥10^5copies/ml，并且肝组织学显示KnodellHAI≥4，或≥G2炎症坏死

C. HBeAg阴性者 HBV-DNA≥10^4copies/ml，并且ALT≥2倍正常上限值

D. HBeAg阴性者 HBV-DNA≥10^4copies/ml，并且肝组织学显示KnodellHAI≥4，或≥G2炎症坏死

E. 以上都对

2. 病毒性肝炎治疗，下列说法正确的为

A. 妊娠妇女禁用α-干扰素

B. 干扰素可以直接杀来肝炎病毒

C. 干扰素、利巴韦林治疗期间和治疗6个月内，所有育龄期妇女和男性均必须采取避孕措施。

D. 乙型肝炎治疗需定期（每12周）监测肝功能、乙肝五项和HBV-DNA水平

E. 合并自身免疫性疾病的患者可用干扰素治疗

答案：

多项选择题 1. ABCDE 2. ACD

第二节 艾 滋 病

（略）

第三节 带 状 疱 疹

考点一 带状疱疹及单纯疱疹的治疗

1. 带状疱疹治疗

（1）抗病毒治疗：尽早应用。首选阿昔洛韦，0.4g，每日 5 次口服，疗程 7～10 天。尽早应用。首选阿昔洛韦，0.4g，每日 5 次口服，疗程 7～10 天。肌酐清除率：10～25ml/min 时阿昔洛韦延长给药间隔，0.4g，每日 3 次；肌酐清除率＜10ml/min 时每日 2 次。伐昔洛韦经肝脏代谢为阿昔洛韦，其口服生物利用度大于阿昔洛韦，1g q8h，7～10 天。

（2）局部治疗：以干燥和消炎为主，预防感染。

疱疹未破可外擦 0.25%炉甘石洗剂或阿昔洛韦软膏。疱疹破溃时，3%硼酸溶液或 0.5%新霉素溶液湿敷。

（3）对症治疗神经痛：可予以对乙酰氨基酚、布洛芬等；严重后遗神经痛患者可予以卡马西平 50～80mg，bid，最大剂量不超过 1200mg/d；加巴喷丁 300mg，qn 起开始服用，根据疼痛情况可每日逐渐增加量至 300mg，tid、600mg，tid，普瑞巴林 75～150mg，bid 或 50～100mg，tid、盐酸阿米替林睡前顿服 12.5mg，每 2～5 天递增 12.5mg；疼痛严重者可作神经阻滞或椎旁神经封闭。

（4）物理治疗：红外线或超短波照射治疗等。

2. 单纯疱疹治疗 由人单纯疱疹病毒感染所引起，临床特征为皮肤黏膜成簇出现单房性水疱，主要发生于面部或生殖器，全身症状轻，易于复发。一般症状轻、自限性，不需特殊治疗。

（1）0.25%炉甘石洗剂、1%喷昔洛韦软膏外擦，1%碘苷液滴眼等。

（2）对原发病例，可用阿昔洛韦，0.2g，每日 5 次口服，疗程 7～10 天，也可选择伐昔洛韦。重症患者、HSV 脑炎、新生儿疱疹感染者，便用阿昔洛韦静脉滴注，按体重 1 次 10mg/kg，tid，疗程 10 天。

【真 题 再 现】

患者，男，67 岁，因带状疱疹前来就诊，实验室检查肌酐清除率 100ml/min，医生处方阿昔洛韦片治疗，对于该患者，适宜的用法用量是（2016 年，A 型题，38 题）

A. 0.4g，每日 5 次　B. 0.4g，每日 4 次

C. 0.4g，每日 3 次　D. 0.4g，每日 2 次

E. 0.4g，每日 1 次

答案：C

解析：首选阿昔洛韦，0.4g，每日 5 次口服，疗程 7～10 天。尽早应用。首选阿昔洛韦，0.4g，每日 5 次口服，疗程 7～10 天。肌酐清除率：10～25ml/min 时阿昔洛韦延长给药间隔，0.4g，每日 3 次；肌酐清除率＜10ml/min 时每日 2 次。伐昔洛韦经肝脏代谢为阿昔洛韦，其口服生物利用度大于阿昔洛韦，1g，q8h，7～10 天。

【强 化 练 习】

最佳选择题

带状疱疹的抗病毒治疗，首选

A. 更昔洛韦 B. α-干扰素 C. 阿昔洛韦

D. 伐昔洛韦 E. 利巴韦林

答案：C

第四节 单 纯 疱 疹

（略）

【单 元 测 试】

最佳选择题

1. 需与 HBV 共生才能复制的病毒为

A. HAV B. HBV C. HCV D. HDV E. HEV

2. 属于 DNA 病毒的为

A. HAV B. HBV C. HCV D. HDV E. HEV

3. 引起重型肝炎最多见的原因是

A. 甲型肝炎　B. 乙型肝炎　C. 丙型肝炎
D. 丁型肝炎　E. 戊型肝炎

4. 关于单纯疱疹，下列说法错误的为
A. 皮肤、黏膜成簇出现单房性水疱
B. 主要发生于面部或生殖器
C. 全身症状轻
D. 由水痘-带状疱疹病毒感染所致
E .易于复发

多项选择题

1. 对带状疱疹严重后遗神经痛患者可选用的药物包括
A. 卡马西平　　B. 对乙酰氨基酚
C. 加巴喷丁　　D. 吲哚美辛
E. 阿米替林

2. 关于带状疱疹，下列说法正确的为
A. 多发生于中老年人
B. 主要发生于面部或生殖器
C. 由人单纯疱疹病毒感染所致
D. 由水痘一带状疱疹病毒感染所致
E. 临床特征为沿神经分布的簇集性疱疹,伴显著神经痛

答案：

最佳选择题　1. D　2. B　3. B　4. D
多项选择题　1. ACE　2. ABDE

第十九章 妇科疾病与计划生育

章节概述

本章节的内容包括用围绝经期综合征治疗和计划生育与避孕的相关知识，依据历年的考试分析来看，本章节占用的分值比为 1～2 分左右。

本章节共计分为 2 个小节，第二节计划生育与避孕在 2015 年和 2016 年都有 1 分的分值分布，2015 年在第一节围绝经期综合征中没有分值分布，在 2016 年该小节有 1 分的分值分布。

章节	内容	分值
第一节	围绝经期综合征	0～1 分
第二节	计划生育与避孕	1 分
合计		1～2 分

第一节 围绝经期综合征

考点一 围绝经期综合征的治疗及用药注意事项

1. 治疗

（1）心理治疗：详见本节患者教育相关内容。

（2）绝经激素治疗围绝经期综合征主要是卵巢功能衰退，雌激素减少引起。

1）MHT（绝经激素治疗）临床应用基本原则：MHT 是一种医疗措施，必须有明确适应证且无禁忌证方可实施；个体化是 MHT 的重要原则，不仅药物的选择需个体化，剂量也应个体化，选择能达到治疗目的的最低有效剂量。对于有子宫的妇女补充雌激素同时，加上孕激素以保护子宫内膜，强调治疗窗口期，一般为绝经 10 年之内或 60 岁之前。

适应证：具有上述绝经相关症状并影响生活质量、泌尿生殖道萎缩相关问题和骨质疏松及风险 因素者。在卵巢功能开始衰退并出现相关症状时即可应用。需定期评估，明确受益大于风险即可继续应用。如果绝经 10 年后再开始用 MHT，则不良反应的风险增加。

禁忌证：已知或可疑妊娠、原因不明的阴道流血、已知或可疑患乳腺癌、已知或可疑患性激素依赖性恶性肿瘤、近 6 个月内患活动性静脉或动脉血栓栓塞性疾病、严重肝肾功能障碍、血卟啉病、耳硬化症、脑膜瘤（禁用孕激素）等。

2）MHT 具体治疗方案

A. 单纯孕激素补充治疗：适用于绝经过渡期，调整卵巢功能衰退过程中出现的月经问题。地屈孕酮 10～20mg/d 或微粒化黄体酮胶丸或胶囊 200～300mg/d 或醋酸甲羟孕酮 4～6mg/d，周期使用 10～14 天。

B. 单纯雌激素补充治疗：适用于已切除子宫的妇女。结合雌激素 0.3～0.625mg/d 或戊酸雌二醇片 0.5～2mg/d 或半水合雌二醇贴每 7 日 1/2～1 贴（经皮），连续应用。

C. 雌孕激素序贯用药：适用于有完整子宫、围绝经期或绝经后期仍希望有月经样出血的妇女。这种用药方式是模拟生理周期，在用雌激素的基础上，每月加用孕激素 10～14 天；按雌激素的应用时间又分为：

周期序贯：前者每周期停用雌激素 2～7 天。

连续序贯：后者连续应用雌激素。

雌激素多采用戊酸雌二醇 1～2mg/d 或结合雌激素 0.3～0.625mg/d 或半水合雌二醇贴每 7 日 1/2～1 贴或雌二醇凝胶 1.25g/d 经皮涂抹。

孕激素多采用：地屈孕酮 l0mg/d 或微粒化黄体酮胶丸 100～300mg/d 或醋酸甲羟孕酮 4～6mg/d。

周期序贯方案可采用戊酸雌二醇/雌二醇环丙孕 酮片复合包装，按序每日 1 片，用完 1 盒后停 7 天再开始下一盒；

连续序贯方案可采用雌二醇/雌二醇地屈孕酮片（1/10 或者 2/10），按序每日 1 片，用完1盒后直接开始下一盒，中间不停药。

D. 雌孕激素连续联合用药：适用于有完整子宫、绝经后期不希望有月经样出血的妇女。

该法每日均联合应用雌、孕激素，一般为连续性（连续用药不停顿）。雌激素多采用：戊酸雌二醇 0.5～1.5mg/d 或结合雌激素 0.3～0.45mg/d或半水合雌二醇贴每7日1/2～1帖或雌二醇凝胶 1.25g/d 经皮涂抹，孕激素多采用：地屈孕酮 5mg/d 或微粒化黄体酮胶丸 100mg/d 或醋酸甲羟孕酮1～3mg/d。可采用复方制剂如雌二醇屈螺酮片，每日1片。

连续应用替勃龙，推荐 1.25～2.5mg/d。适合于绝经后不希望来月经的妇女。

3）阴道局部雌激素的应用：阴道局部应用雌激素能明显改善泌尿生殖道萎缩的症状。

A. 局部用药适应证：仅为改善泌尿生殖道萎缩症状时，以及对肿瘤手术、盆腔放疗、化疗及其他一些局部治疗后引起的症状性阴道萎缩和阴道狭窄者，推荐阴道局部用药。

B. 局部用药方法：阴道用药，每日1次，连续使用2周症状缓解后，改为每周用药2～3次。

C. 局部用药注意事项：使用不经阴道黏膜吸收的雌激素，如普罗雌烯阴道片和乳膏，理论上无需加用孕激素。但尚无资料提示上述各种药物长期（＞1 年）局部应用的全身安全性=长期使用者应监测子宫内膜。

4）非激素药物的应用：对于尚不适合使用，MHT（如月经尚规律但有症状者），不愿接受 MHT 或存在 MHT 禁忌证的女性，可选其他非激素制剂来治疗绝经症状。

A. 植物类药物：主要包括黑升麻异丙醇萃取物、升麻乙醇萃取物，国内外研究表明，此类药物对于绝经相关症状的缓解安全有效。

B. 植物雌激素：大豆异黄酮。

C. 中医药。

2. 用药注意事项与患者教育

（1）用药注意事项

1）替勃龙口服后代谢成三种化合物而产生雌、孕激素活性和弱的雄激素活性，对情绪异常、睡眠障碍和性欲低下有较好的效果，对乳腺的刺激较少，可能具有更高的乳腺安全性。因其在子宫内膜处具有孕激素活性，有子宫的绝经期妇女用此药时不必加其他孕激素。

2）围绝经期开始的 MHT 可以降低心血管疾病的风险。如需要加用孕激素保护子宫内膜，屈螺酮、地屈孕酮、天然孕酮与其他种类的孕激素相比，对心血管的不良作用更少，相对更安全。静脉血栓栓塞史的妇女应慎用口服MHT。有潜在或已证实有静脉栓塞和卒中危险因素的妇女，在应用 MHT 前应进行个体化咨询。对于这些妇女，应选择非口服途径的MHT。

3）对于合并有急迫性尿失禁或膀胱过度活动的绝经后期妇女，一线治疗方法为行为治疗和M受体阻断剂（托特罗定、索利那新）加阴道局部使用雌激素。

4）雌激素/孕激素补充治疗 5 年内不会增加患者终生乳腺癌的发生风险，MHT 治疗 5 年以上者，乳腺癌的发生风险是不确定的。有乳腺良性病变（乳腺增生、乳腺纤维瘤、乳管乳头状瘤等）患者，在充分告知可能的风险后可采用 MHT，同时严密随访。

5）MHT 是否增加卵巢上皮性癌和宫颈腺癌发生的风险目前有争议；MHT 中规范应用孕激素不增加子宫内膜癌发生风险。

6）MHT 对认知的影响可能存在治疗窗口期。在近绝经及绝经早期开始应用雌激素可降低妇女认知功能下降或痴呆的风险；窗口期后首次应用 MHT，增加妇女罹患阿尔茨海默病的风险，且不能改善认知能力的衰退。

7）卵巢功能过早衰退者与正常年龄绝经的妇女相比，MHT 风险更小，收益更大。乳腺癌风险在这些提前绝经的女性中明显降低。绝经期管理用药应较正常年龄绝经后雌激素剂量稍大；推荐 MHT 应至少用至正常自然绝经年龄，之后应按照正常年龄绝经妇女进行管理。

8）对于 40 岁以前切除双侧卵巢的妇女，可考虑应用雌激素和必要时雄激素治疗。

9）心理治疗是更年期综合征治疗的重要组成部分，可辅助使用自主神经功能调节药物，如谷维素、地西泮、维生素 B_6、复合维生素 B、维生素 E 及维生素 A 等。

10）年轻女性因良性疾病需要子宫切除时应尽量保留卵巢功能；子宫切除保留卵巢者如

无绝经症状不需要 MHT，但子宫切除会使女性绝经年龄提前，对这些患者需要更加关注；子宫切除女性如果需要 MHT，一般仅需补充雌激素，不需要加用孕激素，但子宫内膜异位症患者须依照残留异位内膜情况酌情个体化处理。

11）对于有胆囊疾病者若需要 MHT 推荐经皮吸收雌激素。

12）用药过程中如出现下列情况应立即就诊：突发的严重或持续的头痛或呕吐.视力模糊或失明，语言、运动或感觉障碍，胸、腹部或下肢的疼痛，阴道的异常出血。

13）如用药时有胃肠道反应，可与食物或抗酸药同时服用。

【真 题 再 现】

因绝经期激素替代治疗应禁用的人群是（2016 年，A 型题，39 题）

A. 合并轻度高血压的患者

B. 合并高胆固醇血症的患者

C. 6 个月内有静脉血栓栓塞史的患者

D. 甲状腺切除术后的患者

E. 合并骨质疏松症的患者

答案： C

解析： MHT（绝经激素治疗）禁忌证：已知或可疑妊娠、原因不明的阴道流血、已知或可疑患乳腺癌、已知或可疑患性激素依赖性恶性肿瘤、近 6 个月内患活动性静脉或动脉血栓栓塞性疾病、严重肝肾功能障碍、血卟啉病、耳硬化症、脑膜瘤（禁用孕激素）等。

【强 化 练 习】

配伍选择题

A. 单纯孕激素补充治疗

B. 单纯雌激素补充治疗

C. 雌孕激素序贯用药

D. 雌孕激素连续联合用药

E. 雄激素对抗治疗

1. 适用于已切除子宫的妇女

2. 适用于有完整子宫，仍希望有月经样出血的妇女

3. 适用于绝经过渡期

4. 适用于有完整子宫、绝经后期不希望有月经样出血的妇女

多项选择题

绝经激素治疗的临床应用原则包括：

A. 必须有明确的适应证且无禁忌证

B. 药物的选择需个体化

C. 首先选择能达到治疗目的的最大剂量，逐渐减量

D. 对于有子宫的妇女，采取雌孕激素联合使用以保护子宫内膜

E. 耳硬化症患者禁用

答案：

配伍选择题　1. B　2. C　3. A　4. D

多项选择题　ABDE

第二节　计划生育与避孕

考点一　避孕

1. 概述　避孕主要控制生殖过程中 3 个关键环节：①抑制精子与卵子产生；②阻止精子与卵子结合；③使子宫内环境不适宜受精卵着床和发育。

2. 宫内节育器　宫内节育器是一种安全、有效、简便、经济、长效和可逆的避孕方法，为我国育龄妇女的主要避孕措施。

禁忌证：①妊娠或妊娠可疑；②生殖道急性炎症；③流产、引产、分娩后，有出血或潜在感染可能；④生殖器官肿瘤；⑤生殖器官畸形如双子宫和宫颈口过松、或子宫脱垂；⑥严重全身性疾病；⑦铜过敏史。

术后注意事项：①术后休息 3 日，1 周内忌重体力劳动，2 周内忌性交及盆浴，保持外阴清洁；②术后遵嘱定期随访；③不良反应：常见的是不规则阴道出血，主要表现为经量增多、经期延长或少量滴血，一般不需处理，3～6 个月后逐渐恢复。少数可出现白带增多或伴下腹胀痛；④绝经过渡期停经 1 年内应取出。

另外，带铜宫内节育器可用于紧急避孕，特别适合希望长期避孕而符合放置节育器者及对激素应用禁忌证者。在无保护性生活后 5 天（120h）之内放入，有效率达 95%以上。

3. 激素避孕

（1）作用机制。

1）抑制排卵。

2）改变宫颈黏液性状。

3）改变子宫内膜形态与功能。

4）改变输卵管功能。

（2）常用避孕药物种类：第一代复方口服避孕药的孕激素主要为炔诺酮。

第二代复方口服避孕药的孕激素为左炔诺孕酮，活性比第一代强，具有较强的抑制排卵作用。第三代复方口服避孕药的孕激素结构更接近天然黄体酮，有更强的孕激素受体亲和力，活性增强，同时几乎无雄激素作用，减少了不良反应。

目前市场上供应的内含第三代复方短效口服避孕药（COC）有：复方去氧孕烯雌醇片、复方孕二烯酮片。

1）口服避孕药

复方短效口服避孕药：为雌、孕激素组成的复合制剂。雌激素为炔雌醇。孕激至少成分不同。使用方法：①第一、二代（复方炔诺酮片、复方甲地孕酮片）：于月经第 5 日开始服用第 1 片，连服药 22 日，停药 7 日后服第 2 周期。②第三代（复方去氧孕烯片、复方孕二烯酮片、屈螺酮炔雌醇片和炔雌醇环丙孕酮片）：于月经第 1 日服药，连服 21 日，停药 7 日后服用第 2 周期的药物。③三相片：每一相雌、孕激素含量，是根据妇女生理周期而制定不同的剂量，药盒内的每一相药物颜色不同，每片药旁标有星期几，提醒服药者按箭头所示顺序服药。每日 1 片，连服 21 日。

复方长效口服避孕药：由长效雌激素和人工合成孕激素配伍制成，服药 1 次可避孕 1 个月。

长效雌激素为炔雌醇环戊醚，简称炔雌醚。口服吸收储存于脂肪组织内，缓慢释放起长效避孕作用，激素含量大，不良反应多。

2）长效避孕针：①雌、孕激素复合制剂；②单孕激素制剂。

不良反应：月经紊乱，点滴出血或闭经等。

3）探亲避孕药：激素含量大，很少使用。

4）缓释避孕药（缓释避孕系统）：包括皮下埋植剂、缓释阴道避孕环、避孕贴片。

5）紧急避孕药：用于无保护性生活后或避孕失败后几小时或几日内，妇女为防止非意愿性妊娠的发生而采用的补救避孕法，称为紧急避孕。

紧急避孕仅对一次无保护性生活有效，避孕有效率明显低于常规避孕方法，且紧急避孕药激素剂量大，不良反应亦大，不能替代常规避孕。

常用制剂及使用方法：①雌激素-孕激素复方制剂：我国现有复方左炔诺孕酮片，在无保护性生活后 72 小时内服 4 片，12 小时后再服 4 片。②单孕激素制剂：左炔诺孕酮片（含左炔诺孕酮 0.75mg）无保护性生活 72h 内服 1 片，12h 重复 1 片。③抗孕激素制剂：米非司酮片（10mg 或 25mg），在无保护性生活 72h 内服用 1 片即可。

（3）避孕药的禁忌证

1）哺乳期不宜使用。

2）严重心血管疾病、血栓性疾病不宜应用。

3）急、慢性肝炎，肾炎，精神病，严重偏头痛、糖尿病、甲状腺功能亢进症不宜应用。

4）年龄＞35 岁的吸烟女性服用避孕药可增加心血管疾病发病率，不宜长期服用。

5）恶性肿瘤、癌前病变。

（4）避孕药的不良反应及处理

1）类早孕反应：一般不需要特殊处理，坚持服药数个周期后可自然消失。

2）不规则阴道流血：又称突破性出血。多数发生在漏服避孕药后，少数未漏服避孕药也可能发生。轻者不用处理；流血偏多者，加服雌激素直至停药。流血似月经量或流血时间已近月经期，则停止服药，作为一次月经来潮。于出血第 5 日再开始服用下一周期的药物，或更换避孕药。

3）闭经：停药后月经不来潮，需除外妊娠，停药 7 日后可继续服药，若连续停经 3 个月，需停药观察。

4）体重及皮肤变化：雌激素是引起水钠潴留是导致体重增加的原因之一。新一代口服避孕药屈螺酮炔雌醇片有抗盐皮质激素的作用，可减少水钠潴留。

5）对机体代谢的影响

对糖代谢的影响：可出现糖耐量改变，停药后恢复正常。

对脂代谢的影响：雌激素可以使低密度脂

蛋白胆固醇降低，高密度脂蛋白胆固醇升高，也可使甘油三酯升高。而孕激素可对抗甘油三酯升高，使高密度脂蛋白胆固醇降低。长期应用甾体激素避孕药增加卒中、心肌梗死的发病几率。

6）雌激素：使凝血因子升高，可发生血栓性疾病。

目前国内使用的甾体避孕药是含雌激素30～35μg，属于低剂量甾体激素避孕药，并不增加血栓性疾病的发病率。

7）对肿瘤的影响：是否增加乳腺癌的发生，近年仍有争议；复方口服避孕药中孕激素成分可减少子宫内膜癌的发病几率。

长期服用复方口服避孕药也可降低卵巢癌的发病风险。

8）对子代的影响：复方短效口服避孕药，激素含量低，停药后即可妊娠，不影响子代生长与发育。

长效避孕药内含激素成分及剂量与短效避孕药有很大不同，停药后6个月妊娠较安全。

9）其他：头痛、消化道反应、乳房胀痛。

4. 其他避孕方法　包括外用避孕与自然避孕法等。

排卵：通常发生在下次月经前14日左右，据此推算出排卵前后4～5日为易受孕期，其余时间视为安全期。

5. 避孕失败的补救措施

（1）手术流产。

（2）药物流产。

适应证：

1）妊娠≤49日，年龄＜40岁的健康女性。

2）血或尿的人绒毛膜促性腺激素（hCG）阳性，B超确诊为宫内妊娠。

3）人工流产术高危因素者，如瘢痕子宫、哺乳期、宫颈发育不良或严重骨盆畸形。

4）多次人工流产，对手术流产有顾虑或恐惧的妇女。

禁忌证：

1）米非司酮药物禁忌证：肾上腺及其他内分泌疾病、妊娠皮肤瘙痒史、血液病、血管栓塞等病史。

2）前列腺素药物禁忌证：心血管疾病、青光眼、哮喘、癫痫、结肠炎等。

3）带器妊娠、宫外孕。

4）其他：过敏体质、妊娠剧吐、长期服用抗结核、抗癫痫，抗抑郁、抗前列腺素药物。

6. 患者教育　避孕方法知情选择是计划生育优质服务的重要内容。育龄妇女可根据自身特点和不同时期，选择合适的安全有效的避孕方法。

（1）新婚期：可选择复方短效口服避孕药，使用方便，避孕效果好，不影响性生活及生育，列为首选。男用阴茎套也是较理想的避孕方法。由于尚未有生育一般不选用宫内节育器。不适宜安全期、体外排精及长效避孕药。

（2）哺乳期：以不影响乳汁质量及婴儿健康为原则。首选阴茎套。也可选用单孕激素制剂长效避孕针或皮下埋植剂。由于哺乳期阴道比较干燥，不适用避孕药膜。

（3）生育后期：宜选择长效、安全、可靠的避孕方法，减少非意愿妊娠进行手术带来的痛苦。

（4）绝经过渡期：此期仍有排卵可能，应坚持避孕，可采用阴茎套。原来使用宫内节育器无不良反应可继续使用，至绝经半年取出。绝经过渡期阴道分泌物较少，不宜选择避孕药膜。不宜选用复方避孕及安全期避孕。

人工流产是避孕失败的补救措施，避免或减少意外妊娠是计划生育工作的真下目的。

【真 题 再 现】

1. 用于紧急避孕的药物是（2015年，A型题，39题）

A. 左炔诺孕酮　　B. 黄体酮　　C. 甲睾酮
D. 罗格列酮　　E. 丁螺环酮

答案：A

解析：雌激素-孕激素复方制剂：复方左炔诺孕酮片；单孕激素制剂：左炔诺孕酮片；抗孕激素制剂：米非司酮片。

2. 关于避孕措施和患者教育的说法，正确的有（2016年，X型题，120题）

A. 新婚期可选择复方短效口服避孕药
B. 复方短效口服避孕药一般停药后即可妊娠
C. 长效避孕药一般停药6个月后妊娠较安全
D. 哺乳期选用雌、孕激素复合避孕针比单孕

激素长效避孕针安全

E. 绝经过渡期原来使用宫内节育器无不良反应应可继续使用至绝经后半年再取出

答案： ABCE

解析： 复方短效口服避孕药一般停药后即可妊娠。长效避孕药一般停药6个月后妊娠较安全。新婚期：可选择复方短效口服避孕药，使用方便，避孕效果好，不影响性生活及生育，列为首选。哺乳期：以不影响乳汁质量及婴儿健康为原则。首选阴茎套。也可选用单孕激素制剂长效避孕针或皮下埋植剂。绝经过渡期：此期仍有排卵可能，应坚持避孕，可采用阴茎套。原来使用宫内节育器无不良反应可继续使用，至绝经半年取出。

【强 化 练 习】

最佳选择题

1. 哺乳期妇女首选的避孕方法为

A. 皮下埋植剂　　B. 宫内节育器

C. 长效避孕药　　D. 安全期避孕法

E. 阴茎套

2. 口服避孕药对机体代谢的影响，正确的为

A. 糖耐量异常　B. 低密度脂蛋白升高

C. 高密度脂蛋白降低　D. 甘油三酯降低

E. 极低密度脂蛋白升高

答案：

最佳选择题　1. E　2. A

【单 元 测 试】

最佳选择题

关于口服避孕药的使用，下列说法不正确的是

A. 口服复方短效口服避孕药者，停药后即可妊娠

B. 口服避孕药，可使高密度脂蛋白降低

C. 口服避孕药引起的不规则阴道出血，如流血偏多者，每晚在服用避孕药同时加服雌激素直至停药

D .口服避孕药引起的类早孕反应，一般不需特殊处理，坚持服药数个周期后自然消失

E. 使用较大剂量的雌激素可发生血栓性疾病

配伍选择题

A. 于月经第5日开始服用第1片，连服药22日，停药7日后服第2周期

B. 于月经第5日开始服用第1片，连服21日，停药7日后服用第2周期的药物

C. 于月经第1日服药，连服21日，停药7日后服用第2周期的药物

D .每日1片，连服21日

E. 1月1片

1. 复方短效避孕药复方炔诺酮片、复方甲地孕酮片服用方法

2. 复方短效避孕药复方去氧孕烯片、复方孕二烯酮片服用方法

3. 复方短效避孕药三相片的服用方法

多项选择题

1. 关于绝经激素的治疗，下列说法正确的为

A. 替勃龙具有更高的乳腺安全性

B. 围绝经期开始的MHT可以增加心血管疾病的风险

C. 绝经激素治疗中规范应用孕激素不增加子宫内膜癌发生风险

D. 对于有胆囊疾病者推荐经皮吸收雌激素

E. 对于合并有急迫性尿失禁的绝经后期妇女，一线治疗药物为5-α还原酶抑制剂

2. 避孕药使用的禁忌证包括

A. 哺乳期　B. 年龄＜35岁的吸烟女性

C. 冠心病　　D. 精神病

E. 甲状腺功能亢进症

3. 前列腺素药物的使用禁忌证有

A. 青光眼　　B. 癫痫　C. 血管栓塞

D. 哮喘　　E. 心血管疾病

4. 米非司酮的作用机制为

A. 抗糖皮质激素　B. 抗雌激素

C. 抗雄激素　　D. 抗孕激素

E. 抗盐皮质激素

5. 米非司酮的使用禁忌证有

A. 肾上腺疾病　　B. 血液病

C. 血管栓塞　　D. 哮喘

E. 心血管疾病

答案：

最佳选择题　B

配伍选择题　1. A　2. C　3. D

多项选择题　1. ACD　2. ACDE　3. ABDE　4. AD　5. ABC

第二十章　中毒解救

章节概述

本章节的内容主要为常用药物中毒救治的相关知识，依据历年的考试分析来看，本章节占用的分值比为 3 分左右，占整个科目的 2.5%的分值比例。

本章节共计分为 3 个小节，分值主要分布在第二节催眠药、镇静药、阿片类及其他常用药物中毒、第三节有机磷、香豆素类杀鼠药、氟乙酰胺、氰化物、磷化锌以及各种重金属中毒。因此，在复习时应重点掌握以第二节及第三节的内容，重点把握常见药物中毒的解救措施。

章节	内容	分值
第一节	一般救治措施	0
第二节	催眠药、镇静药、阿片类及其他常用药物中毒	1～2 分
第三节	有机磷、氰化物、香豆素类杀鼠药、氟乙酰胺、磷化锌以及各种重金属中毒、蛇咬伤中毒的解救	1～2 分
合计		3 分

第一节　一般救治措施

（略）

第二节　催眠药、镇静药、阿片类及其他常用药物中毒

考点一　巴比妥类、苯二氮䓬类药物、阿片类、乙醇等中毒的解救

1. 巴比妥类镇静催眠药中毒的解救　常用药物苯巴比妥、异戊巴比妥、司可巴比妥、硫喷妥钠等。

（1）人工呼吸、给氧等支持疗法。

（2）洗胃：服药 5～6h 内的中毒患者均应立即洗胃。一般用 1∶5000 高锰酸钾溶液洗胃，洗胃后可留置硫酸钠于胃内（成人 20～30g），以促进药物排泄。

（3）洗肠：凡是应用巴比妥类药灌肠引起中毒者，应用上述洗胃液洗肠。

（4）静脉补液每天 3000～4000ml（5%葡萄糖和 0.9%氯化钠注射液各半）。

（5）利用利尿剂可加速毒物排泄：静注呋塞米，每次 40～80mg，要求每小时尿量大于 250ml。但要注意维持水、电解质平衡。利尿和透析对短效类中毒效果不好。

（6）碱化尿液：以 5%碳酸氢钠液静脉滴注以碱化尿液，加速排泄。因异戊巴比妥主要经肝脏代谢，在异戊巴比妥中毒抢救过程中，碱化尿液的效果不及苯巴比妥。

（7）当苯巴比妥血药浓度超过 80ml/L 进应予以血液净化治疗。

巴比妥类：无特效解毒药；主要碱化尿液促排泄。

催吐、洗胃、导泻：禁用用硫酸镁。

2. 苯二氮䓬类中毒的解救　该类常用药物有地西泮、硝西泮、氯硝西泮、氟西泮、三唑仑；特效性解毒剂氟马西尼。

（1）应立即催吐、洗胃、硫酸钠导泻，以排除药物。

（2）血压下降时，选用升压药物如去甲肾上腺素、间羟胺等。

（3）输液保持体液平衡并促进药物从肾排出。

（4）呼吸抑制时给氧，必要时做人工呼吸，可用呼吸中枢兴奋药如尼可刹米等。

一般情况下对症支持治疗是足够的，需要注意的是血液透析和血液灌流法不能清除血液中的本类药品。

（5）氟马西尼是特异的苯二氮䓬受体拮抗剂，能快速逆转昏迷，首次静脉注射剂量为 0.3mg。如果在 60 秒内未达到所需的清醒程度，

可重复使用直至患者清醒或达总量2mg。如果再度出现昏睡，可以每小时静脉滴注 0.1～0.4 mg 药物。滴注的速度应根据所要求的清醒程度进行个体调整。氟马西尼可致焦虑、头痛、眩晕、恶心、呕吐、震颤等不良反应，可能引起急性戒断状态；对本品过敏者、对苯二氮䓬类药或乙醇曾经出现过戒断症状者、对苯二氮䓬类药物有身体依赖者、癫痫患者和颅内压较高者禁用。

3. 阿片类药物中毒的解救 主要包括阿片、吗啡、可待因、复方樟脑酊等。

（1）如系口服中毒，以 1∶2000 高锰酸钾溶液洗胃，以硫酸镁或硫酸钠溶液导泻。

（2）中毒较久（>6h）的口服中毒患者，因为幽门痉挛可能有少量药物长时间留在胃内，仍应洗胃。

（3）皮下注射吗啡过量中毒，迅速用止血带扎紧注射部分上方，局部冷敷。

（4）静脉滴注葡萄糖氯化钠注射液，促进排泄，防止脱水，注意保暖。

（5）有呼吸抑制的，保持呼吸道通畅和积极有效的吸氧，给予阿托品刺激呼吸中枢。应防止吸入性肺炎。

（6）特效解毒剂：应及早应用阿片碱类解毒药。纳洛酮、烯丙吗啡为阿片类药物中毒的首选拮抗剂。

（7）禁用中枢兴奋剂（士的宁等），因其可诱发惊厥。禁用阿扑吗啡催吐。

4. 苯丙胺类物质中毒的解救

（1）酸化尿液：口服氯化铵或给予维生素 C 酸化尿液促进毒物排出。

（2）无特效解毒药，对症为主。

5. 瘦肉精中毒的解救（克仑特罗：强效 β_2-受体激动剂，可引起交感神经兴奋）

（1）轻度中毒，停止饮食，平卧，多饮水，静卧后可好转。

（2）重度中毒，催吐、洗胃、导泻，监测血钾，适量补钾；口服或者静脉滴注 β-受体阻断剂如普萘洛尔、美托洛尔、艾司洛尔。

6. 急性乙醇中毒的解救

（1）酒精吸收迅速，不需要催吐、洗胃、活性炭不适用于单纯酒精中毒患者。

（2）严重者，静脉注射 50%葡萄糖注射液 100ml，胰岛素 20U；同时肌内注射维生素 B_1、维生素 B_6 及烟酸各 100mg，以加速乙醇在体内氧化，促进清醒。适当补充维生素 C 有利于酒精氧化代谢。

（3）美他多辛（乙醛脱氢酶激活剂）：促酒精代谢药物。

（4）纳洛酮：解除酒精中毒的中枢抑制，并能为客户进乙醇体内转化，缩短昏迷时间，有催醒作用。

（5）急性酒精中毒应慎重使用镇静剂，烦躁不安、过度兴奋者，可用小剂量苯二氮䓬类药；有惊厥者可酌用地西泮、10%水合氯醛等。勿使用吗啡及巴比妥类药，防止加重呼吸抑制。

【真题再现】

1. 针对单纯眼中乙醇中毒同时出现烦躁不安症状的患者，下列救治措施，错误的是（2016 年，A 型题，40 题）

A. 静脉注射 50%葡萄糖注射液 100ml 和胰岛素 20U

B. 肌内注射维生素 B_1、维生素 B_6 和烟酸各 100mg

C. 静脉滴注维生素 C 注射液 1g

D. 静脉注射纳洛酮 0.4mg 和咖啡 20mg

E. 静脉滴注美他多辛 0.9g

答案： 1. D

解析： 急性酒精中毒应慎重使用镇静剂，烦躁不安、过度兴奋者，可用小剂量苯二氮䓬类药；有惊厥者可酌用地西泮、10%水合氯醛等。勿使用吗啡及巴比妥类药，防止加重呼吸抑制。

2. 用于治疗二氮䓬类药物中毒的特殊解毒剂是（2016 年，B 型题，90 题）

A. 氟马西尼 B. 青霉胺 C. 乙氟胺

D. 纳洛酮 E. 亚硝酸钠

答案： 2. A

解析： 氟马西尼是特异的苯二氮䓬受体拮抗剂，能快速逆转昏迷，为治疗二氮䓬类药物中毒特效性解毒剂。

3. 治疗乙醇中毒的措施中，正确的有（2015

年，X 型题，119 题）

A. 单纯急性轻度乙醇中毒不需要治疗，居家观察，嘱其保暖，防止呕吐物误吸

B. 催吐、洗胃和活性炭不适用于单纯性乙醇中毒

C. 急性乙醇中毒者，肌内或静脉注射阿扑吗啡

D. 急性乙醇中毒者，肌内或静脉注射纳洛酮

E. 严重乙醇中毒者，静脉注射 50%葡萄糖注射液、胰岛素，同时肌内注射维生素 B_1、维生素 B_6

答案：3. ABDE

解析：单纯急性轻度乙醇中毒不需要治疗，居家观察，嘱其保暖，侧卧位防止呕吐物误吸。由于酒精吸收迅速，催吐、洗胃和活性炭不适用于。纳洛酮能解除酒精中毒的中枢抑制，并能促进乙醇体内转化，缩短昏迷时间，有催醒作用。可肌肉和静脉注射。严重乙醇中毒者，静脉注射 50%葡萄糖注射液、胰岛素，同时肌内注射维生素 B_1、维生素 B_6 及烟酸，以加速乙醇在体内氧化，促进清醒。勿使用吗啡及巴比妥类药，防止加重呼吸抑制。

【强 化 练 习】

最佳选择题

1. 不宜首选静滴 5%碳酸氢钠注射液、碱化尿液的

A. 巴比妥　B. 戊巴比妥　C. 异戊巴比妥

D. 苯巴比妥　E. 异丁巴比妥

2. 苯二氮䓬类药中毒

A. 不能催吐　B. 禁止洗胃

C. 不能导泻　D. 不能用强利尿剂

E. 血液透析不能清除

3. 皮下注射过量吗啡中毒，急救的措施是

A. 迅速冲洗注射部位

B. 迅速用止血带扎紧注射部分

C. 用布带等在注射部分的近心端 5cm 处捆住

D. 用布带等在注射部分的近心端 10cm 处捆住

E. 迅速用止血带扎紧注射部分上方、局部冷敷

4. 口服或静滴艾司洛尔用于解救

A. 氰化氢中毒　B. 瘦肉精中毒

C. 有机磷杀虫药中毒　D. 氟乙酰胺中毒

E. 香豆素类杀鼠药中毒

配伍选择题

（1～3）

A. 硝西泮中毒　B. 苯丙胺中毒

C. 苯巴比妥中毒　D. 瘦肉精中毒

E. 氯丙嗪中毒

1. 静脉滴注 5%碳酸氢钠用于

2. 口服氯化铵用于

3. 口服普萘洛尔用于

（4～6）

A. 解救丙米嗪中毒　B. 解救可待因中毒

C. 解救乙醇中毒　D. 解救硝西泮中毒

E. 解救可待因中毒

4. 注射氟马西尼，用于解救

5. 静滴 50%葡萄糖注射液 100ml+胰岛素 20U，用于解救

6. 纳洛酮、烯丙吗啡用于解救

答案：

最佳选择题　1. C　2. E　3. E　4. B

配伍选择题　1. C　2. B　3. D　4. D　5. C　6. B

第三节　有机磷、氰化物、香豆素类杀鼠药、氟乙酰胺、氰化物、磷化锌以及各种重金属、蛇咬伤等中毒的解救

考点一　有机磷、氰化物、重金属、蛇咬伤等中毒的解救

1. 有机磷类中毒解救

（1）毒理：机磷毒物进入体内后迅速与体内的胆碱酯酶结合，生成磷酰化胆碱酯酶，使胆碱酯酶丧失了水解乙酰胆碱的功能。

（2）治疗原则

1）脱离中毒环境

2）洗胃：用 2%碳酸氢钠（敌百虫中毒者忌用）、清水或 1：5000 高锰酸钾溶液（硫磷中毒者忌用）反复洗胃，然后给予硫酸镁导泻。

3）应用解毒剂

A. 阿托品1～2mg(肌内注射或静脉注射，严重中毒时可加大 5～10 倍），每 15～20min 重复1次，直到青紫消失，继续用药到病情稳定，然后用维持量，有时需用药2～3天。

B. 碘解磷定

轻度中毒：静脉注射 0.4g，必要时 2h 后重复给药1次。

中度中毒：静脉注射 0.8～1g，以后每小时给 0.4～0.8g。

重度中毒：静脉注射 1～1.2g，30min 后如不显效，可重复给药，好转后逐步停药。

C. 氯解磷定

轻度中毒：静脉注射 0.25～0.5g，必要时 2h 后重复给药1次。

中度中毒：静脉注射 0.5～0.75g。

重度中毒：静脉注射 1g，用注射用水 20ml 稀释，其余解毒方法与解磷定同。

4）血液净化技术。

5）对症治疗。

6）应用阿托品的注意事项：①阿托品只可解除毒蕈碱样作用，对烟碱样作用（肌肉纤维震颤及抽搐无效，对呼吸肌麻痹无效）无效。②早期、足量、重复给予阿托品，尽快达到阿托品化，然后减量、维持用药数日；③阿托品化的指征是：瞳孔扩大、面部潮红、皮肤干燥、口干、心率加快。④出现谵妄、躁动、幻觉、全身潮红、高热、心率加快甚至昏迷时，则为阿托品中毒，应立即停用阿托品，并可用毛果芸香碱解毒，但不宜使用毒扁豆碱。

7）应用胆碱酯酶复活剂注意事项（解磷定、氯磷定等）：①切勿两种或三种复活剂同时应用，以免其毒性增加。②胆碱酯酶复活剂对内吸磷、对硫磷、甲拌磷、乙硫磷、治螟磷、毒死蜱、苯硫磷、辛硫磷、特普等中毒疗效好；对敌敌畏、敌百虫、乐果、氧乐果、马拉硫磷、二嗪磷等中毒疗效较差或无效。此种情况以阿托品为主。③复活剂用量过大、注射过快或未经稀释直接注射，均可引起中毒，须特别注意。④复活剂在碱性溶液可以水解生成剧毒的氰化物，故不能与碱性药物并用。

2. 香豆素类杀鼠药解救

（1）口服中毒者，应及早催吐、洗胃和导泻。禁用碳酸氢钠溶液洗胃。

（2）特效解毒剂：维生素 K_1 静脉滴注 10～30mg，一日 1～3 次；亦可先静脉注射维生素 $K_1$50mg，然后改为 10～20mg 肌内注射，一日 1～4 次。严重出血时每日总量可用至 300mg。维生素 K_3、维生素 K_4 无效。

（3）其他措施：大剂量维生素 C，可促进止血。出血严重者可输新鲜全血治疗。

3. 氟乙酰胺中毒解救

（1）口服者洗胃，用氢氧化铝凝胶或蛋清保护消化道黏膜。皮肤污染引起中毒者立即脱去污染衣物，彻底清洗皮肤。

（2）特殊解毒剂：乙酰胺（解氟灵）肌内注射，一般连用 5～7 天。危重病例，一次可给予 5～10g，一般连用7天。没有乙酰胺时可以使用无水乙醇 5ml 溶于 10%葡萄糖注射液 100ml 里静脉滴注，每日 2～4 次。

（3）对症治疗。

4. 氰化物中毒解救

（1）患者迅速脱离中毒环境，皮肤、黏膜受氰化物污染时用大量清水清洗。

（2）吸入中毒者立即将亚硝酸异戊酯 1～2 安瓿包在手帕内打碎，紧贴在患者口鼻前吸入，每 1～2 分钟吸入 15～30 秒。根据病情反复吸入数次，直至静脉注射亚硝酸钠为止。

（3）静脉注射 3%亚硝酸钠 10～15ml 加入 25%葡萄糖注射液 20ml，缓慢注射不少于 10 分钟，以防血压突然下降。随即用同一针头，静脉注射 50%硫代硫酸钠 20～40ml，必要时可于 1 小时后重复给药。轻度中毒者可单用此药。

（4）也可静脉注射亚甲蓝，一次按体重 5～10mg/kg，最大剂量为 20mg/kg。

5. 磷化锌中毒解救

（1）催吐、洗胃、导泻、对症和支持疗法。

（2）口服中毒者，立即用 1%硫酸铜溶液催吐。禁用阿朴吗啡催吐。

（3）然后再用 0.5%硫酸铜溶液或 1：2000 高锰酸钾溶液洗胃，直至洗胃液无蒜味为止。

（4）洗胃后口服硫酸钠 30g 导泻。忌用硫酸镁导泻。禁用油类泻剂，也不宜用蛋清、牛奶动植物油类。

6. 重金属中毒解救

（1）铅中毒

1）消除毒物。

2）驱铅治疗。药物有：喷替酸钙钠、依他酸钙钠、二巯丁二钠。青霉胺也可用于驱铅治疗，但是毒性大已不用。

3）对症治疗。

（2）汞中毒

1）驱汞治疗 二巯丙磺酸、二巯丙醇、青霉胺、二巯丁二钠。

2）对症支持治疗。

7. 毒蛇咬伤解救

（1）防止毒液扩散和吸收：用绳索、手帕、植物藤、布带将伤口的近心端的 5cm 处捆住，防止毒素继续在体内扩散。每隔 15～20min 放松带子 1～2min 以防肢体缺血坏死。

（2）迅速排除毒液：用水或 1∶5000 高锰酸钾溶液反复冲洗伤口及周围皮肤，以洗掉伤口外表毒液。同时在伤口上作多个“十”字小切口以便排毒。接着用火罐、吸奶器、吸引器将毒汁吸出。紧急时用嘴吮吸出毒汁，并立即吐出，将口漱净。急救者有口腔溃疡时禁用此法。

（3）应用解毒药

1）先用 0.05%高锰酸钾液或 3%过氧化氢冲洗伤口；拔出毒蛇牙；抽吸促使毒液排出。

2）伤口封闭：取胰蛋白酶 2000～6000U 加 0.05%普鲁卡因或注射用水 10～20ml，封闭伤口外周或近侧，需要时隔 12～24 小时可重复。

3）蛇药是治疗毒蛇咬伤有效的中成药：南通蛇药（季德蛇药）、上海蛇药、新鲜半边莲（蛇疗草）。

抗蛇毒血清：有单价的和多价的两种，单价抗毒血清对已知的蛇类咬伤有较好的效果。用前须做过敏试验，如结果阳性应当采用脱敏注射法。

【真 题 再 现】

1. 解救有机磷中毒过程中，如阿托品应用过量，应立即给予（2015 年，A 型题，40 题）

A. 毛果芸香碱　B. 东莨菪碱
C. 麻黄碱　D. 山莨菪碱　E. 茶碱

答案：1. A

解析：患者如出现谵妄、躁动、幻觉、全身潮红、高热、心率加快甚至昏迷时，则为阿托品中毒，应立即停用，并可用毛果芸香碱解毒，但不宜使用毒扁豆碱。

2. 用于治疗铅中毒的特殊解毒剂是（2016 年，B 型题，89 题）

A. 氟马西尼　B. 青霉胺　C. 乙氟胺
D. 纳洛酮　E. 亚硝酸钠

答案：2. B

解析：驱铅治疗药物有：喷替酸钙钠、依他酸钙钠、二巯丁二钠。青霉胺也可用于驱铅治疗，但是毒性大已不用。

3. 用于有机磷中毒的解救药物有（2015 年，X 型题，120 题）

A. 阿托品　B. 碘解磷定　C. 氟马西尼
D. 亚甲蓝　E. 硫代硫酸钠

答案：3. AB

解析：解救药物：阿托品、碘解磷定、氯解磷定。

【强 化 练 习】

最佳选择题

1. 下列有机磷酸中毒的症状中，阿托品应用后不能缓解的是

A. 大汗淋漓　B. 骨骼肌震颤
C. 恶心、呕吐、腹痛、腹泻　D. 心率减慢
E. 呼吸困难

2. 静滴亚硝酸钠用于解救

A. 氰化氢中毒　B. 瘦肉精中毒
C. 有机磷杀虫药中毒　D. 氟乙酰胺中毒
E. 香豆素类杀鼠药中毒

3. 一旦误服中毒，须用硫酸铜洗胃的是

A. 杀鼠药磷化锌　B. 香豆素类杀鼠药
C. 有机磷类杀虫药　D. 地西泮中毒
E. 可待因中毒

4. 解救蛇咬伤中毒的是

A. 二巯丙醇　B. 依地酸钙钠
C. 盐酸戊乙奎醚　D. 单价抗毒血清
E. 亚硝酸异戊酯

5. 无水乙醇5ml加入10%葡萄糖注射液100ml中静滴，用于解救
A. 氰化氢中毒　B. 瘦肉精中毒
C. 有机磷杀虫药中毒　D. 氟乙酰胺中毒
E. 香豆素类杀鼠药中毒

配伍选择题

（1～2）
A. 鸡蛋白　B. 3%～5%鞣酸溶液
C. 5%碳酸氢钠溶液　D. 1%氯化钠溶液
E. 1∶5000高锰酸钾溶液
1. 硫磷中毒时禁用的是
2. 敌百虫、敌敌畏中毒禁用

（3～5）
A. 青霉胺　B. 维生素 K_1　C. 纳洛酮
D. 乙酰胺　E. 硫酸阿托品
3. 香豆素类杀鼠药中毒的解毒剂是
4. 氟乙酰胺中毒的解毒剂是
5. 有机磷中毒的解毒剂

答案：
最佳选择题　1. B　2. A　3. A　4. D　5. D
配伍选择题　1. E　2. C　3. B　4. D　5. E

【单 元 测 试】

最佳选择题

1. 2%碳酸氢钠溶液洗胃用于解救
A. 铅中毒　B. 汞中毒　C. 磷化锌中毒
D. 苯丙胺中毒　E. 苯巴比妥中毒
2. 下列药物中，解救三唑仑中毒的特效药是
A. 维生素　B. 维生素 K_1　C. 碳酸氢钠
D. 氟马西尼　E. 亚硝酸钠
3. 注射阿托品与碘解磷定，可解救
A. 苯丙胺中毒　B. 氰化氢中毒
C. 氯丙嗪中毒　D. 丙米嗪中毒
E. 有机磷杀虫药中毒
4. 应用胆碱酯酶复活剂解救有机磷的注意事项为
A. 胆碱酯酶复活剂能使失活的胆碱酯酶全部活化
B. 切勿两种或多种胆碱酯酶复活剂同时应用，以免毒性增加
C. 胆碱酯酶复活剂可直接注射
D. 凡是磷化锌中毒的患者使用均有效
E. 凡是有机磷类杀虫药中毒者使用均有效
5. 下列药物中，解救氰化物中毒可用的解救药是
A. 亚甲蓝　B. 维生素 K_1　C. 维生素C
D. 氟马西尼　E. 硫酸铜溶液
6. 反复吸入亚硝酸异戊酯，可解救
A. 苯丙胺中毒　B. 氰化氢中毒
C. 氯丙嗪中毒　D. 丙米嗪中毒
E. 有机磷杀虫药中毒
7. 静滴维生素 K_1、大剂量维生素C，用于解救
A. 氰化氢中毒　B. 瘦肉精中毒
C. 有机磷杀虫药中毒　D. 氟乙酰胺中毒
E. 香豆素类杀鼠药中毒
8. 处置蛇类咬伤的重要措施是防止毒液扩散和吸收，最先实施的应激措施是
A. 抽吸伤口内的毒液
B. 用器械取出残留的毒蛇牙
C. 在伤口上作多个“十”字小切口
D. 用绳索、布带将伤口的近心端的5cm处捆住
E. 用水或1∶5000高锰酸钾溶液反复冲洗伤口及周围皮肤
9. 以下药物中，适宜处置蛇类咬伤的药物是
A. 凝血酶　B. 糜蛋白酶　C. 胃蛋白酶
D. 胰蛋白酶　E. 菠萝蛋白酶

配伍选择题

（1～2）
A. 二巯丙醇　B. 依地酸钙钠
C. 盐酸戊乙奎醚　D. 单价抗毒血清
E. 亚硝酸异戊酯
1. 解救铅中毒的是
2. 解救汞中毒的是

（3～5）
A. 硫酸镁　B. 硫酸钠　C. 硫酸铜
D. 阿扑吗啡　E. 硫酸铜溶液
3. 救治磷化锌中毒的过程中，立即应用的催吐药是
4. 救治磷化锌中毒，不能应用的催吐药是
5. 救治磷化锌中毒的过程中，应用的洗胃液是

（6～7）
A. 汞中毒　B. 三唑仑中毒 C. 有机磷中毒
D. 氰化物中毒　E. 阿片类中毒
6. 氟马西尼用于解救
7. 盐酸烯丙吗啡用于解救

多项选择题

1. 以下“应用阿托品解救有机磷中毒”的论述中，不正确的是
A. 破坏磷酸酯类　B. 制止呼吸肌麻痹
C. 使抑制的胆碱酯酶复活
D. 制止肌肉纤维震颤及抽搐
E. 拮抗有机磷呈现的毒蕈碱样作用

2. 下列金属解毒剂中，铅中毒解救药物有
A. 二巯丙醇　B. 二巯丁二钠　C. 依地酸钙钠
D. 硫代硫酸钠　E. 喷替酸钙钠

3. 救治香豆素类杀鼠药的药物有
A. 亚甲蓝　B. 输新鲜全血　C. 维生素 K_1
D. 亚硝酸钠　E. 大剂量维生素 C

答案：

最佳选择题　1. E　2. D　3. E　4. B　5. A　6. B　7. E　8. D　9. D

配伍选择题　1. B　2. A　3. C　4. D　5. E　6. B　7. E

多项选择题　1. ABCD　2. BCE　3. BCE

模拟试卷 1

（考试时间 150 分钟）

题型	最佳选择题	配伍选择题	综合分析选择题	多项选择题	总分
得分	40	50	20	10	120
得分					

一、最佳选择题。共 40 小题，每题 1 分。题干在前，选项在后。每道题的备选选项中，只有一个最佳答案，多选、错选或不选均不得分。

1. 与依他尼酸合用，可增加耳毒性和肾毒性，听力损害可能发生的是
A. 氨基糖苷类　　B. 头孢菌素类
C. 青霉素类　D. 多黏菌素类　E. 四环素类

2. 需要在冷处储存药品的储存温度是
A. 0～10℃　B. 0～20℃　C. 2～10℃
D. 2～20℃　E. 2～25℃

3. 化学药、中成药处方，每张处方不得超过几种药品
A. 3　B. 4　C. 5　D. 6　E. 7

4. 下列叙述中，处方审核结果可判为“超常处方”的是
A. 重复给药　　B. 无适应证用药
C. 使用“遵医嘱”字句
D. 化学药、中成药与中药饮片未分别开具处方的
E. 处方后记无审核、调配及核对发药药师签名

5. 1%（g/ml）氯化钠（M.56g/mol），计算其摩尔浓度（mol/L）是
A. 0.14　B. 0.15　C. 0.16　D. 0.18　E. 0.20

6. 关于眼膏剂的使用注意事项，错误的是
A. 清洁双手 B. 用消毒的剪刀剪开眼膏管口
C. 用手指轻轻将上眼睑拉开成一袋状将眼膏挤进
D. 每次挤入约 1cm 长的眼膏
E. 多次开管和连续使用超过 1 个月的眼膏不要再用

7. 下列药物适宜饭后服药的是
A. 抗血小板药　B. 血脂调节药　C. 利尿药
D. 维生素 B_2　E. 平喘药

8. 以下所列给药途经中，通常临床治疗不轻易采用的是
A. 外用给药　B. 口服给药　C. 皮内注射
D. 肌内注射　E. 静脉滴注

9. 胶囊中的色素偶尔引起的固定性药疹，属于
A. 药品赋形剂、稳定剂或染色剂等因素
B. 药物、分解产物所导致的药源性疾病
C. 药品中的异物导致的药源性疾病
D.药品溶剂因素
E. 药品中的污染物导致的药源性疾病

10. 下列选项中，关于循证医学基本知识的叙述，错误的是
A. 循证医学与传统医学是相同的
B. 循证医学强调任何医疗决策应建立在最佳科学研究证据基础上
C. 循证医学的核心是在医疗决策中将临床证据、个人经验与患者的实际状况和意愿三者相结合
D. 循证医学的临床证据主要来自大样本的随机对照临床试验（RCT）和系统性评价或荟萃分析
E. 循证医学推荐强度分为 A～D 四级

11. 比较几种疗效相同的干预方案所需成本应用药物经济学研究方法是
A. 最小成本法　　B. 最大成本法
C. 成本效果分析　　D. 成本效益分析
E. 成本效用分析

12. 下列哪种疾病不会引起丙氨酸氨基转移酶（ALT、GPT）升高
A. 传染性肝炎　　B. 急性心肌梗死

C. 传染性单核细胞增多症
D. 严重烧伤　　E. 慢性肾炎
13. 嗜碱性粒细胞减少常见于
A. 速发型过敏反应　　B. 疱疹样皮炎
C. 寄生虫病　D. 伤寒　E. 血液病
14. 下列哪项提示乙肝病毒感染，病毒复制并具有较强烈传染性
A. 乙型肝炎病毒表面抗原（HBsAg）
B. 乙型肝炎病毒表面抗体（HBsAb）
C. 乙型肝炎病毒核心抗体（HBcAb）
D. 乙型肝炎病毒 e 抗原（HBeAg）
E. 乙型肝炎病毒 e 抗体（HBeAb）
15. 抗感冒药中具有“使鼻黏膜血管收缩、解除鼻塞症状”作用的成分是
A. 天麻素　　B. 金刚烷胺　C. 伪麻黄碱
D. 双氯酚酸　E. 对乙酰氨基酚
16. 可用于治疗口腔溃疡的非处方药是
A. 10%硝酸银液　　B. 维生素 B_2
C. 0.1%氯已定　　D. 1%聚维酮碘
E. 0.1%依沙吖啶
17. 以下所列药物中，有腹泻的 2 岁以下儿童不宜使用的是
A. 洛哌丁胺　B. 鞣酸蛋白　C. 盐酸小檗碱
D. 复合乳酸菌胶囊　　E. 双歧三联活菌制剂
18. 育龄妇女慎用，妊娠期妇女禁用的治疗沙眼的药是
A. 磺胺醋酰钠　　B. 硫酸锌　　C. 酞丁安
D. 红霉素眼膏　　E. 2%硝酸银
19. 使用过氧苯甲酰治疗寻常痤疮，其用药与健康提示是
A. 对幼儿不宜应用
B. 有漂白毛发的作用，不宜涂敷在有毛发的部位
C. 不宜涂敷于皮肤皱褶
D. 可出现红斑、灼痛或脱屑等反应
E. 用药部位要避免强烈的日光照射，宜在晚间睡前应用
20. 医院获得性肺炎无感染高危因素患者的最常见病原体为
A. 肺炎链球菌　　B. 流感嗜血杆菌
C. 金黄色葡萄球菌　　D. 大肠杆菌
E. 肺炎克雷伯杆菌
21. 支气管哮喘患者，持续发作 24 小时，大汗淋漓，发绀，端坐呼吸，双肺散在哮鸣音。首选的治疗是
A. 654-2 静脉注射
B. 补液+氨茶碱+β_2-受体激动剂
C. 沙丁胺醇雾吸入+溴化丙托品吸入
D. 色甘酸钠吸入+糖皮质激素
E. 补液+糖皮质激素静脉滴注+氨茶碱静脉滴注
22. 以下有关高血压的药物治疗方案的叙述中，不正确的是
A. 可采用两种或两种以上药物联合用药
B. 药物治疗高血压时要考虑患者的合并症
C. 采用最小有效剂量使不良反应减至最小
D. 首先选用血管扩张剂和中枢性抗高血压药
E. 最好选用一天一次给药持续 24 小时降压的药品
23. 磷酸二酯酶抑制剂类抗血小板药为
A. 阿司匹林　B. 噻氯匹定　C. 双嘧达莫
D. 替罗非班　E. 奥扎格雷娜
24. 三环类抗抑郁药中毒发生心律失常时可用
A. 毒扁豆碱　B. 普鲁卡因胺　C. 毒毛花苷 K
D. 麻黄碱　　E. 间羟胺
25. 稳定型心绞痛发作时应选用的治疗药物是
A. 阿司匹林　B. 硝酸甘油　C. 美托洛尔
D. 氟伐他汀　E. 硝苯地平
26. 主要降低三酰甘油酯（TG）兼降总胆固醇（TC）的药物是
A. 洛伐他汀　B. 氯贝丁酯　C. 考来烯胺
D. 血脂康　　E. 普罗布考
27. 对于 ACEI 类药描述错误的是
A. 抑制血管紧张素转化酶（ACE）活性
B. 唯一的抑制心肌及血管重构药物
C. 明显降低全身血管阻力
D. 抑制交感神经活性作用
E. 保护血管内皮细胞
28. 下列药物中，可用于房颤时转复并维持窦性心律的药物为
A. 利伐沙班　B. 胺碘酮　　C. 硝苯地平
D. 去乙酰毛花苷　E. 地尔硫有图
29. 急性缺血性脑卒中抗血小板药物治疗的时机为

A. 溶栓后 12h B. 溶栓同时
C. 溶栓前 12h D. 溶栓后 24h
E. 溶栓前 24h
30. 癫痫持续状态的好发年龄段
A. 55 岁以上 B. 65 岁以上
C. 1 岁以内及 65 岁以上 D. 6 岁以内
E. 14 岁以内
31. 因不良反应很小，可在老年人群中使用的治疗失眠症的药物为
A. 艾司唑仑 B. 佐匹克隆 C. 雷美尔通
D. 米氮平 E. 唑吡坦和帕罗西汀联用
32. 消化性溃疡抗 Hp 的三联疗法正确的是
A. 胶体次碳酸铋+哌仑西平+替硝唑
B. 兰索拉唑+阿莫西林+甲硝唑
C. 奥美拉唑+克拉霉素+阿奇霉素
D. 胶体次碳酸铋+硫糖铝+甲硝唑
E. 奥美拉唑+阿莫西林+雷尼替丁
33. 以下甲状腺功能亢进症治疗的说法错的是
A. 丙硫氧嘧啶可引起白细胞减少症
B. 服用卡比马唑时，肝功能不全、白细胞计数偏低者慎用
C. 服用碘剂时，不作为常规的抗甲状腺功能亢进症药物
D. 卡比马唑首选治疗甲状腺危象
E. 用药期间严格避免摄入高碘食物和含碘药物
34. 已经被批准用于绝经后女性 OP 防治的选择性雌激素调节因子类药物为
A. 他莫昔芬 B. 屈洛昔芬 C. 雷洛昔芬
D. 克罗米芬 E. 托瑞米芬
35. 糖尿病合并肝病宜选用
A. 二甲双胍 B. 瑞格列奈 C. 胰岛素
D. 阿卡波糖 E. 罗格列酮
36. 在间歇期痛风慢性发作，尿酸高或者酸药无效时可使用的药物为
A. 秋水仙碱 B. 苯溴马隆 C. 别嘌醇
D. 布洛芬 E. 泼尼松
37. 下列药物中，骨形成刺激剂为
A. 钙制剂 B. 降钙素 C. 双膦酸盐
D. 甲状旁腺素 E. 雌激素
38. 目前唯一被批准用于治疗类风湿性关节炎的 IL-1 拮抗剂类生物制剂为
A. 英夫利西单抗 B. 阿达木单抗
C. 阿那白滞素 D. 阿巴西普
E. 利妥昔单抗
39. 阿片类药物中毒的首选拮抗剂为
A. 美沙酮 B. 纳洛酮 C. 士的宁
D. 阿托品 E. 可拉明
40. 急性乙醇中毒的常用解毒药是
A. 烯丙吗啡 B. 地西泮 C. 苯巴比妥
D. 纳洛酮 E. 无特殊解救药

二、配伍选择题。共 50 题，每题 1 分。每组若干题。备选项可重复选用，也可不选用。每组题均对应同一组备选答案，每题只有一个正确答案。

（41～42）
A. 抗酸药 B. 氢氯噻嗪 C. 甲氧氯普胺
D. 水合氯醛 E. 灰黄霉素
41. 不宜与四环素同服的药物是
42. 不宜与阿托品合用的药物是
（43～46）
A. im B. H C. iv D. iv gtt E. po
43. 口服给药的外文缩写是
44. 肌内注射给药的外文缩写是
45. 静脉注射给药的外文缩写是
46. 静脉滴注给药的外文缩写是
（47～48）
A. 清晨使用 B. 餐前使用 C. 睡前使用
D. 餐后使用 E. 餐中使用
47. 催眠药应
48. 胃黏膜保护药应
（49～51）
A. 甲硝唑 B. 双氯芬酸 C. 磺胺甲噁唑
D. 西咪替丁 E. 灰黄霉素
49. 可抑制乙醛脱氢酶活性，干扰乙醇代谢出现“双硫仑样反应”的药品是
50. 多食脂肪可以促进吸收的药品是
51. 食醋可使药物溶解度降低、析出结晶对尿路产生刺激性的药品是
（52～55）
A. 化脓性感染或疟疾 B. 麻疹 C. 感冒
D. 肺炎 E. 流行性腮腺炎

52. 发热可有间歇期，表现有间歇发作的寒战，高热，继之大汗，可能是
53. 持续高热，如 24 小时内波动持续在 39～40℃，居高不下，伴随寒战、胸痛、咳嗽、吐铁锈痰，可能伴有
54. 儿童伴有咳嗽、流涕、眼结膜充血、麻疹黏膜斑及全身斑丘疹，可能是
55. 儿童或青少年伴有以耳垂为中心的腮腺炎肿大，多为

（56～58）
A. 聚乙二醇 B. 硫酸镁 C. 乳果糖
D. 比沙可啶 E. 甘油栓
56. 治疗功能性便秘可选用
57. 治疗急、慢性或习惯性便秘可选用
58. 治疗急性便秘可选用

（59～61）
A. 头痛 B. 偏头痛 C. 紧张性头痛
D. 三叉神经痛 E. 以上均不是
59. 可扩散至颈、肩、背部，痛时局部可麻木、发硬、紧绷感的是
60. 头痛常在睡醒时发生，同时怕光、怕声、对刺激敏感的是
61. 一侧面部（颞侧）有反复发作性、短暂性、阵发性剧痛，性质如闪电样、针刺样痛的是

（62～63）
A. 沙利度胺 B. 阿司匹林 C. 乳酸菌素
D. 硫糖铝 E. 头孢拉定
62. 妊娠初始 3 个月孕妇禁用的药品是
63. 妊娠后期孕妇禁用的药品是

（64～67）
驾驶员应慎用的药物
A. 雷尼替丁 B. 喷托维林 C. 布洛芬
D. 阿米洛利 E. 兰索拉唑
64. 可引起驾驶员嗜睡的药物
65. 可使驾驶员出现眩晕或幻觉的药物
66. 可使驾驶员视物模糊或辨色困难的药物
67. 可使驾驶员出现定向力障碍的药物

（68～69）
A. β-受体阻断剂 B. 利尿剂 C. ACEI
D. α-受体阻断剂 E. 钾通道开放剂
68. 伴有高血脂的高血压患者首选
69. 合并糖尿病的高血压患者宜选用

（70～72）
A. 胺碘酮 B. 美托洛尔 C. 达比加群酯
D. 氯吡格雷 E. 阿司匹林
70. 属于新型抗凝药物的是
71. 转复并维持窦性心律的药物是
72. 控制心室率的药物是

（73～75）
A. 色甘酸钠 B. 甲苯咪唑 C. 多潘立酮
D. 氢溴酸山莨菪碱 E. 特比萘芬
73. 用于餐后上腹胀，烧心的药物是
74. 用于皮肤真菌感染的药物是
75. 用于子宫平滑肌痉挛性疼痛的药物是

（76～78）
A. 灰婴综合征 B. 新生儿溶血
C. 高胆红素血症 D. 海豹畸胎
E. 四环素牙
76. 沙立度胺可引起
77. 磺胺嘧啶可引起
78. 氯霉素可引起

（79～83）
A. 阿托品 B. 碳酸氢钠 C. 法莫替丁
D. 奥美拉唑 E. 硫糖铝
79. 胃黏膜保护剂
80. 质子泵抑制药
81. 组胺 H_2 受体阻滞药
82. 口服抗酸药
83. 解除平滑肌痉挛药

（84～85）
A. 利巴韦林 B. 硫酸锌 C. 泼尼松
D. 四环素 E. 磺胺醋酰钠
84. 治疗流行性出血性结膜炎应选用的滴眼剂是
85. 治疗春季卡他性结膜炎选用的滴眼剂是

（86～88）
A. 右旋糖酐 B. 氢氯噻嗪 C. 卡比多巴
D. 乙胺嘧啶 E. 胍乙啶
86. 可导致肾上腺素受体发生类似去神经性超敏感现象的是
87. 可增加肝素钙出血危险的药品是
88. 可增加左旋多巴进入脑组织中的量，促进机体利用的药品是

（89～90）
A. 他汀类 B. 双胍类 C. 胰岛素

D. 磺酰脲类　　E. 格列喹酮

89. 初发、青年、有酮症倾向、空腹血糖>11.1mmol/L

90. 对确诊冠状动脉疾病的糖尿病患者

三、综合分析选择题。共 20 题，每题 1 分。题干在前，试题在后。每道题的备选项中，只有一个最佳答案，多选、错选或不选均不得分。

（91～93）

药源性疾病是由药物诱发的疾病，是指在预防、诊断、治疗或调节生理功能过程中出现与用药有关的人体功能异常或组织损伤所引起的一系列临床症状。引起药源性疾病的因素主要有患者因素、药物因素。

91. “输液中颗粒物引起肺部异物肉芽肿”的主要致病因素是

A. 药理作用　　B. 药物的使用

C. 药物制剂因素　D. 药动学相互作用

E. 药效学相互作用

92. 庆大霉素的神经肌肉阻滞作用与其血药浓度有关；直接静脉注射庆大霉素，则易引起呼吸抑制。此种致病因素属于

A. 药理作用　　B. 药物的使用

C.药物制剂因素　D. 药动学相互作用

E. 药效学相互作用

93. 下列药源性疾病中，其诱因主要是“病理因素”的是

A. 慢乙酰化者服异烟肼半衰期延长至2～4.5h

B. 假胆碱酯酶遗传性缺陷者应用琥珀胆碱出现呼吸暂停

C. 肝硬化患者应用利多卡因，可引起严重中枢神经系统疾病

D. 月经期服用常规剂量的避孕药和地西泮、药理效应增强

E. 羟化酶缺乏者服用一半剂量的苯妥英钠可能引起神经毒性

（94～96）

男性，35 岁，髋关节置换术后 7 天，患者右侧下肢肿胀、疼痛，抬高患肢后可好转。

94. 该患者最可能发生了

A. 下肢深静脉血栓形成

B. 下肢动脉栓塞　C. 肺动脉栓塞

D. 病理性骨折　　E. 脉管炎

95. 该患者不宜选用的药物为

A. 肝素　　B. 华法林　　C. 氯吡格雷

D. 利伐沙班　E. 阿替普酶

96. 可以减弱华法林抗凝作用的药物为

A. 阿司匹林　B. 布洛芬　　C. 抗菌药物

D. 糖皮质激素　　E. 阿替普酶

（97～100）

肝脏具有十分重要和复杂的生理功能。首先是人体内各种物质代谢和加工的中枢，其次是有生物转化和解毒功能，所有进入人体的药物或毒物，都会在肝脏发生氧化、还原、水解、结合等化学反应，最后以原形药或代谢物的形式排出体外。

97. 通常，在用药后 10～12 天出现“肝肿大、黄疸、AST 或 ALT 升高等胆汁淤积表现”的抗生素是

A. 四环素　　B. 利福平　　C. 氨苄西林

D. 头孢菌素　E. 红霉素类的酯化物

98. 下列药物中，最可能导致碱性磷酸酶（ALP）升高的药物是

A. 异丙嗪　　B. 辛伐他汀　C. 阿莫西林

D. 苯巴比妥　E. 苯妥英钠

99. 一患者的肝功能检查结果是：ALT 与 AST 均超过正常值，且 AST/ALT 大于 1。此结果提示病人可能患

A. 肝硬化　　B. 糖尿病　　C. 急性胰腺炎

D. 缺铁性贫血　　E. 肾病综合征

100. 成人男性 r-谷氨酰转移酶的正常值参考范围是

A. <11U/L　B. <32U/L　C. ≤50U/L

D. 7～32U/L　E. 11～50U/L

（101～103）

处方用药须与临床诊断密切相符，医师开具的处方在病情与诊断栏中明确记录对患者的诊断。药师应审查处方用药与临床诊断的相符性，以加强合理用药的监控。

101. “阿托伐他汀钙用于一位 45 岁女性缺钙患者”的处方，应评判为

A. 无适应证用药　　　B. 有禁忌证用药

C. 无正当理由超适应证用药

D. 无正当理由过度治疗用药
E. 联合用药不适宜且无明确指证

102. 大观霉素肌内注射用于非淋球菌泌尿道感染，此处方中应评判为
A. 过度治疗用药　B. 非适应证用药
C. 有禁忌证用药
D. 无正当理由超适应证用药
E. 联合用药不适宜

103. 下列处方用药中，应该评判为“禁忌证用药”的是
A. 肠球菌感染应用克林霉素
B. 二甲双胍用于非糖尿病患者的减肥
C. 1 类手术切口应用第三代头孢菌素
D. 抗胆碱药和抗过敏药用于伴有青光眼、良性前列腺增生症患者，导致尿失禁
E. 小檗碱片、八面体蒙脱石散用于细菌感染性腹泻

（104～107）

根据病原体、传播和症状的不同分为上呼吸道感染（上感）和流行性感冒（流感）。上感和流感在一年四季均可发病，尤以冬、春季较为多见。

104. 感冒初，出现卡他症状，如鼻黏膜充血、打喷嚏、流涕、流泪等，宜服用的药品是
A. 非甾体抗炎药　B. 含苯海拉明的制剂
C. 含氢溴酸右美沙芬的制剂
D. 含中枢兴奋药咖啡因的制剂
E. 含伪麻黄碱、氯苯那敏的制剂

105. 口服奥司他韦治疗流感应该及早用药，较为有效的用药时间是症状出现的
A. 48h 以内　B. 72h 以内　C. 96h 以内
D. 108h 以内　E. 120h 以内

106. 在复方抗感冒药的组分中，能够改善体液局部循环作用的是
A. 咖啡因　B. 溶菌酶　C. 伪麻黄碱
D. 糜蛋白酶　E. 菠萝蛋白酶

107. 老年伴前列腺增生症的感冒患者服用含有氯苯那敏的抗感冒药后，可引起的严重不良反应是
A. 急性尿潴留　B. 严重高血压
C. 慢性荨麻疹　D. 急性胰腺炎
E. 血管性水肿

（108～110）

女性，32 岁，3 年来月经量多，乏力、心悸。检查面色较苍白。血红蛋白 80g/L，呈小细胞低色素性贫血，白细胞 7×10^9/L，血小板 120×10^9/L，血清铁 300μg/L

108. 根据临床表现，该患者诊断为
A. 缺铁性贫血　B. 巨幼红细胞性贫血
C. 溶血性贫血　D. 再生障碍性贫血
E. 白血病

109. 治疗首选
A. 输血　B. 维生素 B_{12} 肌内注射
C. 硫酸亚铁口服　D. 右旋糖酐铁肌注
E. 骨髓移植

110. 关于铁剂，下列说法正确的为
A. 正常人维持体内铁平衡需要每天从食物摄铁 2～2.5mg
B. 尽量空腹服用亚铁盐，以促进吸收
C. 钙剂可促进铁剂吸收
D. 碳酸氢钠抑制铁剂吸收
E. 缺铁性贫血者铁剂的吸收率为 45%

四、多项选择题。共 10 题，每题 1 分。每题的备选项中，有 2 个或 2 个以上符合题意，错选、少选均不得分。

111. 激素避孕的作用机制包括
A. 阻止精子进入阴道　B. 抑制排卵
C. 改变宫颈黏液性状
D. 改变子宫内膜形态与功能
E. 改变输卵管功能

112. 洋地黄中毒的处理，正确的为
A. 缓慢停药，以避免戒断症状　B. 立即停药
C. 补钾　D. 静脉注射利多卡因　E. 电复律

113. 引起中性粒细胞减少的疾病有
A. 疟疾　B. 白细胞减少性白血病
C. 再生障碍性贫血　D. 糖尿病酸中毒
E. 过敏性休克

114. 药物警戒的重要作用体现在哪些方面
A. 药品上市前风险评估
B. 药品上市后风险评估
C. 发现药品使用环节的问题
D. 发现药品生产环节的问题
E. 发现和规避假、劣药流入市场

115. 患者用药咨询中需要特别关注的问题有
A. 对待特殊人群需要注意的问题
B. 解释的技巧
C. 尽量为特殊患者提供书面材料
D. 尊重患者的意愿，保护患者的隐私
E. 及时回答不拖延
116. 药品 A 型不良反应包括
A. 副作用 B. 毒性反应 C. 继发反应
D. 后遗效应 E. 首剂效应
117. 出现下列情况时必须立即停止使用抗肿瘤药物
A. 呕吐频繁影响进食或电解质平衡
B. 腹泻超过 5 次/天
C. 出现血性腹泻
D. 任何 2 度以上的不良反应 E. 肺纤维化
118. 处方书写基本要
A. 每张处方仅限于一名患者用药
B. 药品名称书写应当使用药品的商品名
C. 中药饮名应当单独开具处方
D. 每张西药处方小得超过 5 种药品
E. 非特殊情况无须注明临床诊断
119. 处方的适宜性审核包括
A. 处方用药与临床诊断的相符性
B. 剂量、用法和疗程的正确性
C. 是否有重复给药现象
D. 选用剂型与给药途径的合理性
E. 是否有潜在临床意义的药物相互作用和配伍禁忌
120. 静脉滴注时间应控制在1小时以上的药物有
A. 林可霉素 B. 克林霉素 C. 氯霉素
D. 甲砜霉素 E. 环丙沙星

答案:

最佳选择题 1. A 2. C 3. C 4. B 5. D 6. C 7. D 8.C 9. A 10. A 11. A 12. E 13. A 14. D 15. C 16. B 17. A 18. C 19. B 20. A 21. E 22. D 23. A 24. D 25. B 26. B 27. B 28. B 29. D 30. C 31. C 32. B 33. D 34. C 35. D 36. C 37. D 38. C 39. B 40. D

配伍选择题 41. A 42. C 43. E 44. A 45. C 46. D 47. C 48. B 49. A 50. E 51. C 52. A 53. D 54. B 55. E 56. C 57. D 58. B 59. C 60. B 61. D 63. A 63. B 64. E 65. B 66. C 67. A 68. A 69. C 70. C 71. A 72. B 73. C 74. E 75. D 76. D 77. B 78. A 79. E 80. D 81. C 82. B 83. A 84. A 85. C 86. E 87. A 88. C 89. C 90. E

综合分析题 91. C 92. B 93. C 94. A 95. C 96. D 97. E 98. B 99. A 100. E 101. C 102. B 103. D 104. E 105. A 106. E 107. A 108. A 109. C 110. D

多项选择题 111. BCDE 112. BCD 113. ABCE 114. ABCE 115. ABCDE 116. ABCDE 117. ABCE 118. ACD 119. ABCDE 120. ABCDE

模拟试卷 2

（考试时间 150 分钟）

题型	最佳选择题	配伍选择题	综合分析选择题	多项选择题	总分
得分	40	50	20	10	120
得分					

一、最佳选择题。共 40 小题，每题 1 分。题干在前，选项在后。每道题的备选选项中，只有一个最佳答案，多选、错选或不选均不得分。

1. 药师应对“患者投诉”，下列说法不正确的是
A. 当事人需要亲自接待
B. 保存有形证据
C. 尽快将投诉人带离现场
D. 接待者应举止大方，行为端庄
E. 接待患者地点宜在办公室、会议室等场

2. 处方中缩写含义不正确的
A. 每日，qd　　B. 每日 4 次，qid
C. 每 4 小时，q4h　　D. 隔日 1 次，qnd
E. 每晚，qn

3. 以下联合用药中，属于“药理作用拮抗”的是
A. 肝素钠联用阿司匹林
B. 庆大霉素联用呋塞米
C. 青蒿素联用乙胺嘧啶
D. 硫酸亚铁联用维生素 C
E. 甲苯磺丁脲联用氯噻嗪

4. 药材存放于“阴凉处”是指
A. 10～30℃　　B. 不超过 20℃
C. 不超过 20℃，遮光　　D. 2～10℃
E. 0℃

5. 1U 维生素 A 于
A. 30g 维生素 A　　B. 3g 维生素 A
C. 03g 维生素 A　　D. 003g 维生素 A
E. 0003g 维生素 A

6. 属于提高药物治疗效果的咨询内容是
A. 合理用药信息
B. 有否替代药物或其他疗法
C. 用药剂量　D. 用药方法　E. 适应证

7. 可与茶叶中的鞣酸结合产生沉淀，饮茶会影响其吸收的药物是
A. 硫酸亚铁　B. 地西泮　C. 对乙酰氨基酚
D. 硝苯地平　E. 二甲双胍

8. 服用抗结核药异烟肼时，不宜
A. 吸烟　　B. 饮酒　　C. 喝茶
D. 吃鱼　　E. 食醋

9. 下列药物在服用时宜多喝水的是
A. 止咳糖浆　B. 硝酸甘油　C. 去氨升压素
D. 利胆药　　E. 苦味健胃药

10. 宜在饭前空腹服用的药物是
A. 磺胺类药物　　B. 头孢氨苄胶囊
C. 青霉素 V 钾片　D. 阿奇霉素
E. 甲硝唑

11. 人体健康参数：肥胖的腰围标准是
A. 男性＞85cm，女性＞80cm
B. 男性＞90cm，女性＞80cm
C. 男性＞90cm，女性＞85cm
D. 男性＞95cm，女性＞85cm
E. 男性＞95cm，女性＞90cm

12. 下列药源性疾病中，属于患者遗传因素的是
A. 新生儿应用氯霉素后出现灰婴综合征
B. 妇女在月经期或妊娠期，对泻药和刺激性强的药物敏感
C. 肝硬化患者使用利多卡因，可引起严重中枢神经系统疾病
D. 口服避孕药或绝经期后激素替代疗法可导致心肌梗死
E. 羟化酶缺乏者服用苯妥英钠日剂量 300mg 可引起明显的神经毒性

13. 可引起药物性便秘的药物

A. 抗肾上腺药物　B. 钙制剂
C. 铋制剂　D. 布洛芬　E. 吗啡
14. 下列属于可引起驾驶员嗜睡的药物是
A. 右美沙芬　B. 那可丁　C. 喷托维林
D. 苯噻啶　E. 双氯芬酸
15. 在妊娠期可致颅骨和面部畸形、腭裂的药是
A. 沙立度胺　B. 叶酸拮抗剂　C. 孕激素
D. 雄激素　E. 烷化剂
16. 需要长期使用肾上腺皮质激素的小儿应避免选用
A. 泼尼松　B. 甲泼尼松　C. 地塞米松
D. 可的松　E. 氢化可的松
17. 关于药物经济学研究方法，下列说法误的是
A. 最小成本法不能对不同疾病间进行比较
B. 成本效果分析不能对医疗与非医疗项目进行比较
C. 成本效益方法能对医疗与非医疗项目进行比较
D. 成本效用方法不能对不同疾病间进行比较
E. 成本效应方法能对不同疾病间进行比较
18. 结果一致的Ⅱ、Ⅲ级临床研究结论或Ⅰ级临床研究的推论属于
A. A 级　B. B 级　C. C 级　D. D 级　E. E 级
19. 制定药物治疗方案的首要程序是
A. 选择治疗药物　B. 启用常规治疗方案
C. 给予非处方药物信息
D. 识别和评估病人的症状和体征，选择治疗药物
E. 识别和评估病人的症状和体征，给予非处方药物信息
20. 血小板减少常见于
A. 霍奇金病　B. 弥散性血管内凝血
C. 类风湿关节炎　D. 胃溃疡
E. 血液病
21. 正常人血清白蛋白和球蛋白的比值（A/G）是
A. 1～2. 1　B. 1. 5～3. 1　C. 2. 1
D. 1～2. 1　E. 1. 5～2. 5. 1
22. 男性血肌酐正常值参考范围
A. 6.5～8mmol/L　B. 54～106μmoL/L
C. 3.2～7. 1mmol/L　D. 44～97μmoL/L
E. 3.9～6. 1mmol/L
23. 可应用于有反复性偏头痛的抗偏头痛药是
A. 地西泮　B. 苯噻啶　C. 对乙酰氨基酚
D. 阿司匹林　E. 谷维素
24. 可用于治疗沙眼的处方药是
A. 磺胺醋酰钠　B. 硫酸锌
C. 酞丁安滴眼剂　D. 红霉素眼膏
E. 米诺环素
25. 下列不属于鼻黏膜肿胀的用药与健康提示内容是
A. 应用肾上腺素 α-受体激动剂时，应采用间断给药
B. 妊娠及哺乳期妇女禁用肾上腺素受体激动剂
C. 驾车司机、高空作业者、精密仪器操作者在服用或滴药后 4 小时内不宜从事本职工作
D. α受体激动剂口服一般连续使用不超过2周
E. 含伪麻黄碱制剂不宜与乙醇、中枢神经系统抑制药、抗精神病药氯丙嗪等合用
26. 依据咳嗽的发病时间，夜间咳嗽者宜首选
A. 吗啡　B. 苯丙哌林　C. 可待因
D. 右美沙芬　E. 喷托维林
27. 痛经症状严重者可选用的处方药为
A. 对乙酰氨基酚　B. 布洛芬　C. 可待因
D. 贝诺酯　E. 萘普生
28. 治疗肺炎链球菌肺炎首选的抗菌药物是
A. 氧氟沙星　B. 红霉素　C. 青霉素
D. 链霉素　E. 环丙沙星
29. 高血压合并肾脏疾病，首选
A. 利尿药　B. β-受体阻滞药
C. 血管紧张素转化酶抑制药
D. α-受体阻滞药　E. 钙通道阻滞药
30. 起效迅速，在体内外均有抗凝作用，可防止急性血栓形成而成为抗血栓首选药的是
A. 比伐卢定　B. 华法林钠　C. 水蛭素
D. 磺达肝癸钠　E. 肝素
31. 房颤合并支气管哮喘患者，适用于控制心室率的药物为
A. 利伐沙班　B. 胺碘酮　C. 硝苯地平
D. 地尔硫䓬　E. 去乙酰毛花苷
32. 育龄期癫痫患者可酌情选用
A. 丙戊酸钠　B. 卡马西平　C. 乙琥胺

D. 托吡酯　E. 苯巴比妥

33. 对于异动症的治疗，首先考虑

A. 增加左旋多巴的用量

B. 减少左旋多巴的用量

C. 增加金刚烷胺的用量

D. 减少金刚烷胺的用量

E. 增加半衰期长的DR激动剂

34. 具有临床耐受性良好，无戒断效应的治疗失眠症的药物为

A. 艾司唑仑　B. 低剂量的多塞平

C. 阿戈美拉汀　D. 小剂量米氮平

E. 佐匹克隆

35. 应用α-葡萄糖苷酶抑制药时注意事项错误的是

A. 服用后常致胀气，可缓慢增加剂量和控制饮食减轻

B. 与胰岛素或磺脲类药联合应用，可增加发生低血糖的危险

C. 餐后服用可减少胃肠道刺激

D. 非磺酰脲类胰岛素促泌剂与α-葡萄糖苷酶抑制药合用易出现低血糖现象

E. 如出现低血糖时，宜适当减剂量

36. 下列不属于痛风的非药物治疗方法的是

A. 禁酒　B. 多饮水，每日保持尿量2～3L

C. 运动治疗　D. 保持理想体重

E. 增加碱性食物的摄入，维持尿液pH6. 5

37. 不能用于前列腺增生症治疗的药物是

A. 5-α还原酶抑制剂　B. α_1-受体阻断剂

C. 雄激素受体阻断剂　D. 雄激素

E. 黄酮哌酯、前列康等植物提取成分

38. 下列药物中，属于弱阿片类药物的为

A. 曲马多　B. 吗啡　C. 哌替啶

D. 美沙酮　E. 芬太尼

39. 激素替代治疗妇女绝经后骨质疏松症的主要副作用是

A. 有脑卒中的危险性

B. 有静脉出血的危险性

C. 有增重的倾向性

D. 有脱发的倾向危险性

E. 增加子宫内膜的危险性

40. 用于铅、汞中毒的解救药物是

A. 盐酸烯丙吗啡　B. 谷胱甘肽

C. 二巯基丁二钠　D. 氯丙嗪

E. 亚甲蓝

二、配伍选择题。共50题，每题1分。每组若干题。备选项可重复选用，也可不选用。每组题均对应同一组备选答案，每题只有一个正确答案。

（41～43）

A. 酶诱导作用　B. 与血浆蛋白结合

C. 作用于同一受体的拮抗作用

D. 排泄　E. 作用于不同作用点的协同作用

41. 美托洛尔和肾上腺素的相互作用属于

42. 硝苯地平和美托洛尔的相互作用属于

43. 巴比妥类使口服避孕药效果降低属于

（44～46）

A. 盐酸林可霉素　B. 阿昔洛韦

C. 硫酸庆大霉素　D. 苯妥英钠

E. 两性霉素B

44. 在配制静脉输液时，不宜直接用葡萄糖注射液溶解的药品是

45. 在配制静脉输液时，不宜直接或间接用氯化钠注射液溶解的药品是

46. 不宜选用葡萄糖注射液溶解的药品

（47～49）

A. 氯丙嗪　B. 呋塞米　C. 西咪替丁

D. 胰岛素　E. 地西泮

47. 吸烟后使血药浓度和疗效均降低的药物是

48. 吸烟后使平喘作用减退、维持时间缩短的药物是

49. 吸烟后促使儿茶酚胺释放，降低其吸收的药物是

（50～52）

A. 维生素C片　B. 硫酸亚铁片

C. 复方维生素B片　D. 维生素AD复方制剂

E. 肠内营养（补充氮源）

50. 可见恶心、呕吐、上腹疼痛、便秘的是

51. 长期过量服用、突然停药有可能出现坏血病症状的是

52. 慢性肾衰竭、高钙血症、高磷血症伴肾性佝偻病禁用的是

（53～54）

A. 布洛芬　B. 酮康环孢素唑

C. 环孢素 D. 比沙可啶 E. 氯化钾
53. 较易导致肾损伤的药物是
54. 较易导致中毒性肝炎、肝衰竭的药物是
（55～56）
A. 肾小管阻塞 B. 直接肾毒性
C. 肾间质纤维化 D. 前列腺素合成障碍
E. 不可逆性肾小管坏死
引起药源性肾病的药物
55. 新霉素具有
56. 阿昔洛韦可导致
（57～58）
A. 畸形 B. 死胎 C. 流产
D. 溶血 E. 产程延长
57. 药物对孕妇的不良影响中，甲氨蝶呤可引起
58. 药物对孕妇的不良影响中，妊娠晚期服用阿司匹林可引起
（59～60）
老年人常用药物的不良反应
A. 抗心律失常药 B. 镇静与安眠药
C. 抗高血压药 D. 非甾体抗炎药
E. 抗心绞痛药
59. 易引起中枢神经系统抑制、抑郁症的是
60. 室性心动过速、眩晕、心动过速和房室传导阻滞的是
（61～62）
A. 半衰期大于 30 小时
B. 半衰期大于 24 小时
C. 半衰期 8～24 小时
D. 半衰期小于 30 分钟
E. 半衰期 30 分钟～8 小时
61. “1 天给药 1 次；需要立即达到治疗浓度，可首剂加倍”针对
62. “1 个半衰期给药 1 次；如需要立即达到稳态，可首剂加倍”针对
（63～65）
A. 氯氮平 B. 胰岛素 C. 苯妥英钠
D. 阿司匹林 E. HMG-CoA 还原酶抑制剂
药物对医学检查指标阳性结果的影响
63. 可能导致 γ-谷氨酰转移酶升高的药物是
64. 可能导致血清碱性磷酸酶升高的药物是
65. 可能导致血小板（PLT）计数减少的药物是
（66～67）
A. 左氧氟沙星 B. 阿昔洛韦
C. 山莨菪碱片 D. 硝苯地平
E. 洛哌丁胺
66. 对腹痛较重者或反复呕吐腹泻者，应使用的处方药是
67. 非感染性的急慢性腹泻者，应使用的处方药是
（68～70）
A. 阿司匹林 B. 伪麻黄碱 C. 颠茄浸膏片
D. 菠萝蛋白酶 E. 氯苯那敏
依据抗感冒药的组方原则
68. 具有退热、缓解头痛和全身痛的解热镇痛药是
69. 可减轻鼻窦、鼻腔黏膜血管充血，解除鼻塞症状，有助于保持咽鼓管和窦口通畅的鼻黏膜血管收缩药是
70. 可改善体液局部循环，促进药物对病灶的渗透和扩散的蛋白水解酶是
（71～72）
A. 硼酸甘油 B. 氯己定
C. 地塞米松粘贴片 D. 甲硝唑含漱制剂
E. 西地碘
71. 轻度刺激感，口含后偶见口干
72. 可引起局部组织萎缩
（73～74）
A. 羧甲基纤维素钠 B. 比沙可啶
C. 乳果糖 D. 开塞露 E. 硫酸镁
73. 慢性功能性便秘
74. 习惯性便秘
（75～77）
A. 血钾减低、血钠减低、血尿酸升高
B. 房屋传导阻滞，心功能抑制
C. 血钾增高 D. 直立性低血压
E. 踝部水肿、头痛、潮红
75. 抗高血压药物中，非二氢吡啶类钙通道阻滞剂的主要不良反应为
76. 抗高血压药物中，噻嗪类利尿药的主要不良反应为
77. 抗高血压药物中，保钾利尿药的主要不良反应为
（78～80）

A. RAAS 抑制剂 B. β-受体阻断剂
C. 利尿剂 D. 强心苷
E. 磷酸二酯酶抑制剂
78. 心力衰竭的妊娠期妇女禁用
79. 心力衰竭的支气管哮喘禁用
80. 心力衰竭的风湿性心脏病禁用
(81～83)
A. 氯吡格雷 B. 利伐沙班 C. 华法林
D. 肝素 E. 血凝酶
81. 香豆素类抗凝血药
82. 抗血小板药
83. Xa 因子抑制剂
(84～85)
A. 雷尼替丁 B. 奥美拉唑 C. 替普瑞酮
D. 哌仑西平 E. 溴丙胺太林
84. 属于胃黏膜保护剂的是
85. 属于解痉药的是
(86～87)
A. 胰岛素 B. 格列喹酮 C. 二甲双胍
D. 瑞格美脲 E. α-糖苷酶抑制剂
86. 单纯餐后血糖高，而空腹和餐前血糖不高者首选
87. 乳酸性酸中毒患者宜选用
(88～90)
A. 卡马西平 B. 阿托品 C. 毒扁豆碱
D. 乙酰胺 E. 甲脒类
88. 对氟乙酰胺中毒进行解毒的药物是
89. 中毒时宜用毛果芸香碱解毒，不能用毒扁豆碱解毒的药物是
90. 无特殊的解救药，应用利尿剂促进排泄的药物是

三、综合分析选择题。共 20 题，每题 1 分。题干在前，试题在后。每道题的备选项中，只有一个最佳答案，多选、错选或不选均不得分。

(91～92)

老年增龄导致机体内环境改变，肝肾功能下降，药物在体内的吸收、分布、代谢、排泄及药效发生一系列 变化，一些药物的治疗剂量与中毒剂量更加接近，药物的不良反应发生率增高。

91. 由于老年人胃肠道功能变化，而导致按主动转运方式吸收减少的药物是
A. 维生素 B_1 B. 阿司匹林 C. 苯巴比妥
D. 磺胺异噁唑 E. 对乙酰氨基酚
92. 因老年人肝功能减弱，导致一些药物的敏感性异常增加，例如
A. 青霉素 B. 利尿剂 C. 氯霉素
D. 喹诺酮类 E. 口服抗凝血药
(93～97)

李某，男，35 岁。于中饭后即开始有胃部疼，胀满食少，现感觉脐周硬闷痛拒按，于 1 日无改善情况下，前来医院就诊。诊断结果：因饱食而导致的继发性消化不良。

93. 下列适宜用于李某的药物是
A. 多潘立酮片 B. 奥美拉唑
C. 阿嗪米特肠溶片 D. 乳酶生
E. 碳酸氢钠
94. 下列适用于因胰腺功能不全所致的消化不良性腹泻的是
A. 胰酶片 B. 碳酸氢钠 C. 小檗碱
D. 双八面体蒙脱石 E. 鞣酸蛋白
95. 功能性消化不良可选用的非处方药是
A. 莫沙必利 B. 多潘立酮 C. 六味安消散
D. 胰酶片 E. 碳酸氢钠
96. 治疗消化不良的处方药是
A. 复合消化酶胶囊 B. 多潘立酮
C. 莫沙必利 D. 胰酶片 E. 龙胆碳酸氢钠
97. 下列消化不良治疗药物，注意事项错误的是
A. 复方消化酶送服时不宜用热水
B. 与吸附剂合用须间隔 2～3h
C. 多潘立酮可能引起心脏相关风险
D. 胰酶口服时应嚼碎
E. 乳腺癌患者禁用多潘立酮
(98～99)

据统计，全国高血压患者已经超过 2 亿，高血压患者中不足三成的人知道自己患病，而知道自己患有高血 压的患者中，一半多没有用药物治疗，接受治疗的患者中，能达到治疗要求的仅三成左右。高血压死亡率 不断升高。熟悉高血压及相关用药，对更有效地治疗高血压非常重要。

98. 高血压伴左心室肥厚、左心功能障碍、急

性心肌梗死、糖尿病肾病的患者，应选用治疗的药物是
A. 强心苷 B. 糖皮质激素 C. 哌唑嗪
D. 酚妥拉明 E. ACEI
99. 高血压危象降低血压应首选
A. 硝苯地平口服 B. 卡托普利口服
C. 硝普钠静滴 D. 哌唑嗪口服
E. 呋塞米稀释后静注
（100～102）
女性，40 岁，既往有风湿性心脏病病史，近 2 年来出现劳累性呼吸困难，1 天前因受凉出现发热、咳嗽，咳粉红色泡沫样痰，不能平卧，查体：半卧位，口唇发绀，两肺大量水泡音及哮鸣音。
100. 该患者最可能的诊断为
A. 支气管哮喘 B. 大叶性肺炎
C. 急性左心衰竭 D. 急性心肌炎
E. 肺栓塞
101. 可以选用下列哪种药物
A. 阿替洛尔 B. 西地兰 C. 卡托普利
D. 硝普钠 E. 硝苯地平
102. 该药的特征性不良反应为
A. 高血钾 B. 心动过缓
C. 快速房性心律失常伴传导阻滞
D. 体位性低血压 E. 踝部水肿
（103～104）
患者，男性，38 岁，住院进行了髋关节置换术，术后第 7 天，患者忽感右侧下肢肿胀、疼痛，活动后加 重，在抬高患肢后疼痛稍微减轻。
103. 对该患者进行治疗，不宜选用的药物是
A. 肝素 B. 利伐沙班 C. 氯吡格雷
D. 阿替普酶 E. 华法林
104. 下列药物中，可以减弱华法林抗凝作用的药物是
A. 阿司匹林 B. 抗菌药物 C. 阿替普酶
D. 布洛芬 E. 糖皮质激素
（105～107）
某女性，19 岁，2 年前因上呼吸道感染后逐渐出现甲状腺肿大，伴多汗、多食、消瘦、心悸、烦躁，根据血 T_3、T_4、TSH 检查，诊断为甲亢。

105. 该患者的可能诊断为
A. 单纯性甲状腺肿 B. 甲状腺功能减退
C. 甲状腺功能亢进 D. 亚急性甲状腺炎
E. 桥本甲状腺炎
106. 该患者可首选
A. 丙硫氧嘧啶 B. 碘化钾 C. 碳酸锂
D. 放射性 ^{131}I 治疗 E. 手术治疗
107. 甲巯咪唑的不良反应不包括
A. 皮疹 B. 白细胞计数减少
C. 粒细胞计数减少 D. 嗜睡
E. 肝功能损害
（108～110）
患者，女性，37 岁，4 年来每月月经来时经量多，有困倦、乏力的症状，面色较苍白。检查可见：血红蛋白 80g/L，呈小细胞低色素性贫血，白细胞 7×10^9/L，血小板 120×10^9/L，血清铁为 300μg/L。
108. 根据临床表现，该患者可诊断为
A. 溶血性贫血 B. 再生障碍性贫血
C. 缺铁性贫血 D. 巨幼红细胞性贫血
E. 白血病
109. 该患者治疗应首选
A. 输血 B. 硫酸亚铁口服
C. 维生素 B_{12} 肌内注射 D. 骨髓移植
E. 右旋糖酐铁肌注
110. 关于治疗过程中用药的注意事项，下列说法正确的是
A. 正常人维持体内铁平衡需要每天从食物摄铁 2～2.5mg
B. 钙剂可促进铁剂吸收
C. 尽量空腹服用亚铁盐，以促进吸收
D. 缺铁性贫血者铁剂的吸收率为 45%
E. 碳酸氢钠抑制铁剂吸收

四、多项选择题。共 10 题，每题 1 分。每题的备选项中，有 2 个或 2 个以上符合题意，错选、少选均不得分。

111. 患者用药咨询中，药师应主动向患者提供咨询的几种情况有
A. 患者同时使用 2 种或 2 种以上含同一成分的药品时；或合并用药较多时
B. 使用麻醉药品、精神药品的患者；或应用

特殊药物（抗生素、抗真菌药、双磷酸盐、镇静催眠药、抗精 神病药等）者

C. 病情需要，处方中配药剂量超过规定剂量时（需医师双签字）；处方中用法用量与说明书不一致时

D. 患者正在使用的药物中有配伍禁忌或配伍不当时（如有明显配伍禁忌时应第一时间联系该医师以避免纠纷的发生）

E. 当患者依从性不好时；或患者认为疗效不理想时或剂量不足以有效时

112. 儿童期用药特点包括

A. 儿童正处在生长发育阶段，新陈代谢旺盛，对一般药物的排泄比较快

B. 注意预防水、电解质平衡紊乱

C. 糖皮质激素类药应禁用

D. 糖皮质激素类药应慎用

E. 骨和牙齿发育易受药物影响

113. 下病可引起血尿素氮（BUN）的增高

A. 慢性肾炎 B. 泌尿道结石 C. 急性肝萎缩

D. 中性性肝炎 E. 类脂质肾病

114. 治疗视疲劳的药物有

A. 人工泪液 B. 硫酸锌滴眼液

C. 山莨菪碱滴眼液 D. 氢化可的松滴眼液

E. 七叶洋地黄双苷滴眼液

115. 重度至危重度哮喘急性发作期药物主要有

A. 持续雾化吸入 SABA B. 短效抗胆碱药

C. 激素混悬液 D. 静脉茶碱类药物

E. 缓释茶碱片

116. 以下药物中，可引起锥体外系反应的有

A. 碳酸锂 B. 五氟利多 C. 左旋多巴

D. 氨基糖苷 E. 奎宁

117. 关于胃食管反流病的药物治疗，下列说法正确的为

A. 长期使用质子泵抑制剂影响钙吸收，建议补充枸橼酸钙

B. 法莫替丁可引起白细胞增高

C. 反流性食管炎患者抑酸治疗为主，促动力剂不能起到治疗作用。

D. 幽门螺杆菌（Hp）感染对 GERD 症状严重性、是否复发及疗效无影响

E. 避免饱餐和餐中饮水、睡前 3 小时内进食

118. 下药物中，影响叶酸利用的药物有

A. 甲氨蝶呤 B. 乙胺嘧啶 C. 苯巴比妥

D. 苯妥英钠 E. 秋水仙碱

119. 制定抗肿瘤个体化药物治疗方案时，应遵循以下原则

A. 选择敏感药物

B. 选用毒副作用不同的药物

C. 为避免药物不良反应发生，尽量单一用药

D. 联合应用时相特异性和非特异性药物

E. 考虑到患者的个体差异

120. 关于类风湿关节炎的糖皮质激素治疗，下列说法正确的为

A. 小剂量使用 B. 短期使用

C. 密切监测血压及血糖变化

D. 关节腔注射，1 年内不宜超过 5 次

E. 使用糖皮质激素时，需同时补充钙剂和维生素 D

答案：

最佳选择题 1. A 2. D 3. E 4. B 5. C 6. A 7. A 8. D 9. D 10. D 11. D 12. E 13. E 14. D 15. B 16. C 17. D 18. B 19. E 20. B 21. E 22. B 23. B 24. A 25. D 26. D 27. C 28. C 29. C 30. E 31. D 32. B 33. B 34. B 35. C 36. C 37. D 38. A 39. E 40. C

配伍选择题 41. C 42. E 43. A 44. D 45. E 46. B 47. E 48. B 49. D 50. B 51. A 52. D 53. A 54. B 55. B 56. A 57. A 58. E 59. B 60. A 61. B 63. C 63. C 64. E 65. D 66. C 67. E 68. A 69. B 70. D 71. E 72. C 73. C 74. B 75. B 76. A 77. C 78. A 79. B 80. D 81. C 82. A 83. B 84. C 85. E 86. E 87. A 88. D 89. B 90. A

综合分析题 91. A 92. E 93. D 94. A 95. B 96. C 97. D 98. E 99. C 100. C 101. C 102. A 103. C 104. E 105. C 106. A 107. D 108. C 109. B 110. E

多项选择题 111. ABCDE 112. ABDE 113. AB 114. ACE 115. ABCD 116. ABC 117. ACDE 118. ABCD 119. ABDE 120. ABCE